第二版

现代诊断X射线源
技术，制造，可靠性

Modern Diagnostic X-ray Sources:
Technology, Manufacturing, Reliability

[德]罗尔夫·贝林（Rolf Behling） 著

[美]张胜忠
[美]张　曦 译
褚　旭

清华大学出版社
北　京

北京市版权局著作权合同登记号　图字01-2022-1335

Title: Modern diagnostic X-ray sources : technology, manufacturing, reliability / by Rolf Behling.
Description: Second edition. |ISBN 9780367546922
Copyright@ 2021 by CRC Press

图书在版编目（CIP）数据

现代诊断X射线源：技术，制造，可靠性：第二版 / （德）罗尔夫·贝林著；（美）张胜忠，张曦，褚旭译. —北京：清华大学出版社，2023.6
书名原文：Modern Diagnostic X-ray Sources: Technology, Manufacturing, Reliability
ISBN 978-7-302-62311-3

Ⅰ.①现… Ⅱ.①罗…②张…③张…④褚… Ⅲ.①X射线诊断 Ⅳ.①R814.49

中国国家版本馆CIP数据核字（2023）第004164号

责任编辑：孙　宇
封面设计：吴　晋
责任校对：李建庄
责任印制：丛怀宇

出版发行：清华大学出版社
　　　　　网　　　址：http://www.tup.com.cn, http://www.wqbook.com
　　　　　地　　　址：北京清华大学学研大厦A座　　　邮　　编：100084
　　　　　社 总 机：010-83470000　　　　　　　　邮　　购：010-62786544
　　　　　投稿与读者服务：010-62776969, c-service@tup.tsinghua.edu.cn
　　　　　质量反馈：010-62772015, zhiliang@tup.tsinghua.edu.cn
印 装 者：三河市铭诚印务有限公司
经　　销：全国新华书店
开　　本：185mm×260mm　　　　印　张：25.75　　字　数：485千字
版　　次：2023年6月第1版　　　　印　次：2023年6月第1次印刷
定　　价：298.00元

产品编号：094951-01

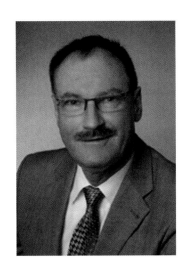

　　罗尔夫·贝林毕业于德国汉堡大学物理学专业，在医疗行业经验丰富。在 40 多年医疗领域的职业生涯中，他曾担任 X 射线管技术研发部门负责人、全球项目协调经理、全球创新经理、X 射线管营销和现场支持负责人、X 射线管开发部门负责人、项目经理、工艺物理学家，并且至今仍领导着一个 IEC 标准化团队。他支持开发了第一个医用大电流全金属陶瓷管，还领导研制了第一台螺旋槽轴承 X 射线管。在 2020 年从飞利浦正式退休之前，他在德国汉堡领导飞利浦 X 射线管及高压发生器先进技术开发小组，负责协调研究和前期开发。他是汉堡大学的兼职讲师，并在学术会议和网络研讨会上发表演讲。罗尔夫·贝林在真空技术和医学成像领域发表过多篇论文并拥有多项专利。他已被授予飞利浦公司的院士科学家。2020 年，罗尔夫·贝林创立了 XtraininX，这是一家提供技术支持和教育的独立咨询公司。

致　谢

首先，特别感谢我亲爱的妻子萨宾的耐心支持和鼓励。

我也非常感谢我的前雇主、我出色的前同事、朋友以及前经理的支持，他们为我提供了一个工作、学习和分享见解的好地方。

我感谢佳能医疗系统、康姆艾特、当立、通用电气医疗、飞利浦医疗、西门子医疗、万睿视、瓦里安医疗系统、德国伦琴博物馆（德国雷姆沙伊德 - 莱纳普）和马里埃塔历史博物馆（美国佐治亚州马里埃塔）提供的众多图片。

我要特别感谢以下这些来自不同国家人士的毫无保留的支持、坦诚的思想交流以及鼓舞人心的讨论：康姆艾德公司的斯蒂芬·哈弗尔博士和伯恩哈德·亨齐克；西门子医疗公司的海因里希·贝纳博士、延斯·伯恩哈特博士、约格·弗罗伊登伯格博士、沃尔夫冈·克尼普弗博士和于尔根·尤斯穆勒；通用电气医疗公司的布赖恩·朗斯伯里、本杰明·福克斯和伊森·威斯科特；万睿视公司的罗伯特·克鲁格、杰西·哈伯德、马克·乔奈蒂斯和伊莱恩·雷贝尔提供的友好支持。感谢德国伦琴博物馆的乌维·布施博士和乌尔里希·亨宁以及佐治亚州马里埃塔市马里埃塔历史博物馆的克里斯塔·麦凯提供的历史展品，以及匈牙利的桑德尔·杰森斯基博士和荷兰的格里特·凯梅林克博士提供的很好的历史和技术见解。

许多来自科学界的同事贡献了他们的工作成果，其中俄罗斯萨拉托夫州立大学的奥尔加·格鲁霍娃教授小组及合作者提供了在碳纳米管和石墨烯方面的图片和成果；德国柏林 VDI/VDE 公司的安东尼娅·波普博士提供了激光尾场电子加速的仿真结果；北卡罗来纳大学的奥托·周教授和北卡罗来纳州科研园区辛泰克公司的莫里茨·贝克曼博士，提供了带碳纳米管电子发射器的 X 射线管图像。

我再一次感谢彼得·巴赫曼博士提供碳纳米管及其生产的图片，克里斯托夫·巴赫提供的焦点轨道侵蚀和热力学模拟的数据和图片，克劳斯 - 尤尔根·恩格尔博士和伯恩德·大卫博士提供的液态阳极 X 射线源的仿真 X 射线光谱和图片，克里斯蒂安·埃尔特冈提供的高压产生的数据，斯蒂芬·霍尔扎普菲尔提供的电子射线追踪和光学仿真，沃尔夫哈德·胡伯博士提供的焦点扩展函数，彼得·利肯斯博士提供的高压发生器原理图，托本·雷彭宁提供的 CAD 模型，霍尔格·斯图斯洛夫提供的钎焊界面图片，以及罗兰·普罗克萨和托马斯·科勒博士提供的关于 CT 的宝贵讨论意见。

我非常感谢伯恩德·弗赖海特-詹森、弗洛里安·格鲁纳教授、霍利·海普尔、阿恩·伦丁、奥拉夫·马尔滕斯、莱斯特·米勒、彼得-约翰内斯·霍恩博士、托比亚斯·罗伊施博士和彼得·施瑞伯教授辛苦提供的审稿意见和改进建议。感谢埃里克·帕斯廷克处理知识产权问题，以及萨宾·阿德尔曼、克劳斯-阿希姆·克拉索夫斯基、阿尼娅·范·利绍特-克诺尔、艾德琳·里布莱特、朱莉安·萨斯和罗伯·维哈伦为挑选合适图片所提供的建议。

最后，我要对陆涵（音译）表示深深的感谢，感谢他在第一版的工作中给予的启发和出色的领导。感谢来自泰勒-弗朗西斯出版集团的卡罗莱纳·安图斯、比尔吉特·林奇和劳拉·斯皮克以及来自科德·曼特罗公司的维杰·尚克对第二版项目的大力支持。

译者名单

主　译　张胜忠　张　曦　褚　旭

副主译　张　凯　田佳甲　胡文凯　肖　鑫

　　　　柳　桑　李伟华　柳　欢　韩文韬

　　　　许　翔

译　者　（按姓氏拼音排序）

　　　　褚　旭　韩文韬　胡文凯　李伟华

　　　　柳　欢　柳　桑　马新星　毛　健

　　　　孟昭红　牟晓涵　潘　奥　彭山东

　　　　盛清清　石　婷　田佳甲　王　兵

　　　　魏　纬　向　强　肖　鑫　谢克松

　　　　许　翔　颜浩然　杨　光　张　凯

　　　　张　棋　张　曦　张胜忠　张欣瑞

　　　　张云华　赵鹏飞　赵显伟　周明琢

　　　　朱时龙　邹　俊

自 1895 年德国物理学家伦琴发现 X 射线并获得第一届诺贝尔物理学奖以来，建立在 X 射线原理基础之上的放射医学及与之相关的 X 射线源技术在医学诊断和治疗方面发挥着越来越重要的作用。在这一领域，美国通用电气公司、德国西门子公司、荷兰飞利浦公司等一批外资跨国企业，经过 100 多年的持续研发和积累，引领了当今世界医学诊断 X 射线源的潮流。我国在医用 X 射线源技术产品研发及制造工艺等方面起步较晚，行业整体水平相比之下仍存在一定差距。近年来，市场对产品的技术创新水平要求不断提升，高端医疗器械的创新周期不断缩短，因此，有必要通过引进本领域国际先进的知识、技术和经验，支持行业专业人才快速成长，推动我国医学影像技术在不久的将来实现引领与超越。

本书原著作者罗尔夫·贝林拥有 40 多年关于 X 射线源的物理原理研究和工程开发经验。在职业生涯中，他不仅发表了多篇科技论文，获得了众多的技术专利，还撰写了这本在行业内备受推崇的理论与实践相结合的书籍。该书深入浅出地介绍了 X 射线的发现及其在医学影像领域中的应用和发展，总结了该领域 100 多年来的技术成果、产品研发设计的精髓、生产制造过程中的复杂工艺流程及解决方案，不仅较为完整地集当今世界 X 射线管研发设计制造之大成，还提出了今后的技术发展方向及应用领域。

为了进一步提高国内医用 X 射线源相关技术的研发能力和水平，跟踪世界最前沿的技术及产品并在此基础上创新发展，同时也为国内有志于该领域的工程技术人员提供有益参考，为大学和科研机构的研究人员深耕提供借鉴，上海联影医疗科技股份有限公司和清华大学出版社合作引进了本书的中文翻译版权，并由以联影医疗 X 射线源相关部分技术人员为主的翻译小组译成中文，以飨读者。

本书的翻译工作得到了联影医疗董事长张强博士和 CT 事业部总裁杜岩峰博士的大力支持，还得到了周家稳博士、高级工程师李翔、高级工程师何涛及汤恒博士的精心校对，在此表示衷心感谢！

由于译者水平有限，译文难免存在谬误之处，欢迎读者批评指正。

上海联影医疗科技股份有限公司

张胜忠　张　曦　褚　旭

2022 年 8 月

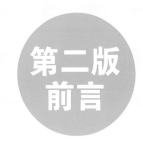

医学成像及其 X 射线源的持续高动态发展，要求信息来源的及时更新。能谱成像目前已成为一种成熟的模式。新型探测技术、双层和直接转换光子计数探测器，似乎将该功能的临床应用从可选转换成了诊断标准。CT 技术进一步蓬勃发展，并推出了富有吸引力功能的新型 X 射线源。我们刚刚庆祝了伦琴发现 X 射线 125 周年。进一步的历史分析揭示了对早期人工生成 X 射线的非凡洞察力、发现它所耗时间、关键人物的激情以及他们的牺牲精神。同时还使人们对临床应用和 CT 模式的历史有了更清晰的认识。

第二版旨在进一步支持教学，其基本结构保持不变。各个主题可以像以前一样独立研习。增加了一些练习题。所有章节都经过重新修订，以涵盖最新的文献和科学进展。历史导论这一章经过了全面的修改，充实了更多的翻译材料。它为那些对形式主义不太感兴趣的读者提供了诊断 X 射线源技术的概述。为了反映 CT 的高动态性，增加了关于该模式的新章节，该章内容超越了 X 射线源的各个方面。工业发展的经验证明，在单一创新过程中整体地处理后端和前端至关重要。从 X 射线源到临床应用的各环节代表应进行良好沟通。本书第二版可以支持相互了解和研究这一迷人的技术。

罗尔夫·贝林（Rolf Behling）

　　一个多世纪以来，从利用可见光开始，对医疗诊断的改进需求一直推动着医学成像的发展。而自 1895 年第一位诺贝尔物理学奖获得者威廉·康拉德·伦琴发现 X 射线（可完全穿透人体）以来，X 射线已经延长了数亿患者的生命。这项技术创新、其背后的精神、独创性和艰辛努力，有时还有失望的痛苦，往往被低估了。真空电子 X 射线源时常被认为是老古董，因为自 19 世纪末首次有目的地产生出轫致辐射以来，其概念从未被改变。本书的目的则是要澄清这种景象。

　　近几十年，特别是计算机断层扫描（CT）技术发明以来，其科研和工业化发展迅猛。尽管这一趋势肯定会持续下去，但在日常诊断工作中，愿望与现实之间仍然存在差距。X 射线管仍然限制着尖端医疗方案的拓展。损耗的副作用、临床工作流程的局限性、成本、笨重的外观和连续 X 射线谱的宽度等问题都需要进一步解决。跨职能知识对于提高诊断系统的质量、多功能性，以及进一步缩小上述差距至关重要。临床医生应该对实践过程中的风险和机遇有基本的了解。医学物理师经常会面对许多意想不到的情况，通过本书希望能加强他们的判断基础。提供服务的人员则可能从本书中深入了解系统中 X 射线源的功能并从中受益。本书除了上述目的之外，还为进一步提升工程师和物理师的教育和高级培训提供良好的基础。

　　本书将回答以下问题：X 射线管的功能和外观如何？为什么在伦琴发现 X 射线近 120 年后的今天，仍然使用真空技术来产生轫致辐射？为什么市场上有数百种不同类型的 X 射线管？本书论述了 X 射线产生的物理机制，并探讨了其关键特性、材料的边界条件和制造技术。本书讨论了带有反射靶盘的玻璃和金属管壳 X 射线管，单级和双极 X 射线管的设计要点。本书将介绍旋转阳极 X 射线管、阳极轴承、靶盘、电机、冷却、热平衡、电子发射器和光束聚焦的原理。X 射线系统设计中一个非常重要的主题是焦点特性、离焦辐射和飞焦对图像质量的影响。确定的质量参数有助于客观比较和选择合适的 X 射线源。寻求负担得起的医疗保健，需要讨论价值和成本之间的权衡，以及医疗系统的整体架构，以恰当地分配功能。书中还涉及了替换成本与

XII 现代诊断 X 射线源（第二版）

节约自然资源的方法。本书简要介绍了轫致辐射源的类似应用。下一步的发展是什么？X 射线 LED、紧凑型 X 射线激光器或平板光源将会很快用于医学成像吗？第 10 章对新射线源的未来发展进行了展望，同时也分析了业界正在开发的新颖发射源的方法。

这本书涉及广泛的议题，大多数读者不会想一口气消化所有内容。关于医学 X 射线源的文献通常比较零碎，本书则力求全面介绍。同时，章节之间的相互依赖关系已被有意地最小化，以便读者可以专注于他们感兴趣的主题。本书对历史导论进行了简短的概述。在随后的章节中将复述和深入讨论物理和技术细节。因此，本书以双重迭代方式呈现问题。在历史轨迹之后，是一段介绍性的旅程，从基本原理到当代最先进的技术，让人们看到科学家、研发人员、技术人员、营销人员和临床医生令人激动的创造力，同时也看到所遇到的挑战。在随后的章节中，将介绍从物理原理到商业化以及临床方面的更多细节。

最后，本书旨在激发非主流真空电子技术的魔力。现在，和过去一样，可以预期它在不久的将来有望出现重大创新，这对我们所有的病人和爱好技术的读者都很重要。作者希望本书能帮助理解继而改进 X 射线源技术和性能，使所有相关人员、医学科学和工程界以及病人受益。

罗尔夫·贝林（Rolf Behling）
飞利浦医疗科技

拉丁符号

a	加速度
a_{FN}	福勒 - 诺德海姆方程中的常数
A	表面积
$A_{ambient}$	内表面积
A_{atom}	原子质量数
A_R	理查森 - 杜斯曼常数
AHC	阳极热容量
AHC_{max}	最大阳极热容量
c	光速
c_p	质量定压热容
const	公式中的常数
conv	卷积函数
C_{anode}	单位温度的阳极热容增量（kJ/K）
$C_{h/v}$	高压电容（包括高压发生器和电缆）
CTSPI	CT 扫描功率指数（IEC 60613 标准术语）
d	X 射线管中阴阳极间距
d_{anode}	阳极直径
d_{track}	焦点轨道直径
dv	无穷小单位频率区间
dx	长度微分量
e	电子电荷
e^-	电子

E	电子或光子能量
$\mathbf{E}$	电场
E'	某一位置的平均电子能量
$E_{\text{discharge}}$	高压储能
$E_{\text{excitation}}$	物质平均电子激发电位
E_{m}	电子能量中位值
E_{rotor}	转子动能
f	函数，目标函数
f_{anode}	阳极转动频率
f_{c}	康普顿散射强度函数，取决于光子能量
f_{FN}	福勒 - 诺德海姆方程中的常数
f_{i}	诊断系统中的函数
f_{KN}	描述康普顿散射相互作用的克莱因 - 尼希纳函数
f_{p}	光电吸收强度函数，取决于光子能量
$\text{FS}_{\text{length}}$	焦点长度
FS_{width}	焦点宽度
g	函数
h	普朗克常数，密勒指数
h_{anode}	阳极靶厚度
i	任意整数，指数
$í$	薄靶中单位厚度的 X 射线强度
$í_{\text{thin\_slab}}$	薄靶 X 射线强度
$í_{\text{v}}$	薄靶 X 射线频谱分布
l	厚靶 X 射线强度
l_{a}	阳极电流
$l_{\text{FE,c}}$	阴极场致发射电流
$l_{\text{FE,f,c}}$	阴极和管壳（到阳极的）场致发射电流
l_{fil}	灯丝加热电流
$l_{\text{insul,a}}$	（从绝缘体）阳极漏电流
$l_{\text{insul,c}}$	（从绝缘体）阴极漏电流
$l_{\text{ion,c}}$	（对阴极的）回轰电流
l_{p}	转动惯量
$l_{\text{photo,c}}$	阴极光电流

$l_{photo,f,c}$	阴极和管壳（到阳极的）光电流
l_{scatt}	散射电流
l_t	管电流
$l_{effective}$	有效电流
$l_{nominal}$	标称电流
$l_{thermal}$	热辐射强度
$l_{t,real}$	轰击靶盘产生 X 射线的电流
l_v	厚靶 X 射线能谱
j	任意整数，指数
j	角量子数
jc	电流密度
k	指数
k_B	玻尔兹曼常数
k_x	一维波数
kV_P	峰值管电压
$K_{\alpha,\beta,\cdots}$	K 壳层特征谱线
l	总角动量量子数
l	焦点物理长度
L	角动量
lsf_{image}	图像线扩展函数
lsf_{length}	焦点线扩展函数，使用垂直于焦点长度方向的狭缝测量
lsf_{object}	物体线扩展函数
lsf_{system}	系统线扩展函数
lsf_{width}	焦点线扩散函数，使用垂直于焦点宽度方向的狭缝测量
$L_{\alpha,\beta,\cdots}$	L 层特征谱线
m	电子静止质量，物体质量
m_{atom}	原子质量
M	几何放大率
M_g	陀螺动量
M_p	（X 射线系统的）实际放大率
M_s	（符合 IEC 600336 第四版的）标准放大率
MTF	调制传递函数
$MTF_{detector\_x}(u)$	探测器调制传递函数，x 方向线扩展函数的傅里叶变换

$\mathrm{MTF_{detector\_y}}(v)$	探测器调制传递函数，y 方向线扩展函数的傅里叶变换
$\mathrm{MTF_{display\_x}}(u)$	显示器调制传递函数，x 方向线扩展函数的傅里叶变换
$\mathrm{MTF_{display\_y}}(v)$	显示器调制传递函数，y 方向线扩展函数的傅里叶变换
$\mathrm{MTF_{focal\_spot\_x}}(u)$	焦点调制传递函数，x 方向线扩展函数的傅里叶变换
$\mathrm{MTF_{focal\_spot\_y}}(v)$	焦点调制传递函数，y 方向线扩展函数的傅里叶变换
$\mathrm{MTF_{object\_x}}(u)$	物体调制传递函数，x 方向线扩展函数的傅里叶变换
$\mathrm{MTF_{object\_y}}(v)$	物体调制传递函数，y 方向线扩展函数的傅里叶变换
$\mathrm{MTF_{system\_x}}(u)$	系统调制传递函数，x 方向线扩展函数的傅里叶变换
$\mathrm{MTF_{system\_y}}(v)$	系统调制传递函数，y 方向线扩展函数的傅里叶变换
M_z	（原子序数为 Z 的）原子核静止质量
n	（原子中某电子层的）主量子数
n_x	X 射线折射率
n_{atoms}	单位体积原子数
OTF	光学传递函数等同于系统传递函数
P	功率，CT 投影的傅里叶变换
P_{cool}	热耗散
$P_{\mathrm{generator}}$	电源标称功率
$P_{\mathrm{rotor\text{-}drive}}$	旋转阳极驱动功率
P_{tube}	X 射线管标称阳极输入功率
p	投影值，强度的自然对数
p_e	电子动量
$p_{v,pv'}$	光子动量
psf	点扩展函数
$\mathrm{psf_{image}}$	图像点扩展函数
$\mathrm{psf_{object}}$	物体点扩展函数
$\mathrm{psf_{system}}$	系统点扩展函数
q	滤波投影
Q	旋转阳极靶材的性能指数
$Q_{\mathrm{stationary\text{-}anode}}$	固定阳极靶材的性能指数
r	距原点的距离、半径、径向偏转长度
r'	积分参数
r_e	经典电子半径，电子散射距离
$\tilde{r}$	（电子发射的）反射系数

R	螺旋槽轴承的半径
R_{cable}	高压线缆的波阻抗
$R_{filament}$	灯丝电阻
R_{tube}	旋转 X 射线管的管壳半径
s	电子轨迹中的任一位置
S_{system}	系统变换
$S_{spectral}$	沿 X 方向的 X 射线能谱分布
SDD	X 射线源到探测器的距离
SID	X 射线源到旋转中心的距离
SOD	X 射线源到物体的距离
STF	系统传递函数
T	时间，CT 的位移参数
t_i	在位置 i 处 CT 的位移参数
t_{exp}	曝光时间
t_{max}	加载时间上限（根据标准 IEC 60613，单位为秒）
t_{min}	加载时间下限（根据标准 IEC 60613，单位为秒）
t_{prep}	旋转阳极启动时间
T	温度
$T_{ambient}$	环境温度
T_{anode}	阳极靶盘的平均温度
T_c	中心扭矩
T_{FS}	焦点温度
T_g	陀螺动量
T_{track}	焦点轨迹温度（除焦点之外）
T_{FS_max}	焦点最高温度
u	空间频率（与 x 坐标共轭）
u_{max}	空间频率（受系统空间分辨率极限限制）
U	电势
U_{fil}	灯丝加热电压
U_{GS}	栅极切换电压
v	粒子速度；空间频率（与 y 坐标共轭）
v_{FN}	福勒 - 诺德海姆方程中常数
V	体积

$V_{function}$	用于价值工程的某型 X 射线管的性能评估值
V_t	管电压
V_{tube}	用于价值工程的某型 X 射线管评估值
$V_{tube-life}$	用于价值工程的某型 X 射线管的平均寿命值
W	狭缝宽度，钨
W_w	钨的逸出功
X	距离，笛卡尔坐标，方位偏转宽度，CT 中的角动量
$\mathbf{X}$	位置矢量
$\ddot{\mathbf{X}}$	加速度
γ	笛卡尔坐标
z	笛卡尔坐标，计算机断层扫描成像系统中的轴向
Z	原子序数，原子核质子数
Z_{eff}	复合材料有效原子序数

希腊符号

a	精细结构常数（$\approx 1/137$）
a_{anode}	阳极靶角
a_c	临界角（光学）
a_{in}	入射辐射掠射角
a_{p-ST}	能谱 CT 光电效应强度系数
a_{c-ST}	能谱 CT 康普顿效应强度系数
a'	辐射掠射角
a'_{light}	可见光掠射角
a'_{X-rays}	X 射线掠射角
β	粒子速度与光速比值
β_x	折射率虚部
Γ	特征谱线能量宽度（能量不确定性）
γ	与法线夹角
δ_x	折射率实部
Δd_x	探测器 x 轴方向间距（CT 系统中切向）
Δd_z	探测器 z 轴方向间距（CT 系统中轴向）

Δl	角动量量子数变化量
Δj	自旋量子数变化量
Δn	电子层量子数变化量
ΔR	螺旋槽轴承轴芯与轴套的间隙
Δt	靶盘轨道特定区域在焦点下的停留时间
ΔW_{w}	钨逸出功在电场中的实际减少量
Δx	靶盘厚度，如在汤姆逊 - 惠丁顿定律中
ΔT_{FS}	焦点温升
ε	热辐射率
$\varepsilon_{ambient}$	环境热辐射率
ε_{0}	真空介电常数
η	电子背散射比
θ	相对于撞击或振荡电子前进方向的角度
θ_{m}	薄靶的 X 射线最大强度角
λ	热导率
μ	衰减系数
μ_{ij}	衰减系数，指数为 ij 的体积衰减效应
ν	频率
ν_{e}	电子速度
ν_{0}	频率极限
σ	史提芬 - 玻尔兹曼热辐射常数
σ_{1}	全壳层电子对核库仑场屏蔽的屏蔽参数
σ_{2}	内层电子对核库仑场内屏蔽的屏蔽参数
$\sigma_{elastic}$	原子核与电子的卢瑟福散射截面
$\sigma_{inelastic}$	原子核与电子的非弹性散射截面
$\sigma_{Photoelectric\_atomic}$	原子对光子的光电吸收截面
$\sigma_{Rayleigh\_atomic}$	原子的瑞利散射截面
$\sigma_{Thomson\_atomic}$	原子中所有电子的汤姆逊散射截面总和
$\sigma_{Thomson\_electronic}$	电子的汤姆逊散射截面
ρ	质量密度
ρ_{e}	电子电荷密度，单位体积电子数
ρ_{Z}	核电荷密度
τ	原子内壳层电离态寿命

τ_{system}	价值工程中平均系统寿命
τ_{tube}	价值工程中平均管寿命
η	电子背散射系数
Φ	入射角，0º= 垂直于表面入射
θ_m	最大强度角
Ω	角频率，空间频率
ω_{max}	空间频率极限
Ω	空间角

特殊符号

$\mathcal{F}$	傅里叶变换算子
$\mathcal{F}_1$	一维傅里叶变换算子

目　录

中文索引

第 1 章

历史导论

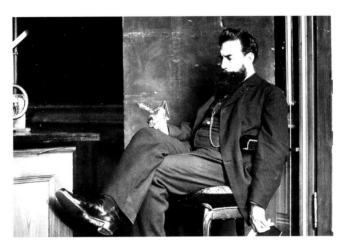

1897 年 1 月，威廉·康拉德·伦琴教授坐在椅子上拿着他的早期 X 射线管，为德国柏林即将设立的伦琴雕像摆造型。（照片来源于德国伦琴博物馆，雷姆沙伊德 - 莱纳普，德国）

　　1897 年 1 月，在对过往跌宕起伏的一年进行总结时，威廉·康拉德·伦琴教授对他最好的朋友路德维希·贞德坦言道："这期间，我曾经发过誓我不想和 X 射线管打交道了，因为这些玩意是……变幻莫测和不稳定的……"（Zehnder，1935，第66 页译文）。然而读者们通读本书后，或许会有各自不同的意见。

1.1 1895 年 11 月的发现

　　到目前为止，X 射线的历史、X 射线源技术的发展及其在医疗和工业领域中的应用，在英文（Behling，2018a，b；Behling，2020b；Assmus，1995；Hofman，2010a，b；Kemerink，2012；Kemerink 等，2013，2016，2019；Luis & Nascimento，2014；Mould，2007），德文（Clebsch，1872；Glasser，1959；Kuetterer，2005；Stamer，1995）及大量其他文献中，获得了超过 125 年的持续关注。尽管真空电子 X 射线管有其不足，其他类型的 X 射线源也已经出现，但在将来相当长的时期它仍将是性价

比最高的医疗诊断 X 射线源（Behling & Grüner，2018；Behling，2016）。接下来本书将从多方面来追述这项技术及其相关领域发展历程，同时向推动技术创新的一些科学家、开拓者、商业领袖以及工匠们的贡献和传承致敬。

现在的科技工作者可能会误以为伦琴教授的发现是一种典型的星期五下午误打误撞的巧合，但是伦琴在试验计划方面的严谨名声却告诉了人们一个完全不同的故事。在 1895 年 11 月 8 日（星期五），伦琴利用半真空玻璃管（类似图 1.1 中的复制品）和一个大型的鲁姆科夫感应线圈搭建了一套试验装置来验证菲利普·莱纳德阴极射线的结果时，从而发现了未知辐射产生的不可见光。

图 1.2 展示了伦琴最初的实验装置。德国维尔茨堡深秋的雨夜的黑暗可能使伦琴的视觉更为敏感[①]。如他的养女 J.B. 唐吉斯·伦琴后来在报道中所说（Glasser，1959，第 3 页）："在其他人都走后，伦琴独自一人在他的实验室做实验到深夜，他患有色盲的眼睛非常敏感，桌上散落的盐晶体以及一面涂有四碘汞酸钡的纸板上出现的奇特闪光让他感到吃惊（Dyson，1990；Kuetterer，2005；Pavlinskii，2016）。伦

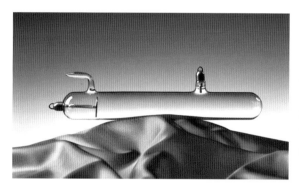

图 1.1　一支"X 射线管"：长管型 X 射线管早期版本的复制品。当左端的铝阴极充电到最高负电位时，气体放电和离子撞击阴极过程会产生自由电子。右端玻璃内壁是 X 射线的发源地，也是"阴极射线"的着陆点。散射电子被右上部的阳极带走。工作时，玻璃壁会由于电子轰击而发出绿色荧光。在前期的研究工作中，伦琴消耗了数十支 X 射线管，只有极少数留存下来。引自 Kuetterer（2005）。（图片由飞利浦公司提供）

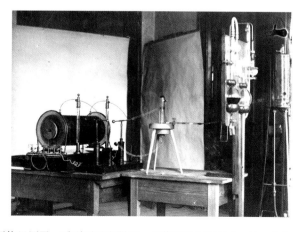

图 1.2　连上鲁姆科夫感应线圈的克鲁克斯管。图为德国维尔茨堡大学的最初装置照片。（照片现存于德国伦琴博物馆，雷姆沙伊德 - 莱纳普，德国）

[①]　1895 年 11 月 8 日左右，维尔茨堡可能经历了一系列雨天和阴天，日落时间为下午 4：45。来自德国不来梅和柏林的报道，发表于 Chroniknet.de（2020）。

琴意在研究阴极射线和紫外线。当玻璃管中的气压较低且感应线圈中的交流电压较高时，就会产生荧光。困扰伦琴的是这些闪烁的荧光无法通过有效的手段来熄灭，和伦琴预测的一样，在 X 射线管和屏幕间的传播路径中放上不透明的物体也无法完全熄灭荧光，即使翻转纸板屏幕，荧光也不会明显减弱。

冒着损坏希托夫 – 克鲁克斯管的风险，伦琴将 X 射线管的电压和真空度调整到极限，这是他成功的关键。伦琴还用其他方法成功地产生了阴极射线以及 X 射线，如特斯拉的白炽灯（柯立芝 – 利林菲尔德管的前身），甚至是无电极样品。试验十分艰难，他击穿了很多实验管（金属靶或玻璃靶），这一定是一段痛苦的经历。如今只有极少数几个样品幸存下来并保存在慕尼黑的日耳曼博物馆中。在接下来的几周内，伦琴优化了检测方法，识别出了未知射线的关键特征，他在实验室里不分昼夜待了两个多星期，后来写道（Glasser，1959，第 87 页）："我没有告诉任何人我的工作；我跟我的妻子说，如果人们发现我在做的事情，他们肯定会说伦琴一定是疯了。"

当真空管中残余气体的气压维持在一个合适的范围内并且感应线圈的电压达到数十千伏时，物体的阴影会变得可见，放电管里面会产生明显的噼啪声，纸板屏幕上的阴影表明未知射线来源于玻璃管而不是电线或其他什么东西。X 射线从玻璃壁上显示出最亮荧光的位置发出，该区域是阴极射线（后来被汤姆森证实为电子流）轰击的区域，相比玻璃，金属铝和铂则是更好的靶材。正如朱利尔斯·普鲁克和其他人先前所证实的，给阴极射线加上磁偏转可以改变光发射的路径，现在的 X 射线发射源也沿用了这种磁偏转技术。伦琴也采用了焦点磁偏转技术，这项技术已成为现代计算机断层扫描（CT）系统中消除伪影的最先进手段。放电管上施加的高电压恒定时，闪烁体屏幕的发光强度与管电流成正比。当 X 射线管更远离物体而屏幕更靠近物体时，屏幕上的阴影会更清晰。伦琴分析了系统的放大倍数 M 的影响。未知射线沿直线传播时，它的强度与离开发射源距离的平方呈反比。起初，伦琴未能成功识别出这种光的反射和干涉特征，他推断 X 射线在铝中的折射率上限是 1.05，后来发现绝对值与基准值的偏差相对较小，甚至是负的。尽管不清楚背后的物理原理，但他为 X 射线在诊断及治疗方面的早期应用奠定了坚实的基础。

不同 X 射线管的工作原理大致相同，直到 1913 年柯立芝发明了热电子阴极，通过气体放电生成离子轰击阴极的方法才被废用。根据第一汤森系数，当电子穿越离子管中的气体时，由于气体的电离，其数量会呈指数倍增长。电子运动到阳极靶，与靶材中的原子核相互作用产生 X 射线光子。离子被吸引到阴极，在碰撞过程中阴极会释放更多的电子，这一过程遵循第二汤森系数。第一汤森系数能够解释自 1850 年以来盖斯勒 X 射线管的 X 射线产生过程，第二汤森系数则决定了 X 射线的产额。低气压环境可以保证电子在相邻两次撞击之间获得足够高的速度，足够长的自由程也能够确保高能电子到达靶盘。大多数 X 射线管中都会有"暗区"特性出现。离子轰击到如图 1.1 所示的阴极罩上释放出的电子数量取决于阴极罩的表面状况，影响因素包括介电层（见图 1.12d 中的特写照片）、吸附的气体分子和其他覆盖的物质。阴极罩产生的静电场加速了阴极和靶材之间的电子。凹面阴极将电子束聚焦成椭圆形的焦点打在靶上，靶的类型可以是图 1.1 X 射线管中的玻璃，或者希托夫 X 射线管中的铂板。因为蒸发的金属会与残余气体发生化学反应，并且离子会注入阴极中，随着工作时间的增长，密封管内的气压会逐渐降低。因为维持放电的高电压会因为气压的降低而逐渐升高，密封的"软"X 射线管会逐渐变"硬"，从而导致光子的平均能量升高，最大 X 射线能量达到杜安 – 亨特界限。X 射线对物体穿透能力的增强导致了对比度的降低。

　　气体电离的效率取决于高电压幅度及其频率（取决于断路器和其他电路）、阴极尺寸和材料、气体成分、压力、真空室壁的充电条件、X 射线靶和其他参数。Loeb（1939），第 11 章 A.1 节描述道："当气压低于 0.01 mmHg（约 1 Pa）时，克鲁克斯暗区近乎填满整个 X 射线管，这时阴极辉光和阳极光柱消失，只留下了阳极端的辉光及管壁上的闪亮荧光[①]，以及若隐若现的蓝色阴极流光。伦琴就是在这个阶段第一次观察到 X 射线的。"此描述最适合图 1.3 中的右列。这个 640 mm 长的泄漏检测管的放电间隙比典型的克鲁克斯管大得多。基于帕申定律，与图片中的样本相比，克鲁克斯管在相同电流下的气压应高一个数量级。

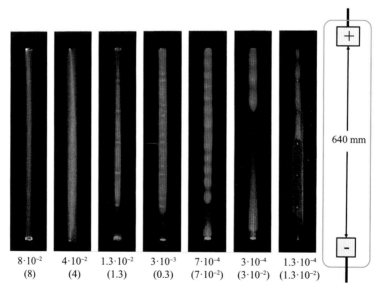

图 1.3　铝电极气体泄漏检测管电极之间的发光，工作电压为 20 kV，残余气体压力如图中下方的坐标所示，单位为 mbar（Pa）。

[①]　这可能是高电场下的场发射的特征，见下文 3.7。

对 X 射线管发光现象的观察有助于 X 射线发生参数的优化。图 1.4（a）和 1.4（b）展示了内置马耳他十字的克鲁克斯管玻璃管壁上发出的绿色荧光，抽真空后，在玻璃内壁和十字处会产生阴极射线和 X 射线。图 1.4（b）和 1.4（c）展示的是一组具有历史性意义的正在曝光的 X 射线管的照片，由 Gocht（1918）发表。根据放射技师和骨科教授赫尔曼·戈赫特的说法，"X 射线管出现清晰可见的两半分层"表明它们的工作状态良好。X 射线管的结构和供电方式类似于伦琴以前使用过的真空管和高压电源。

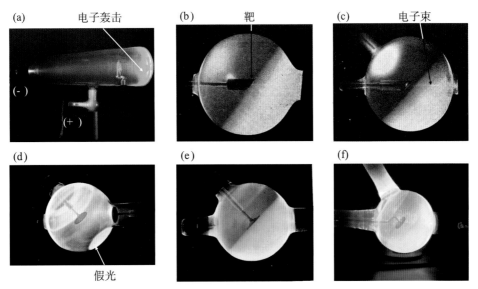

图 1.4 （a）带有金属马耳他十字的克鲁克斯管。X 射线管在电子撞击玻璃管壁时产生 X 射线（绿色荧光），来源：D-Kuru，https://commons.wikimedia.org/w/index.php?curid=3068002，查阅于 2017.8.10。（b）工作中的低气压"硬"离子 X 射线管，如 Gocht（1918）所述，"X 射线管分界清晰"。（c）同样"分界清晰"的高气压"软"X 射线管，内部电子束清晰可见。（d）和（e）来源于 Gocht（1918）第 117 页中的图 58 和 59。（d）反向加载产生的假光：当电压反向时，靶盘成为了电子源，从靶盘发出的高电流轰击玻璃产生荧光，这种荧光被称为"假光"（德 Gegenlicht）。（e）产生 X 射线所需的操作。（f）布达佩斯的艾德切加勒公司于 1960 生产的主要用于培训的离子 X 射线管的复制品，可能是由于玻璃成分相对于旧样品发生了变化，因此产生了微弱的蓝色荧光，而不是绿色或黄色。（d-f）笔者在著作过程中与匈牙利布达佩斯的桑德·杰森斯基博士进行了讨论。

为了探索合适的气体压力范围，伦琴后来用特斯拉高压发生器进行了实验，该电源能产生几百千赫兹的高电压。他发现气压为 4×10^2 Pa 时可以产生 X 射线，并且伦琴估计在低于 $2.6\,e^{-2}$ 的气压下也能够产生 X 射线，参见 1897 年 3 月他的第三条注释，引自 Glasser（1959，第 320 页）。伦琴当时并不清楚在低气压下发生的其他过程。在超高真空条件下，阴极也可以通过场致发射产生电子，电子从固体材料内部通过局部隧穿进入真空，然后轰击阳极发生韧致辐射（图 6.102）。场致发射的电流密度取决于管电压、阴极表面形貌和能够改变逸出功的局部不均匀状态，每个放电点可以达到数十微安。1992 年，以改良 X 射线管电子源闻名的埃德加·利林菲尔德是最早全面研究这一效应的人之一（Lilienfeld，1922），当时高真空柯立芝 X 射线管已经取代了离子管。场致发射效应对于理解 X 射线管的电稳定性非常重要，这也是伦琴非常关心的问题，从他在本章开头所述的沮丧中就可以看出这一点。

初期 X 射线管所应用的气压范围相对较窄。伯恩哈德·沃尔特教授在文献（Albers-Schonberg，1913 年，表 1）中指出，气压范围仅仅为 0.56 ~ 1.5 Pa，1.5 Pa 时"软"X 射线管光子能量最低，0.56 Pa 时"硬"X 射线管的光子能量最高。在使用中密封管的气压会发生变化，这也给临床使用带来了麻烦（图 1.13）。

回到伦琴的早期实验，当将屏幕放置在距光源两米远的地方时，他仍旧观察到了发光。激活闪烁体的隐形物质不会是紫外线或阴极射线，因为他已经用一张黑纸板挡住了来自 X 射线管的光和阴极射线。出于谨慎，伦琴给他的朋友、动物学家博艾里教授发了一封便条："我发现了一些有趣的东西，但我不知道我的观察是否正确"（Beneke，1998）。伦琴在 1896 年承认，他难以解释新的"X 射线"（后来被命名为"伦琴射线"）的真实性质。当被问及在发现奇怪的发光的那一刻他在想什么，他直截了当地回答说："我没有想什么，我直接开始调查。"

威廉·康拉德·伦琴于 1901 年荣获首届诺贝尔奖。他向他的上司申请"休假几天"，最终获准前往斯德哥尔摩。在瑞典皇家科学院获奖后，他没有发表任何正式演讲，并悄悄地退出了颁奖典礼，他将五万克朗的奖金遗赠给了维尔茨堡大学（不幸的是，1923 年的通货膨胀使其贬值了一些）。瑞典皇家科学院也因为此次事件变更了流程：在获奖者演讲之后才颁发奖金。伦琴未申请专利而是将他的研究公诸于众，这无疑挽救了许多人的生命。伦琴的发现为其后的五项诺贝尔奖奠定了基础：1914 年的 M. 冯·劳厄，1915 年的布拉格父子，1917 年的 I. 巴克拉，1924 年的 M. 西格巴恩，以及 1927 年的 A. 康普顿。

最初的发现之后，科学工作者们花了大约 20 年来探究 X 射线辐射的物理过程。首先，伦琴推测它可能与纵向以太波有关。然而，在 1905 年，I. 巴克拉发现了偏振 X 射线。这是体现 X 射线横波性质的早期证据，就像可见光的横波。M. 冯·劳厄根据他在滑雪度假期间产生的一个想法，通过晶格中的衍射证实了 X 射线是波辐射。随着布拉格父子在 1913 年发现 X 射线在原子平面的干涉相关的反射，以及斯登赛杜姆在 1917 年发现 X 射线的轻微折射后，科学界终于将 X 射线认定为波长在百分之几纳米至几十纳米之间的光。莫斯利利用衍射进行光谱分析，将阳极元素的原子序数与光谱中的"特征"谱线联系起来。当时元素周期表中有几个空的元素就是基于 X 射线分析而推测和发现的。其中之一就是由 W. 拉达克、I.T. 拉达克和 O. 伯格于 1926 年确定的 75 号元素铼。金属铼通过和钨形成的混合物，目前已成为旋转阳极 X 射线管靶面的重要成分。

受新兴的量子力学的启发，A.康普顿于 1923 年提出了非相干散射理论，这偏离了 X 射线是电磁波的经典理论，这种理论既不能准确解释所观察到的波长变化，也不能准确解释 X 射线散射角的分布。从此以后，X 射线也有了两种解读：经典理论解释为电磁波，量子力学解释为无电荷光子流。

尽管其他人可能早就见识并生成过 X 射线，但 125 年前伦琴凭借实验和孜孜不倦的研究，成为首个揭示 X 射线物理原理的人。赫尔曼·戈赫特教授作为目击见证者中的一位，和许多其他科学家一样为发展 X 射线技术献出了他的一生。他在 1918 年的论文（Gocht，1918，第 10-11 页）的前言中写道："也许有些研究人员在比我们更优渥的条件下开始了他们的第一次实验；也许读者也想知道为什么我对此要讲如此长且宽泛。我很乐意接受此诘问并作出回应：正是这最初的努力，这场与技术困难的斗争，对最简单错误的细细品味，让我们更加熟悉这些设备和它们的正确使用方法。……那段时间虽然艰难，但很美好。"

1.2　X 射线前传

1.2.1　阴极射线：第一代 X 射线——1857

从 1857 年德国波恩的数学物理学家朱利尔斯·普鲁克教授（图 1.5）在文献中首次间接提到明显的人工轫致辐射，到伦琴教授在 1895 年发现 X 射线，期间间隔了将近 40 年。那个时期在真空和高电压技术上的困难，以及对 X 射线激发参数必要的细致摸索是导致发现滞后的主要原因。

1857 年夏天，普鲁克发表了在德国波恩的海因里希·盖斯勒制造的 X 射线管上观测到的部分真空下的磁偏转光效应（Clebsch，1872）[①]。普鲁克注意到了玻璃内壁上有绿色荧光。如果他们使用现代成分的玻璃，它可能会是微弱的蓝光。这种荧光是阴极射线轰击管壁产生 X 射线的特征。

---

① 摘自波恩下莱茵河自然与医学研究学会 1857 年 7 月 9 日会议的一份报告，发表于 1857 年 7 月 22 日出版的科隆日报第 201 期的补编材料中（译文）："……演讲者用于实验的管子和球是盖斯勒先生制作的［备注：在德国波恩］，内部充满各种气体和蒸气，并通过密封的铂丝进行放电。其中一根管子显示了长度为 16 "，大约 400 条彼此间距相等的黑色条纹，最多两线宽。当带有黑色条纹的电光束从一个狭窄的管子进入另一个球体，它变窄成明亮的光雾，人们有时在其中看到暗层条带有时看不到。如果将这样一个两侧与较窄的管子融合的球体放置在电磁铁上，电光会根据电流的方向和磁铁的极性或者被吸引，或者被排斥。在第一种情况下，进入球体的光束会变成明亮的闪光，并衰减于两极，而从另一侧，光线却不规则地闪烁……"

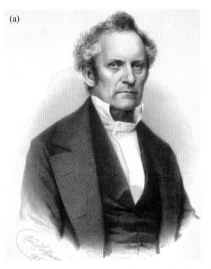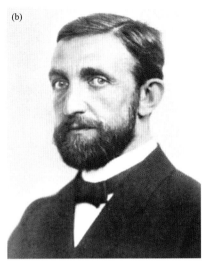

图 1.5　（a）朱利尔斯·普鲁克，1856 年的平板印刷像，在他首次发表阴极射线的前一年（来自 Hoffmann，1856）；（b）1900 年左右的菲利普·莱纳德。

　　普鲁克在波恩购买的密封盖斯勒 X 射线管能够通过帕申放电产生彩色图案（Pluecker，1858）。图 1.6 显示了来自德国汉堡 C.H.F. 穆勒公司的两个分别以相对较低的电压和较高的气压运行的娱乐性质的 X 射线管复制品。为了产生良好的视觉效果，普鲁克使 X 射线管运行在帕申曲线的右侧高气压范围内间隙距离与气压的乘积超过 3×10^2 Pa·cm。根据 X 射线管的尺寸和电极之间的间隙，X 射线管中的气压可能跨跃多个数量级，工作电压通常低于 10 Kv，光的图案取决于外部磁场的强度和方向。回顾 X 射线的历史，普鲁克报道的关于阴极射线击中玻璃壁而发出绿色荧光就显得尤为重要（Pluecker，1858，第 35 页），似乎在 1857 年夏天第一次产生了人工的韧致辐射，只可惜由于电压上不去，玻璃吸收了几乎所有的光子。约翰·威廉·希托夫是普鲁克在波恩的学生，10 年后也在继续研究管内物体因光效应而产生的阴影相关的课题。

　　最终，菲利普·爱德华·安东·冯·莱纳德——一个比伦琴年轻 17 岁的同事，成功地通过薄铝真空窗将阴极射线释放到空气中（Albers-Schonberg 等，1913；Glasser，1959）。他以及之后伦琴的研究中，将残余气体压力降低到比盖斯勒 X 射线管至少低一个数量级，提高了电子的自由程。此外，他们的高压电源更强大，并将工作点沿帕申曲线左移到低气压区。莱纳德的研究为伦琴铺平了道路，他肯定创造出了 X 射线，但未能在伦琴之前将它与阴极射线区分开来。当时，物理学家之间的交流非常友好。莱纳德曾大力支持伦琴，例如在 1894 年他给伦琴提供了铝箔。很遗憾，在 1900 千禧年之交，他们在优先权和荣誉上产生了激烈的争执，后来莱纳德也于 1905 年获得诺贝尔奖，比伦琴晚了 4 年。

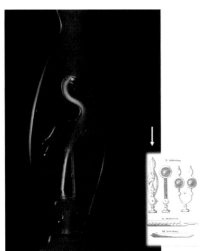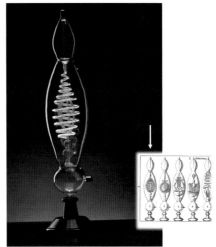

图 1.6 正在工作的娱乐性质的盖斯勒 X 射线管复制品（1880 年）。在德国汉堡 C.H.F. 穆勒公司的价目表第 10 章中提供了 12.50 马克的报价——左：8 号，鹳；右：1 号，扭曲的蛋。（图片由飞利浦提供）

1.2.2 "幽灵"射线

在伦琴实验的五年前，A.W. 古德斯皮德教授和他的助手 W.N. 杰灵斯于 1890 年在美国费城宾夕法尼亚大学的教室进行了第一次记录在案的 X 射线曝光。一些未知的东西使他们的盒装照片板起了雾，罪魁祸首是 X 射线（Walden，1991）。古德斯皮德在 1896 年（伦琴的发现公开后）才确定了起雾的缘由，如图 1.7 所示，两个硬币的阴影图像被映射到两个曝光不足的圆形区域上（Hennig，1994，第 60 页；Kuetterer，2005，第 41 页）。其他人之前也经历过类似的怪异现象，但都没有明确的解释，例如菲利普·莱纳德，也有雾化照片板相关的研究（Lenard，1894）。

1.3 从 1896 年开始的早期临床应用及工业化

1.3.1 首次临床安装

在发现 X 射线的第一年，全世界发表了一千多篇关于 X 射线的文章。Meggit（2010）报告称，1896 年 1 月 12 日，第一张有意拍摄的 X 射线照片出现在美洲大陆的北卡罗莱纳州戴维森学院。这一日期受到了质疑，Grigg（1965）声称，有人在 1896 年 1 月 13 日将第一张人体解剖学的射线照片交给了苏格兰人斯温顿·坎贝尔。1896 年 2 月 3 日，美国新罕布什尔州的汉诺威达特茅斯学院对骨折手腕进行了诊断性 X 射线检查。

德国汉堡埃彭多夫"新综合医院"第一外科主任赫尔曼·库梅尔教授搭建了世界

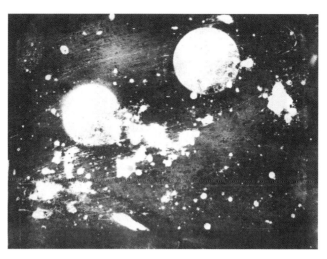

图 1.7　首张 X 射线图片，由宾夕法尼亚大学的 A.W. 古德斯皮德教授和他的同事于 1890 年在费城拍摄。在气体放电 X 射线管实验后，这张照片的底片似乎受到了不明原因的"损坏"。在 1895 年伦琴的发现公开后，美元硬币产生的阴影帮助确认了人工 X 射线的存在。（照片来源于德国伦琴博物馆，雷姆沙伊德 - 莱纳普，德国）

上最早的在公共诊所持续使用的 X 射线系统和装置。大型的鲁姆科夫感应线圈最后到达，库梅尔派助手赫尔曼·戈赫特和古斯塔夫·奥皮茨前往汉堡市中心询问玻璃吹制者 C.H.F. 穆勒［肖像见图 1.8（c）］关于 X 射线管的消息。1896 年 3 月 20 日，该系统发出了首束 X 射线（Stamer，1995；Kuetterer，2005；Fruhling & Vogel，1995；Gocht，1914）（图 1.8）。

他的公司后来被荷兰飞利浦收购，成为飞利浦医疗业务的基石。戈赫特、奥皮茨和穆勒充满热情地对新手术室附属的病人准备室里的第一台临床设备进行了安装和试验①。到了 2016 年，这栋大楼依然存在，见图 1.8（d）。1896 年，赫尔曼·戈赫特将来自威尔海姆·阿多夫·莱特·莱林摄影学校（一个支持妇女教育的俱乐部）的学生宝拉·契刘斯带到了汉堡的医院，因此，她被认为是世界上第一位永久受雇并享有退休金权利的伦琴医疗技术助理（MTRA），戈赫特也成为领先的放射科医生和骨科医生。遗憾的是戈赫特、奥皮茨、穆勒和他们的许多同事因辐射诱发的癌症遭受重创并死亡（参见第 1.5 节）。

---

①　译自 Gocht（1914，第 779 页）。赫尔曼·戈赫特在 1914 年回忆发生在 18 年前的事件时说："1896 年 3 月 20 日，第一台 X 射线装置在埃彭多夫医院库梅尔外科部门安装并投入使用。鲁姆科夫装置（电感线圈）是库梅尔购自德国柏林的凯撒和施密特公司，配合德普里兹铂断路器，它产生了 25 cm 长的放电火花（注：这相当于约 120 kVp 的峰值管电压，见 Kemerink 等 2019，图 1）。我们使用了两个已有的蓄电池（购自德国埃尔朗根的雷林格，盖博特和施沃公司）作为电源，这两个电池平时也用来为手术操作提供光照和烧灼。佛罗伦斯·穆勒为我们提供了 X 射线管。"

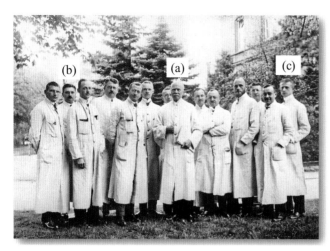
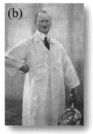
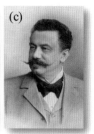
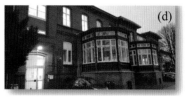

图 1.8　1896 年 3 月 20 日，在德国汉堡新综合医院的新手术室的准备室内（现为德国大学医学中心），世界上第一个配备长期工作人员的 X 射线系统投入临床运行。这项创新由赫尔曼·库梅尔（a）发起，由赫尔曼·戈赫特见证（Gocht，第 779 页）。赫尔曼·戈赫特（b）和他的朋友古斯塔夫·奥皮茨作为库梅尔的助手从汉堡市中心的玻璃吹制商 C.H.F. 穆勒（c）那里买来了第一支 X 射线管，并在手术室的准备室将其连接到柏林的凯撒和施密特提供的鲁姆科夫感应线圈上。（d）这栋建筑在 2016 年依然伫立在那里。（左图来自德国汉堡医学历史博物馆）

1.4　工业生产的开端

物理实验室的工作也在加速进行中。在汉堡首次临床安装后不到一周，德国的西门子和哈尔斯克于 1896 年 3 月 26 日申请了第一项 X 射线管专利 DE91028（Luis & Nascimento，2014）。图 1.9 展示了 1900 年前后的 X 射线管目录和 C.H.F. 穆勒公司的两个离子管样品。与此同时更多的公司开始生产 X 射线管（Kiuntke，2009）。

埃尔朗根的雷林格，盖博特和施沃公司后来被德国慕尼黑的西门子收购，他们早在 1896 年就开始向伦琴教授交付了 X 射线管和其他设备，并做出了重要的创新。德国图林根州的甘德拉赫公司声称到 1905 年 4 月已生产了 45 000 支 X 射线管，而 C.H.F. 穆勒公司则声称制造了 50 000 支 X 射线管。于 1897 年在美国纽约成立的马赫里特公司，后来成为瓦里安的一个部门，现在是美国犹他州盐湖城的万睿视公司，显然是美国第一家 X 射线管生产商（Hirsch，1927）。东芝（现在的日本佳能）自 1915 年以来一直生产 X 射线管，如图 1.10 所示，东芝生产的 "Giba" 管是该公司众多产品的前身。图 1.11 展示了 1920 年代令人印象深刻的各种类型 X 射线管。

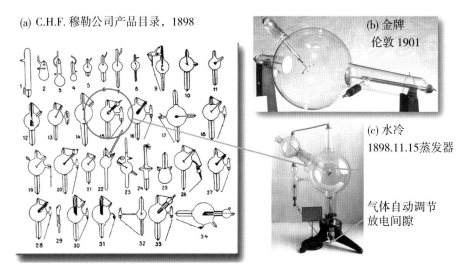

(a) C.H.F. 穆勒公司产品目录，1898

(b) 金牌
伦敦 1901

(c) 水冷
1898.11.15 蒸发器

气体自动调节
放电间隙

图 1.9 德国汉堡的 C.H.F. 穆勒公司（后来的飞利浦）在 1900 年左右生产的离子管。（a）产品目录。（b）穆勒离子管，在 1901 年伦敦伦琴学会竞赛中从 28 支 X 射线管中脱颖而出，获得最佳离子管的金牌，并展出于伦敦科学博物馆。（c）继 B. 沃尔特教授（德国汉堡）之后的第一支水冷 X 射线管，带有自动气体调节器，当管电压因气体压力下降而升高时，可通过调节火花间隙来激活 X 射线管。

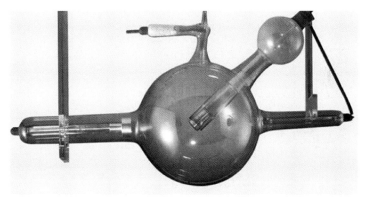

图 1.10 东芝"Giba"X 射线管，日本第一款国产 X 射线管，由东芝电机，即后来的东芝电子管设备株式会社（TETD 集团，现日本佳能）于 1915 年开发并商业化。东芝以这种"Giba"X 射线管为基础开发了多种类型的 X 射线管。（东芝科学馆提供）

1.4.1 主要缺陷

图 1.12 展现了 1910 年前后生产的 X 射线管在进行高功率曝光时出现的典型缺陷。这个时期的 X 射线管面临的首要问题是过大的电子电流密度导致阳极焦斑区域表面发生了熔蚀。X 射线管运行在帕申曲线的左侧低气压区时，电流会随着电压的升高急剧增大，因此功率会急剧上升，控制输入功率极为困难。这个问题导致伦琴和贞德损坏了很多希托夫 X 射线管（Glasser，1959；Zehnder，1935）。这个问题直到 1913

年热阴极发明后才得到了解决，因为热阴极 X 射线管通过阴极的温度控制电流，可以在电压升高时保持低电流，从而使焦点温度与光谱硬度无关。

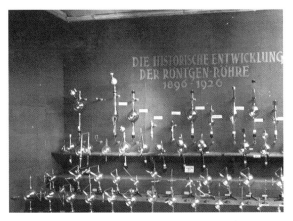

图 1.11　经过 30 年的技术发展，1896 年到 1926 年间出现了大量不同类型的 X 射线管。（飞利浦提供）

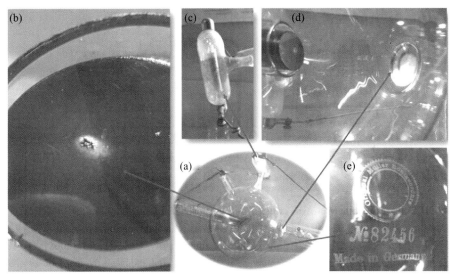

图 1.12　（a）类似于图 1.3 中的离子管。（b）靶的特写。高能电子反复轰击导致椭圆形焦点过载，靶材的熔化和凝固过程导致开裂。（c）通过加热氢氧化钾产生气体的调节器，当阴阳极之间的放电因为气压不足而停止，且感应器电压超过预设值时，该调节器自动接合。（d）凹面阴极座上的氧化痕迹以及离子轰击后的洁净区域。（e）德国汉堡 C.H.F. 穆勒公司（后来的飞利浦）的生产标签和序列号：82456。

　　第二个问题是单个密封 X 射线管所能产生的光谱是有限的。如图 1.13 所示，放射科医生在架子上有多个 X 射线管，以应对不同的临床任务，每支 X 射线管的工作特性都不同，并且还会随着使用时间而漂移。制造商设计了复杂的应对措施来微调气体压力，使其可在三倍预设范围内变动，将储存在远端附件中的气体释放材料［图 1.12

（c）］加热，气体会重新填充 X 射线管，使其再次"软化"，然后 X 射线管就可以被激发放电，并在降低的电压值下维持高的电流，从而提供具有较低平均能量的光子。

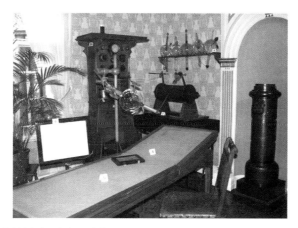

图 1.13　1905 年的放射科医生办公室复现。后面的架子上有五个不同"硬度"的 X 射线管，即不同的残余气体压力，气压随着工作时间的推移而下降。这些 X 射线管通常会返回制造商进行"软化"，方法是通过仔细加热玻璃壳将玻璃壳内的气体释放出来。（来源于德国伦琴博物馆的展示照片，雷姆沙伊德 - 莱纳普，德国）

穆勒的气压调节器置于 X 射线管的附件中，内置氢氧化钠和碳，加热时会释放气体。早期为软化 X 射线管采用的方案是整管加热（Morton，1896，引自 Kuetterer 2005），X 射线管被返给制造商，他们对调节器进行火焰加热。自调节器引入后，当气压降低导致电流降低时，阴极会对调节器电极放电产生火花来加热调节器。另一种方式就是通过在玻璃内壁放置铂或钯箔，来提高加热时管外氢气向管内的扩散。

第三个问题是整管散热的需求。当时一般通过水沸腾相变来吸收热量，如图 1.11 最上排的 X 射线管所示，整管热量较高时则是通过冷却支架或单纯地等待 X 射线管降温。

1.4.2　头脑风暴

早期的玻璃管就是圆柱形的"管"（图 1.1），后来研究者们很快发现从阳极背散射出来的大量电子会轰击到玻璃管壁上，使其局部过热并引发表面打火，为改善这种状况，后来的 X 射线管被设计成了球形。在伦琴发现 X 射线的那年，各种 X 射线概念管的数量爆增，图 1.14 展示了一部分。一些较早的商业产品需要数十年才能成熟并取得成功，在这些产品当中，R.D. 伍德第一个想到了通过移动靶盘来散热［图 1.14（d）］。一个凹形阴极悬挂在柔性滑轮上，通过重力固定在空间中。当 X 射线管管壳沿其纵轴旋转时，由电子轰击产生的热量可以通过玻璃管壁传走。第一款成功的旋转阳极 X 射线管［Rotalix®，图 1.23（b）］由飞利浦于 1929 年推出，第一款旋转管壳 X 射线管（Straton®，图 1.45）则由西门子于 2003 年推出。

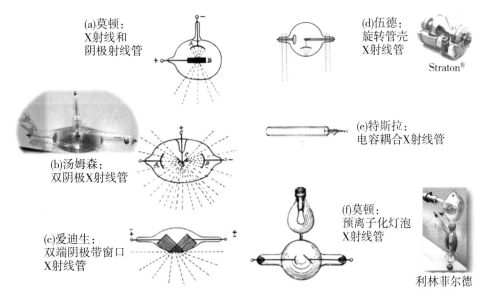

图 1.14　1896 年出现的概念管及其发明者（a）可飞焦的阴极射线管；（b）双阴极大电流管（图片：通用电气提供）；（c）双阴极大电流端窗口 X 射线管；（d）旋转管壳和旋转阳极管，西门子 Straton® X 射线管的前身（由西门子医疗提供）（图 1.29 和图 1.45）；（e）高频电场感应管；（f）利用碳灯丝加热产生电子的 X 射线管，利林菲尔德 X 射线管（见图）和柯立芝 X 射线管的前身。[改编自 Glasser（1959），图 82；另见 Breton（1897）和 Morton（1896）]

威廉·詹姆斯·莫顿 1896 年的概念性产品 [图 1.14（f）] 预示了热电子阴极的产生。他建议将一个白炽灯接到希托夫 X 射线管的放电间隙中以预先电离稀薄的残留气体。该白炽灯包括一根碳灯丝，加热时会发射电子，它和利林菲尔德 X 射线管以及柯立芝 X 射线管（图 1.26）类似。后者在某种意义上为完全不含气体的，将电子直接从灯丝发送到阳极的 X 射线管。

1.4.3　高压发生器的发展

高压发生器必须能够提供至少 20 kV 峰值的电压。伦琴使用了一个大型的"鲁姆科夫"感应线圈，如图 1.15 所示，对应于 120 kV 的高压可产生长度约为 25 cm 的火花。如图 1.16 所示，在断路器（a）切断铅蓄电池提供的 20A 甚至超过 30A（b）的电流时，电感器会产生脉冲电流（c）和正负极性的高压（d）。但很快人们就认识到，在 X 射线未产生的阶段，"反向"电压和电流会导致阳极材料打火和早期 X 射线管失效。图中右上角所示的阀解决了这个问题，反向电压通过这个阀而不是通过 X 射线管导通，此时"正"相位具有高导电性，从而避免了反向电流，如图 1.16（c）所示。这种阀是近乎完美的二极管（见第 1.5 节），但随着热阴极的"无气体"柯立芝管的发明而过时。

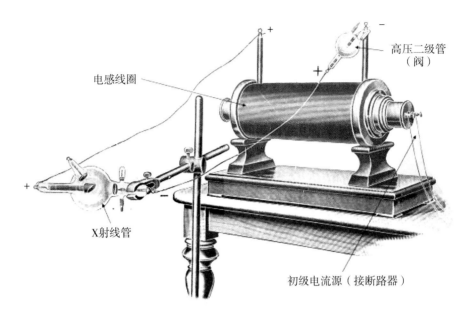

电感线圈

高压二级管
（阀）

X射线管

初级电流源（接断路器）

图 1.15　带有与 X 射线管串联的"阀门"的高压感应线圈。其作用类似于二极管。如果单个 X 射线管不足以抑制反向电流，可以串联一个合适的阀，避免反向电压产生的打火。［摘自 Albers Schonberg 等人（1913），图 97］

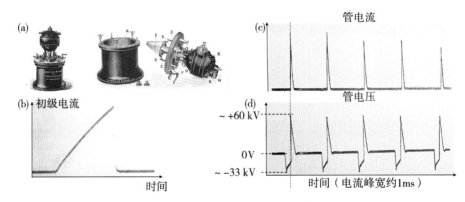

图 1.16　鲁姆科夫感应线圈的电压和电流波形。（a）"无畏"水银断路器，出自一张价格表（沃森家族公司，1916）。（b）13 英寸线圈的主电流（未给出坐标值），该线圈可以提供 10 英寸火花（相当于 120 ～ 140 kVp）（Kemerink 等，2019 年，图 I），由水银油断路器操作（摘自英国伦琴学会 Salomonson，1911，图片引用自 Kaye，1918，图 32）。（c）通过中等真空管的二次电流（未给出坐标值，峰值持续时间约 1 ms）。（d）观察到约 60 kV 的窄峰电压（同时电流产生 X 射线）和宽峰反向电压。

接下来市场上出现了直流静电发电机，与电感器和断路器竞争，如图 1.17 所示。高压发生器与 X 射线管是并行发展的。

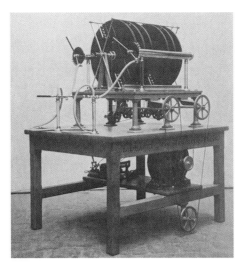

图 1.17　静电发电机 - 德劳特·帕里斯，约 1916 年，来自 Watson（1916）

很快感应线圈就被交流供电的高压发生器所取代。如图 1.18 所示，机械整流器与 X 射线管串联所构成的四个二极管双脉冲发生器提供了两个半周期的高电压，而不是每周期仅产生一个脉冲（Kemerink 等，2013 年，图 2）［图 1.19（a）］。20 世纪 70 年代，在半导体电力电子器件驱动的电源最终取代"大型机"之前，高达 100 千瓦的能量都来源于三相电网［图 1.19（b）］。

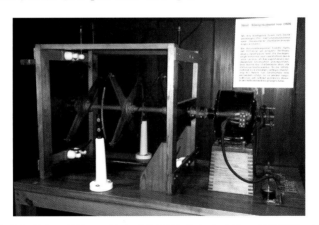

图 1.18　1908 年的机械高压整流器。这个"理想装置"旨在改善 X 射线透视、长脉冲和短脉冲曝光以及皮肤治疗。此整流器由一组同步驱动的机械空气开关来实现整流，将三相电转换为高电压。（在德国雷姆沙伊德 - 莱纳普城的伦琴博物馆展出）

1.4.4　临床探索

1.4.4.1　三维成像

放射医师探索了 X 射线管的临床应用。图 1.19 展示了一个在当时具有独创性的可用于三维成像的离子管。图 1.20 描述了三维成像的几何原理（图 a）和增强现实技术（图 b）的早期尝试，增强现实技术使用了如图 1.21 所示的图像，于是最早的 3D 图像就诞生了，也是今天 CT 的前身。立体的视觉效果是通过从传统的中央投影拍摄的两幅（或两幅以上）图像中推导出图像中每个像素点的深度信息来实现的，而 CT 则通过数字方式将数百个投影重建成 3D 图像。CT 这个概念由匈牙利布达佩斯的加布里埃尔·弗兰克于 1938 年提出，并由穆勒公司首次申请专利，穆勒公司也就是我们所知道的 X 射线管及其系统的生产商，该专利号为 DE693374C，专利名称是《Verfahren zur Herstellung von Körperschnittbildern mittels Röntgenstrahlen》，译为《通过 X 射线生成人体断层图像的方法》。

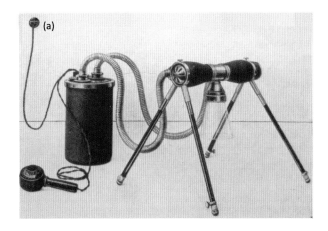
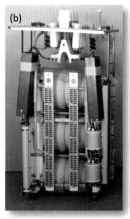

图 1.19　历史上的高压发生器。（a）使用墙上插头连接供电的两相发生器，驱动 C.H.F. 穆勒 Metalix 初级系统，约 1928 年。（b）70 年代生产的 100kW 三相 50/60Hz 大型高压发生器。

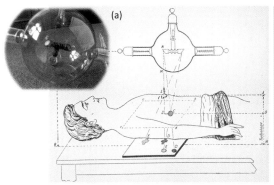
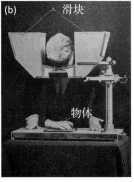

图 1.20　（a）福斯蒂纳博士于 1912 年使用由德国耶拿的 H. 鲍尔公司或柏林的放射公司生产的 X 射线管进行立体成像的示意图（照片摄自德国鲁道夫施塔特的西门子医疗的 X 射线管陈列馆）。（b）2013 年的增强现实，摘自 Albers Schonberg 等（1913），图 331 和图 303。通过光学手段将物体的图像叠加到立体 X 射线图像上。

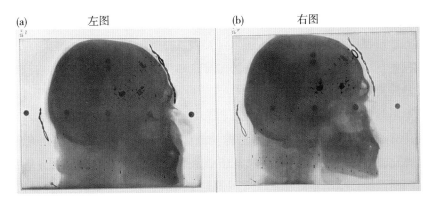

(a) 左图 (b) 右图

图 1.21 阿尔伯斯 - 肖伯格等拍摄的头部立体图像（1913），表 XVII。当图像位于出瞳距离处且与观看者的视线平行时，就能看出立体效果。掌握这个技巧后，单独用左眼或右眼查看这两张图片，都能看出三维效果。

1.4.4.2 X 射线束质量 - 低能 X 射线

软 X 射线用于皮肤治疗和低对比度物体成像。针对 X 射线管应用，柏林的林德曼兄弟公司推出了 X 射线高透过率的玻璃，这种玻璃将最常用的"图林根玻璃"（来自图林根州的硬玻璃，许多玻璃吹制商的来源地）（Gerhard Kuetterer，2017，第 181 页）中的高原子序数元素钠（11）、硅（14）、钾（19）和钙（20）使用硼（5）、锂（3）和铍（4）替代。如图 1.22（a）所示，在穆勒的产品中，有一款 X 射线管中使用的是林德曼玻璃窗，这是现代铍金属窗的前身。然而，高强度的低能光子造成的辐射危害很大，虽然小尺寸离子管的玻璃壁厚度约为 0.6 mm，其 X 射线滤过近似于同厚度的铝，但普通放射成像的标准要求 X 射线滤过至少为 2.5 mm 铝当量（见下一节）。图 1.22（b）展示了一个 1910 年左右的水冷大功率 X 射线管的复制品，随着 X 射线管热容量的增加，其安全措施也必须相应地加强。

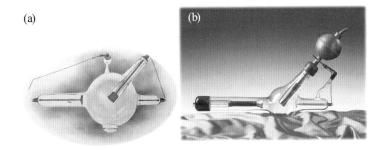

(a) (b)

图 1.22 Mueller X 射线管：（a）底部使用林德曼低吸收玻璃窗的 13a 系列，约 1916 年。图片出自沃森家族公司（1916）；（b）水冷离子管，出自 1899 年的专利 DE113430（飞利浦提供）。

1.5　危害与安全

由于早期离子管发射的 X 射线脉冲短、功率低、占空比低，导致医师倾向于使用离子管能够获得的所有光子来成像，但很快患者皮肤刺激性和其他身体伤害变得明显（Meggitt，2010），许多先驱者都饱受癌症折磨并最终死于癌症。到 1992 年为止，见诸报告的受害者和伤亡人数就有 404 人［Molineus.W，Holthusen.H 和 Meyer.H（1992），德国国家放射学医生协会，柏林布莱克威尔，引用自 Kemerink 等（2016）］。在过去，使用离子管进行 X 射线成像被认为是一门艺术，一些放射医师在照射患者之前会先对自己的手进行曝光成像，这样就导致他们受到了更多的 X 射线伤害，损害了他们的健康，参见德国雷姆沙伊德 – 莱纳普城伦琴博物馆的展览。

早期 X 射线管的玻璃外壳的滤过能力仅相当于零点几毫米的铝当量，而普通放射成像的 X 射线束要求至少 2.5 mm 铝当量的滤过，将皮肤受到的照射剂量降低一到两个数量级。现代高功率 X 射线管使用更高的滤过降低患者所受的剂量，比如血管造影中会使用厚达 0.9mm 的铜滤过 2，CT 中使用锡、金或 1.2mm 厚的钛滤过。根据 Kemerink 等（2019）的说法，数年后，骨盆检查的皮肤辐射剂量可以减少约 400 倍，X 射线也越来越单色化。功能强大的血管造影 X 射线管，如 1990 年的飞利浦 MRC 200 0508X 系列的射线管，具有液态金属轴承冷却技术和直径为 200 mm 的大型阳极靶盘，可以增加 X 射线滤过层的厚度，同时工作流程也得到了改进。有关光谱和光强的比较，见图 3.5。

图 1.23（a）中的飞利浦"完全防护的"Media™ 管，具有屏蔽 X 射线的功能，能够防止散射和辐射泄漏造成的伤害，这一概念也在 1920 年代后期的 Rotalix®X 射线管中也使用了这套方案，如图 1.23（b）所示。在 Media™ 管的可旋转管套中有一个 X 射线滤过窗更换器，引入了束流限制装置。除了辐射造成的伤害外，电击也是造成人员伤亡的另一个原因，所以高压电源也被屏蔽了，同时制定了更高的安全标准。

图 1.24 是一个 X 射线配鞋荧光镜，一些人可能对这种设备很熟悉，但现在看来这台设备会让人头皮发麻。这种设备除了有电气危险，每次使用产生的 X 射线剂量也是惊人的，相比现代 CT 要高出两个数量级（Tadinada，2014）。这种美国产的机器使病人的足部在每 20 秒的曝光中平均会接受约 100mSv 的剂量，这会导致病人发生皮炎，1957 年柯普的报道提到了这一点。

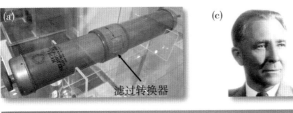

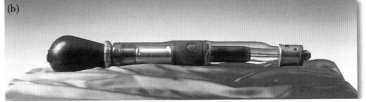

滤过转换器

图 1.23　（a）20 世纪 20 年代的"完全防护的"飞利浦 Media™ 管，配有可旋转管套，能够更换不同厚度的 X 射线滤过窗（照片摄于德国汉堡医学历史博物馆）。（b）飞利浦 Rotalix® X 射线管是第一个商用旋转阳极 X 射线管，具有漏射线保护功能，并通过中间的金属管壳和安全的高压插座（左侧为阳极连接器）提高高压稳定性（图片由飞利浦提供）。（c）荷兰飞利浦的艾伯特·鲍尔斯教授（德国伦琴博物馆提供）。

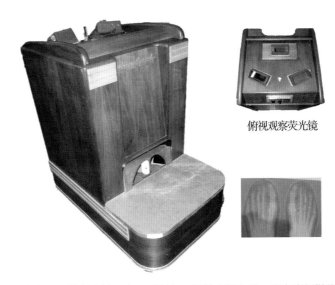

俯视观察荧光镜

图 1.24　阿德里安专用配鞋荧光镜，在 20 世纪 60 年代中期之前一直在高级鞋类零售商中使用，管电压高达 50 kV，管电流 3 ～ 8 mA。下肢接受的 X 射线剂量高达数百 mSv。（图片由美国俄亥俄州马里埃塔历史博物馆提供）

1.6　高真空与准真空

　　轫致辐射的电功率 –X 射线转换系数（描述 X 射线强度与电功率关系的参数）与管电压的平方成正比。此外，早期的离子管在低气压工作时，电压升高会使管电流急剧上升。这样一来，离子管的 X 射线的强度和硬度的关系是不理想的[①]。管电压升高时，X 射线光谱更硬，穿透性更强，曝光的管电流是可以降低的，所以理想的工作状态是管电压和管电流能够呈反相关关系，这样就能最大程度利用靶盘焦点区域的热性能。

1882 年，德国物理学家尤金·戈尔茨坦在相对较低的气压下，通过加热阴极成功地使气体持续放电产生电子束（Doerfel，2006）。但是，阴极材料需要加热到至少 1000℃才能实现大电流的稳定输出，而很难找到这种材料，这当然也是图 1.14（f）所示的莫顿概念管的一个问题。相反，在离子管中，阴极产生的大部分电子主要承担放电任务，在离子轰击时就被释放出来了。和其他许多人一样，朱利尔斯·爱德加·利林菲尔德和威廉·大卫·柯立芝旨在将 X 射线管"变软"。利林菲尔德改进了莫顿的概念，在离子管上安装了一个白炽灯，可以将电子送入一个辅助阴极。图 1.25 描述了众多已生产的利林菲尔德 X 射线管中的一种，如图 1.25（b）所示，增加了一个包含加热灯丝的小型热电子阴极。一束很小的电子流被引导通过一个辅助阳极环进入一个空心阴极，用以预电离残余气体，这一过程能够激活和控制图 1.25（a）下方区域粉色玻璃壳内阴极和阳极之间的气隙放电。如此一来就产生了"电流放大"的效果，只需较低电压，气隙就可以产生一个大电流进而发射高强度 X 射线。利林菲尔德第一次将管电压、X 射线光谱（图像对比度）和管电流（亮度）解耦，远优于使用气体调节器的方法。

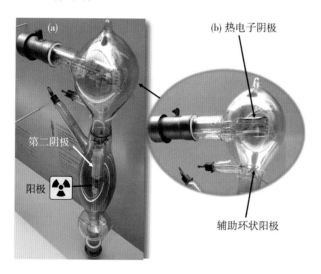

图 1.25　（a）利林菲尔德离子 X 射线管，带有热电子发生装置以预电离残余气体。（b）热电子 X 射线"软化装置"，带有辅助阳极以预电离残余气体的电子源。该模型标志着离子管向高真空管过渡（照片摄于德国伦琴博物馆）。

---

① 见 H. 戈赫特（1918 年，第 114 页），译自德文："当然，现在可以将 X 射线管的真空度提到很高，但这样就需要用很大能量的电流来激发 X 射线管。由此产生的 X 射线强度越来越高，穿透力也越来越强以至于骨头都不能形成阴影，也就无法明显地区别骨头和软组织了。"

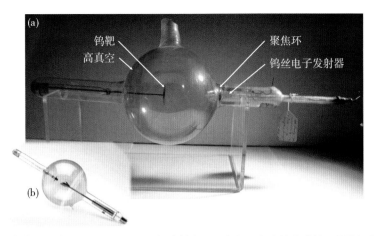

图 1.26　（a）1913 年 4 月 30 日，W.D. 柯立芝在通用电气研究实验室（位于美国纽约州斯克内克塔迪）使用的试验 X 射线管之一。钨热发射阴极封装在玻璃壳内部，工作在高真空环境中。（b）通用电气于 1914 年生产的第一代柯立芝型模型管的照片，通常称为"通用柯立芝管"。（图片由通用电气提供）。

　　自 1905 年起，利林菲尔德在德国莱比锡大学的校友威廉·大卫·柯立芝，就一直在纽约斯克内克塔迪的通用电气研究实验室研究白炽灯。1913 年 12 月 27 日，刘易斯·科尔博士在纽约为他举行了晚宴。在晚宴上，柯立芝首次公开展示了一种带有钨发射元件的 X 射线管，其中使用了他发明的发光软钨丝。即使在低电压下，加热钨丝产生的管电流也能稳定维持而不需要气体放电，同时该 X 射线管真空度很高，钨丝可承受工作所需的约 2000℃的高温。在通用电气公司工作时，柯立芝与欧文·朗缪尔（1932 年诺贝尔化学奖得主，于 1906 毕业于德国哥廷根大学）合作，将阳极和阴极之间的间隙缩到了极小以克服空间电荷效应，这标志着通过长间隙的气体电离产生电子的方法已经过时，X 射线系统的操作也大大简化了。图 1.26（a）是柯立芝于 1913 年 4 月 30 日使用的一个实验性 X 射线管的照片，它在高真空玻璃管壳中集成了一个发夹型钨热电子发射装置，该装置可在成像过程中稳定运行和重复成像结果，此外该 X 射线管还包括一个圆形韦内尔特电极用于调节焦点。柯立芝管首次实现通过设置管电流值（阳极与阴极之间的电流值）来轻松控制 X 射线的发射，并通过设置阳极 – 阴极间的管电压来控制 X 射线的穿透能力。值得注意的是在此管中，钨也被用作靶材。图 1.26（b）是通用电气公司于 1914 年生产的第一代柯立芝型模型管的照片，称为"通用柯立芝管"，它有三种焦斑尺寸（"细、中、宽"），其中中等焦斑尺寸的通用柯立芝管的最大管电压约为 100 kV，15 s 曝光时间的最大额定电流约为 40 mA。柯立芝管早期在纽约州的斯克内克塔迪生产，后来转移到芝加哥的维克多 X 射线公司，通用电气于 1920 年获得了该公司多数股权，后来又直接收购了该公司并成立了通用电气 X 射线公司（GEXCO）。图 1.27 是 1923 年朗缪尔、在通用电气访问的汤姆逊［图 1.14（b）所示的汤姆逊双阴极 X 射线管发明者］与柯立芝在通用电气的照片。

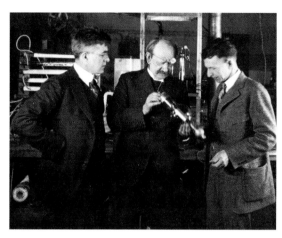

图 1.27　欧文·朗缪尔（左），威廉·大卫·柯立芝（右）和访问通用电气的约瑟夫·约翰·汤姆逊（中）（电子的发现者），摄于 1923 年美国纽约斯克内克塔迪的通用电气研究所（图片由通用电气提供）。

同样，离子管也一直在改进。据报道，在 20 世纪 60 年代出现了冷阴极离子管的应用实例。与此同时，钨发射体的热电子阴极完全取代了电离气体作为电子源（见 Behling，2020a）。逸出功表征了电子从金属表面逸出所需的能量。尽管有许多人试图用逸出功较低的材料作为发射体来降低工作温度，但能在密封 X 射线管恶劣环境中使用的首选材料仍然还是钨。有人尝试用过钡和钍及其氧化物作为发射体材料。这些材料和具有类似特性的材料后来被用于速调管、开关管和放大管等其他应用中（Gaertner，2012 年、2020 年；Gaertner 和 Koops，2008）（如章节 6.2.1.11.2. 所述，在固定阳极诊断 X 射线管中，场致发射阴极应用很少）。另一方面，工作流程的简化彻底改变了放射行业，在此之前选择正确的离子管和技术参数的调整都需要很高的技能，所以很多放射成像专家既是外科医生又是医学物理师。莫顿、利林菲尔德和柯立芝的发明标志着放射医生、医学物理师和工程师这三种角色的分离。

1.7　戈兹的线焦点技术

根据相对论效应，来自薄靶的 X 射线强度在电子运动方向上是增强的，这种特性被广泛应用于使用直线加速器和需要高达兆伏管电压的放射性治疗中（见第 2.6 节），但是对于小于 150 kV 的成像系统，一方面上述 X 射线的这种特性对成像影响较小，另一方面最佳辐射角（如下所述）与最大入射角也不匹配。因此，在伦琴发现 X 射线后不久，反射靶就取代透射靶成为诊断成像的标配。图 1.1 所示的玻璃靶管中使用的即为透射靶，反射靶的 X 射线在电子轰击的阳极侧产生。现代 X 射线系统的探测器距离放射源约 1 m，此时 X 射线形成的扇形光束在轴向的宽度能达到约 20°。外科医生戈兹教授在 1918 年根据 X 射线强度在各角度上几乎均匀分布的现象（伦琴已经描述过该现象）得出结论：在远离掠射焦的方向收集 X 射线不会造成强度的衰减，并且离阳极面越近越好。他提出了一种轴向拉长的物理线焦点，当从患者的视角观察时，该焦点投影后的尺寸并没有发生变化，如图 1.28 中带有热电子阴极的 X 射线管所示，这与之前椭圆光斑有很大不同（图 1.12 和图 1.26）。戈兹的发明对穆勒公司来说是一个巨大的进步，穆勒公司从 1922 年开始生产线焦点 X 射线管。线焦点技术可以将 X 射线管的阳极热容量和被空间电荷限制的电流提高一个数量级，因此逐渐成为标配。为最大化额定功率和电子发射能力，就必须最小化阳极角，但受到了所谓的"足跟效应"的限制。"足跟效应"是指由于阳极靶盘自吸收而导致靠近阳极侧的 X 射线强度下降的现象。西门子扩展了戈兹的想法，在 1923 年申请并获得了双焦点 X 射线管的专利，该 X 射线管可以根据临床任务优化图像的空间分辨率。

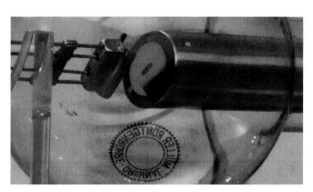

图 1.28　1920 年代德国汉堡的 C.H.F. 穆勒在戈兹发明聚焦技术之后生产的线焦点固定阳极管。图中阳极表面熔融的区域就是线焦点在阳极上的投影。

1.8　旋转靶

如前文所述，旋转 X 射线靶的概念，无论是管壳旋转还是靶盘旋转，都有可能起源于罗伯特·威廉·伍德在 1896 年 11 月 1 日之前的设计（Breton，1897）（图 1.14）。在通用电气公司工作的柯立芝于 1915 年申请了旋转管壳的专利，美国专利号为 1215116，通过偏转电子束形成焦点。图 1.29 比较了各种概念：图（a）为伍德的概念管，预见了西门子的 Straton® 旋转管壳 CT 用 X 射线管［图（b）和（Schardt 等，2004）］。美国伊利诺伊州奥罗拉的当立公司（后来被飞利浦收购）也试验研发了其他设计概念的旋转管壳 X 射线管，如使用磁性固定的阴极和用滚珠轴承支撑的

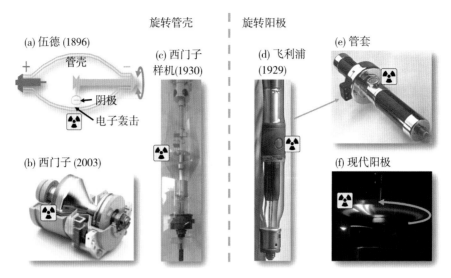

图 1.29　各类旋转靶方案：左，旋转管壳 X 射线管；右，旋转阳极 X 射线管。（a）R.D. 伍德提出的第一个旋转靶 CT X 射线管想法：阴极悬挂在滑轮上，电子轰击的玻璃管壳区域可以旋转。（b）西门子 Straton® 系列使用磁场控制电子束以便使焦点位置固定。（c）德国的菲尼克斯（后来的西门子）提出的旋转管壳实验管，使用磁场控制焦点（1930）。（d）飞利浦的第一个商业化旋转阳极管 Rotalix（1929）（图 1.30）及其管套组件（e）。（f）工作状态下的现代旋转阳极玻璃管。[（a）改编自 Doerfel（2006），图 91；（b）由西门子提供；（c）摄于德国鲁多尔施塔特西门子 X 射线管博物馆；（d）和（e）由飞利浦提供。]

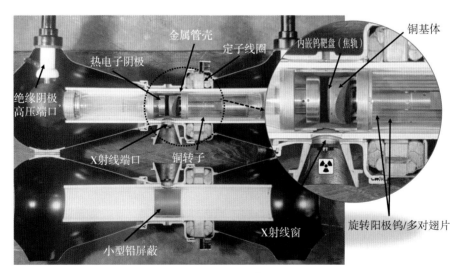

图 1.30　第一个商用旋转阳极 X 射线管飞利浦 Rotalix® 的半剖模型（见图 1.23），由 A. 鲍尔斯团队研发，其转子上的圆柱形散热片与管壳上的散热片交错，用于提升热辐射性能。美国犹他州盐湖城的瓦里安（现在的万睿视）也将此概念用于 MCS 7XXX CT X 射线管系列。飞利浦以其"完全"防辐射泄漏（管壳中间的金属部分）和防电气伤害作为市场卖点，其额定峰值功率为 30 kW，焦点宽度为 2 mm（焦点面积 15 mm²，焦点轨道半径 2.5 cm，转子转速 1200 r/min）。

阴极，但从未将其商业化。图 1.29（c）展示了西门子公司的另一个旋转管壳实验管。另一种方法是旋转 X 射线管内的阳极。据报道这种想法是通用电气公司的伊莱谔·汤普森于 1896 年提出的。直到柯立芝在转速为 750 r/min 的阳极上形成了半径为 19 mm 的焦点轨迹，这种想法才得以实现。然而当时这种 X 射线管并没有投放到市场上。

1928 年 E. 波尔在瑞典斯德哥尔摩演示了一款旋转阳极管，新成立于荷兰埃因霍温的飞利浦"物理实验室"（NatLab）的艾伯特·鲍尔斯于 1929 年将这种管型商业化并命名为 Rotalix，这标志着旋转阳极管的广泛商业应用开始了。与固定阳极的前身 Metalix 相比，Rotalix 通过对流冷却将额定功率提高了 9 倍（图 6.43）。鲍尔斯使用了内嵌钨靶的圆柱形旋转铜阳极，用鼠笼式电机驱动（Bouwers，1937）。由于滚珠轴承在真空中旋转几次后会出现冷焊现象，导致滚珠与滚道粘连，所以鲍尔斯使用了润滑脂进行润滑，但这导致了打火的增加。该阳极的另一个缺点是，滚珠轴承阻断了向周围环境的热传导，并且在阳极中使用铜将阳极主体的允许温度限制在 400℃以下，这个相对较低的温度进一步阻碍了辐射散热。从某种意义上说，鲍尔斯的阳极像是一个装在滚珠轴承上的固定阳极，尽管极具创意，但技术上的问题也层出不穷。值得注意的是，为了改善散热，他引入了一种带交错固定翅片式阳极结构，以最大化表面积，这一概念后来被瓦里安公司（现为美国犹他州盐湖城万睿视公司）在 20 世纪 80 年代又用在了他们带石墨沟槽阳极的高端 CT X 射线管中（图 6.64）。

在飞利浦推出 Rotalix® 四年后，为与飞利浦竞争（Kiuntke，2009），西门子也推出了旋转阳极 X 射线管，不过走了一条稍微不同的道路。德国鲁多尔施塔特的西门子工厂创始人阿尔弗雷德·恩格林克，根据斯蒂芬 – 玻尔兹曼 T^4- 定律（即黑体的热辐射能力与其表面绝对温度的四次方成正比，译者注），尝试使用过旋转高温钨靶盘，不过他第一次尝试使用的是旋转薄钨靶，结果失败了（图 1.31）。从 1933 年起，图 1.32 所示的西门子 Pantix® X 射线管采用了更厚、更稳定的全钨阳极，这款 X 射线管是西门子为了应对飞利浦于 1929 年生产的 Rotalix® 旋转阳极 X 射线管的杀手锏。Rotalix® X 射线管主要在中等温度下通过铜翅片和钨阳极储存热，并依靠大的表面积辐射散热，而 Pantix® X 射线管旨在实现高热辐射效率。1936 年，在柯立芝担任研究实验室主任时，通用电气公司也推出了一款与 Pantix® 类似的 X 射线管，型号为 RT1-2。

这种高温 X 射线管概念的优点在于阳极在高热容时的高散热能力。从 1980 年起，飞利浦将这种方案运用到了其超级 Rotalix® 陶瓷管系列上（图 1.39）。该 X 射线管系列主要用于血管造影和心脏成像，其阳极为全金属且没有图 1.33 中西门子 Opti 150 X 射线管所示的石墨衬底。由于焦斑温度必须低于钨的熔点，恩格林克 X 射线管焦斑和阳极之间的最大温差低于鲍尔斯的 X 射线管。为解决这一问题，1934 年西门子将转子转速提高到 5400 r/min 以上。到了 1950 年代末，9000 r/min 或 10800 r/min 的
转子转速已逐渐成为了行业标配。图 1.34 描述了当前生产的一款典型 X 射线管及其
主要部件。到了 1982 年，市面上 X 射线管转子速度达到了最高值，西门子生产的
Opti 110/12/50 X 射线管，采用小焦点成像时转速达 16800 r/min。然而，这种高速对
滚珠轴承来说却是一个严峻的挑战。

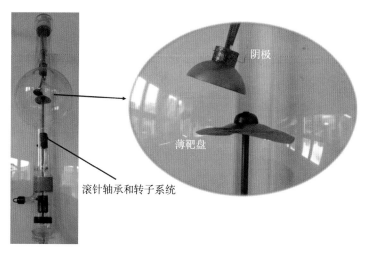

图 1.31　旋转靶试验管，由菲尼克斯·伦琴·伦法布里肯公司，即后来的西门子，于 1927 年研发。
（照片摄于德国鲁多尔施塔特的西门子 X 射线管博物馆）

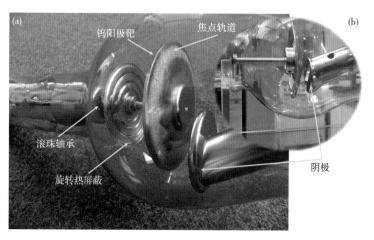

图 1.32　（a）1933 年德国西门子 - 雷林格 - 维尔克公司生产的 Pantix® 系列 X 射线管的旋转阳极系统，
配备一个全钨高温金属靶。图中可以看到因热循环而变粗糙了的焦点轨迹。（b）无热屏蔽的早期版本 [图
（a）摄于西门子 X 射线管博物馆，图（b）摄于德国汉堡医学史博物馆。]

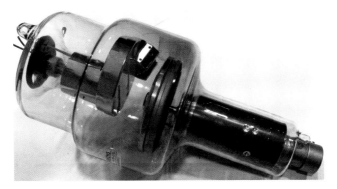

图 1.33　西门子 Opti 150 30 50 普放用 X 射线管，采用了钎焊石墨衬底的 RW/TZM 复合阳极。

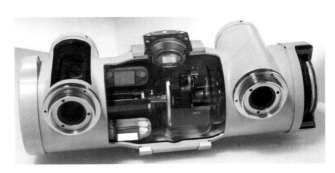

图 1.34　飞利浦的普放用 X 射线管组件，与其结构类似的 X 射线管自 1950 年代以来一直在生产。

在图 1.34 所示的 X 射线管中，飞利浦使用径向弹簧将双滚珠轴承中的一个轴承空悬起来，降低了转子噪声和振动，这使得阳极转子能够几乎不受力地围绕其惯性轴旋转。图 1.39 所示的 SRC X 射线管的跨座式轴承结构也是相同的原理，其转子重心位于两个轴承之间，可以平衡径向载荷。后来各大 X 射线管制造商都采用了这一原理，如 20 世纪 90 年代西门子的 Akron™ 系列 X 射线管、通用电气的 Performix™ 系列 CT X 射线管以及瓦里安（现在的万睿视）的 MCS 70xx 系列 CT X 射线管。

到目前为止，滚珠轴承管的转子寿命仍然限制在几百个小时的旋转时间内，因此每次曝光后必须停止旋转。鉴于此，一些主要的 X 射线管生产厂家例如飞利浦、西门子和通用电气都尝试过使用磁悬浮轴承来替代滚珠轴承，但却从未商业化。

图 1.34 中的 X 射线管使用油代替空气来绝缘，从而缩小了管套组件的体积。但玻璃管组件为了保持高压稳定性，管套仍然比较笨重。随着中段为金属管壳的 X 射线管（见章节 1.9）和金属陶瓷 X 射线管（见图 1.39 中的飞利浦 SRC 管）的出现，管套结构变得更加紧凑了，而西门子的 Straton® 旋转管壳 X 射线管更是将紧凑性发挥到了极致（图 1.45）。

1.9 固定阳极管

如前文所述，将真空中或固定在管壳上的阳极旋转起来，能够提高 X 射线管的峰值功率，因此旋转阳极已经成为现代高性能 X 射线管的必备要素之一。但固定阳极靶 X 射线管在 C 型臂和牙科等长时低功率、低孔径小尺寸设备中仍旧应用广泛。图 1.35 展示了西门子 1942 年生产的 ERG80 固定阳极靶 X 射线管，该 X 射线管为了增强散热能力配有冷却翅片。

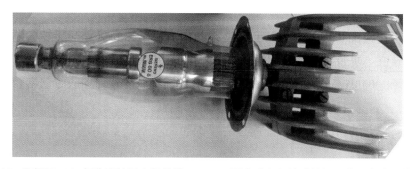

图 1.35　西门子 1942 年生产的固定阳极管 ERG80，配有冷却翅片（拍摄于德国鲁多尔施塔特西门子 X 射线管博物馆）

图 1.36（a）展示了飞利浦 Oralix™ 12 小型固定阳极牙科 X 射线管，其管电压为 50 kV，即使没有电子收集极也能良好运行。图 1.36（b）中管电压 110 kV 的飞利浦 FO17 X 射线管，通过与靶盘连接的铜电子收集极既减轻了电子对玻璃的轰击也降低了接头和阳极帽表面放电的风险。这个叠加了双焦点的 X 射线管，应用于外科 C 形臂系统。受限于钨靶较小的热容量和热传导能力，固定阳极靶 X 射线管的峰值功率较低，尤其是小焦点。工程师们采用了多种方案来提高阳极散热能力，如采用铜钎焊结构、相变蓄热结构、水冷结构，过去也曾经尝试用涂覆钨的金刚石来提高热传导效率，但最终仍然采用了约 1mm 厚的钨作为靶材。经过长时间的发展，固定阳极管的结构和性能已经定型。

1.10 金属管壳和金属陶瓷 X 射线管 –1980

玻璃 X 射线管长期运行后，从焦点或阴极产生的金属蒸汽会附着到玻璃内壁［图 1.37（b）］，此时再次进行高热容运行或高电压加载，可能会引起打火而造成玻璃开裂［图 1.37（a）］。早期的离子管将"直线玻璃管"改为球体设计，降低了镀层的厚度和工作温度，但没从根本上解决问题。在 20 世纪 20 年代，飞利浦的鲍尔斯开

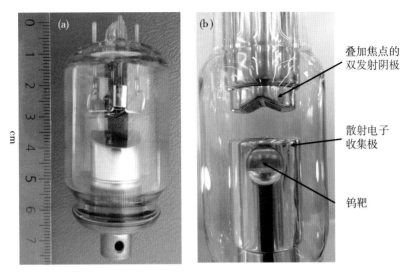

叠加焦点的
双发射阴极

散射电子
收集极

钨靶

图 1.36 （a）飞利浦 50KV 牙科 X 射线管；（b）飞利浦双焦点固定阳极管 FO17，用于外科 C 形臂系统。

始在固定阳极管中使用金属管壳，称为 "Metalix™"，后来飞利浦在 1929 年将这种 X 射线屏蔽技术应用于第一个旋转阳极 X 射线管 Rotalix™ 上 [图 1.29（d）]，图 1.37（c）展示了德国鲁多尔施塔特 Rorix 公司（后来的西门子）于 1980 年生产的带铍窗的阴极接地乳腺摄影 X 射线管，图 1.37d 则展示了飞利浦发布于 1970 年代的 Super Rotalix Metal™X 射线管，图 1.37e 展示了 1972 年通用电气公司的血管造影 X 射线管 MX-125。

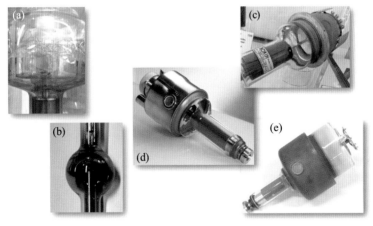

图 1.37 （a）形成金属涂层后因表面放电而开裂的玻璃；（b）离子管玻璃壁上的金属镀层；（c）德国罗勒克斯公司（即后来的西门子）带有金属中段管壳和铍窗的乳腺摄影 X 射线管；（d）飞利浦 SRM 金属中段管壳 X 射线管；（e）通用电气公司于 1972 年推出的 Maxiray™ -125 金属中段管壳血管造影 X 射线管。[照片（d）由飞利浦提供，（c）摄于德国鲁多尔施塔特的西门子 X 射线管博物馆，（e）由通用电气公司提供]

与早期的林德曼 X 射线管类似，钎焊有铍窗的金属管壳能够降低 X 射线的衰减，为乳腺摄影提供所需的软 X 射线（图 1.22）。铍作为窗口材料，在非常重要的窗口材料选择上，铍有很强的导热性并且没有放电击穿的风险，但铍的氧化物和粉尘有毒，生产和回收需要特别注意。尽管从传热和高电压的角度来看，玻璃管壳在 18 ~ 50 kV 管电压的 X 射线管上应用得很好，但玻璃会导致过多的 X 射线损失。在乳腺摄影发展初期，玻璃管确实得到了大量应用，但人们很快就意识到，对于微小钙化斑，低能 X 射线才能获得更好信噪比的软组织图像。工程师采取的方案，首先将铍窗焊接在玻璃管壳上，再加上钼或铑作为 K 边缘滤过从而获得钼或铑的特征辐射以及去除硬 X 射线。除了必要的绝缘外，管壳是带有钎焊铍窗的金属部件。调节阴极聚焦极和灯丝之间的电压可以实现焦点的调节，而阴极接地技术很大程度上简化了这种方案的设计难度。通用电气公司在法国的 CGR 公司于 1992 年推出了阳极接地方案，使 X 射线管的结构更加紧凑，也能使相同尺寸的管壳能够容纳更大靶盘。图 1.38 展示了带有 Statorix™ 52.2（DMR）管芯的管套组件剖切模型。表面涂敷有铑和钼的两圈极高速度焦点轨迹分布于阳极外缘，可承受高电流。这个方案有助于最大限度地降低离焦辐射，并方便患者摆位。

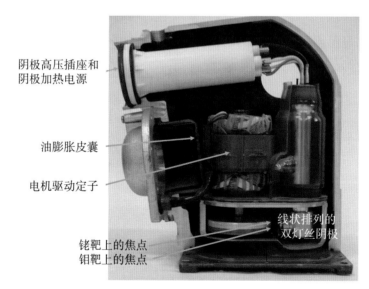

阴极高压插座和
阴极加热电源

油膨胀皮囊

电机驱动定子

线状排列的
双灯丝阴极

铑靶上的焦点
钼靶上的焦点

图 1.38　通用电气公司 1992 年的 DMR 乳腺摄影 X 射线管组件。X 射线焦点位于阳极外缘的钼靶和铑靶上。（照片由通用电气公司提供）

在 20 世纪 50 年代，出现了用于无损检测的管电压超过 250kV 的玻璃 X 射线管，但管组件体积非常庞大。20 世纪 70 年代透视技术应用日益增多，玻璃 X 射线管无法满足心脏成像和血管造影的需求。通用电气公司使用了石墨金属复合靶，降低了转子的启动时间，并提升了滚珠轴承的寿命，但玻璃管仍不能完全胜任长时间的血管造影手术。

在 1970 年代后期，飞利浦成功将用于无损检测的高性能固定阳极管中的玻璃替换成了带有陶瓷绝缘体的紧凑型金属管壳（Hartl 等，1983）。笔者在 1980 年 8 月作为工艺工程师加入公司时，这项技术正准备推广到医疗业务中。当时团队面临着好几个严峻挑战，包括氧化铝电导率低、三相点设计不当和对温度敏感等。在管电流较大时，即便电压不高，也可能发生表面爬电或绝缘击穿而导致失效，这是因为电极表面会发生场致发射和真空放电，而真空紫外和 X 射线辐射、散射电子和离子都会导致绝缘不稳定。为了解决这些问题，团队改变了三相点屏蔽的设计、使用了更好的陶瓷、改进了工艺。而在 CT X 射线管的开发中，又进行了全面的设计和工艺改进。

在不影响产品营销所要求的紧凑性前提下，飞利浦增大了阳极直径。图 1.39（a）展示了全球市场上第一款金属陶瓷 X 射线管飞利浦 Super Rotalix Ceramic SRC™120 0612 的剖面模型；作为对比，图 1.39（b）展示了它的前身——MCN160 系列管，这是一种生产于 20 世纪 70 年代的用于 160 kV 无损检测的紧凑型管。大尺寸阳极装配在带有旋转陶瓷绝缘体和径向弹簧支撑的滚珠轴承系统上，可以最大限度地发挥驱动电机的效率。SRC 是双极性 X 射线管，在阴阳极之间装有一个钼环用于捕获散射电子，从电子光学角度看，这是一个富有挑战性的方案。最终金属陶瓷管壳这种新颖可靠的技术诞生了，并且大受欢迎，尤其在美国市场。现在所有的高性能 X 射线管都采用了金属陶瓷管壳方案。

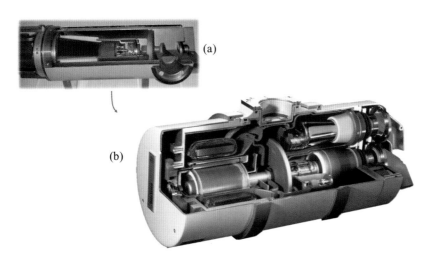

图 1.39　（a）1980 年全球首个诊断用全金属陶瓷 X 射线管—飞利浦 SRC 120 0613。金属陶瓷技术此前已应用在超紧凑的无损检测用固定阳极管中，例如管电压 160 kV 的飞利浦 MCN 161X 射线管（b）。

虽然初期成本较高，但金属陶瓷 X 射线管可以轻易复用管套，还可以回收很多真空部件。SRC™ 管及其后续产品，特别是带有液态金属轴承的飞利浦 MRC™ 系列管（图 1.40），可以多次拆卸和重新组装，其中只有阴极这样的耗损部件才会报废。飞利浦 SRCX 射线管标志着可回收金属陶瓷技术在医学成像领域应用的开端，后来这项技术被所有主要的高性能 X 射线管供应商采用。

(a) 血管造影　　　　　　(b) 计算机断层扫描

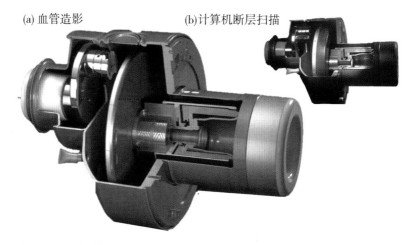

图 1.40　（a）1989 年全球第一个液态金属轴承旋转阳极 X 射线管，具有非常大的 200 mm 阳极金属靶，飞利浦 MRC200 系列用于心脏影像学和血管造影。（b）1993 年的 CT 版本，目前该平台的产品仍在生产和销售。（图片由飞利浦提供）

1.11　飞利浦液态金属轴承 −1989

飞利浦在 1989 年推出的螺旋槽轴承（SGB，飞利浦术语）或液态金属轴承（LMB）技术是一个非常大的飞跃。沃尔特·哈特尔是德国汉堡工厂的产品组经理，笔者是项目经理和产品开发部门的负责人（Behling，1990）。在曝光结束后，X 射线管阳极中的热量对于滚珠轴承和磁悬浮轴承都是一个巨大的挑战。阳极必须足够大以确保足够的蓄热量（参见第 1.11 和第 1.12 节）。IEC 标准中定义的阳极热容量，通常用非正式单位"兆热容"（MHU）表述，尽管散热能力才是更重要的，高热容量却成为 X 射线管高性能的代名词。1989 年，飞利浦在鲍尔斯的基础上，推出了镓 – 铟 – 锡润滑的流体动压轴承。旋转靶和固定靶 X 射线管被结合在一起，综合了固定阳极管高热传导和旋转阳极 X 射线管高峰值功率的优点。X 射线管中液态金属轴承的发明可以追溯到 20 世纪 70 年代荷兰埃恩霍温飞利浦研究实验室开发的旋转驱动数据存储系统。它于 1989 年在 Maximus Rotalix® Ceramic（MRC）X 射线管中被引入市场，大大提高了其临床性能、可靠性和寿命，并通过回收使用零部件节省了自然资源。液态金属轴承有近乎无限的使用寿命而且可全天无噪声旋转，所以可以省去转子启动时间；液态金属轴承不像滚珠轴承在曝光工作前必须启动转子，曝光后停止，所以要克服阳极的大转动惯量难点也不再存在了，临床工作流程中的等待时间也取消了，X 射线输出可以增强，再通过附加的 X 射线过滤，减少患者接受的剂量。愿景很美好，但在项目开发初期挫折重重，1987 年在实验室中制作的第一只新型螺旋槽轴承 X 射线管以失败而告终，液态金属在 X 射线管内无规律地释放气体，产生了帕申放电而不是 X 射线，原型管近乎废掉。后来项目组选用适当的除气工艺和改进的轴承处理工艺解决了这个问题。在液态金属轴承被应用到 CT 之前，心脏影像学和血管造影首先受益（图 1.40）。东芝（现在的佳能）、西门子、通用电气公司和最近的万睿视（配有 GS-4570-LMB）紧随其后开发了各自的液态金属轴承技术。

1.12　瓦里安的翅片阳极和电子收集极 –1998

虽然没有使用液态金属镓技术，但滚珠轴承 X 射线管向类似的方向进行了改进，以增强阳极的散热能力。1998 年，犹他州盐湖城的瓦里安（现为万睿视）使用了一种特殊方式来进行阳极"冷却"。在 X 射线管曝光过程中，超过 40% 的击中钨靶的电子从焦点背向散射到真空中，在旋转阳极玻璃 X 射线管中，由于玻璃壁带负电，这些电子全部返回阳极。图 1.41 描绘了瓦里安的专利 US6115454，接地的液冷电子收集极（图 1.41 中的第 22 项）以及阳极，在没有任何排斥电场的情况下收集了大部分背散射电子。与相同管电流和管电压的其他阳极相比，这种结构的阳极热负荷下降了 1/3 以上。此外，凹槽还扩大了阳极表面（见第 25 项），同心的固定散热翅片延伸到旋转阳极中（图 6.64），类似于 1929 年飞利浦在 Rotalix® 管中的解决方案（图 1.30），阳极的有效散热表面大约增加了一倍。瓦里安持续改进滚珠轴承的涂层，并将转子的重心放在两个轴承的中间，实现了高负载能力，这对于高速 CT 至关重要。

万睿视以单极 CT X 射线管概念为基础，自 2010 年以来发布了一系列"阳极端接地"（AEG）X 射线管。图 1.42 展示了一款阳极接地的乳腺摄影 X 射线管图样。旋转阳极和 X 射线焦点位于地电位上，靠近管套组件的一端，另一端的阴极带负电压，该系列 X 射线管包含一个固定的电子收集极收集来自焦点的背向散射电子，分担输入到阳极的功率。该系列 X 射线管通过降低绝缘间隙提高了电机驱动的效率，在空间上，定子线圈与阴极位于同一侧。

根据美国犹他州盐湖城万睿视公司的记录，乳腺摄影 X 射线管是其前身瓦里安公司生产的第一个 X 射线源（图 1.43）。

美国专利 6,115,454 - 2000.9.5

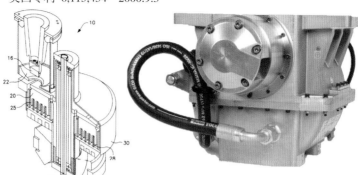

图 1.41　（a）瓦里安的专利 US6115454（1997），带有液冷的散射电子收集极的 AEG X 射线管（"Snowbird"）；（b）用于 CT 的现代高端 X 射线管（瓦里安提供）。

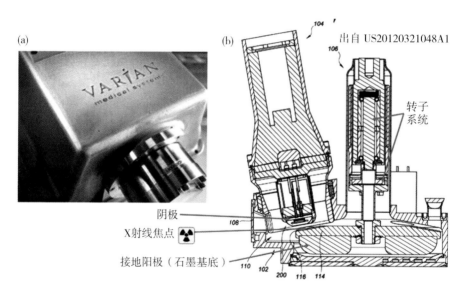

图 1.42　（a）瓦里安（现为美国犹他州盐湖城的万睿视）开发的首批 AEG 管上的高压插座；（b）专利 US20120321048AI 中描述的的 AEG 管图样。[图片（a）由瓦里安提供]

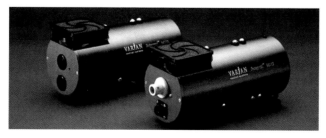

图 1.43　美国犹他州盐湖城瓦里安（现为万睿视）生产的第一支乳腺摄影 X 射线管 B113，金属管壳，阴极接地。（图片由万睿视提供）

1.13　电子束计算机断层扫描 −1980 年中

在道格拉斯·博伊德的领导下，旧金山依莫特朗公司开发的电子束计算机断层扫描（EBCT）仪将时间分辨率降至每层 33 毫秒，可以"冻结"心脏运动。图 1.44 是 1982 年专利的拷贝，核心是一个固定阳极管，被放置在一个大型真空腔中（第 21 项）。电子束（第 23 项）在一端产生，在真空中通过磁场偏转到环绕患者的半环形阳极上。患者的心脏位于阳极环所定义平面的中心，电子束在阳极环上快速地来回移动。X 射线从环形阳极（第 32 ～ 35 项）中移动的焦点产生并扇形发散穿过患者，在对面的半环形探测器（第 14 项，216°）中产生投影。超长电子漂移路径和空间电荷是 EBCT 的众多技术挑战之一。后来工程师引入了一种本底残余气体，其中的离子在短时地中和过程中补偿了空间负电荷，稳定了电子束。通用电气公司和西门子后来接管了依莫特朗的业务。

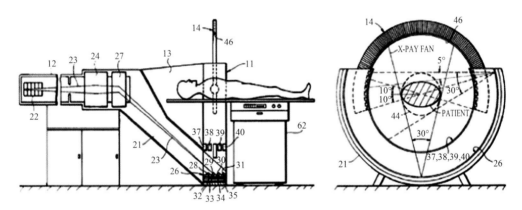

图 1.44　EBCT 系统 X 射线管的草图。电子束在真空管的中心轴产生，并通过围绕患者的磁偏转发射到包围患者的阳极环。X 射线从快速移动的焦点处产生，穿过患者后由静止的环形探测器检测。CT 扫描的时间分辨率低至 33 ms，可以对运动的心脏进行成像。（取自加利福尼亚大学伯克利分校的博伊德、赫尔曼斯费尔特、奎恩和斯帕克斯，1980 年的专利 US4352021）

各种挑战迫使公司决定放弃 EBCT 技术。第三代螺旋 CT 由连续旋转射线源和旋转探测器组成，速度快且功能强大，足以实现心脏 CT。多层扫描机的引入增大了患者的覆盖范围，而 EBCT 在这方面有困难。扫描速度和焦点轨迹速度之间的固定关系限制了焦点可达到的功率密度。这种技术后来应用到了其他分布式 X 射线源中。

1.14　旋转管壳 X 射线管 −2003

得益于电子光学仿真技术和物理电子技术的发展，西门子 X 射线管团队重新拾起了伍德 1896 年提出的旋转管壳 X 射线管方案。与沃尔顿和梅特普利坦·维克斯在 20 世纪 40 年代中期的专利（Waterton，1950）中的方案类似，整个 X 射线管管壳（包括阴极、阳极、绝缘件）都是活动的，电子束则由四极磁铁和二极磁铁聚焦和控制。图 1.45 为安装在塑料壳中的可旋转的管芯，滚珠轴承从真空中转移到了润滑油中，阳极靶盘成为管壳的一部分。圆形扁平阴极固定在管壳上的圆盘陶瓷绝缘体的中心并与管壳同步旋转，连接负高压后沿法向发射电子束，电子束被磁铁引导输送到旋转阳极外周的焦点轨道上。与 1940 年的专利相同，Straton® X 射线管使用四极磁铁控制焦点的形状，使用二极磁铁控制电子束的偏转。虽然阳极直径只有 12 cm，只有其他高端阳极尺寸的 60%，但通过壳体在循环油中的快速旋转，散热功率能达到几十千瓦。而此项技术的最大挑战则来自较大的流体动力摩擦限制了阳极旋转速度并可能在绝缘油中引起空穴、阳极靶和铜铸件的整体结构中温度梯度太大引起裂纹。总体而言这种极紧凑的管组件助力了双源 CT 系统设计，关于 Straton® X 射线管的更多信息，请参见第 6 章。

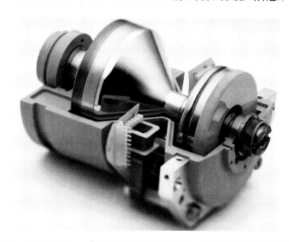

图 1.45　西门子 Straton® 旋转管壳 X 射线管。（图片由西门子提供）

1.15　通用电气公司的最大旋转阳极 −2005

单层 CT 的开发始于 20 世纪 90 年代，目的是实现高患者通量和长时间扫描。通用电气公司制造了迄今为止最大的直径为 238 mm 的石墨衬底商用的阳极。这个 X 射线管系统重达 100kg，图 1.46 是它和固定阳极管、90mm 旋转阳极玻璃管的尺寸对比。

此 X 射线管采用单极性设计，阴极加负电位，通过图中左侧的圆盘状绝缘体与地电位绝缘。与前文提到的瓦里安 X 射线管类似，在阴阳极之间也增加了电子收集极来收集背散射电子，但由于采用了开放式的阴极结构，所以更多的电子会被反射回阳极。阳极整体也采用简支梁结构，重心位于两个滚珠轴承中间，利于受力均匀。转子采用鼠笼设计，等电位的阳极和定子线圈确保了较高的效率。

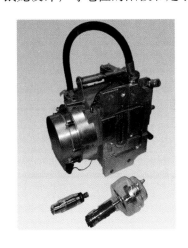

图 1.46 通用电气公司 VCT® 计算机断层扫描系统的最大 CT X 射线管组件与外科 C 形臂的固定阳极管和 90 mm 阳极直径的摄影用旋转阳极 X 射线管的对比。左侧为承受 140 kV 阴极电压的扁平"饼状"绝缘体，矩形 X 射线窗口在中间。该管为油冷式，拥有 238 mm 的石墨衬底钨钼锆阳极，阳极热容量为 8 MHU。

1.16 不断发展的 CT 需求

自豪斯菲尔德在 20 世纪 70 年代推出 CT 之后，其应用需求有力驱动了 X 射线管的发展。从 1990 年开始的 20 年里，CT 的装机量增加了一个数量级，对 X 射线管的需求也大幅增加。在这个世纪之交 CT 经历了一场技术变革，大型多排探测器的出现引发了"切片战争"，机架旋转速度在十年内提升一倍。CT 性能的提升也提高了对 X 射线管的性能要求，主要包括：更宽的探测器和更快的扫描时间要求 X 射线管辐射野、支持的旋转速度提升；心脏扫描要求更高的峰值功率，在过去 10 年内提升了一倍；类似普放和血管造影应用，需要提升低电压下高电流的输出能力；节能减耗则要求提高光子的利用率，如增加准直器的宽度，这样一来就能够在提高功率和管电流时降低功耗。

1.17 最高功率密度 CT X 射线管平台 –2007

基于前文所述的 CT 需求，飞利浦为提高阳极转速而放弃了金属石墨复合靶盘。

在 2007 年的 CT 系统 iCT™ 和随后的 IQon™ 中推出了 iMRC™ 平台 X 射线管，如图 1.47 所示。该 X 射线管采用了一种分段并逐渐再结晶的具有钨铼表层的钛 – 锆 –

钼全金属阳极以及新一代螺旋槽轴承，牢牢地悬挂在两端以承受高的离心力。这种方案的主要问题在于轴承的设计，防止"润滑剂"液态金属在工作时从轴承的两个末端逸出。通过把管壳、转子和阳极靶盘都接地，最大限度地提高了电机效率，而得益于非常高的阳极转速，焦点的功率密度也可以达到最高，背向散射电子的热量则由固定的电子收集极带走。采用平板阴极、磁场控制电子束聚焦和偏转，支持低电压高电流应用，能够降低一些 CT 应用中的剂量。与西门子的旋转管壳 X 射线管不同，飞利浦选择了直线电子漂移路径，并利用双磁四极和磁偶极互补来偏转电子，正是这些改进使电子束的压缩因子非常高。随着 CT 探测器变宽，需要增大 X 射线管的靶角，因此需要缩短物理焦点的长度。峰值功率增加后，系统可以在患者前方增加更厚的钛滤过，这样一来尽管光子总数增加了，但 X 射线的单色性更好，患者受到的剂量反而降低。

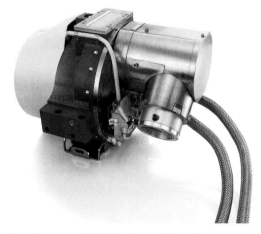

图 1.47　飞利浦 iMRC® 管组件。（飞利浦提供）

　　西门子于 2013 年底推出了一款非常相似的管型——Vectron®X 射线管。通用电气公司的最新设计也基于这种技术，2018 年，通用电气公司在 Revolution® CT 系列的用于能谱 CT 的 Quantix160®X 射线管中推出了皮尔斯型阴极系统，这在医学成像领域尚属首次（图 1.48）。除了长期以来一直采用皮尔斯型阴极的速调管之外，迄今为止还无法对 X 射线管的电子发射进行微秒级的快速控制。当前 X 射线管的阴极主要都工作在饱和区，绝大多数电子被利用、发射到阳极。此时管电流只能通过在电子发射体和聚焦电极之间设置偏置电压来进行微秒级的开关控制，或者通过改变发射体的温度来缓慢调制电流数值，而皮尔斯型阴极则不同。通用电气公司使用两个并联的平板阴极，并使用一个能够改变阴极周围电场的"拖拽电极"来控制电子的发射份额。当电场较低时，空间电荷的作用会使电流降低，因此调节拖拽电极的电压就能够实现微秒级的管电流控制。通用电气公司在 RevolutionApex® 能谱 CT 系统中使用了这种X 射线管，该系统能够快速改变管电压并用不同"颜色"的 X 射线束测量物体的 X 射线衰减，从而产生能谱数据。当管电压较低时，X 射线的利用率较低，可通过近似翻倍的管电流进行补偿。与飞利浦使用双层探测器进行能谱区分不同，西门子采用两个独立 X 射线管实现双源能谱 CT 方案，其 X 射线管始终在最大发射状态下运行。

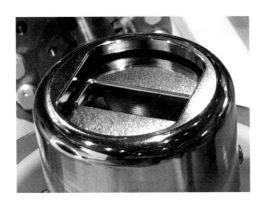

图 1.48　用于 Revolution® CT 系列能谱 CT 的 Quantix160® X 射线管的皮尔斯型阴极。

1.18　生产

经验丰富的员工和维护良好、可重复的生产流程是工艺导向型 X 射线管成功生产的关键。X 射线管在工作时需承受 150 kV 的高压，焦点温度可能高达 3300℃，还必须保持良好的机械精度，因此 X 射线管的装配需要在清洁、可控的环境中进行。数十年来主要 X 射线管制造商进行了工艺改进、优化了原材料供应链、完善了设计、增加了投资，降低了产品的报废率，将产品的良品率稳定在 50% ～ 90% 之间。图 1.49 展示了近一个世纪以来生产环境的演变。

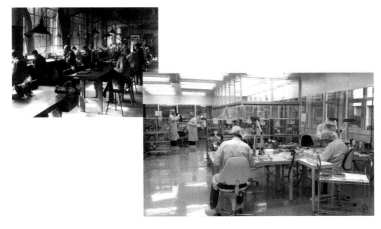

图 1.49　大约 1925 年德国汉堡的 C.H.F. 穆勒（后来的飞利浦）组装车间，以及 2017 年在汉堡的飞利浦 X 射线管工厂。（图片由飞利浦提供）

1.19　结语

图 1.50 总结了在过去一个半世纪中从普鲁克发现阴极射线开始的 X 射线管创新

路线图，更多细节将在后续章节中讨论。第 2 章将回顾 X 射线产生的物理基础，第 3 章阐述 X 射线与物质的相互作用，第 4 章介绍成像的原理，第 5 章聚焦在成像模式和系统上，第 6 章主要介绍 X 射线源的技术细节，第 7 章讨论管套和接口，第 8 章介绍高压发生器，第 9 章总结了制造和服务方面的内容，第 10 章讨论对未来发展的展望。

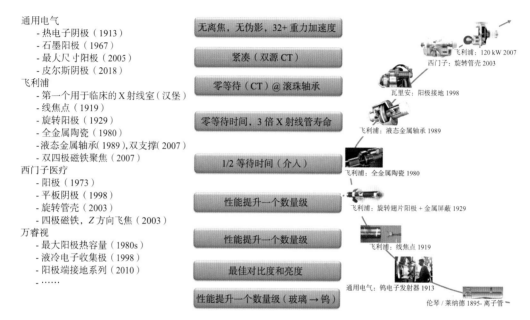

图 1.50　X 射线管技术将会继续发展，以满足临床使用过程中出现的新需求，例如进一步减少剂量、强化介入应用、能谱 X 射线等。X 射线系统的技术也越来越有活力。更高空间和时间分辨率以及医疗保健服务的发展趋势推动了投资。

我们引用一位 X 射线学科发展早期的先驱和见证者赫尔曼·戈赫特教授的话作为结束，和许多其他人一样，赫尔曼·戈赫特教授为 X 射线管行业的发展奉献了自己的一生（Gocht，1918，前言第 10 ~ 11 页）：

"也许有些研究人员在比我们更优渥的条件下开始了他们的第一次实验，也许读者也想知道为什么我要喋喋不休地说这么多，我很乐意接受此诘问并作出回应：正是这最初的努力、这场与技术困难的斗争、对最简单错误的细细品味，让我们更加熟悉这些设备和它们的正确使用方法。……那段时间虽然艰难，但很美好。"

X 射线管的发展还在继续。

1.20　问题

a. 伦琴是什么时候发现 X 射线的？在哪里发现的？

b. 描述阴极射线现象。至少说出四个特征。

c. 普鲁克在 1857 年发现了什么？请讨论：为什么过了将近 40 年时间才有了伦琴的发现？

d. 莱纳德在阴极射线方面的主要实验成就是什么？它和伦琴的发现有何关联？

e. 最初的人造 X 射线产生时，X 射线的靶材是什么？

f. 人造 X 射线的第一个电子源是什么？描述高压和管电流之间的相互依存关系。

g. 世界上第一个在诊所安装并得到可持续的人员配备和应用的医用 X 射线系统的地方在哪里？

h. 什么是产生假光（Gegenlicht）的反向电流？解释为什么这个症状与 X 射线管寿命缩短有关，这种不良影响是如何首先得到改进的？

i. 解释电感器的功能及其主要电气特性。讨论至少两个不同的断路器概念。

j. 阐述与离子管运行相关的焦点功率问题。

k. 比较利林菲尔德和柯立芝的竞争方案，这些想法是如何改进 X 射线诊断的？至少从三个方面说明。

l. 什么是线焦点？解释靶角的作用。为什么用于医学成像是反射靶而不是透射靶？

m. 第一个旋转阳极管是什么时候商业化的？第一个旋转管壳 X 射线管是什么时候商业化的？哪个概念在前？

n. 与玻璃外壳相比，金属外壳的优点是什么？

o. 解释液态金属轴承相较于滚珠轴承的优势。至少说出 5 个优势。

p. 为什么阳极热容量不是衡量现代 X 射线管性能的好方法？（IEC 在 2010 年放弃了这个术语）

q. 解释 X 射线滤过的重要性。

r. 解释电子束 CT（EBCT）的概念。与现有 CT 系统相比有哪些优势和挑战？

s. 什么是皮尔斯型阴极？什么是焦点偏置？

参考文献

Albers-Schönberg, H.-E., Walter, B., Hauptmeyer, F., Drüner, & Grödel, F. M. (eds.) (1913). Die Röntgentechnik (The X-Ray Technology) (4th ed.). Hamburg: Lucas Gräfe & Sillem (Edmund Sillem).

Assmus, A. (1995). Early history of X-rays. Beam Line, 25(2), 10–24.

Behling, R. (1990). The MRC 200: A new high-output X-ray tube. MedicaMundi, 35, 1.

Behling, R. (2016). Performance and pitfalls of diagnostic X-ray sources : An overview. Medical Physics International, 4(2), 107–114.

Behling, R. (2018a). History of the X-ray tube. In P. Russo (Ed.), Handbook of X-Ray Imaging: Physics and Technology (1st ed., Vol. 1, pp. 139–154). Boca Raton, FL: CRC Press/Taylor and Francis.

https://www.crcpress.com/Handbook-of-X-ray-Imaging-Physics-and-Technology/ Russo/p/ book/9781498741521.

Behling, R. (2018b). X-ray tubes development. MPI Journal - Special Isssue - History of Medical Physics, 1, 8–55. http://www.mpijournal.org/pdf/2018-SI-01/MPI-2018-SI-01-p08.pdf.

Behling, R. (2020a). Cathodes of medical X-ray tubes. In G. Gaertner, W. Knapp, & R. G. Forbes (Eds.), Modern Developments in Vacuum Electron Sources (1st ed., pp. XVIII, 599). Springer International Publishing AG. doi: 978-3-030-47290-0.

Behling, R. (2020b). X-ray sources: 125 years of developments of this intriguing technology. Physica Medica. doi: 10.1016/j.ejmp.2020.07.021.

Behling, R. & Grüner, F. (2018). Diagnostic X-ray sources: Present and future. Nuclear Instruments and Methods in Physics Research, Section A: Accelerators, Spectrometers, Detectors and Associated Equipment, 878(11), 50–57. doi: 10.1016/j.nima.2017.05.034.

Beneke, K. (1998). Biographies and Scientific Carrees of Colloid Scientists, the Life Data of Which Are Related to the Year 1995. [Biographien und wissenschaftliche Lebensläufe von Kolloidwissenschaftlern, deren Lebensdaten mit 1995 in Verbindung stehen. Beiträge zur Gesch]. Nehmten: Verlag Reinhard Knof.

Bouwers, A. & Philips, E. N. (1937). X-ray tube having a rotary anode (Patent No. 2081789). United States Patent Office.

Breton, J. L. (1897). Rayons Cathodiques et Rayons X. Paris, France: Librairie E. Bernard et Cie.

Chroniknet.de. (2020). https://chroniknet.de/extra/historisches-wetter/?wetter-datum=8.11.1895.

Clebsch. (1872). Zum Gedächtnis an Julius Plücker. (In commemoration of Julius Pluecker.). Abandlungen Der Königlichen Gesellschaft Der Wissenschaften in Göttingen, 16, 1–40.

Doerfel, G. (2006). Julius Edgar Lilienfeld und William David Coolidge - Their X-Ray Tubes and Their Conflicts. [Julius Edgar Lilienfeld und William David Coolidge—Ihre Röntgenröhren und ihre Konflikte], in German. http://www.mpiwg-berlin.mpg.de/Preprints/P315.PDF.

Dyson, N. A. (1990). X-Rays in Atomic and Nuclear Physics (2nd ed.). Cambridge University Press. doi: 10.1017/CBO9780511470806.

Frühling, S. & Vogel, H. (1995). Hamburg's X-Ray Pioneers (Die Röntgenpioniere Hamburgs), in German. Landsberg, Germany: Ecomed Verlagsgesellschft AG & Co KG.

Gaertner, G. (2012). Historical development and future trends of vacuum electronics. Journal of Vacuum Science & Technology B, Nanotechnology and Microelectronics: Materials, Processing, Measurement, and Phenomena, 30(6), 060801. doi: 10.1116/1.4747705.

Gaertner, G., W. Kanpp & R. G. Forbes (eds) (2020). Modern Developments in Vacuum Electron Sources. 597 pages. Cham, Switzerland: Springer International Publishing AG.

Gaertner, G. & Koops, H. W. P. (2008). Vacuum electron sources and their materials and technologies. Vacuum Electronics: Components and Devices, 429–481. doi: 10.1007/978-3-540-71929-8_10.

Glasser, O. (1959). Wilhelm Conrad Röntgen und die Geschichte der Röntgenstrahlen. [Wilhelm Conrad Roentgen and the History of X-Rays] (2nd ed.). Heidelberg, Germany: Springer Verlag. doi: 10.1 007/978-3-662-00956-7.

Gocht, H. (1914). Die Gründung des chirurgischen Röntgeninstitutes am Allgemeinen Krankenhause Hamburg-Eppendorf (The establishment of the surgical X-ray institute at the General Hospital Hamburg-Eppendorf). In P. V. Bruhns (Ed.), Beiträge zur klinischen Chirurgie (92nd ed., pp. 776–783). Tübingen, Germany: Verlag der Laupp'schen Buchhandlung.

Gocht, H. (1918). Handbuch der Röntgenlehre (5th ed.). Erlangen, Germany: Ferdinand Enke.

Grigg, E. R. N. (1965). The Trail of the Invisible Light : From X-Strahlen to Radio(bio)logy. Springfield :

Charles C. Thomas.

Hartl, W., Peter, D., & Reiber, K. (1983). A metal ceramic diagnostic X-ray tube. Philips Technical Review, 41(4), 126–134.

Hennig, U. (1994). Museum Guide of the German X-Ray Museum, Remscheid-Lennep (2nd ed.). Germany: Deutsches Röntgenmuseum, Remscheid-Lennep.

Hirsch, I. S. (1927). Robert H. Machlett. Radiology, 8(254), 250254.

Hoffmann, R. (1856). Julius Plücker - Lithography. Austrian National Library. https://de.wikipedia. org/wiki/Julius_Plücker#/media/Datei:Julius_Plücker_Litho.jpg.

Hofman, J. A. M. (2010a). How Philips Contributed to the Evolution of Medical X-Ray Technology over More Than One Hundred Years. Eindhoven, The Netherlands: Philips Glo Koninklijke Philips Electronics N.V.

Hofman, J. A. M. (2010b). The art of medical imaging: Philips and the evolution of medical X-ray technology. MedicaMundi, 54(5), 5e21.

Kaye, G. W. C. (1918). X Rays (3rd ed.). London: Longmans, Green and Co.

Kemerink, M., Dierichs, T. J., Dierichs, J., Huynen, H., Wildberger, J. E., Van Engelshoven, J. M. A., Kemerink, G. J. (2012). The application of X-rays in radiology: From difficult and dangerous to simple and safe. American Journal of Roentgenology, 198, 754–759.

Kemerink, G. J., Kütterer, G., Wright, A., Jones, F., Behary, J., Hofman, J. A. M., & Wildberger, J. E. (2013). Forgotten electrical accidents and the birth of shockproof X-ray systems. Insights into Imaging, 4(4), 513–523. doi: 10.1007/s13244-013-0238-8.

Kemerink, G. J., Van Engelshoven, J. M. A., & Simon, K. J. (2016). Early X-ray workers: An effort to assess their numbers, risk, and most common (skin) affliction. Insights Imaging, 7, 275–282. doi: 10.1007/s13244-015-0457-2.

Kemerink, G. J., Kütterer, G., Kicken, P. J., van Engelshoven, J. M. A., Simon, K. J., & Wildberger, J. E. (2019). The skin dose of pelvic radiographs since 1896. Insights into Imaging, 10(1). doi: 10.1186/s13244-019-0710-1.

Kiuntke, F. (2009). On Target with Roentgen: The Roentgen Tube Plant of the Siemens AG in Rudolstadt 1919–1939 [Mit Röntgen auf Kurs – Das Röntgenröhrenwerk der Siemens AG in Rudolstadt 1919–1939, in German.

Kopp, H. (1957). Radiation damage by shoe-fitting fluoroscope. British Medical Journal, 2, 1344–1345. https://www.ncbi.nlm.nih.gov/pmc/articles/PMC1963031/pdf/brmedj03132-0034.pdf.

Kuetterer, G. (2005). Oh, If There Were Means to Make Humans Transparent Like a Jelly-Fish! [Ach, wenn es doch ein Mittle gäbe, den Menschen durchsichtig zu machen wie eine Qualle!], in German. Norderstedt, Germany: Books on Demand GmbH.

Kuetterer, G. (2017). Lexikon der röntgenologischen Technik 1895 bis 1925 von Abdeckzunge bis Zylinderblende (1st ed.). Norderstedt, Germany: Books on Demand.

Lenard, P. (1894). About cathode rays in gases of atmosheric pressure and in extreme vacuum (Ueber Kathodenstrahlen in Gasen von atmoshärischem Druck und im äussersten Vakuum). Physik Und Chemie, 51(2), 225–267. doi: 10.1007/978-3-662-28327-1.

Lilienfeld, J. E. (1922). The auto-electric discharge and its applicaiton to the construction of a new form of X-ray tube. American Journal of Roentgenology, 9, 172–179.

Loeb, L. B. (1939). Fundamental Processes of Electrical Discharge in Gases (2nd print). Hoboken, NJ: Wiley & Sons.

Luis, M. & Nascimento, F. (2014). Brief history of X-ray tube patents. World Patent Information, 37, 48–53. doi: 10.1016/j.wpi.2014.02.008.

Meggitt, G. (2010). Taming the Rays: A History of Radiation and Protection. Morrisville, NC: Lulu Press.

Morton, W. J. (1896). The X-Ray or Photography of the Invisible and Its Value in Surgery. Orland Park, IL: American Technical Book Co.

Mould, R. F. (2007). X-rays in 1896–1897. Nowotwory Journal of Oncology - Histora Medicinae, 61(6), 100–109.

Pavlinskii, G. V. (2016). X-ray fluorescence analytical signal of elements with small atomic numbers as a function of the energy of primary photons. Journal of Analytical Chemistry, 71(1), 22–26. doi: 10.1134/S106193481512014X.

Pluecker, J. (1858). Ueber die Einwirkung des Magneten auf die elektrischen Entladungen in verdünnten Gasen. About the impact of the magnet on the electrical discharges in diluted gases.Annalen Der Physik Und Chemie, 179(1), 88–106. doi: 10.1002/andp.18581790106.

Schardt, P., Deuringer, J., Freudenberger, J., Hell, E., Knüpfer, W., Mattern, D., & Schild, M. (2004). New x-ray tube performance in computed tomography by introducing the rotating envelope tube technology. Medical Physics, 31(9), 2699. doi: 10.1118/1.1783552.

Stamer, W. (1995). 100 Years of X-Ray Tubes; from the Simple X-Ray Tube to High Performance Rotating Anode Tubes. A Recap of 100 Years X-Ray Tube Trechnology [100 Jahre Röntgenröhren, vom einfachen Röntgenrohr zur Hochleistungs-Drehanodenröhre - Ein Rückblick auf 100 Jahre]. Hamburg: Philips Medical Systems.

Tadinada, A. (2014). History of Radiology: The Shoe-Fitting Fluoroscope: A True Marketing Wonder and a True Public Health Hazard. AAOMR Image. The American Academy of Oral and Maxillofacial Radiology. http://c.ymcdn.com/sites/www.aaomr.org/resource/resmgr/Newsletter/AAOMR_Newsletter_March_26.pdf.

Walden, T. L. (1991). The first radiation accident in America: A centennial account of the X-ray photograph made in 1890. Radiology, 181(3), 635–639. doi: 10.1148/radiology.181.3.1947073.

Waterton, F. (1950). X-ray apparatus (Patent No. US2493606).

W. Watson & Sons (1916). X-Ray and Electro-Mechanical Apparatus, price list no. 17 E (17 E). London: W. Watson & Sons, Ltd.

Zehnder, L. (1935). W. C. Röntgen - Briefe an L. Zehnder. Zürich, Switzerland: Rascher & Cie AG Verlag..

第 2 章

轫致辐射

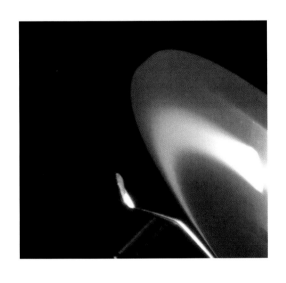

发生轫致辐射时主要需要应对热量管理问题。电子束轰击旋转阳极靶时，靶盘的整体温度可能高达 1500℃，焦点温度可以达到近 3000℃。

根据电磁波的波长由长到短进行排序，电磁波由微波、红外线、可见光、紫外线、软 X 射线、硬 X 射线、伽马射线等组成，X 射线（伦琴射线）在电磁波谱中位于高频区域。

人类历史上第一次人工制造出 X 射线，是通过用玻璃或其他材料阻挡电子运动来产生的。轫致辐射（bremsstrablung）又被称作刹车辐射或制动辐射，这个概念由阿诺德·索末菲提出，源于德文动词 bremsen（刹车）和名词 Strablung（辐射），提出后获得了 X 射线的发现者伦琴的认同。Pratt 和 Feng（1985），Kim 和 Pratt（1987），Haug 和 Nakel（2004）也曾详细地探讨了轫致辐射发生的基本过程。

用量子电动力学解释 X 射线特性受到实验限制。这一理论框架包括电磁波的量子特征、电子和其他粒子的量子力学波性质，以及高动能的相对论效应。然而，由于量子电动力学中对 X 射线的数学描述较为简单，难以准确解答最重要的多粒子模型的数学问题，因此对 X 射线物理特性的探究通常基于半经典物理学或简化的量子模型做近似，而数值方法（例如蒙特卡罗仿真）虽然本质上并不精确，但可将相关的重要物理原理封装进来，也为我们提供了非常有价值的认识。

2.1 电子的加速

带电粒子如电子的速度改变时（方向、大小或两者都变化），会产生电磁辐射（如 X 射线），也就是粒子位置矢量 **X** 的任意非 0 二阶导数（即加速度）都会产生电磁辐射。一个绝佳的范例是无线电天线中电子的运动，麻省理工学院官网上的一个视频展示了这个过程，视频中电子在 RF 放大器的变化电场中受迫进行振荡运动，加速度 $\ddot{\mathbf{X}}$ 平行于传输线，且一个周期中只在两个突变点值为零。另外一个典型例子就是电子在原子核的电场中散射时发生的经典加速或减速过程。

2010 年，Podgorsak［公式（4.18）］对上述过程给出了更详细的经典电动力学解释：假设电子的位置向量为 **X**，轫致辐射发射的功率为 P，电子的电量为 e，光速为 c，真空中的介电常数为 ε_0，就得到了经典拉莫尔方程，它描述了如图 2.1 所示的偶极辐射的角分布。当采用国际单位制时，非相对论粒子的电磁辐射功率可以用式子（2.1）表述：

$$P = \frac{e^2}{6\pi\varepsilon_0 c^3}\left|\ddot{\mathbf{X}}\right|^2 \tag{2.1}$$

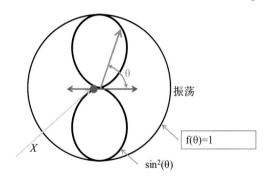

图 2.1　一个振荡的带电粒子的电磁辐射强度 $\mathrm{Sin}^2(0)$ 的极坐标图，其中 0 为速度方向和加速度方向的夹角。

在医学诊断应用中，产生 X 射线的主要过程是质量较轻的带电粒子（如电子）与靶材中的原子撞击并与原子核发生散射时的加速和减速。公式 2.1 指出，经过一定的电场时，粒子产生 X 射线的功率与其质量的平方成反比（Pavlinsky，2008，章节 3.2.2），也就是说，相同管电压下电子产生的 X 射线强度比质量较大的 α 粒子（卢瑟福和同事散射实验用的）产生的 X 射线强度高 7 个数量级。根据经典物理学，电子进入原子核附近，受到集中库仑场作用加速，然后在离开时骤然减速甚至接近停止。这个过程中电子的动能会转化为 X 射线光子的能量。

电子和靶材的相互作用有多种方式。卢瑟福的有核原子模型认为，核外电子占据了原子的绝大部分空间，沿着特定的轨道围绕着带正电的、体积很小但质量极大的原子核运动。例如常用的靶材料钨，它的原子核中包含有 74 个质子和 106 ~ 112 个中子（依不同的核素而不同），其直径仅为原子直径的 10^{-4} 却占据了原子总质量的 99.9%。原子核表面的库仑场高达 10^{21} V/m，中心的电势可以达到 22.5 MV，核外电子被强大的作用力束缚在原子核周围。在金属中有一小部分电子位于导带，这部分电子可以在金属晶格中自由移动，称为自由电子并赋予金属导电性。导带中的电子能够占据的最高能级称为费米能级，若电子的能量超过费米能级就脱离原子。如此一来，电子就被束缚在原子内，在与原子核排斥力的作用下保持相对稳定。在金属中，一个起始能量等于费米能级的电子，由金属内部逸出到真空中所需要的最小能量称为逸出功。对于钨来说，逸出功为 4.5 eV，这意味着要让一个处于导带中的电子逃逸到真空中所需的能量至少为 4.5 eV（这一点在 6.11 ~ 6.16 里会有更加详细的论述）。尽管如此，大部分电子依然被原子核牢牢地束缚着。

根据玻尔在 1924 年提出的量子理论，电子在独立原子中的能级和角动量是离散的，这样一来就得到了和经典理论不统一的结果，因为在经典理论中，围绕原子核旋转的电子是会辐射能量的。根据泡利原理，在一个孤立的量子系统中，只有单个的费米子（如电子）才能够占据明确的量子态。原子中的电子都会有特定量子数的能量、角动量、自旋和能级，其中能量和角动量在经典物理中有定义，而自旋没有。依照有核原子模型，核外电子可以认为带负电并围绕原子核旋转，从而产生一个磁矩。而按照量子理论，单个原子的内部可以看作一个孤立的量子系统，一系列具有相同能量但自旋和角动量不同的电子被组合排列在图 2.14 所示的"层"中，由于角动量和自旋引起的磁相互作用导致了具有相对层能级存在较小差异的"亚层"的产生，所有的电子层和亚层都尽可能地被具有确定数量的电子所占据。像钨这样的金属原子与惰性气体不同，最外层没有被完全填满。如果一块钨晶体是通过冷凝蒸气生长而来，不同原子的电子轨道会互相"重叠"，多个电子的角动量和自旋发生相互作用，其结果就是引发独立的能级发生细小的分裂并形成不同能带，其中之一就是导带，如图 6.12 ~ 图 6.16 所示。此时如果给予少量的动能，外层电子就会成为晶格间的自由电子，在宏观上能够导电和导热。

2.2　能量转换效率

上述理论解释了电子和物质撞击后产生 X 射线的过程。图 2.2 显示了电子的动能转换为不同形式能量的相应比例。

·大约 60% 的输入能量转化为热量：入射的一次电子首先与靶材的原子发生非

弹性碰撞，电子被减速且方向改变，晶格中的电子被激发，金属晶体被加热。

· 和常见的靶材钨发生碰撞时，大约 50% 的一次电子会发生背散射，并且会带走大约 40% 的输入能量。在钨这样的大原子序数靶材中（见章节 2.10），一次电子的弹性和非弹性散射发生在距离 1 μm 深度之内，电子与原子核发生几次碰撞后会迅速失去"原本的记忆"，然后以与初始的运动方向相反的方向逃出靶外、重新回到真空中。这些背散射电子的速度很快，能量相对于一次电子只降低了一点点。与此同时，一些能量高于 100 eV 的二次电子也出现了。

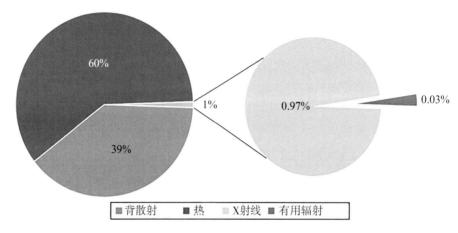

图 2.2　电子与钨靶发生碰撞时，不同过程的能量分配。若电子束被加速到 100 keV 并且能量 100% 输入到钨材料阳极中，会有 60% 的能量转化为热量，50% 的电子发生背散射的同时带走 39% 的能量，只剩余 1% 的能量会转换为 X 射线，这 1% 的能量又会被系统中各式各样的屏蔽衰减。首先，只有 0.03% 的能量能够通过准直器作为有用的 X 射线输出给患者；其次，在现代 CT 中，为了降低皮肤所受的剂量，这部分能量会被患者前方的滤过器进一步减弱。患者本身通常会将 X 射线的强度衰减 3 个数量级，因此在剂量最低的情况下，一些探测器单元在一次曝光中可能只会接收到几个 X 射线的光子或几十 nW 的能量。

· 大约 1% 的能量转化为连续能谱的韧致辐射。经典理论认为，韧致辐射可产生比入射电子的能量更高、波长更短的 X 射线，但杜安和亨特在 1915 年发现韧致辐射的能量存在上限（Duane 和 Hunt，1915），称为杜安 – 亨特能量，这个能量的数值等于入射电子的动能。也就是说，光子带走的能量不会超过电子给予的能量。能量交换的效率取决于电子和原子核碰撞的种类，以及加速度 $\ddot{\mathbf{X}}$。

· 对于钨靶来说，大约 0.1% 的一次电子能量会转化为特征辐射。根据泡利原理，在电子层被占据满时，一次电子的能量不能够传递给价带的电子，除非一次电子的能量大到可以将内层电子激发到导带或者像光电效应一样直接使电子逃逸到真空中。一次电子中大约有 0.1% 会在电离过程中损失能量（可以从特征发射谱线狭窄的宽度看出），并将内层电子电离，然后外层的电子会在 10^{-17} 秒内回填到内层电子遗留的空位。特征辐射会产生特定能量的光子，在连续电磁波谱上表现为一系列狭窄的特征峰，特征峰可以看作靶材的"指纹"，具有特征性，对于钨来说，K 壳层特征峰的宽度不会超过 40 eV，峰的中心能量分别为 69.508、69.8、67.233、61.131、59.707 keV。

·对于医用计算机断层扫描系统来说，诊断所用的 X 射线束的能量只占一次电子能量的 0.03%。不存在能够偏折 X 射线 18-70 keV 能量的光学棱镜，因此只能通过使用孔或缝隙限制 X 射线的范围来消除诊断中无用的辐射。X 射线只能沿直线传播，并且医用诊断 X 射线管发射的 X 射线的角度强度分布为各向同性（见章节 2.13），因此除去非常靠近阳极的位置，X 射线在一定半径的球面上的强度均匀分布。所以，由于缺少将 X 射线聚焦的方法，并且诊断所用到的角度只占整个空间角的一小部分，99% 的 X 射线会被包裹 X 射线管的铅或其他材料屏蔽掉。

由于质量的巨大差异，电子直接传递给原子的能量微乎其微，30 keV 能量的电子直接传递给原子的能量大约仅 1 eV。在电子能量高达 300 keV 以上时，才可能引发原子的错位。

2.3　X 射线连续谱

为了解释测得的 X 射线辐射强度谱分布，亨德里克·安东尼·克雷默将经典物理和量子力学能量理论观点（Kramers，1923）结合，得到了一个相当简明的公式。尽管索末菲和其他研究者后期的精细研究证实这个公式会有可测量的偏差，但好在医学成像应用中的某些因素可相互补偿。大多数独立 X 射线源的光谱和克雷默的理论有较好的匹配，因此我们将他的理论作为后面讨论的基础。更多的细节描述可以参考 Dyson（1990）和 Pavlinsky（2008）的论述。

克雷默讨论了电子和非常薄的靶膜的碰撞。他首先考虑电子在原子的库仑场中的加、减速，其次假设非相对论的初级电子具有固定的动能。最后他忽略了电子与材料中其他电子的散射和屏蔽作用，并认为电子按照经典力学的双曲线轨迹运动。图 2.3 揭示了一个电子与金属靶碰撞的典型过程，图 2.3（a）描述了绝大多数电子发生的非弹性碰撞过程，这个过程为小角度散射，并且会损失少量能量产生等离子体之间的相互作用，损失能量的数值往往和材料的价电子的激发相关（约 25 eV）；图 2.3（b）描述了电子与原子核发生的卢瑟福弹性碰撞，在这个过程中主要作用力来自于原子核的库仑场（部分被价电子屏蔽）；图 2.3（c）描述了电子在原子核的强电场中产生大量的能量衰减的非弹性碰撞过程，该过程会伴随着 X 射线光子的产生。图 2.4 显示了电子在行进轨迹上的能量变化。从经典的观点看，电子以粒子形式进入，离开原子整体的形式要么是更深入原子内部，要么是返回到真空中。

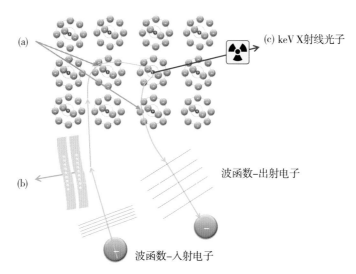

(a)

(c) keV X射线光子

(b)

波函数–出射电子

波函数–入射电子

图 2.3　高能电子与金属靶材的碰撞，基于半经典理论。（a）非弹性碰撞过程，这个过程为小角度散射，并且会损失少量能量产生等离子体之间的相互作用，损失能量的数值往往和材料的价电子的激发相关（约 25 eV）；（b）卢瑟福弹性碰撞，在这个过程中主要作用力是原子核的库仑场（部分被价电子屏蔽）；（c）产生可观的能量衰减的非弹性碰撞过程，该过程会伴随着 X 射线光子的产生。

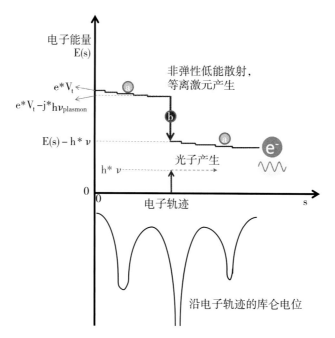

图 2.4　电子撞击钨靶时的动能变化情况。具有 eV_t 动能的电子撞击钨靶之后，电子会经过多个减速过程。多数的散射过程是弹性的，仅仅是改变运动方向，不会改变能量的数值。图中像台阶一样的能量损失意味着金属中的其他电子发生了较低能量的量子激发。经过很多次非弹性碰撞后，少量的能量会被用于产生电流为 j、总能量为 $j \cdot h\nu_{plasmon}$（Raether，1965；Egerton，2011，附录 C）的等离子体之间的相互作用（图中 a 曲线）。另外一个能量损失过程是加速导带电子产生的 δ 射线。一些强烈的非弹性碰撞发生在原子核附近，产生光子（b）。ν 是辐射的频率，h 为普朗克常数。

　　克雷默分析了在前述各种情况下产生的波包的傅里叶分量，计算了散射后产生的电磁波及其频谱分布。他的公式给出了每单位薄靶膜厚度 X 射线的频率分辨强度分布函数 i_v。他又在他的经典计算中引入了量子力学能量约束，即频谱中频率的杜安（Duane）和亨特（Hunter）上限，因此在他基于经典物理的公式中加入了杜安和亨特提出的 X 射线光谱的能量上限。如果入射电子的能量 $E=-eV_t$，并且靶材对于 X 射线全透明的，那么一个电子经过单位厚度间隔的薄靶膜时产生的单位频率间隔的 X 射线强度为：

$$i_v(v) = \frac{Z^2}{E}\frac{16\pi^2}{\sqrt[3]{3}}\frac{n_{atoms}e^6}{mc^3} = \text{constant} \qquad 当 v < \frac{E}{h} 时 \qquad 及 \qquad （2.2）$$

$$i_v(v) = 0 \qquad 当 v > \frac{E}{h} 时$$

　　公式中的 h 代表普朗克常数，e 为电子的电量，m 为电子的质量，Z 为靶材的原子序数，n_{atoms} 代表单位体积内的原子数量（Dyson，1990，第 34 页）。X 射线管电压 $V_t=-E/e$ 越大，单位频率范围内的强度越小。Kirkpatrick 和 Wiedmann（1945）基于索末菲的量子理论的精确研究也发现，i_v 与 Z^2/E 成正比。这与 Dyson 在 1990 年进行的高原子序数材料薄靶实验一致。图 2.5 给出了使用一层 25.5 nm 厚的薄铝片进行的实验结果，符合预期的是，在一个很宽的范围内，每能量间隔中 X 射线强度都一致，并直到杜安 – 亨特极限，超过杜安 – 亨特极限后迅速降到零（Amrehn 和 Kulenkampff，1955）。

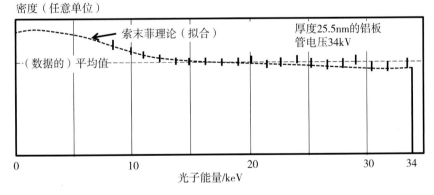

　　图 2.5　电子经过 25.5 nm 厚的薄铝板后产生的光谱，测量角度为电子入射方向的 90° 方向（Amrehn 和 Kulenkampff，1955）。光谱的能量分布是不依赖于 X 射线光子能量的。可以看到光谱的能量上限与管电压的电压上限 34 kV 一致，超出杜安 - 亨特界限的 34 keV/h，能量密度迅速衰减到 0，证明了纯粹的经典理论是错误的。点状线为索末菲量子理论给出的理想曲线。与克雷默的理论存在偏差的区域主要是软 X 射线区域，也就是 15 keV 以下 [图 2.2 复绘自 Dyson，1990，数据来自于 Amrehn 和 Kulenkampff（1955）]。

　　对从 0 到 E/h 频率范围内的 i_v 进行积分，可以得到电子经过一层厚度为 Δx 的薄板后发射出的能量 i_{thin_slab}：

$$i_{thin\_slab}(\Delta x) = Z^2 \frac{16\pi^2}{\sqrt[3]{3}} \frac{n_{atoms}e^6}{mc^3} = \Delta x \tag{2.3}$$

在以上公式中，加速电压 $V_t=-E/e$ 被消掉了，也就是说，电子与电子透明薄靶作用产生的辐射强度与入射电子能量无关，这一点很有趣。图 2.6 显示了一块薄铝板阳极在不同管电压作用下产生的光谱。如果忽略掉光谱中的软 X 射线部分，这几条曲线符合 Dyson（1990，图 2.2）计算结果。

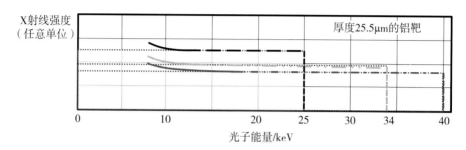

图 2.6　电子被 25、34、40 kV 的管电压加速后，与 25.5 nm 薄铝板作用生成的 X 射线光谱。测得的曲线与理论符合的很好。公式 2.3 预测了对频率进行积分后的 X 射线能量总量是与管电压无关的，而忽略软 X 射线区域与克雷默的理论不符的部分，几条曲线下面矩形区域的面积基本相同。测量数据表明，克雷默的半经典理论至少在硬 X 射线区域是吻合的，而恰好医疗影像中硬 X 射线部分是最重要的。（数据来自 Amrehn 和 Kulenkampff，1955，以及 Dyson，1990，图 2.20。）

有一个相当简单的方法可将上述理论从薄靶拓展到电子不透明的厚靶。克雷默将厚板等效为一系列薄板的累加，那么如果电子一层一层地穿过这些薄板，那么每个独立的薄板上接收到的入射电子的能量将逐渐降低。之前有提到，克雷默讨论的是单能电子，并假设薄膜对所有的粒子而言都是均一和相同的，也忽略了数量和背向散射的损失。现在已经可以使用蒙特卡罗方法去揭示更复杂的电子散射和被俘获（丢失）的过程。然而，克雷默的近似足以用于当时能量－频率问题的研究。他的研究里估算了一定能量的入射电子经过每层靶时的平均能量变化过程：在运动过程中不停地经历极小的平均能量损失 dE，"刹车过程"可以用线性停止能量描述为 dE/dx。汤姆逊和惠丁顿给出了上述微分过程的近似（Dyson，1990；Poludniowski，2007；Poludniowski&Evans，2007；Whiddington，1912）：

$$\frac{dE}{dx} = -\text{constant}\frac{Z}{E'} \tag{2.4}$$

在这里 Z 代表靶材的原子序数，E' 为在假定的薄层堆叠中、x 位置处的平均电子的能量。公式 2.4 在粒子能量损失和电子背向散射的常规分析中也很重要。在公式 2.4 中允许将公式 2.3 中的 Δx 替换进来，并对能量进行从最大值 $E=-eV_t=hv_0$ 到 $E=hv$ 进行积分，刚好足够产生频率为 v 的光子，图 2.7 的最简强度近似可得：

$$I(v) = constant \cdot Z \cdot (v_0 - v) \tag{2.5}$$

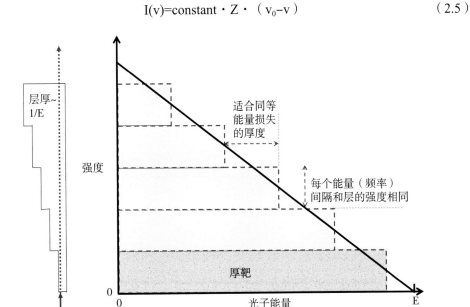

图 2.7　近似的厚靶的韧致辐射连续谱。这条曲线与大部分医学成像中应用的 X 射线辐射（滤过之前的）匹配的很好。在这个近似过程中，克雷默应用了经典电动力学，包括杜安 - 亨特极限的量子理论，在计算靶中的电子能量损失时使用了汤姆逊 - 惠丁顿原理。克雷默计算了多层薄板的总强度，每层薄板厚度不同，以使各层的能量损失相等，所以每个频率间隔的强度也是相等的。这个光谱呈现出负斜率的关于频率的线性函数，并在杜安 - 亨特界限 $v = e \cdot V_t / h$ 处终止。整个光谱的面积及总强度正比于 V_t^2（见 Dyson，1990，第 43 页）。

在上述过程中，多个物理效应被互相抵销，使得该公式在表示钨靶产生的医学成像光子能量实际光谱时异常可靠。例如，薄靶辐射的强度不是一个常数，而是随辐射出的光子能量的上升而降低。这个现象会部分地被 X 射线的自吸收效应补偿，因为自吸收现象更多的发生在低能状态。另外，电子背向散射到真空中会引起靶材中的低能电子的缺失。最后，简化的汤姆逊 – 惠丁顿公式（式 2.4）只对某个能量范围内的电子有效。读者可以查找文献 Egerton（2011）、Poludniowski 和 Evans（2007，图 4）了解更多细节，在 Dyson 这篇文献中将电子射入钨靶内部的蒙特卡罗仿真结果与经验公式的结果进行了比较（Dyson，1990，附录 1）。

图 2.8 描述了不同曲线下的面积和管电压 V_t 的二次方关系。图 2.9 给出了对公式 2.5 中的 $I(v)$ 在整个频率段、整个立体角度的积分的结果，得到电子不透明厚靶 X 射线的总能量为：

$$P = \propto I_t \cdot Z \cdot V_t^2 \tag{2.6}$$

其中 I_t 代表管电流。对于钨（$Z=74$），从原子序数、熔点、热导率、热容量考虑是理想靶材（Dyson，1990），图 2.26 假定功率 P 等于 $6.9\times10^{-8}\cdot I_t \cdot V_t^2/V$。

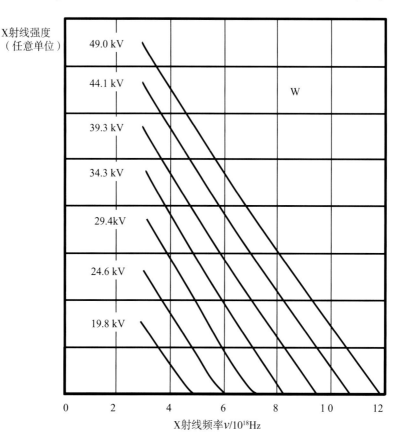

图 2.8　和入射电子方向呈 90° 的位置测得的 X 射线光谱（Kulenkampff 和 Schmidt，1943），不同曲线与管电压 V_t 呈二次方正比关系。由于测量装置的精度限制，低频区域的数值是不完整的。当管电流确定时，能量密度和管电压关系的偏差不会超过 10%。这验证了 Kramers 在 1923 年提出的简单线性近似。

　　令人沮丧的是，即便是最好的靶材料钨，它产生轫致辐射的能量转换效率也非常低下：大部分的一次电子能量都与靶电子发生了低能的非弹性碰撞，并将其剩余的能量传递给原子晶格加热阳极；只有少部分在临近原子核位置发生的非弹性碰撞将一次电子的能量转换为了电磁辐射。一个用于 CT 的 X 射线管，在采用 100 kW 阳极输入功率、120 kV 管电压扫描时，在患者方向仅仅有 1.5 W 的轫致辐射能量（轴向的扫描厚度为 4 cm 的容积）。从图 2.9 中可以看到更多细节。滤过通常会过滤掉占总能量 1/3 到 1/2 的软 X 射线，以保护患者不受那些无法到达探测器的无用剂量的伤害。因此通常所说的 1% 的能量转换效率是夸大的，不包括过滤和准直掉的部分。与可见光不同，X 射线可穿透整个人体，X 射线的能量不能被透镜有效聚焦或"准直"。因为光子能量和覆盖所需的波长带宽都极大。从自然界中获取的材料对 X 射线的的折射能力太弱，无法实际用于医学成像。因为诊断中所用的 X 射线束的立体角只是整个空间角度 4π 的一小部分，因此大部分射线被铅屏蔽和限束器吸收了。对于医疗诊断用的韧致辐射 X 射线源，光学系统"准直器"一词更应该被称作"限束器"。总体来说，实际可用的能量效率往往在 0.001% 的数量级。一套昂贵的强大高压驱动的 100 kW 的 X 射线管，产生的有价值的 X 射线光子能量却只相当于台灯中的一个发光二极管。

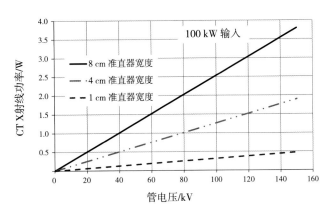

图 2.9　输入功率为 100 kW 的一个 CT 用 X 射线管产生的 X 射线束的功率情况（靶为钨靶，阳极角度 7°，1、4、8 cm 代表的是在病人的旋转中心处的准直器宽度）。在 120 kV 时，X 射线总转换效率在 1% 量级，但同时限束器和辐射屏蔽结构吸收了大部分的光子，另外设置在患者前方的钛材或铝材的滤过器会再吸收大约 1/3 能量。显而易见，韧致辐射的能量转换效率可以认为是非常低下的。

2.4 特征辐射

1909 年，C.G. 巴克拉和 C.A. 桑德勒在使用钨靶进行诊断成像首次观测到一个小的修正。在连续的韧致辐射谱线的顶端，有一些离散的、狭窄的强度谱峰，这些峰就是被轰击的靶材的特征，如图 2.10 所示。读者可以从 Bhat（2014）、Dyson（1990）、Pavlinsky（2008）的文献中找到关于这些特征"线"的更详细论述和研究资料，他们对一个诊断 X 射线管的计算结果和实际光谱进行了对比。

对于 CT 诊断影像系统、血管造影系统和普通放射成像放射系统，特征辐射是无关紧要的。图 2.11 显示：在医疗诊断常用的 150 kV 以下电压范围内，尽管特征辐射线的强度看起来非常高，但即使是钨靶最重要和"最硬"的 K 线，其能量与连续谱辐射能量的比例也低于 7%。Tucker 等（1990，1991）的文献对钨产生的 X 射线有更详尽的论述。在铜和其他低原子序数的金属中，特征峰有更高的占比，因此在 X 射线人体成像中，绝大部分形成对比度中，大部的光子都来源于连续的韧致辐射，不过

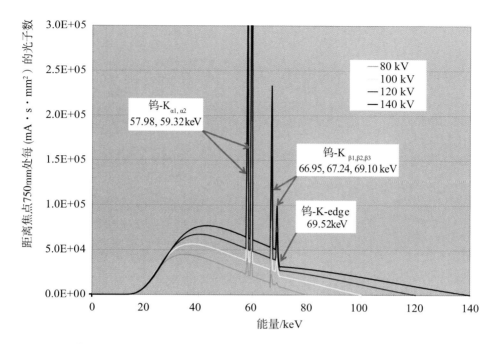

图 2.10　使用 2mm 铝板进行滤过后的 10° 靶的 X 射线光谱图。特征谱线 K 是由钨元素的 K 壳层电子产生的，能量为 69.52 keV，这也是一次电子将 K 壳层的电子电离的能量。从图中可以看到高于 K 线的能量存在一个跳跃式的衰减，这是由于钨材料本身的性质导致的，140 kV 的曲线上尤其明显，100 kV 曲线也已经可以看到。特征峰看起来非常突出，也非常狭窄（40 eV 宽），在 140 kV 曲线中它们的总能量能占到大约 7%。

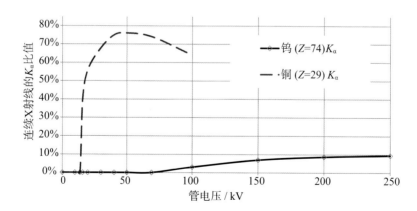

图 2.11　在不同管电压下铜（Z=29）和钨（Z=74）的 K 壳层特征辐射占总辐射能量的比率。对钨而言，K 壳层特征辐射在连续韧致辐射中所占的比率随着电子能量上升的比率而上升，在 300 keV 时达到了最大值 10%。在 140 kV 时，厚钨靶的 K 壳层辐射会占到大约 5%。使用原子序数低于钨的材料（如铜）做成的靶，会产生更少的连续辐射，更多的特征辐射。特征辐射占比在 Z^2 到 Z^3 之间（改编自 Dyson，1990；Tothill，1968）。

乳腺摄影是一个例外，这在后面的章节会讨论。特征辐射的总能量与连续辐射的总能量之比和原子序数 Z 相关，近似在 Z^{-2} 到 Z^{-3} 之间（Dyson，1990，图 3.31）。原子序数 Z 越小，光谱的单色性越强，高纯度的光谱在非医疗领域大量应用，例如 X 射线衍射和 X 射线荧光分析，在这些应用中过多的连续辐射本底会降低测试方法的精度。在光谱的纯度要求超过 90% 的场合，必须采用光电离的方式去产生荧光辐射或者使用重粒子轰击的方法来产生线状光谱（Pavlinsky，2008，章节 3.2.1）。光电离的方法显然受制于过低的通量，而重粒子轰击则可以提供最高纯度的 X 射线。

对医学成像中，特征辐射被有意应用在乳腺摄影中。因为乳房组织没有骨骼，压平后比较均一，足够使软 X 射线透过，对大约 30 kV 的管电压而言，其透过率最高可达约 10%。越软的射线会比越硬的射线产生更优的对比度，只要患者的透过性和 X 射线通量足够克服量子噪声和电子噪声，微小病灶的可见性会更好。只有在 X 射线能量是单一的时，在最小辐射剂量下，对比度与影像噪声的比才是最优的，因此单色辐射更受宠爱。能够进行谱区分的 CT 系统提供了重建"单色"图像选择这种图像，看起来就好像是通过优化的单光谱 X 射线产生的图像。有了优秀的成像结果，用户往往可以在众多的 kV 图中去寻找最优的对比度。

合适的光谱和低剂量使得乳腺筛查可以应用在绝大多数都是健康女性群体乳腺筛查中。在乳腺摄影中，X 射线管的靶材往往使用具有合适的 K 壳以及较高特征辐射强度的钼靶或者铑靶，管电压相对较低，多在 28 ~ 35 kV。图 2.12 显示了一个这样的 X 射线光谱，对于乳腺摄影，管电压设置在 28 ~ 35 kV，17 ~ 20 keV 的 K 层特征辐射光子，被两倍于其能量的一次电子激发。除了一层铝滤过之外，乳腺机中还有一层附加滤过，它通常使用与靶材相同的材料制成，主要用于去除一大部分的硬 X 射线，否则这些硬射线会破坏图像中软组织的对比度。比 K 层辐射高一点的，也就是比最硬的特征辐射能量高几百 keV，在这个位置衰减系数增加 5 倍以上。这样一来，大部分特征辐射和连续谱都可以透过，硬 X 射线被有效抑制，在能谱图的另一端，非常软的 X 射线也大幅度衰减。低于 10 keV 的 X 射线光子对探测器信号没有贡献，因为只有不到 0.1% 能穿过人体胸部组织。这是光子会增加患者皮肤所受的辐射，因此乳腺摄影的能谱范围被设计的非常窄。除了钼以外，金属铑（$Z=45$）也较多地被用于致密和更不透射线乳腺的摄影中，它的 K 线比钼大约高出 3 keV。相对的，管电压高于 50 kV 在乳腺摄影中不是很有用，因为大多数硬 X 射线会穿过 K 壳层滤过器，在 40 ~ 50 keV 之间形成第 2 个频带，引起图像对比度的下降。

由上面的讨论可以看到，软 X 射线光子传递主要的诊断信息。最近的乳腺摄影系统采用了高精度的光子计数硅晶体探测器，使用光子计数的方法而不是对 X 射线的通量进行积分，从而降低探测器的电子噪声。相比于传统的能量积分探测器，光子计数探测器增加了高价值的软 X 射线光子的利用权重，从而在使用钨阳极和高于 40 kV 的管电压的情况下，即便是很低的剂量也能获得良好的影像对比度。同时通过改善探测器的计数权重也可以平衡危害较小的硬光子增多对对比度的影响。这样一来，相对于传统的钼靶，高电压和钨靶可以产生更多的 X 射线通量、降低曝光时间。研究表明这种光谱可降低超过 10% 的剂量。另外，通过使用狭缝扫描技术（将在第 3 章中讨论）对散射线的抑制可以进一步降低剂量，而狭缝扫描技术中 X 射线通量过低的缺点可以通过探测器性能的提高来弥补。

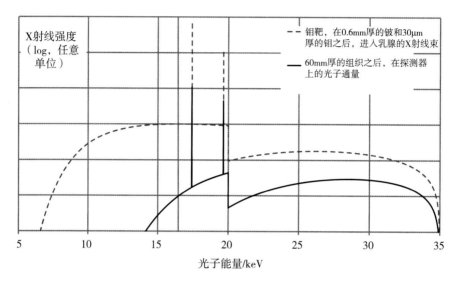

图2.12　在 35 kV 管电压下的乳腺放射系统的中心 X 射线束的仿真谱。这个 X 射线管采用的是钼靶（原子序数 42），假定其阳极角度 17°，Be 窗厚度为 0.63 mm，并安装了 30 mm 厚的 Mo 质边缘滤过板。边缘滤过板采用与靶相同的材料制成，放置于乳房前面，作用是过滤掉高于 20.002 keV 的不利于成像对比度的高于 K 壳层特征辐射边缘的硬 X 射线。而因为 K 壳层特征辐射边缘的能量比最高能量的 K 线高 350 eV，因此所有的特征能量都能够被应用到成像中。使用 K 壳层边缘滤过板之后，乳腺摄影的光谱比其他成像的光谱更窄。在采用较高电压时，探测器能够接收到大多数 X 射线，获得充足的信号，但也导致在 27 keV 附近出现了一个不利于图像对比度提高的的能谱带，这个能谱带必须削弱。能量在 16 keV 以下时，能够穿透女性乳房的射线总量不到 1%，因此软 X 射线的剂量也必须控制以保证皮肤受到较低的剂量危害（仿真代码来自于 XSim1.2，飞利浦）。

　　由于理解特征辐射对医学影像、X 射线滤过和能谱成像非常重要，下一节将介绍相关理论。

2.5　特征辐射与不连续衰减

　　像前面所描述的那样，特征谱线的产生与衰减的边缘不连续有密切关系。要理解这一点，除了需要沿用克雷默半经典论述中对 X 射线谱的描述，还需要引入量子理论（Podgorsak，2010）。

与解释可见光光谱一样，玻尔 – 卢瑟福原子模型也精确地解释了 X 射线光谱中能量的不连续性。泡利原理把电子作为费米子分成不同的状态，只有单个电子可能占据单个量子态（见 Weinberg，2013）。不同于经典物理学的诠释，从一种能量状态到另一种能量状态的转换是受到很大程度阻碍的，必须存在空位或"空穴"才能让电子进入，使得原子稳定下来。金属（譬如钨）中的束缚较小的传导电子遵守同样的规则，但在凝结晶体中它们的能级非常接近，热激发就足以使电子脱离晶格进行准自由运动。然而，金属中大多数电子是被束缚在固定状态的，如果要将它们激发为自由状态，例如使其逃逸到真空中，需要借助入射电子或光子的非弹性散射传递给它超过 100 keV 的能量，而这可能导致光电效应。此后，附近的及高能级的其他电子会回填到电子逃逸产生的空位。当产生特征辐射时，电子的回填主要发生在临近的受束缚的电子之间。高能级跃迁到低能级后，电子通过发射特定能量的光子或俄歇电子（见 Podgorsak，2010，章节 4.1.2）来释放额外的能量。上述跃迁过程中必须保持能量和角动量守恒，因此一些从能量守恒角度允许的跃迁可能会被角动量守恒定律阻止。莫斯利定律将辐射能 E 与所涉及的能级 n_1 和 n_2 的量子数以简明的形式联系起来：

$$E \propto \left(1/n_1^2 + 1/n_2^2\right) \tag{2.7}$$

在一个原子中，束缚电子的离散能级 $E(n, l, j)$ 可以近似表述为：

$$E\left(n,l,j\right) = Rhc\frac{Mz}{m+Mz}\left\{\frac{(Z-\sigma_1)^2}{n^2} + \frac{\alpha^2(Z-\sigma_2)^4}{n^4}\left[\frac{n}{j+1} - \frac{3}{4}\right]\right\} \tag{2.8}$$

其中 R 为里德堡常数，对于一个类氢原子来说可以近似取 $R=2\pi^2 me^4/(h^3 c)$，h 为普朗克常数；c 为光速；Z 是原子序数；$\alpha=2\pi e^2/(hc)$ 表示精细结构常数，e 为电子电荷。σ_1、σ_2 为常数，其描述的是原子序数为 Z，静止质量为 M_z 的原子核的库仑电场中的内部电屏蔽；m 为电子静止质量。表达式 $M_z/(m+M_z)$ 描述的物理意义是：尽管原子核质量比电子质量大得多，但在经典理论中两者都围绕共同质心转动。σ_1 代表在原子的所有层中所有其他电子所形成的整体的电场屏蔽，然而 σ_2 仅表示内部电屏蔽，它由比被讨论的电子所在的以 n 表示的电子层更内部的电子层中的电子提供。主量子数 n=1、2、3、4、5、6 代表电子层 K、L、M、N、O 和 P。在 X 射线谱中命名特征线时也采用这种方式，数字 l 为角量子数，l 表示特定亚层的量子化角动量的量子数，例如，在能级高一些的壳层，l 可能等于 0、1、2、3，代表着电子状态，来自化学中电子轨道的量子理论 s、p、d、f。j 是自旋角动量量子数，代表角动量 j 和自旋量子数 1/2 的量子化之和，也就是 $l\pm1/2$。图 2.13 显示了特征能量和靶原子序数的相关性。

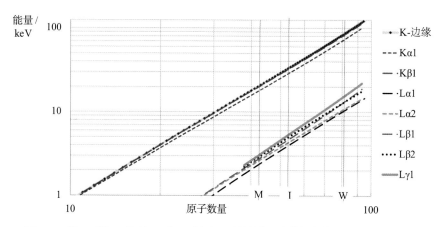

图 2.13　碘 I、钼 Mo 和钨 W 的 K 壳层、L 层能谱。（数据来自 Bearden，1967）

由图 2.14 可以发现由于不同能级间电子状态存在多种可能的变化的，电子跃迁发射的光谱也很复杂。电子跃迁所遵循的量子理论规则是：$\Delta l = \pm 1$；$\Delta j = \pm 1$；Δn 可能有任意值。例如，从 K 壳层（$n=1$, $l=0$, $j=1/2$）到 L1 壳层（$n=2$, $l=0$, $j=1/2$）的跃迁违背了上述角动量 l 第二定律，而且在自然界中也的确没有发生过这种情况。

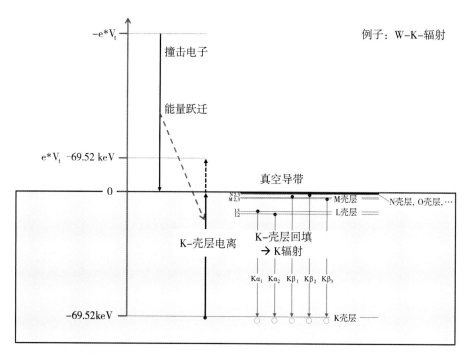

图 2.14　钨的 K 壳层辐射的能谱图。一个能量高于 K 壳层电子电离能的高能电子将 K 壳层的电子电离，K 壳层电子离开靶进入到真空中，来自高能级电子层的电子回填这个空位，跃迁过程中产生了特征辐射。在能谱图中已按数值分出了等级（仅展示了 K 壳层的跃迁）。

根据西格巴恩符号，K_α 表示电子从邻近更高的 L 层能态回填到 K 壳层的能量跃迁，

K_β 表示从 M 和 N 层的电子回填到 K 壳层的能量跃迁，L 层辐射也遵循相似的规则。由于受限于生物体组织的透明度，只有 K- 辐射对于诊断成像是重要的，L 层和更高层跃迁通常只能提供低于 16 keV 的光子，而这已经是人体成像的下限，仅用于乳腺 X 射线摄影。图 2.13 展示了最重要的 K 壳层辐射和 L 层辐射与原子序数的关系。

　　根据图 2.13 和图 2.14，当入射电子的能量超过 K 壳层电离所需能量时，能够产生 K 壳层特征辐射。对于钨，管电压 Vt 必须超过 70 kV。不同的 K 壳层特征谱线的占总强度的比率是固定的：$K_{\alpha 1}$，50.5%；$K_{\alpha 2}$，29.1%；$K_{\beta 1,3,5}$，16.2%；$K_{\beta 2,4}$，4.2%（数据来自 Poludniowski 和 Evans，2007），这个比例也同时反应了靶原子的内部特征。这个比例代表了一个电子从较高能态的电子层跃迁到最低能量的 K 壳层的概率，取决于多个因素的配合，比如量子数、电子位置概率密度的重叠、多种状态下的角动量，当然也有占据电子层和亚层中的电子数以及拟跃迁电子的数量。像图 2.11 中显示的那样，K 特征峰、L 特征峰和 M 特征峰与连续谱的能量的比例强烈的依赖于管电压（细节论述详见 Dyson，1990；Pavlinsky，2008）。Broll 和 de Chautebourg（1999）展示了作为管电压的函数的衍射分析 X 射线管的 K 特征峰、L 特征峰和 M 特征峰与 X 射线管连续谱的比例，分别使用铬、铜、铑、金作为靶材料，管电压最高为 50 kV。图 2.15 展示了不同的靶材产生的不同特征辐射。

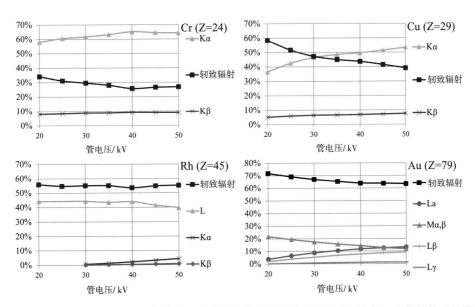

图 2.15　使用不同材料的衍射分析 X 射线管的特征谱线的相对强度。这些 X 射线管使用的是反射靶，靶角很小以便能够获得小的焦点的投影尺寸。从图中可以看到，高原子序数的靶材比如金能够产生大多数连续韧致辐射，而对于铬，在 50 kV 的管电压下，这个比例大约为 30%。（数据来自 Broll 和 de Chautebourg，1999）

尽管被称为特征"线"，但特征光谱的宽度 Γ 很窄，因为电离状态的寿命 τ 是有限的。根据海森堡不确定性原则，共轭观测量 Γ 和 τ 服从不确定性关系 $\Gamma*\tau=h/(4\pi)$，由于单位时间内回填内部电子层上一个空位的概率很高，而且大多数进入 K 壳层的跃迁是被允许的，所以单个特征线的宽度占整个医学诊断光谱的比率小于 0.1%。例如，对于钼，其 K 壳层特征线的宽度是 5 eV，对于钨，其 K 壳层特征线的宽度是 40 eV。这个小宽度有时会对能谱图的解读造成误导，因为能谱图的分辨率常不足以分辨几电子伏特宽的特征谱，所以能谱图中的特征谱看起来比实际的更宽，这样一来特征辐射的整体强度往往会被高估。而实际情况是，即使对于图 2.10 中的 140 kV 能谱，所有特征线的总强度也仅占连续谱强度的不到 7%。

一旦一个原子的 K 壳层电子被电离，除去能量辐射过程，还会有另一个能量弛豫通道。跃迁过程产生的多余能量除了可以通过特征辐射的 X 射线光子带走，还可以通过俄歇效应消耗，俄歇效应是无辐射跃迁，源于原子固有的特性。俄歇效应的过程没有任何"内部"光子的参与，是原子固有的单步弛豫电子跃迁过程从而激发一个外层的俄歇电子进入自由空间。从成像角度来看俄歇效应是不可见的。对于高原子序数的材料，X 射线荧光占主导地位。根据 Podgorsak 的研究（2010，图 4.4），钨材料中 95% 的跃迁能量以这种方式释放，而钼的荧光效应占 75%，铝仅占 5%。特征辐射也可以通过使用能量高于 K 壳层边界能量的 X 射线进行光电离激发。然而，已观测到的数据显示，激发一个电子到自由空间中需要的能量，比相同壳层上的一个空位被回填所发射的能量高几百 eV。因此，K 壳层特征辐射不像轫致辐射那样能够发射出足以电离 K 壳层电子的能量。当然，只要管电压足够，阳极内部就一直存在由辐射产生的荧光效应。当 X 射线滤过材料是高原子序数的材料时，其内部荧光效应就变得尤为重要。特征辐射就会发生在滤过位置而不是 X 射线管的焦点处，在设计 X 射线屏蔽时也应该考虑到这些因素。所采用的金属原子序数越高，其荧光效应越明显，此时滤过器的放置顺序就变得尤为重要。如果想要消除荧光，那么高原子序数的滤过应该放置在靠近源的上游而低原子序数的滤过应该放置在下游。实验证明，电子激发和光电离能够通过多层靶来辨别。在这些实验中，高于高原子序数材料的 K 壳层边界能量的电子在电子不透明低原子序数靶上，产生轫致辐射。低原子序数的靶与高原子序数的靶紧密的贴合在一起，此时，低原子序数靶产生的特征线光子太"软"，不能电离高原子序数靶的 K 壳层。通过这种方式，可以将高原子序数材料间接产生的特征荧光强度与电离辐射分离出来。

连续辐射的空间角分布

由上述过程可以看到，特征辐射产生于靶原子内部，靶原子在 X 射线系统的静止坐标系中处于静止状态。而连续谱韧致辐射由运动的电子产生，应参考的是其自身的惯性系。电子在 X 射线管内由阴极向阳极运动，首先经历电场的加速，然后与阳极发生作用，在其固有移动惯性系中的加速和减速就产生了连续辐射。基于这个框架分析的话，辐射的分布遵循偶极辐射 $\text{sine}^2\theta$ 角度分布（Jackson，1974，章节 14.2），同时强度峰的方向与加速度$\ddot{\mathbf{X}}$的方向正交，θ 表示辐射与前进方向的夹角。辐射的起点是电子在加速过程中的平均位置。当电子速度远小于光速时，辐射与惯性系无关，简单伽利略变换成立，保持运动与实验室惯性系的角度关系。当电子速度变大，开始出现相对论效应时，就要引入洛伦兹变换了。由于电子的质量很小，在在电子动能达到 10 keV 时就开始出现相对论效应。如果 v_e 是电子的速度，$\beta = v_e/c$，那么 10 keV 的电子 $\beta = 0.006$，80 keV 的电子 $\beta = 0.502$，1 MeV 的电子 $\beta = 0.941$。此时在固定探测器上测量的 X 射线强度的角度分布与静止的源所应该出现的强度角分布不同。

在极坐标和国际单位制下，加速电子在单位面积单位时间产生的经典能量通量是：

$$P(\theta, r) = \frac{c}{16\pi^2 \varepsilon_0} \left(\frac{\ddot{\mathbf{X}}_e}{rc^2} \right)^2 \sin^2 \theta \tag{2.9}$$

其中，θ 表示与前进方向的夹角，r 表示距观测者的距离，c 表示光速，ε_0 为真空介电常数，$\ddot{\mathbf{X}}$表示加速度，是位置矢量 X 的二阶导数，e 表示电子电荷。Jackson（1974，章节 14.2）使用高斯单位制进行了详细的论述。产生用于人体医学成像的光子能量大于 16 keV 的韧致辐射的电子应被视为相对论电子：

$$P(\theta, r) = \frac{c}{16\pi^2 \varepsilon_0} \left(\frac{\ddot{\mathbf{X}}_e}{rc^2} \right)^2 \frac{\sin^2 \theta}{(1 - \beta \cos \theta)^6} \tag{2.10}$$

2.10 描述了在高能杜安 - 亨特界限下，在静止惯性系中的光子分布。和前面一样，β 是电子速度 v_e 与光速之比，$\beta = v_e/c$。为了体现相对论效应的巨大影响，假设加速度$\ddot{\mathbf{X}}$一定的情况下，对于不同 β 值，辐射功率的相对角度依赖如图 2.16 所示。

利用上述经典理论包括狭义相对论，最大强度角 θ_m 可以用下式表达：

$$\cos \theta_m = \frac{1}{2\beta} \left(\sqrt{1 + 8\beta^2} - 1 \right) \tag{2.11}$$

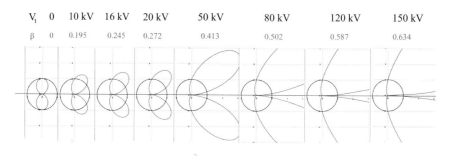

V_t	0	10 kV	16 kV	20 kV	50 kV	80 kV	120 kV	150 kV
β	0	0.195	0.245	0.272	0.413	0.502	0.587	0.634

图 2.16　方程 2.10 中的角度因子 $\dfrac{\sin^2\theta}{(1-\beta\cos\theta)^6}$ 在不同管电压、不同电子速度下的变化。β 是电子速度和光速之比，在 80 keV 时，电子速度达到约光速的一半。在管电压为 10 kV 时相对论效应已经变得可见了。如果假设粒子的加速度恒定，随着电子能量的增加，正向的 X 射线强度会急剧增加。

　　这个公式的结果能够和提出该方法时可用的实验数据很好地匹配，详见文献 Dyson，1990。方程 2.10 和 2.11 说明了电子能量对 X 射线强度分布和亮度的巨大影响。

　　图 2.16 显示了相对论洛伦兹变换和空间压缩的强大效应，这指向一个强大工具：可以利用薄靶和相对论效应增强 X 射线的输出。如图 2.17 所示，用于放疗的直线加速器（图 2.18）的电子能量范围为 MeV 量级，能量转换效率就非常高。而且，前向增强有助于产生窄束、电子不透明、辐射透明靶工作在透射模式，X 射线从电子束指向的方向射出。前面提到，对于医学影像诊断所用的管电压，电子转换为 X 射线能量的效率是很低的，然而对于 2 MeV 能量的电子，转换效率为 10%，对于 1 GeV 能量的电子，转换效率甚至达到 99%。

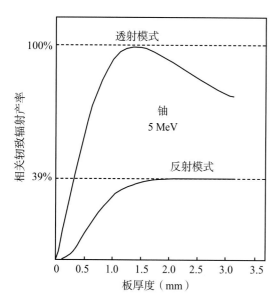

图 2.17　5 MeV 的电子垂直入射铀靶的轫致辐射能量产率。近似数值的 MeV 级的管电压可用于放射治疗。图中分别测量了透射和反射下的辐射强度，即电子束的前进方向和反方向上。从图中可以看到，在透射方式下——也就是电子束入射并经过整个阳极然后释放 X 射线辐射——是更加高效的，即使是在透射过程中有一些衰减。相对医疗影像中低于 150 kV 的电压，高管电压下电子被加速至光速的 99.6%，并发生强烈的相对论效应，产生的辐射会大大增强。如此高的转换效率使得焦点处的功率密度不再那么重要，所以在高电压的应用中焦点会较大。所以，在投影成像（1.3.5 节）中经常使用的几何增益因子为 3 ～ 10 的戈兹线聚焦技术，没有必要应用在 MeV 级的放射治疗中。因此，直线加速器治疗系统中常用透射靶。（数据来自 Seltzer，1988）

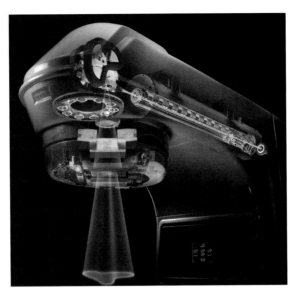

图 2.18 用于肿瘤治疗的使用透射钨靶的直线加速器截面图。电子束在驻波加速器中被加速，通过下游的 270° 偏转磁铁，然后轰击钨靶。与用于医学影像的低电压 X 射线管不同，放疗用直线加速器的电子束能量高达 25 MeV，利用高相对论效应电子产生 X 射线过程中的强烈的正向增强效应来产生与电子束方向相同的伽马射线。（经由瓦里安医疗提供）

图 2.18 显示了在现代放疗系统中透射靶的应用，它利用了相对论效应电子产生辐射的巨大前向增强。也有人尝试利用薄靶和前向增强进行成像。那么透射靶要有多薄才可以呢？飞利浦公司的奥斯特坎普和帕普使用一个在 1.5 mm 厚度的铍上沉积金的方式进行了实验，这个靶很薄但电子不能透过（Botden 等，1952），图 2.19 显示了他们的实验结果。使用各种元素制成的类似的透射靶产生的多种特征谱线，应用于荧光材料分析。由于铍的原子序数低且导热性能优良，即使对于软 X 射线也有高的透明度，因此往往被作为透射靶的基材使用。

奥斯特坎普和帕普使用 25 kV 管电压进行实验，仍然可以发现能量接近杜安 – 亨特界限的特征性的前向最小光子强度。图 2.19 显示了 25 keV 和 10 keV 电子在最高能量极限产生的 X 射线的角分布。从图中能够看到，在电子入射方向（0°）和反方向（180°）上，极小值（及其在分布图上所造成的锐角）几乎不见了，尤其对于 10 keV 光子，强度分布几乎没有体现出方向选择性，这明显是由靶固有的电子散射引起的。即使透射靶的厚度小于材料中电子的自由程（由电子穿透这种薄膜的几率得出），也只能在 0 度和 180 度方向上看到非常模糊的 "最小值"（假如存在的话）。图 2.20 给出了使用比图 2.19 中更高电压的电子轰击薄靶后的实验结果。在与入射方向成 65° 角的最大值方向上，最硬的 X 射线的强度大约增加了 80%。那么，为什么不使用具有正向增强的透射靶来代替反射靶呢？ X 射线最大强度方向和靶平面的夹角即阳极角，若最大强度方向为 65° 那么阳极角就是 90°-65°=25°。最大强度角 θ_m 的大小近似于 $\cos(\theta_m) \propto V_t^{1/2}$，其中 V_t 表示管电压（Dyson，1990，2.7 节）。基于图 2.20 的数据，对于 34 kV 的管电压，25° 或更大的阳极角度将提供最大强度的 X 射线。然而，在医学成像应用中，X 射线束的宽度仅需要围绕中心线不超过 ±12° 即可，这就意味着从 90° 方向的中心线算起，提供前后 12° 的窄 X 射线束即可。无论是使用反射靶还是透射靶，相比从前面方向发射 X 射线，戈兹的矩形线焦点能够提供的最大功率增益约为 500%≈1/sin（12°）（见 1.3.5 和 6.2.2.3.1 节）。因此，根据 sin（90°-78°）/sin（90°-65°）比值可得，改变阳极角度至 25°（=90°-65°）将使焦点处额定功率大致减小一半。这样一来，对典型的阳极角，透射靶原本的优势将变成缺点。另外更重要的是，相比于反射靶，透射靶的厚度较薄、热容量有限，所以电子束脉冲必须非常短（微秒级）或更多地减小电流密度。最终，转换层的厚度只能在很窄的管电压范围优化。总之，从功率和亮度的角度来看，在光子能量最高为 150 keV 的医学成像应用中，透射靶有很多不利因素。这与高相对论效应电子激励差异很大，例如放射治疗或焦点大小不相关时（见图 2.17 的文字说明）。但是，另一方面，由于特征辐射为各向同性，而透射靶中的韧致辐射为各向异性，因此韧致辐射强度最低的方向（如与入射方向相反的角度）可以提取到更纯净的特征辐射（见章节 2.7）。

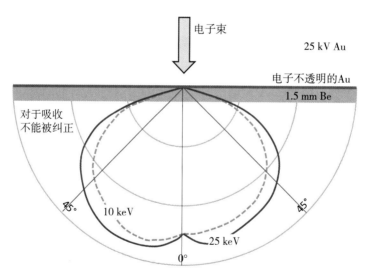

图 2.19　透射靶的 X 射线的角分布。奥斯特坎普和帕普使用了一层电子不能透过的金作为靶材，使用 1.5 mm 厚的铍作为基材、真空窗和 X 射线窗，X 射线从与电子束入射方向相同的方向发出。实验中使用的电离室对低能光子进行过标记，使得辐射中软 X 射线部分增强了。X 射线在基材和薄靶中的衰减没有被修正。在 25 keV 的光强分布图中可以分辨出沿电子入射方向的一个辐射强度的最小值，但是对于接近其杜安-亨特界限 40%（即 10 keV）的 X 射线光强分布图中这个最小值并不明显。图 2.30 显示了反射靶 X 射线的典型分布（数据来自 Botden 等，1952）。

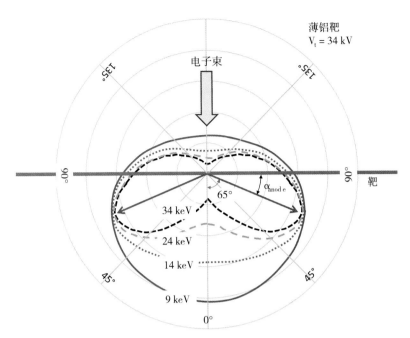

图 2.20 在 34 kV 管电压下，薄铝靶产生的不同能量的 X 射线角强度分布（Doffin 和 Kulenkampff，1957）。能量处于杜安 - 亨特界限处的光子表现出类似 $\sin^2$ 的角分布。电子的相对论效应将其最大值所在的位置由 90° 向前移动到了约 65°。其他研究者测出了更明显的移动（移动至 50°）。在 180° 的入射电子反方向韧致辐射最小处，这个位置的相对纯化的特征光谱可以用于荧光分析。在经典理论中往往认为电子与靶碰撞正向碰撞时，沿 180° 方向的辐射强度应该为 0，此处出现的偏差是量子效应的结果，更低能量的光子呈现出更多的各向同性分布。相比原子核，电子的相对散射参数以及它们速度和加速度的正交分量都很大。

回到图 2.20，在能量大约为杜安 – 亨特界限的一半的光子的光强分布图中，仍然可看到一个类似于 $\sin^2$ 类角分布前向偏移的剩余部分。更低能量的光子的光强分布会表现出更强的各向同性分布，因为电子与原子核发生碰撞的截面更大，并且它的速度和加速度的正交分量比那些产生高能光子的正面碰撞要更大。

2.7 特征辐射的角分布

相对论动力学理论验证了发生特征辐射模型与发生连续辐射模型的关系。根据这个模型，特征辐射必定发生在实验室坐标系中，即 X 射线管中的靶原子，而连续辐射的产生则与靶中快速移动的电子有关。电子能量越高，洛伦兹变换中的相对论效应越明显，薄靶发射的沿电子入射方向的连续辐射越多。然而，特征辐射的角分布应与管电压无关，对它在靶中角度相关的自衰减进行补偿后，它应该为各向同性，而这也的确可以被观察到（Attix，2004，图 9.2）。自衰减可能会很严重，尤其是入射方

向和靶平面的夹角 <20° 时，比如在用于衍射分析的 X 射线管中，X 射线需要被以小焦点投射到分析仪上。然而由于辐射发生的平均深度位于靶表面以下几微米，所以 X 射线光子在出射之前必须在靶中经过相当长的距离。由于连续韧致辐射的强度是和角度相关，所以特征辐射与连续辐射的比也依赖于测量的角度。若将特征辐射与韧致辐射比率定义为纯度，那么，当在连续辐射强度最低（图 2.20）的入射电子反方向上测量时，纯度将随着管电压的升高而升高。

2.8　极化

据推测，对于包括 K 壳层辐射在内的某些跃迁，极化效应可能会引入一些角度各向异性，但是 Palinkas 等（1979）对于这个推测没能找到任何证据。在寻找辐射的各向异性的实验中，他们对各种不同材料进行了测量，管电压高达 600 kV，特征辐射能量达到 MeV 量级。

按照经典理论的解释，至少来自于薄靶的韧致辐射应该处于极化状态，因为电子加速倾向于沿着长轴方向，巴克拉在 1905 年也的确发现了极化的韧致发射。极化在电子运动方向正交方向最大，并且由于对称性，会沿着正向和反向方向逐渐降低。能量越低，与电子入射方向成直角的极化越大。更加详细的论述见 Motz 和 Placious（1960）。

2.9　阳极电子散射理论

为了深入理解 X 射线管中 X 射线的角分布、X 射线自吸收、X 射线管的热量管理以及焦点，可以用电子在靶金属中的运动情况进行阐释，参看范例（Reimer，1998）了解具体研究细节。碰撞之后，电子可能会先在靶内部的原子核附近经历频繁的卢瑟福弹性碰撞或莫特散射，之后才会与某一个原子核发生高能非弹性碰撞，产生一个光子（Dyson，1990，第 44 页和附录 1）。卢瑟福模型假定了一个纯电势 V（r），即带有基本电荷的电子在原子序数为 Z 的原子内部所经历的电势：

$$V_{(r)} = \frac{Ze}{r} - \frac{4\pi}{r}\int_0^r r'^2 \rho(r')dr' - \int_r^\infty r'^2 \rho(r')dr' \qquad (2.12)$$

式中 r 表示到原子核间的距离，$\rho(r)$ 表示原子层电子的电荷密度。第一项表示核电势，第二项表示内壳层电子的屏蔽效应，内壳层指的是比碰撞发生的位置所在的壳层半径更小的壳层，第三项表示外部电子的电势。尽管很长时间以来关于屏蔽效应的建模方式一直都有争论，但是这个没有考虑动力学效应的粗略近似却足以在这种情形下用来理解电子散射的基础。莫特公式包含着相关粒子自旋和角动量的磁效应（Schiff，1968）。

图 2.21 展示了 100 keV 的电子轰击钨靶时，发生非弹性碰撞和弹性碰撞的概率非常相近。然而，值得注意的一点是，非弹性散射中低能的电子 – 电子相互作用占主导，比如等离子体的产生。弹性散射也是由电子 – 电子相互作用主导，这个可以从［图2.21（b）］和原子序数 Z 呈周期变化的相关性得出：核外电子轨道的结构随 Z 变化，电子散射截面也是如此。图 2.21（c）则忽略了弹性散射中小角度、低能量的事件，原子序数 Z 相关性不复存在，因为电子和原子核的反应截面很小，此时入射电子几乎感受不到原子周边的电子的作用。

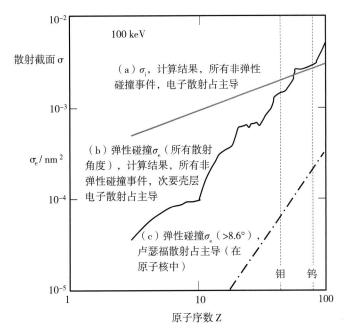

图 2.21　电子的弹性散射截面 σ_e、非弹性散射截面 σ_i（数据来自于 100 keV 电子与不同原子序数材料的碰撞）。（a）非弹性散射截面：在假设与能量不相关的前提下，Lenz（1954）根据弹性碰撞截面、1.8 的修正系数、的 $\sigma_i / \sigma_e = 20/Z$（Egerton，2011）计算出了 σ_i 的值。（b）弹性散射截面，包含了所有散射角度的理论值 σ_e。这个演算过程中使用哈特里 - 福克波函数计算了多伊尔 - 特纳散射因子。可以看到散射截面和原子序数 Z 的相关性，因为入射电子和核外电子的散射占主导地位。（c）散射角 8.5° 的弹性散射。因此，曲线（c）表示的是入射电子与原子核发生面对面碰撞的小概率事件，此时外层电子不再参与作用。［数据来自于 Egerton，2011，由 Lenz（1954）进行处理，Egerton（2011）和 Dyson（1990）的论述，见 Egerton（2011）图 3.4］。

即使电子轰击薄靶时，电子角度扩散的现象也会发生（图 2.20 ~ 图 2.23）。碰撞截面的概念在理解入射电子的角度扩散时可能会引起一些误导。仅需几层单层材料便足以使最高能量极限处光子分布中理论上的前向后向最小值变模糊。

从电子路径长度的角度去看问题更好理解，这种考虑问题的方式有利于将大角度、高能交换散射与低能散射区分开。100 keV 能量级别的高速电子轰击钨靶，所经历的高能弹性碰撞确实要比非弹性碰撞事件多一个数量级。一个原子核的弹性卢瑟福电子散射截面接近于 $\sigma_{elastic} = \dfrac{h^2}{2\pi m}\dfrac{Z^{4/3}}{E}$（Cosslett 和 Thomas，1964）。在钨金属中，平均发生一次弹性散射过程的单层弹性散射厚度约 5 nm，这个数据是通过从 Lenz 1954 年对金的研究结果用对原子序数 Z 的依赖性公式 $Z^{4/3}$ 转换得出。Cosslett 和 Thomas（1964）指出：20 keV 的电子入射进钨材料时，发生 20 次高能弹性散射的深度大约只有 100 nm。这个深度对于非弹性碰撞减速运动电子来说是很短的。Iakoubovski 等（2008）测出了电子在结晶钨中非弹性碰撞的平均自由程长度。得到的结论是：对于 E=100 keV 的电子重新计算，对于每一个即使很小的非弹性散射事件（可能只会使电子的角度改变 1°，使其能量损失 150 eV），都会发生大约比它多一个数量级以上的弹性事件。Dyson（1990）指出，在 100 keV 入射钨靶时，发生一次产生 X 射线的非弹性事件之前平均会发生 80 次大角度弹性散射事件，对于铝来说此平均次数为 20。这是基于自由行程长度和停止范围。

图 2.22 显示了在不同厚度的钨板中电子能量的损失，数据来自于 Poludniowski（2007）的蒙特卡罗仿真，横坐标长度使用了对数坐标。图 2.22a 显示了在块状材料的不同深度下的平均电子能量；图 2.22b 显示了每次入射电子的数量，即输运密度；图 2.22c 示意性地描绘了在不同深度处电子的角分布。平均而言，和原子核相关的卢瑟福弹性散射发生的深度可以由 Cosslett 和 Thomas（1964）的散射截面理论判定，并且这个过程已经考虑了核电势的电子屏蔽。入射电子的角分布的变化取决于弹性散射截面和原子序数 Z 的相关性。原子序数 Z 越大，角分布往往越宽。碳的平均散射角比钨小得多，因此，钨的角度扩散总深度更小，电子从钨靶到真空的背向散射比率更大。总的电子扩散深度达到约 1 μm，在此深度电子不再有相对于原始方向的参考角度，此时如果不考虑进入真空的背散射，那么厚板中电子的角度分布应该是完全随机的，正如图 2.22c 所示。即使在 1 μm 的深度，电子也只丧失了其初始能量的 10%，尽管非弹性散射截面与弹性散射截面的数量级相同。显而易见，低能损失占主导地位。

2/3 的低能非弹性碰撞事件是由于等离子体相互作用，每次散射会带走大约 5 ~ 30 eV 能量（Poludniowski，2007；Poludniowski 和 Evans，2007；Reimer，1998）。其他非弹性碰撞的能量损失过程主要是外层电子的单电子电离，产生所谓的 δ 射线和一小部分 X 射线。总之，一个入射电子在产生 X 射线光子之前，在原子核上要受到很多卢瑟福弹性散射或莫特散射的作用。它在阳极甚至薄层中在数十个纳米的范围内曲折前行，失去了它初始的位置"记忆"。通过蒙特卡罗仿真，Poludniowski 和 Evans（2007，图 2a）论证了：100 keV 的电子与钨碰撞，在 1 μm 的行程内生成沿任意方向的速度的电子，会经历全角度扩散。这个结果对于理解厚靶中 X 射线的角度分布的非常重要。Omar 等（2020a，b）进一步提升了这种蒙特卡罗仿真的准确性。

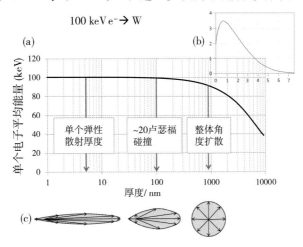

图 2.22　100 keV 的电子与钨碰撞后的弹性损失和非弹性损失、角分布、电子通量与入射深度的关系。（a）表示在块状材料的深度方向上电子的平均能量；（b）表示在块状材料的深度方向上入射电子的电子数量（数据来自 Omar 等，2020a）；（c）表示电子在不同深度上的角分布示意图。

电子与原子发生弹性碰撞和非弹性碰撞的几率与电子能量无关。例如，对于 50 keV 的电子来说，发生弹性碰撞截面与非弹性碰撞的截面之比与原子序数几乎成正比（Dyson，1990，图 A1.6，引用自 Lenz，1954）。原子序数高于 30 时弹性碰撞过程占主导地位。与非弹性碰撞相比，弹性散射引起电子轨迹的更大偏离，包括全反射。因此对于原子序数 $Z=74$ 的钨，电子扩散的深度比 $Z=6$ 的碳浅得多。

通过对 X 射线角度分布的测量，Kaye（1909）就已经认为电子在靶中发生了强烈扩散。他使用 10 kV 的管电压加速电子轰击靶，然后发现了一个显著的、近乎各向同性的分布，基本与"阴极射线"（即入射电子）的入射角无关。图 2.23 展示了电子和钨晶体发生的相互作用随深度变化的情况，提示了电子碰撞过程中不同类型的相互作用所发生的深度。因为发生碰撞的过程过于频繁而无法在图表中显示，大角度的弹性散射事件只能以锯齿形示意性地表示。

2.10　电子背散射

如前所述，入射电子与钨等高原子序数材料的原子发生弹性散射的概率很高，以致电子仅需经过几纳米距离就会发生一次弹性散射。撞击表面后不久，很大一部分电

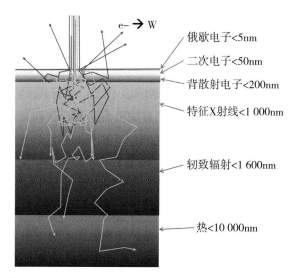

图 2.23　电子和钨靶的相互作用与深度的关系。100 keV 的电子在钨靶中发生一次卢瑟福弹性散射所需的深度仅约 5 nm，因此入射电子在进入靶深处的过程中会发生多次方向的变化。当入射方向与靶面的法线夹角大于 20° 时，很多电子会返回到真空中，被散射到表面的可能性也很大。不像进入靶深处的散射，一旦一个电子进入真空就不会再返回。由于能量低，俄歇电子只出现在靠近靶表面的地方，而能量高达几百电子伏特的二次电子则起源于更深层。背散射电子的能量可以接近入射电子的能量，在大约 100 nm 处背散射电子会发生全角度扩散。产生特征 X 射线的深度可达约 1000 nm，但 L、M、N 线跃迁发射的光子能量太低，难以在靶内行进，只有 K 壳层辐射能量较高，可能达到轫致辐射的能量上限。连续光谱大约在在靶中 1600 nm 深的位置出现。电子行进更深时，会通过等离子体之间的相互作用、电子 δ 射线和少量对原子核的直接能量转移等方式进一步耗散能量。能量衰减的规律通过汤姆逊 - 惠丁顿公式，由公式 2.4 和 2.11 章节给出。最终，它们的能量将转变为热量。

子会多次重新散射之后改变运动方向，并在扩散到靶中深处前回到真空，损失掉能量。一方面，这部分背散射电子不会产生 X 射线；另一方面，绝大部分的能量被它们带到真空中。

如图 2.24 所示，背散射电子在入射电子中所占的比例很大程度上取决于靶材，这是因为弹性散射截面 $\sigma_{弹性}$ 和非弹性散射截面 $\sigma_{非弹性}$ 与材料强相关。电子在靶材的原子核附近发生多次散射时，与低原子序数材料相比，高原子序数材料会引起更显著的电子方向变化（Podgorsak，2010，公式 2.93）。根据 Reimer（1998，方程 3.14）的研究，非相对论态电子的卢瑟福散射截面对角度的微分与原子序数 Z 的平方成正比：

$$\frac{d\sigma_{弹性}}{d\Omega} \propto \frac{Z^2}{E^2}\frac{1}{\sin^4\frac{\theta}{2}} \qquad (2.13)$$

其中 E 是入射电子的能量，Ω 是空间角，θ 表示散射角。此外，如前所述，在原子序数 Z>30（Dyson，1990 年，图 A1.6）的材料中，发生的弹性散射要远比非弹性散射多。Reimer（1998，方程 3.98）强调在很小的散射角度内，非弹性散射比弹性散射更集中，并且处于大角度状态：

$$(d\sigma_{非弹性}/d\Omega) / (d\sigma_{弹性}/d\Omega) = 1/Z \tag{2.14}$$

在他的方程 3.99 中，

$$(\sigma_{非弹性}) / (\sigma_{弹性}) = 20/Z \tag{2.15}$$

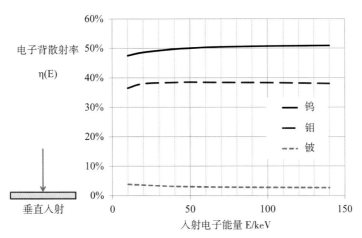

图 2.24　以不同能量 E 垂直轰击钨、钼和铍时，电子的背散射率。从图中可以看到背散射率和原子序数的强相关性。相反，在医学成像所应用的整个管电压范围，背散射率和能量的相关性很小。（数据来自 Ali 和 Rogers，2008a）

　　因此，低原子序数材料允许入射电子在角扩散发生之前穿透得更深，因此降低了电子被背散射的可能性。在扫描电镜中常见的直径小于穿透深度的极细电子束，会在低原子序数材料靶中产生一个梨形的散射电子电流密度分布图。在低原子序数材料靶的入口处，电子电流密度分布会呈现瓶颈结构，宽大的部分位于靶的深处；相反，高原子序数材料靶中的电流密度分布会表现为一个简单的表面等电流密度的半球洋葱状图样，电流密度最大直径出现在靠近表面的位置。高原子序数材料中，电子在撞击后立即扩散，导致背散射率相比于低原子序数材料更高。图 2.25 给出了背散射率 η 与撞击角 Φ 的近似关系，用 Reimer（1998，方程 4.14）的公式表示为 $\eta(Z,\Phi) = (1+\cos\Phi)^{-9/\sqrt{Z}}$，其中 Z 是原子序数。由于余弦关系，入射电子方向与靶面法向的小角度偏离不会对背散射率产生重大影响。然而，在掠射撞击时，背散射率趋近于等于 1。入射方向与法向呈 45° 角撞击时，进入靶中的电子数减少约 20%，因此会降低 X 射线产生的效率。

　　将市场上的旋转管壳 X 射线管与其他 X 射线管进行对比，这对 X 射线管的设计非常重要。在 X 射线管中，靶上产生的背散射越多，电子能量转换为 X 射线的效率越低。理想情况下，所有电子，至少是那些高能电子，都应该留在焦点中并将它们的能量转换为 X 射线。然而实际应用中背散射带走的能量相当大。当仅根据额定功率比较 X

射线管时，必须考虑到这一点。背散射电子不仅带走热量，而且带走有价值的可生成 X 射线的电子。在一些旋转管套 X 射线管设计（例如西门子 Straton®X 射线管）中使用了非垂直入射电子束，这种方案带来了高电子背散射率，其好处是可以降低靶的热负载并获得相对较大的额定功率，但会影响 X 射线的输出。因此，电子垂直入射的 X 射线管比入射角为 30° 或更大的 X 射线管具有显著的优势。

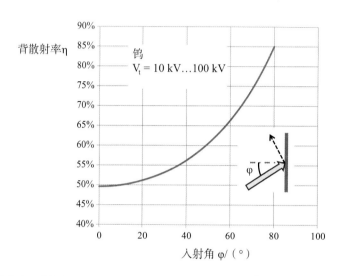

图 2.25　钨的电子背散射率遵循经验公式 $\eta(Z,\Phi)=(1+\cos\Phi)^{-9/\sqrt{Z}}$（Reimer，1998，公式 4.14），其中 Z 是原子序数，Φ 是入射角。在 10 ~ 100 keV 范围内，其能量依赖度 <4%（图 2.24）。当入射角度偏离法线方向超过 20° 时，背散射电子数目急剧增加，这些电子会造成 X 射线产率的降低。因此，不垂直于靶面的电子束会造成 X 射线剂量率的不足，辐射输出可能小于功率图表中的预期。另外，虽然靶盘沉积的热量也减少了，但同时高压发生器的功率也没有得到有效利用。

100 keV 的电子入射后的背散射电子能谱如图 2.26 所示。曲线中位于最大能量的 95% 处的高能峰证实了前文的分析：几次能量损失很小的散射事件就足以将电子踢回真空中，甚至完全弹性碰撞的电子也出现在能谱中。对于 100 keV 的入射能量，背散射电子带走的能量平均能占到入射能量的 77%。因此，垂直于钨靶表面入射时电子背散射可以将焦点的热负荷降低约 38%。对于低原子序数靶，这个好处就不太明显。

因此，高效能 X 射线管设计的一个指导性原则是使入射电子的角度接近靶面的法线。这还有其他好处，例如降低电子束的电流密度并减少空间电荷。大多数背散射电子离开前会在靶中经历多次散射事件，因此，垂直入射后电子的角分布几乎为各向同性，如图 2.27 所示。

背散射电子宽广的角分布使得几乎不可能将背散射电子准确地重新聚焦到原始焦点中。大多数现有 X 射线管会在阳极前面呈现凹型阴极结构，在这样的设计中，大部分背散射电子会被重新推回到阳极。然而，只有一小部分背散射电子像人们所希望的那样地击中焦点区域。另一部分偏离焦点的电子会产生离焦辐射，导致系统的空间分辨率降低，产生伪影，并导致患者所受的辐射剂量增加。

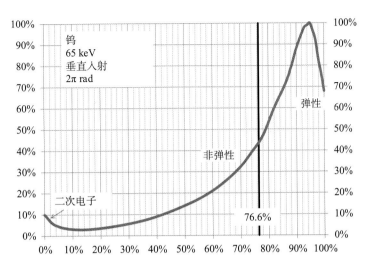

图 2.26　钨靶的背散射电子能谱。65 keV 能量的入射电子垂直轰击平面钨靶的表面。背散射电子的平均能量达到入射电子能量的 76.6%。图 6.26 的数据揭示了电子垂直入射光滑表面时，会有 38.6% 的初始能量通过背散射回到真空中，而随着阳极的老化、焦点轨迹的侵蚀，这一比率会降低。（数据来自 Ali 和 Rogers，2008a，b）

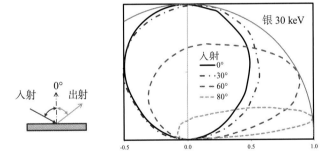

图 2.27　以 30 keV 能量撞击银靶时的背散射电子电流密度极坐标图。撞击角度从垂直（0°）到80°。各曲线的尺寸经过调整，缩放到最大值相同。在 80° 的入射角下，散射的电子像镜面反射一样以非常窄的角度分布被反射回真空，只有少数电子的运动方向产生了变化。而垂直入射会在靶中产生全角度的弥散，并且几乎呈各向同性分布。（数据来自 Ali 和 Rogers，2008b）

　　入射电子越靠近掠射方向（平行于靶面），背散射电子的"束"越集中。图 2.28 显示了每个散射角的角强度分布示意图，近似展示了动能为 100 keV 电子撞击钨靶的情形。

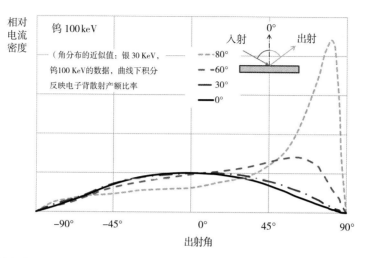

图 2.28　钨的背散射电子的近似角分布和相对产率。曲线已经被归一化，使得它们的积分之比代表产率的相对比例。由于缺乏钨的低入射角的数据，通过测量和蒙特卡罗计算获得了 30 keV 能量撞击下的银靶（Z=42）的背散射电子角分布。这些曲线可能比钨的真实角度谱更窄，但预计差异很小。相对产率数据取自 100 keV 电子入射到钨靶中的数据。该图说明了当入射电子以低掠射角撞击表面时，背散射电子中会表现为电流密度和功率的高度集中。［数据来自 Ali 和 Rogers（2008b）以及 Reimer（1998）］

2.11　汤姆逊 - 惠丁顿定律详解

如前所述，对电子在物质中能量损失的汤姆逊 - 惠丁顿近似以独创的形式提供了一定深度 x 处电子能量的平方与初级能量的平方之间的简明关系，即：

$$E(x)^2 = E(0)^2 - Cpx \qquad (2.16)$$

其中 $E(x)$ 是电子经过厚度 x 之后的平均能量，$E(0)$ 表示 x=0 处电子撞击靶面的动能，C 是一个与 $E(0)$ 相关的常数。Poludniowski 和 Evans（2007）给出 $E(0)$ =50 keV 时，C=565 keV^{2}cm^2/mg；$E(0)$=80 keV 时，C=710 keV^{2}cm^2/mg；$E(0)$ =100 keV 时，C=792 keV^{2}cm^2/mg；$E(0)$=120 keV 时，C=865 keV^{2}cm^2/mg；$E(0)$ =150 keV 时，C=964 keV^{2}cm^2/mg。

能量沉积是，阳极负载能力设计和仿真，以及 X 射线生成和靶的固有滤过作用的建模中，所要考虑的一个重要方面。如前所述，根据非相对论电子的贝斯布洛赫（Bethe-Bloch）方程（使用国际单位制），非相对论的或低相对论态的入射电子的大部分能量都被靶中的其他电子消耗：

$$-\frac{dE}{dx} = \frac{4\pi Z\rho}{m_{\text{atom}} m v^2} \cdot \left[\frac{e^2}{4\pi\varepsilon_0}\right] \cdot \ln\left(\frac{2mv^2}{E_{\text{excitation}}}\right) \qquad (2.17)$$

其中 E 是电子能量，x 是电子在靶中的行进距离，Z 是原子序数，ρ 是质量密度，

m_{atom} 是原子质量，m 是电子静止质量，$E_{excitation}$ 是物质中的平均电离能，v 是电子速度，ε_0 是真空介电常数，e 是电子电荷。Reimer（1998，方程 3.130）提供了一个实用公式，用于计算每单位质量密度长度的平均能量损失 $dE_m/d(\rho x)$，单位为 eV/g cm^2：

$$\left|\frac{dE_m}{d(\rho x)}\right| = 7.8 \times 10^{10} \frac{1}{E} \cdot \frac{Z}{A_{atom}} \cdot \ln\left(1.166 \frac{E}{E_{excitation}}\right) \tag{2.18}$$

其中 A_{atom} 表示原子质量数，$E_{excitation} = (9.76\ Z + 58.8\ Z^{-0.19})$ eV。E 和 $E_{excitation}$ 的单位为电子伏特（Reimer，1998，公式 3.131）。为了计算靶深处沉积的热量，蒙特卡罗仿真还需要考虑散射过程和剩余电子比例，如图 2.29 所示。该图说明了当电子以 60 keV 的动能入射时，在不能透过电子的、材质分别为金［图 2.29（a）］和碳［图 2.29（b）］的厚板中的能量损失过程。在这种情况下，金的单位长度能量损失在靶面以下约 0.6 μm 处达到峰值。该曲线与 Poludniowski（2007）报道的钨被 100 keV 电子轰击时的蒙特卡罗仿真的平面剩余频率非常一致，该频率描述了电子在材料的某深度处穿过给定平面的电子流量。在最大流量的深度上，许多一次电子进入内部，但很多也会由于在原子核处的弹性反射而返回，电子平面剩余频率在最大电子通量和能量耗散层中最高。由汤姆逊 – 惠丁顿定律（公式 2.4）可得，随着电子速度的降低，能量损失增加。这样一来，当足够的低能量电子载流子存在并行进时，就会出现单位离能是损失的"布拉格峰"。布拉格峰描述了能够发生最大能量传递的有限体积。

图 2.29 显示了光滑靶面的理想情形，然而 X 射线管的阳极会受到热循环和材料蒸发的影响，表面开裂和变粗糙，表面形成的蚀坑和"峡谷"会对表面形态造成破坏，如图 6.56 所示。由于电子"微"穿透深度很大，同时质量密度变低，所以能量损失的实际分布通常比 Reimer（1998）的数据所描述的要更宽。此外，图 2.29b 揭示，60 keV 电子在碳中的能量沉积要比在高原子序数元素中更深。正如第 6 章所讨论的，仅假设表面加热的热模型，计算出的钨的结果比碳的结果更准确，并且往往会高估碳的温度。除乳腺摄影，60 kV 的电压在 40 ~ 150 kV 之间的医学成像应用管电压范围中是偏低的，而钨和金中的电子散射以及质量密度都非常相似，因此图 2.29a 可用作实用中除乳腺摄影应用外钨靶的最坏情况下的功率分布情况。

2.12　各向同性 X 射线强度分布的测量和仿真

蒙特卡罗仿真极大地提高了我们对该问题的理解，也证实了凯耶早期关于快速扩散的假设（Poludniowski，2007；Poludniowski 和 Evans，2007）。Poludniowski（2007）用蒙特卡罗仿真分析了 X 射线产生的平均深度，他的目标是改进对 X 射线

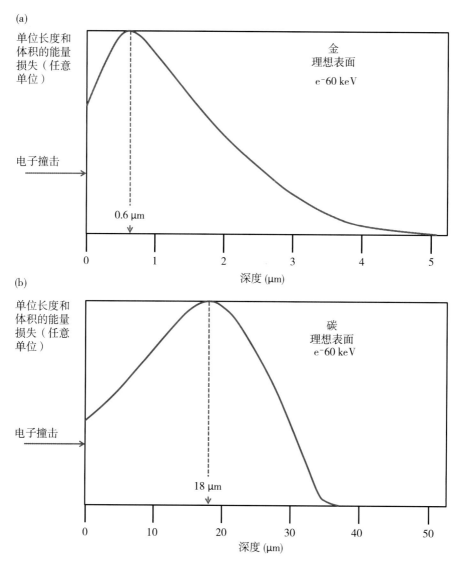

图 2.29　60 keV 的电子撞击（a）金，原子序数 Z=79，密度 19.3 g/cm² 和（b）碳，原子序数 Z=6，密度 2 g/cm² 的理想平板时每单位厚度的能量沉积的蒙特卡罗仿真（数据改编自 Reimer，1998）能量沉积在平板表面下方而不是入射点处达到峰值，同时碳的最高能量沉积深度是金的 30 倍。钨，原子序数 Z=74，密度 19.3 g/cm²，预计曲线形状与金非常相似。然而，由于旋转阳极 X 射线管的靶在老化后会变粗糙（图 6.56），因此能量沉积的实际曲线将更宽。

谱角度相关性的评估，X 射线谱和其他参数都是由靶固有滤过产生的，该论文中的图 6 证实在靶中产生轫致辐射的深度确实比电子发生全角扩散的深度更深。对于 100 keV 电子，全角扩散的深度约为 1 μm，100 keV 管电压时，在使用 12° 靶角的阳极和 1.2 mm 铝滤过时，能够产生能量范围在 20 ~ 80 keV 之间的光子，相应的深度平均介于 1 ~ 1.6 μm 之间。其中 20 keV 光子由于受到的靶盘固有滤过更大，所以深度较浅，为 1 μm。接近杜安 – 亨特极限的光子产生于靠近表面的层，深度仅约 0.5 μm。

由于大量弹性散射和电子背散射，电子数量密度会随着在靶中深度的增加而迅速减少。蒙特卡罗仿真结果也证实了鲍尔斯和迪彭霍斯特（1928）的发现。他们估算了 70 kV 管电压下，低出射角时由靶的自衰减所致的足跟效应时产生 X 射线的"有效"深度为 0.5 μm。作者使用胶片技术和带有钨阳极的玻璃管（图 2.30）测量了角分布，并量化了重要衰减和 X 射线硬化的足跟效应（足跟效应将在下一节讨论）。

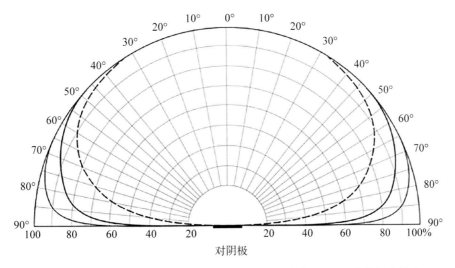

图 2.30　固定 X 射线管厚靶的 X 射线强度分布。实线：管电压 70 kV（数据改编自 Bouwers 和 Diepenhorst，1928）。粗实线：0.8 mm 玻璃滤过器。细实线：附加 10 mm 铝。自衰减的足跟效应主要影响较软的电子束。作者将他们的结果与 Kaye（1909）的测量结果（虚线，只使用了 10 kV 管电压）进行了比较。光强的各向同性分布也出现了。由于管电压低，Kaye 的实验中足跟效应更为严重。

2.13　足跟效应

最后我们讨论实际应用中的轫致辐射源的 X 射线分布与理想的各向同性分布的偏差。图 2.31 显示了一个用于普放摄影中的现代旋转阳极 X 射线管所发出的 X 射线的强度角分布。这个 X 射线管使用的靶含有钨和重量占比 5% 的铼混合粉末烧结的转换层。图 2.31 的 X 射线强度的测量条件是：管电压 80 kV，1.5 mm 厚玻璃外壳，包含 2.5 mm 厚的固有铝滤过，在 20 mm 厚的外部铝滤过板后面测量。厚铝板模拟患者及大物体引起的 X 射线硬化。图中外侧的"新的"X 射线强度曲线取自刚从工厂完成检验出厂的新 X 射线管的靶盘，内侧的曲线取自同一 X 射线管经过 28 000 次临床技术指标曝光老化之后。可以看到阳极的老化会使得 X 射线束变硬变弱，所以通常在束中心位置测得的剂量不足是由热循环导致的靶盘粗糙引起的，这种老化将在后面与图 6.56 一起进一步讨论。由于（老化后）靶上微裂纹的形成，一次电子会更深地穿透到靶中，X 射线光子离开靶的平均路径更长，而且表面熔化的材料的边缘也会滤过辐射。能够发现光子通量的降低以及与理想各向同性分布的偏差，导致相对于阳极的出射角度小。由于其剖面分布，这种特性称为足跟效应。图 2.30 中的数据是由 Bouwers 和 Diepenhorst（1928）从固定阳极管收集的，而旋转阳极管的预估数据与其非常相似。尽管在两种类型的靶中发生的阳极老化粗糙不尽相同，但两者都有类似的宏观效应。

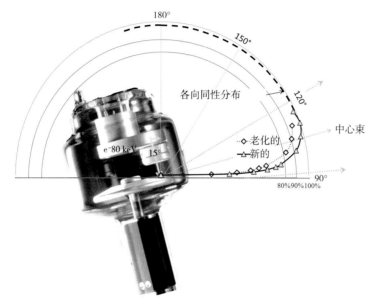

图 2.31　旋转阳极管（SRO 2550，飞利浦）的 X 射线强度分布。由于阴阳极间电子光学的同轴设计，电子以 15° 的撞击角撞击具有相同阳极角度的靶盘。X 射线的中心束与靶面成 15° 角，并与电子束成直角。三角形曲线表示来自新 X 射线管的光子通量角分布，该新管经过了排气和老练工艺，具有略微粗糙的焦点轨迹。倾斜的方块曲线表示来自使用了很长时间的 X 射线管的光子通量角分布，该老化的 X 射线管经历了以标称功率进行 28 000 次的 0.1s 曝光后，焦点轨迹有明显的腐蚀痕迹。中心光束的滤过为 2.5 mm 厚铝当量加上模拟患者的额外 20 mm 厚的铝板。由于技术上难以对焦点周围整个半空间进行测量，将 Bouwers 和 Diepenhorst（1928）推断出的各向同性分布用虚线表示；另见图 2.30。

图 2.32 显示除了 X 射线强度不足之外，当表面下方约 1 μm 处辐射源起点和探测器之间的连线靠近阳极阴影时，光谱也会发生显著变化。这种硬化通常被称为"光谱足跟效应"。当然，在任何光谱图中都看不到"足跟"。除了较软部分减弱之外，超出靶材 K 缘阶梯状衰减增大也会导致光谱较硬部分严重减弱。

图 2.32 显示了具有 7° 阳极靶角的 CT 用 X 射线管，在 140 kV 管电压下工作时预期的 X 射线束中光子能谱的仿真。X 射线在阳极靶中的移动距离与出射角的正弦成反比。可以清晰地看到在钨的 K 缘以上的不连续衰减增大。模拟中阳极靶盘近似

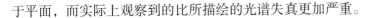

于平面，而实际上观察到的比所描绘的光谱失真更加严重。

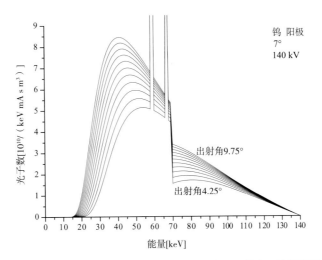

图 2.32　靠近阳极靶面方向的模拟光谱，可以看到明显的足跟效应。该图假设 CT 探测器距离焦点为 1 m，阳极靶面和中心光束之间的夹角为 7°。光谱随出射角的变化而变化。在 CT 中应该避免这种类型的光束硬化。因此，除了普放摄影，CT 的最小出射角设计为 3°。

　　CT 系统会配备"足跟效应滤过器"以补偿光谱和强度失真，该衰减器元件至少能部分地均衡扇形光束中的强度分布。但是对足跟效应的补偿很困难。

　　理想情况下，靶和滤过的 K 缘应该相等。但大多数现有的足跟效应滤过器都由铝制成。

　　在研究了电子与靶的相互作用中靶相关效应以及 X 射线的产生过程之后，下一章将有助于理解光子产生之后所发生的事情。

2.14　问题

　　1. 假设一个带高正电压并且允许电子通过的栅格，放置在稍微正电压偏置的阴极和接地板中间，通过将栅格的正电压加倍来使电场加倍。

　　a. 计算电磁辐射强度变化。

　　b. 绘制电磁辐射强度极坐标图。

　　c. 远距离测量的辐射会发现偏振吗？

　　d. 接地板被一根长金属管取代，电子消失在金属管中，（a）到（c）会发生什么变化？

　　e. 想象一下，若栅格由钨原子核制成，原子核中心的势能是多少？若栅格由铝原子核和氢原子核制成，那原子核中心的势能分别会是多少？

2. 陈述在医学影像应用中，X 射线产生过程中电子能量损失的物理效应。

a. 按重要性对效应进行排序。

b. 使用钨反射靶的单极性乳腺摄影 X 射线管在 30 kV 管电压下的整体能量转换效率，与使用钨反射靶的单极性 CT X 射线管在 140 kV 管电压下的整体能量转换效率之比是多少？

c. 使用旋转钨阳极靶的玻璃 X 射线管，相比腰部是金属的双极性 X 射线管，其总转换系数是否更高？

d. 整体转换效率是否取决于单极 X 射线管的极性？

e. 如果窄孔径会抵消离焦辐射并且只测量有用辐射，情况（a）到（d）是否会发生变化？

3. 描述带有钨靶的 X 射线管的 X 射线谱特征。

a. 为什么大部分光谱是连续的？

b. 克雷默公式说明了什么？

c. 产生特征光谱的效应是什么？

d. 光谱边缘是什么？

e. 从光子能量角度，讨论 K 线相对于 K 边缘线的位置。

4. 讨论不同靶的 X 射线谱的不连续性。以下哪个材料的靶的 K 边缘在 keV 数量级？

a. 钨；

b. 钼；

c. 碘。

5. 陈述汤姆逊 – 惠丁顿定律。它在克雷默理论中的作用是什么？

6. 解释杜安 – 亨特界限。

7. 评估来自诊断 X 射线管的钨反射靶的特征辐射强度占连续光谱的百分比（给出一个上限就足够了），如果换成铜靶呢？

8. 钨的 K 线有多宽（以 keV 为单位）？

9. 描述来自薄靶的 X 射线输出。

a. 为什么薄靶不用于医学成像？

b. 来自薄靶的辐射是极化的吗？如果是，它是如何被极化的（圆形，线性）？如果没有被极化，那它为什么没被极化？

c. 为什么薄靶用于伽马放射治疗？

10. 一个能量适中的撞击电子。

a. 在经历了 20 次卢瑟福碰撞前它在钨中行进了多远？

b. 在达到全角扩散前它在钨中行进了多远？

11. 陈述钨靶背散射电子在下述情况下的平均百分比

a. 在垂直撞击（撞击角为 0°）时。

b. 在撞击角为 80° 掠射撞击时。

c. 讨论这对于 X 射线产生和热平衡的重要性。

d. 讨论管电压的影响。

e. 对比讨论铍靶和钼靶。

12. 画出平面靶在电子垂直入射时的 X 射线强度角分布简图。

13. 讨论足跟效应，

a. 考虑 X 射线强度；

b. 考虑不同方向的光束质量；

c. 考虑 X 射线管质量。

参考文献

Ali, E. S. M. & Rogers, D. W. O. (2008a). Benchmarking EGSnrc in the kilovoltage energy Range against experimental measurements of charged particle backscatter coefficients. Physics in Medicine and Biology, 53(6), 1527-1543. doi: 10.1088/0031-9155/53/6/002.

Ali, E. S. M. & Rogers, D. W. O. (2008b). Energy spectra and angular distributions of charged particles backscattered from solid targets. Journal of Physics D: Applied Physics, 41, 55505-55509. doi: 10.1088/0022-3727/41/5/055505.

Amrehn, H. & Kulenkampff, H. (1955). Energy distribution in the spectrum of Roentgenbremsstrahlung of thin anti-cathodes depending on the atomic number and voltage. [Energieverteilung im Spektrum der Rontgen-Bremsstrahlung dunner Antikathoden in Abhangigkeit von Ordnungszahl und Spannung.]. Zeitschrift für Physik, 140, 452.

Attix, F. H. (2004). Introduction to Radiological Physics and Radiation Dosimetry. Weinheim, Germany: Wiley-VCH Verlag GmbH.

Bearden, J. A. (1967). X-ray wavelengths. Reviews of Modern Physics, 39, 78-124. doi: 10.1103/RevModPhys.39.78.

Bhat, M., Pattison, J., Bibbo, G., Caon, M., & Bibbo, G. (2014). Diagnostic x-ray spectra : A comparison of spectra generated by different computational methods with a measured spectrum Diagnostic x-ray spectra : A comparison of spectra generated by different computational methods with a measured spectrum. Medical Physics, 114(1998), 114-120. doi: 10.1118/1.598170.

Bohr, N. (1924). The Theory of Spectra and Atomic Constitution (2nd ed.). Cambridge: Cambridge University Press.

Botden, P. J. M., Combee, B., & Houtman, J. (1952). An experimental X-ray apparatus with midget X-ray tube. Philips Technical Review, 14, 165.

Bouwers, A. & Diepenhorst, P. (1928). The intensity of X-rays as a function of the angle of emergence from the surface of the anti-cathode. Fortschritte auf dem Gebiet der Roentgenstrahlen, 38, 894.

Broll, N. & de Chautebourg, P. (1999). Spectral distribution from end window X-ray tubes. Advances X-Ray Analysis, 41, 393.

Cosslett, V. E. & Thomas, R. N. (1964). The plural scattering of 20 keV electrons. British Journal of Applied Physics, 15, 235.

Doffin, H. & Kulenkampff, H. (1957). Investigations on the directional distribution of Rontgenbremsstrahlung. [Untersuchung zur Richtungsverteilung der Rontgen-Bremsstrahlung]. Zeitschrift Für Physik, 148, 496-503.

Duane, W. D. & Hunt, F. L. (1915). On X-ray wavelengths. Physical Review, 6, 166.

Dyson, N. A. (1990). X-Rays in Atomic and Nuclear Physics (2nd ed.). Cambridge: Cambridge University Press. doi: 10.1017/CBO9780511470806

Egerton, R. F. (2011). Electron Energy-Loss Spectroscopy in the Electron Microscope. Berlin Heidelberg: Springer. doi: 10.1007/978-1-4419-9583-4.

Haug, E. & Nakel, W. (2004). The elementary process of bremsstrahlung. World Scientific Lecture Notes in Physics, World Scientific Publishing, Singapore, 73.

Iakoubovskii, K., K., Mitsuishi, Y., Nakayama, Y., & Furuya, K. (2008). Mean free path of inelastic scattering in elemental solids and oxides using transmission electron microscopy: Atomic number dependent oscillatory behavior. Physical Review B, 71, 626.

Jackson, J. D. (1974). Classical Electrodynamics (2nd ed.). Hoboken, NJ: Wiley & Sons.

Kaye, G. W. C. (1909). On the distribution of the Rontgen rays from a focus bulb. Proceedings of the Royal Society, 83, 189.

Kim, L. & Pratt, R. H. (1987). Numerical calculation of classical bremsstrahlung. Physical Review A, 36(1), 45-58. doi: 10.1103/PhysRevA.36.45.

Kirkpatrick, P. & Wiedmann, L. (1945). Theoretical continuous X-ray energy and polarization. Physical Review, 67, 321.

Kramers, H. A. (1923). XCIII. On the theory of X-ray absorption and of the continuous X-ray spectrum. The London, Edinburgh, and Dublin Philosophical Magazine and Journal of Science, 46(275), 836-871. doi: 10.1080/14786442308565244.

Kulenkampff, H. & Schmidt, L. (1943). The energy distribution in the spectrum of the Rontgenbremsstrahlung. [Die Energieverteilung im Spektrum der Rontgen Bremsstrahlung]. Annals of Physics, 43, 494.

Lenz, F. (1954). No title about scattering of semi-fast electrons in smallest angles. Zeitschrift für Naturforschung, 9a, 185.

visualizing e&m (n.d.). Dipole radiation, MIT, Cambridge, MA. Retrieved September 17, 2014, from http://web.mit.edu/viz/EM/visualizations/light/DipoleRadiation/DipoleRadiation.htm.

Motz, J. W. & Placious, R. C. (1960). Bremsstrahlung linear polarisation. Il Nouvo Cimento, 15, 571.

Omar, A., Andreo, P., & Poludniowski, G. (2020a). A model for the energy and angular distribution of X rays emitted from an x-ray tube. Part I. Bremsstrahlung production. Medical Physics. doi: 10.1002/mp.14359.

Omar, A., Andreo, P., & Poludniowski, G. (2020b). A model for the energy and angular distribution of X rays emitted from an X-ray tube. Part II. Validation of X-ray spectra from 20 to 300 kV. Medical Physics, 47(9), 4005-4019. doi: 10.1002/mp.14360.

Palinkas, J., Schlenk, B., & Valek, A. (1979). Experimental investigation of the angular distribution of characteristic X-radiation following electron impact ionization. Journal of Physics B: Atomic, Molecular and Optical Physics, 12, 3273.

Pavlinsky, G. V. (2008). Fundamentals of X-Ray Physics. Cambridge: Cambridge International Science

Publishing.

Podgoršak, E. B. (2010). Radiation Physics for Medical Physicists. Heidelberg, Germany: Springer Verlage. http://www.springer.com/la/book/9783642008740.

Poludniowski, G. G. (2007). Calculation of x-ray spectra emerging from an x-ray tube. Part II: X-ray production and filtration in X-ray targets. Medical Physics, 34(6), 2175-2186. doi: 10.1118/1.2734726.

Poludniowski, G. G. & Evans, P. M. (2007). Calculation of X-ray spectra emerging from an X-ray tube. Part I: Electron penetration characteristics in X-ray targets. Medical Physics, 34(6), 2175-2186. doi: 10.1118/1.2734726.

Pratt, R. H. & Feng, I. J. (1985). Electron: Atom bremsstrahlung. In B. Crasemann (Ed.), Atomic Inner-Shell Physics (pp. 533-580). Berlin Heidelberg: Springer. doi: 10.1007/978-1-4613-2417-1_12.

Raether, H. (1965). Solid state excitations by electrons. Springer Tracts in Modern Physics, 38, 84.

Reimer, L. (1998). Scanning Electron Microscopy (2nd ed., Vol. 45). Berlin Heidelberg: Springer. doi: 10.1007/978-3-540-38967-5.

Schiff, L. I. (1968). Quantum Mechanics (3rd ed.). New York: McGraw-Hill Kogakusha Ltd.

Seltzer, S. (1988). Cross sections for bremsstrahlung production and electron-impact ionization. In Jenkins, T. M., Nelson, W. R., & Rindi, A. (Eds.), Monte Carlo Transport of Electrons and Photons (pp. 81114). Berlin Heidelberg: Springer.

Tothill, P. (1968). The ratio of K characteristic to total radiation emitted from a tungsten target X-ray tube. Journal of Physics D: Applied Physics, 1(9), 1093-1107. doi: 10.1088/0022-3727/1/9/301.

Tucker, D. M., Barnes, G. T, & Chakraborty, D. P. (1990). Semiempirical model for generating tungsten 1991- target x-ray spectra. Medical Physics, 18(2), 211-218.

Tucker, D. M., Barnes, G. T., & Wu, X. (1991). Molybdenum target x-ray spectra: A semiempirical model. Medical Physics, 18(3), 402. doi: 10.1118/1.596686.

Weinberg, S. (2013). Lectures on Quantum Mechanics. Cambridge: Cambridge University Press.

Whiddington, R. (1912). The transmission of cathode rays through matter. Proceedings of the Royal Society of London. Series A, 86, 360.

第 3 章

X 射线与物质的相互作用

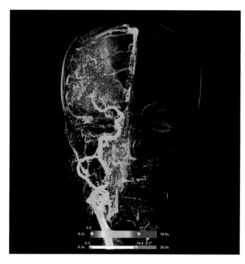

X 射线与人体的相互作用能够为医学诊断提供丰富的信息，上图中的脑部增强图像能够帮助鉴别缺血性或是出血性脑卒中，从而指导治疗。只有理解 X 射线的衰减、散射和折射过程才能获得低剂量、高质量的图像。（图片由飞利浦公司提供）

伦琴发现 X 射线，跨出了以非侵入的方式取得人体内部组织影像的第一步，相关科研和临床工作开始呈现爆发式增长。"要有更多的光"被认为是约翰·沃尔夫冈·冯·歌德的最后遗言，而伦琴实现了他的愿望，利用这束看不见的光，来揭示人体组织内部的解剖学和功能信息。本章将讨论 X 射线光子与物质的主要相互作用，通过 X 射线检测来窥探物质的内部信息。

X 射线在成像时会经过软组织、脂肪、骨骼、水、空气等，与不同成分和密度的物质作用时，X 射线的光子可能会被吸收、散射或生成次级光子而无法到达探测器。入射的 X 射线中通常只有约 1% 的光子能够到达探测器单元。X 射线的能量比可见光高得多，因此 X 射线很难被折射。解析探测器接收到的 X 射线通量的空间分布，关键在于区分源于焦点的直接辐射和源于其他位置的间接辐射。虽然 X 射线经过物质时会产生明显的相移，但相衬成像还未能在日常诊断中使用。有相关研究从中提取出了额外的信息，但相较于其附加的诊断价值，剂量收益比能否被接受仍存在疑问。在现阶段，X 射线衰减成像依然占据主导地位。成像的基础是 X 射线对人体各组织穿透性的差异。X 射线穿透性越好，探测器的信噪比越高，但也越不利于组织的成像，因此在使用中会通过放置滤过来选择合适的 X 射线光谱来成像。

X 射线属于电离辐射。在分子水平上，X 射线照射会使物质分子电离并产生高能粒子，进而改变物质的化学状态、破坏分子结构。因此，X 射线可能会造成生物层面的伤害，包括损伤细胞功能、抑制细胞的调节和修复过程，甚至破坏 DNA 和其他重要分子，诱发细胞癌变。不过好在机体自身的修复机制通常能够修复电离损伤，例如大多数情况下 DNA 双链断裂会自动"愈合"。对于放射生物学的详细讨论超出了本书范畴，读者可以参考关于这一问题的书籍，如 Bushberg 等（2012）。在作者撰写本文期间，医学成像中使用的低剂量电离辐射的风险仍在不断地被评估。在使用 X 射线时也遵循"合适范围内尽量低（as low as reasonably achievable，ALARA）"的剂量最优化原则，选择合理的曝光参数（管电压、管电流、曝光时间）。

后续章节从衰减和散射开始，然后讨论 X 射线透镜成像，最后是图像的空间分辨率、对比度及相关的 X 射线源特性。

3.1　X 射线衰减基础

为了直观理解和得到准确结果，这一章节的讨论可能会分别基于经典电磁理论或的量子理论。Podgoršak（2010）对本部分的物理理论进行了全面地阐述，并讨论了伽马射线和重离子的放射治疗应用。

医学影像中所使用的 X 射线光子能量介于 16 ~ 150 keV 之间，因此可以忽略光子与原子核的反应。一种典型的核反应是电子对效应，发生在光子能量超过1022 keV（电子静止能量的两倍，会导致原子核的光致蜕变）时，光子与强核库仑场相互作用，产生正负电子对。因此，在能量超过 1022 keV 的 MeV 级电子、光子和强子粒子治疗的应用中，会产生相互作用过程，例如所谓的三重态，即在强库仑场中产生一对电子和一个正电子，或者表现出虚拟正负电子对德布罗克散射。本书不深入讨论这些现象。

在 16 ~ 150 keV 能量范围内之间，光子与物质的相互作用主要有：

1. 与电子发生相干散射，如汤姆逊散射和瑞利散射。

2. 与电子发生非相干非弹性散射，如康普顿散射。

3. 与粒子作用发生光电效应。

弱束缚电子的结合能远低于入射 X 射线光子的能量，强束缚电子的结合能则与光子能量处于同一数量级。因此光子与强束缚电子发生作用时，必须视为与整个原子发生作用。第 5 章（第 5.1.6.1 节）论述了各种材料中这些散射过程的相对强度。

为完整理解这一部分内容，简要提及几个对医学影像不太重要的其他效应：

- 光子能量超过 13 MeV 时引发的光核反应、激发以及原子核解体。
- 光子能量超过 1022 keV 时引发的核库仑场中的电子对效应。
- 自由电子引发的汤姆逊散射。
- 原子核引发的弹性汤姆逊散射。
- 原子核引发的非弹性康普顿散射。
- 介子的产生。
- 光子能量超过 1022 keV 时引发的弹性德布罗克散射，即存在虚拟正负电子对时，在强库仑场中的光子散射。最近通过 Gunther 等（2017）的研究也使德布罗克散射受到了大家的关注。

X 射线医学成像使用 X 射线作为信号源。入射光子作为"探针"经过一段路径或空间，探测器获取出射光子并对光子的衰减、散射、能谱变化和相移等进行分析，得到光子所经过的路径或空间的解析信息。在这个过程中，可以简单地将 X 射线"探针"看作形状被限定的光束——虽然没有 X 射线透镜能够证实这一点。后面将会提到这一点，目前还没有适用于人体成像的 X 射线透镜。

因此，用于人体成像的 X 射线"光束"总是发散的。X 射线束在空气中呈直线运动，穿过人体组织时方向也基本不变。基于这一假设，如果光源的尺寸相对距离 r 很小，那么距离光源 r 处的 X 射线强度 $I(r)$ 与距离平方成反比，如图 3.1 所示。其中 $I(r{\rightarrow}0)$ 表示与真实光源无限接近时的 X 射线强度：

$$I(r) = \frac{I(\rightarrow 0)}{r^2} \tag{3.1}$$

在实际应用中，X 射线源通常不是点光源，因此可能会与公式 3.1 产生偏差。当 X 射线照射人体时，在靠近患者皮肤附近时发生散射。理论上，无限大平面光源发射的 X 射线强度与距离无关。被限制在一定范围内的光束照射的患者，其散射辐射随距离增加而减少的程度，要比点光源慢一些。

图 3.2 中，一束经过探测器前方狭缝准直的、单色平行 X 射线窄束经过厚度为 Δx 的板材时的衰减，可以用朗伯特－比尔公式描述：

$$I(\Delta x) = I(0)\, e^{-\mu \Delta x} \tag{3.2}$$

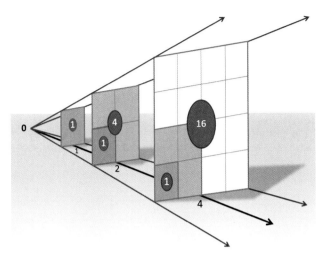

　　图 3.1　与距离平方成反比的 X 射线强度定律。只要没有光子在经过的路径中被吸收，穿过每个球面的光子数是恒定的，此时光子通量密度就与距离的平方成反比。光子通量与每单位空间角的 X 射线强度成正比。图中描述了点光源情形下，半径为 r（r 为到辐射源的距离）的球体表面的辐射强度。在考虑面积元时，其辐射强度可以用公式 3.1 计算。实际应用中，对于表面平整的平板探测器，这种近似是足够精确的。圆圈中的数字表示受影响的区域，数字 1 表示单位面积；坐标轴下方的数字表示与射线源的相对距离。需要注意的是，如果焦点尺寸太大，公式 3.1 就无效了。在 X 射线源无限大的极端情况下，强度与距离无关。对于较大的散射辐射源，例如受辐照的人体，就需要考虑这种情况。

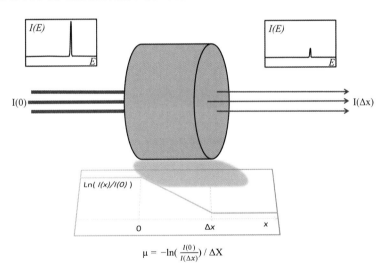

$$\mu = -\ln\left(\frac{I(0)}{I(\Delta x)}\right) / \Delta X$$

　　图 3.2　X 射线窄束经过薄板时的衰减。假设单色准直光束经由厚度为 Δx 的材料，以因子 $e^{-\mu \Delta x}$ 衰减，该系数的自然对数除以厚度 Δx 等于材料的能量相关衰减系数 $\mu(E)$。窄束大致确保了没有散射光子进入探测器，可认为散射光子衰减掉了。

　　其中 $I(0)$ 表示无衰减时的强度，$I(\Delta x)$ 为被衰减后的强度，μ 是与 X 射线能量相关的衰减系数。与 X 射线探测器前面安装的后准直器的作用类似，窄束模型可以排除散射光子的干扰。线性衰减系数 μ 与材料特征和光子能量相关，其与材料的关系可以在 NIST（The National Institute of Standards and Technology）网站上查到（其表格中给出的是μ/ρ，ρ 为材料的质量密度），而 $\mu(E)$ 随着光子能量 E 增大逐渐减小，但特征能量除外，因为特征能量的光子会使物质发生光致电离。图 3.3 显示了对数坐标下几种常用材料衰减系数，为典型的锯齿形分布，其中锯齿形的阶跃代表 K、L 和 M 吸收边界及其近边结构。

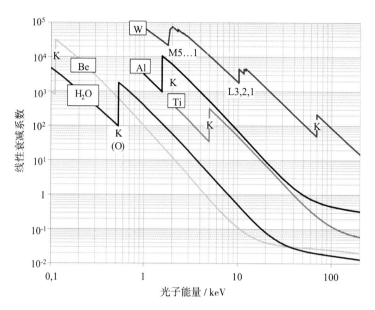

图 3.3   X 射线管和医学成像中常用重要材料的线性衰减系数。人体的衰减系数通常可以用水等效。可以看到，低原子序数材料的衰减系数函数及其斜率都随着 X 射线硬度的提高而减小，这个趋势导致对高能 X 射线的滤过效果不佳。高原子序数材料可以更有效地去除软 X 射线，但由于衰减作用强，厚度往往很小，经常存在加工精度和机械公差问题。另一方面，高原子序数材料的 K 壳层边界可能处于光谱的有用部分中，光电吸收会造成高能端有价值光子的丢失，这是在 X 射线能量最高为 150 keV 的 CT 应用中不希望看到的（数据来自 NIST，日期不详）。

    X 射线的衰减与能量相关，所以其衰减可以用于表征光谱的硬度。低原子序数材料（如铝）的吸收边很低，最大特征能量也只有 1.56 keV，低于医学影像应用的能量，其线性衰减系数与能量的关系表现为连续的单调递减的趋势，因此是很好的表征材料。某种材料的半价层 HVL（half value layer）可以用于光谱特性的定量度量，其定义为特定材料下，能够将光源的光谱积分强度降低到初始值的一半的厚度。钨（$Z=74$）对不同能量的 X 射线的衰减函数要复杂得多，具有多个吸收边，因此不适合简单地将它的半价层与光谱关联起来。X 射线的穿透能力随能量升高而提高，因此一般情况下，低原子序数材料在高能下的 HVL 值比低能时更高。故常用铝半价层表征射线硬度和滤过。为了进一步表征光谱，可以定义第二 HVL 值，即通过再附加一个滤过将被衰减后的 X 射线强度进一步降低一半。对于单色射线源如钴 -60 或铯 -137 的荧光辐射，第一和第二 HVL 的数值相等。X 射线管的韧致辐射则不同。第一步滤过会使较宽的连续光谱硬化，因此第二层需要更厚的材料才能使其进一步衰减到初始强度的 1/4。这样一来，两个 HVL 值之间的差异可以用来度量 X 射线能谱的同质性。以图 3.4 中一只典型的血管造影用 X 射线管为例，附加的铜滤过层可以使其 X 射线的能谱变窄，从而可以减少患者皮肤承受的辐射剂量。美国标准 21 CFR-1020.30 要求标称管电压为 150 kV 的 X 射线管的最小 HVL 为 4.1 mm 厚度的铝。

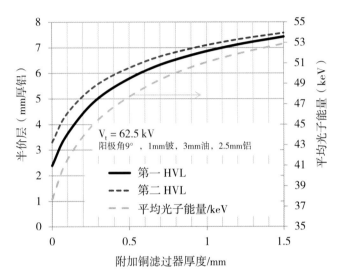

图 3.4　血管造影射线管的第一和第二 HVL 及平均光子能量的模拟结果。为了提高光谱的同质性，在患者前增加一层铜，对 X 射线进行滤过。模拟代码 XSim1.2，飞利浦。

实际应用中，通常会在准直器单元中增加可更换的前置滤过。铜滤过越厚，第一 HVL 和第二 HVL 的数值越接近，意味着光谱的单色性越好。然而如图 3.5 中所示，更好的单色性是以牺牲强度为代价的，因此需要增大 X 射线管功率来弥补强度的不足。

X 射线管冷却非常耗时，会影响工作流，用于血管造影和心脏成像的 X 射线管的功率要足够大，以便在需要冷却的情况下，能够不费时而发射足够多的光子。同时，更大功率的 X 射线管有助于减少患者的辐射剂量。第 7 章将更详细地讨论 X 射线线束质量的问题。

3.2　X 射线折射和 X 射线透镜

讨论 X 射线折射时，可以参考光学折射的过程，将折射率 n_x，衰减系数 μ 代入。Als-Nielsen 和 McMorrow（2011）沿这个思路，用 δ_x 表示相干相移，表示 X 射线的反射和折射，而虚部 $i\beta_x$ 表示降低强度的阻尼效应。根据光学模型，在折射率为 n_x 的

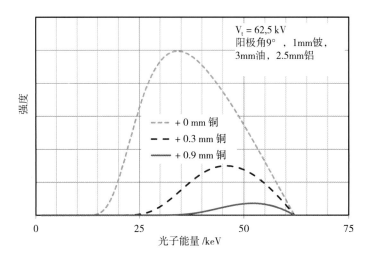

图 3.5　血管造影 X 射线管附加不同厚度的铜滤过后的模拟光谱。随着滤过厚度的增加，光谱的单色性变好，半宽收缩超过 2 倍。软 X 射线在照射患者之前就被衰减。然而，从图 3.4 中第一和第二 HVL 的比较可以看出，铜滤过的光谱收窄效应在厚度超过约 0.9 mm 时会大幅降低。模拟代码 XSiml.2，飞利浦。

介质中，沿 x 轴的电磁波振幅将正比于

$$e^{ixk_xn_x}=e^{ixk_x(1-\delta_x)}e^{-xk_x\beta_x} \tag{3.3}$$

式中，忽略光的发散，k_x 表示绝对值为 $2\pi/\lambda$ 的波数，其中 λ 是光源发出且沿 x 轴传播的 X 射线束的波长。方程右侧的第一"振荡"项代表所述的相移，第二负指数项是阻尼项，代表介质引起的普通衰减。当强度等于振幅的均方值时，可得 $\mu = 2\beta_xk_x$。

一束可见光和一束 X 射线都从折射率为 1 的低密度介质，进入高原子核密度和高电子密度的介质时，折射过程的差异如图 3.6 所示。其中与 X 射线发生相互作用的主要是电子。忽略虚部射线吸收 β_x，入射辐射掠射角 α_{in}、致密材料内的辐射掠射角 α'、折射率 n_x 的关系可以通过斯涅尔斯定律表达：

$$\cos(\alpha_{in})=n_x\cos(\alpha') \tag{3.4}$$

掠射角低于临界掠射角 α_c 时将发生全反射，α_c 为：

$$\alpha_c=\sqrt{2\delta_x} \tag{3.5}$$

假设折射介质完全透明，则折射率为 $n_x=1-\delta_x$。X 射线的 δ_x 通常在 10^{-5} 数量级以下，因此 X 射线的反射只在以毫弧度为单位的极小掠射角下发生。而可见光的折射率实部要大 5 个数量级，其折射率介于 1 和 2 之间。此外，可见光和 X 射线的折射行为还存在一个显著的区别。如图 3.6 所示，致密介质内部可见光的掠射角大于在真空或空气中可见光的掠射角，相反，对于大部分光谱范围内的 X 射线，其折射率小于 1，X 射线以小于入射角的掠射角折射。

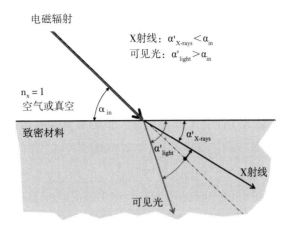

图 3.6 折射示意图。可见光和 X 射线从低密度介质进入电子密度较高的致密介质时，可见光折射后将更接近法线，而光子能量超过主特征线、硬度更高的 X 射线，则会稍微偏离法线。

X 射线和可见光之间折射的差异，可以用产生折射的物理效应来解释。如前文所述，X 射线与原子核的相互作用可以忽略不计，它在物质中的表现主要由光子－电子相互作用决定。首先，X 射线的折射率比可见光的折射率更接近 1，折射角也更小。其次，X 射线折射的"异常"方向表明电子振荡与入射辐射的电磁场之间存在不同的相位关系，如图 3.7 所示。强束缚电子的结合能比可见光光子的能量大得多，因此可见光不会使强束缚电子电离，而是使其产生同相振荡，光子能量越高，越接近共振频率，震荡也越强烈。束缚态电子的固有共振频率高于可见光的频率，因此蓝光在空气中的散射比红光更强烈，X 射线则不同，其光子能量高于主特征线的能量，X 射线的频率也高于振荡电子的共振频率。图 3.7 显示了折射率实部相位关系的反转。从最左侧对应的可见光开始，n_x 的数值较大，而随着能量的升高 n_x 的实部在共振处穿过 1 并下降到 1 以下。δ_x 正比于 $1/E^2$，如式 3.9 所示。

对于可忽略的衰减，根据上文假设，n_x 的实部 δ_x 与电子密度 ρ_e 相关联：

$$\delta_x = \frac{2\pi\rho_e r_e}{k_x^2} \tag{3.6}$$

式中，k_x 为波数 $2\pi/\lambda$，r_e 是电子的散射长度（Als-Nielsen & McMorrow，2011，第 3.1 章）。

$$r_e = \frac{e^2}{4\pi\varepsilon_0 mc^2} = 2.82 \times 10^{-15} m \tag{3.7}$$

这里 r_e 是经典的电子半径。因此，对于给定的光子能量，折射率只与材料电子密度相关。此外，折射率偏离 1 的程度正比于光子能量的倒数，由于：

$$k_x = \frac{2\pi E}{hc} \qquad (3.8)$$

因此

$$\delta_x = \frac{\rho_e r_0 h^2 c^2}{2\pi E^2} \qquad (3.9)$$

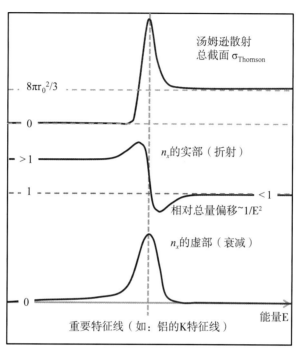

图 3.7 主要光谱线（由内层电子定义）附近汤姆逊散射总截面的电子共振模式示意图。内层电子震荡与入射 X 射线相位会产生相位差，这个相位差会在光谱的主特征线处发生变化，例如铝的 K 特征线。X 射线频率低于共振频率时振荡是同相的，高于共振频率时则是反相，相位差为 π。

这里 ρ_e 代表凝聚态物质每单位体积的电子数，约为 10^{30} m^{-3}。根据平方反比能量关系，折射效应在光子能量较高时显著降低，如图 3.8 所示。

上述 X 射线的折射特性，严重影响了其在医学应用中的效益。利用反射和透镜可以使可见光的利用率几乎达到 100%，但医学影响中所使用的韧致辐射 X 射线就完全不一样了。在 X 射线能量低于 20 keV（特殊情况下可以高至 40 keV）时，可以通过各种透镜组来控制 X 射线管或同步辐射产生的软射线，如在 X 射线衍射和 X 射线荧光分析中的应用。但当需要平均能量高于 40 keV 的硬射线时，X 射线从致密介质进入到疏松介质时的折射率极小，透镜系统也因而难以设计。因此需要设计多个经过透镜组的光通路，相应的，X 射线穿过介质的路径更长，光束的强度降低，所以需要提高能量进行补偿。另外一个限制是带宽有限，所以目前尚未出现用于人体成像的折射透镜。人们还尝试过另外一种可能。通过式 3.5 可以求得 X 射线的临界角，其反比

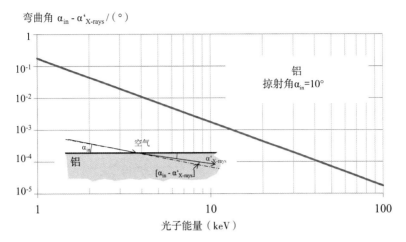

图 3.8　X 射线束在铝材料中发生折射时，折射角与光子能量的关系。X 射线束从真空或稀薄气体（例如空气）中入射，以掠射角 $\alpha_{in}=10°$ 为例，角弯曲度是 $\alpha_{in}-\alpha'_{X\text{-}rays}$。弯曲角度正比于 $1/E^2$，所以对能量高于 10 keV 的 X 射线的聚焦变得困难。而且光束通过透镜材料后强度会衰减，需要提高能量来补偿。因此，除了软 X 射线和天文学上的特殊应用外，医学影像领域尚未出现实用的 X 射线透镜（详见 Als-Nielsen & McMorrow，2011，第 3.10 节）

于光子能量并且数值较小，所以需要多次反射来充分弯曲 X 射线管的发散光束。有人提出了一种基于弯曲中空玻璃纤维束的光束压缩装置，称为库马霍夫透镜（Gibson 等，1991）。在医学影像应用的能量范围内，库马霍夫透镜需要很大的曲率半径，以致长度达 1 m 数量级，因此难以应用。此外，在非理想的粗糙表面上的多次反射会降低强度，带来负面效果。综上所述，用于人体医学成像的 X 射线束只能使用名为"准直器"的部件来控制，但其对可见光而言是不存在的。

3.3　汤姆逊散射

图 3.7 给出了电子振荡的共振模式，有助于理解光子遇到弱束缚、几乎自由的电子时的散射。从这个角度来看，X 射线的频率大于弱束缚振荡电子的共振频率，因此电子相对入射波反相辐射出偶极电磁波。输出波的角强度分布则是这种异相振荡的特征。汤姆逊用非相对论的经典方法解释了这一基本特征，所以这种散射以汤姆逊的名字命名。图 3.9 描绘了未极化的入射 X 射线的角截面 $\dfrac{d\sigma_{\text{Thomson\_electronics}}}{d\Omega}$，如下式所示：

$$\frac{d\sigma_{\text{Thomson\_electronics}}}{d\Omega}=\frac{r_e^2}{1}\left(1+\cos^2\theta\right) \tag{3.10}$$

其中 r_e 是经典电子半径，θ 是散射角。

对于 X 射线能量足够高的情况，总电子截面 σ_{Thomson} 的能量散射接近于零，此时总散射强度与 X 射线能量无关。

$$\sigma_{\text{Thomson\_electronics}} = \frac{8\pi}{3} r_e^2 = 6.65 \times 10^{-29} \text{m}^2 \tag{3.11}$$

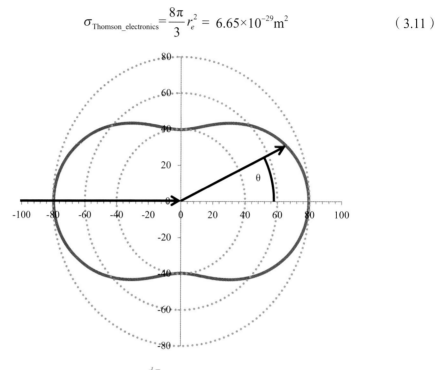

图 3.9　电子汤姆逊散射的微分角截面 $\dfrac{d\sigma_{\text{Thomson\_electronics}}}{d\Omega}$ 极坐标图，单位是 mbar/（电子 × 球面度），其中 1 mbar 等于 10^{-31} m²。散射分布相对较宽，在极限高能下，总截面与光子能量无关。

3.4　瑞利散射

瑞利散射具有与汤姆逊散射不同的性质，它描述了 X 射线光子与原子中强束缚电子的相互作用，接近于相干散射。光子不会失去太多能量，原子只吸收小部分的动量，能量转移很少，尤其是当原子被束缚在晶格中时。在医学成像的 X 射线能谱范围内，与汤姆逊散射类似，瑞利散射中电子也与入射 X 射线光波呈反相振荡。因此，高能光子的瑞利散射的折射率也低于 1，但其散射过程要比汤姆逊散射复杂一些。

尽管瑞利散射的总截面小于其他使光子偏离入射方向的散射方式，但其角分布呈现前向增强的特点，因此在实际应用中有其重要性。低原子序数材料，如碳、玻璃、铍和铝，经常被用作真空容器或提供滤过，其中部分 X 射线管的窗口附近还有一层冷却油膜。这些材料都将使 X 射线发生散射。如果散射角很小，这些散射辐射能够从窗口区域发射出来，与主射束汇聚并表现为离焦辐射。如不对其进行约束，将会导致图像质量的下降。后续的讨论将基于 Dyson（1990，第 5 章）提出的方案，另外的详细阐述可见 Podgoršak（2010，第 7.4 节）：瑞利散射光子的角分布明显不同于发生在外层弱束缚电子中的汤姆逊散射。由于整个原子都受到影响，只考虑电子散射截面是不够的，而是应该考虑 X 射线的原子散射截面。在 X 射线能量高于 10 keV，X 射线波长相对于原子尺寸较小时，原子角散射截面可按 Dyson（1990，方程 5.30）近似如下（单位为 m^2）：

$$\frac{d\sigma_{\text{Rayleigh\_atomic}}}{d\Omega} = 8.737 \times 10^{-37} \times \frac{\left(1 + \cos^2(\theta)\right)}{2\sin^3\left(\dfrac{\theta}{2}\right)} \left(\frac{mc^2}{E}\right)^2 Z^3 / m^2 \tag{3.12}$$

式中 $\sigma_{\text{Rayleigh\_atomic}}$ 是弹性瑞利光子散射在原子上的散射截面，$d\Omega$ 为空间角元，θ 为散射角，m 为电子静止质量，c 为光速，Z 为原子序数，E 为光子能量。图 3.10 给出了汤姆逊和瑞利散射截面的对比。$\sigma_{\text{Thomson\_atomic}}$ 的概念听起来可能很奇怪，因为汤姆逊散射只与单个电子的相互作用有关。而在图 3.10 的比较中，假设光子可以单独与电子相互作用，亦可与整个原子相互作用。电子密度近似等于原子序数 Z 除以原子体积，因此每个电子的汤姆逊散射截面被放大 Z 倍，以便在原子水平上比较这两种效应。

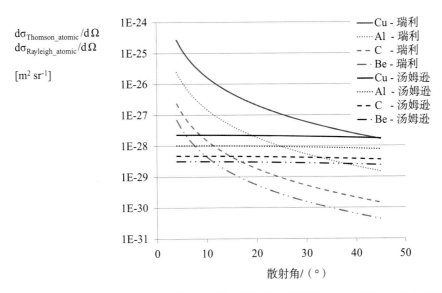

图 3.10　非极化的 50 keV 光子的瑞利散射截面与汤姆逊散射截面沿立体角的分布。为计算汤姆逊散射截面 $\sigma_{\text{Thomson\_atomic}}$，假定当光子能量远超低原子序数材料的 K 边界能量时，原子内部的电子是自由的，并且光子与所有的电子以同样的方式单独作用。虽然在上述假设下，瑞利散射在整个空间角积分后的总散射截面小于总积分后的汤姆逊散射截面，但可见明显的前向增强。这就体现了瑞利散射在实际应用中的重要性。在散射角较小时，瑞利过程可能主导相干散射并导致离焦辐射，特别是当材料厚度较大和管电压较低时。

对整个立体角进行积分，Dyson（1990）提出了总瑞利散射截面与原子序数 Z 和光子能量 E 的关系为：

$$\sigma_{\text{Rayleigh\_atomic}} \propto \frac{Z^{\frac{8}{3}}}{E^2} \tag{3.13}$$

图 3.11 描述了铝的瑞利散射截面与能量的关系。可以看出在设计工作在低管电压的 X 射线源，如乳腺 X 射线管时，瑞利散射的影响将更显著。

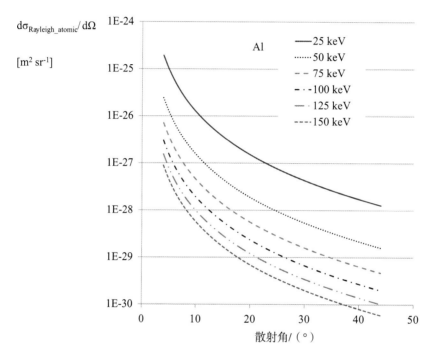

图 3.11 沿立体角分布的铝的瑞利散射截面与能量的关系。低电压时 X 射线管窗口材料的瑞利散射变得显著，例如在乳腺 X 射线管中。

3.5 康普顿散射

光子也可以以非弹性的方式与电子相互作用。Podgorăsk（2010，第 7 章）给出了对康普顿效应的详细论述。康普顿效应是以阿瑟·康普顿的名字命名的，他在 20 世纪 20 年代初测量了光子和电子的非弹性相互作用。与相干散射不同，入射光子的能量降低、波长变长，最初几乎处于静止状态的电子获得了可观的能量和动量。图 3.12 是入射光子和电子相互作用的示意图。动量 $P_v = h v / c$ 的高能光子撞击一个近乎静止的电子，动量和能量均守恒并在两个粒子之间重新分配，反冲电子的动量等于光子散射前后的动量之差。

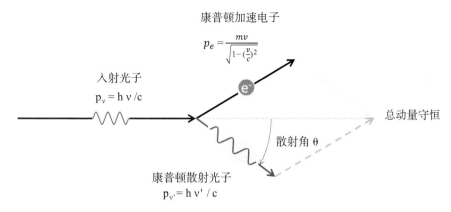

图 3.12　康普顿散射过程。一个入射光子与一个几乎静止的自由电子发生非弹性散射。散射的光子以一个与入射方向呈 θ 角的方向射出。过程中动量守恒，电子获得入射光子和出射光子的动量差并被加速到速度 v。康普顿散射过程对于所有非零散射角都是非相干的。光子的频率从 ν 变到较低的 ν'。

对光子和反冲电子的测量证实了这个模型。X 射线波长的变化量可以用守恒定律求得，并用康普顿波长偏移的简洁方程来表达：

$$\Delta\lambda = \lambda_c \left[1 - \cos(\theta)\right] \tag{3.14}$$

$$\lambda_c = \frac{h}{mc^2} = 2.4263102 3 \cdot 10^{-12}\,\text{m} \tag{3.15}$$

此处 $\Delta\lambda$ 表示入射和出射光子的波长变化，λ_c 是电子的康普顿波长，θ 描述入射和出射光子间的散射角，h 是普朗克常数，m 是电子静止质量，c 是光速。

克莱因和尼希纳提出了不同散射角下散射几率的理论基础，并以微分和总散射截面的形式表达。对于低极限光子能量，汤姆逊散射可视为康普顿散射的一种特殊情况，康普顿散射的微分和总截面通常比汤姆逊散射小。

图 3.13 以 mbar/ 球面度为单位，显示了电子和立体角的微分散射截面与散射角 θ 的关系，其中 1 mbar 为 $10^{-31}\,\text{m}^2$。总电子散射截面可以从图 3.14 中读出。可以看出，光子能量低于 10 keV 时曲线是平坦的，然后随着能量升高而逐渐下降。发生康普顿散射的光子会从发射线束中丢失，不能进入患者体内。因此，康普顿散射对线性衰减系数 μ 有重要贡献，如式 3.2 所示，它是电子密度的探针。

在实际应用中，原子散射截面比电子散射截面更重要。在克莱因和尼希纳的假设中，作为康普顿相互作用的一部分，电子以低动能自由运动，或松散地束缚在原子上。然而，当光子能量低于 200 keV 时，高原子序数元素如铅（Z=82）的散射截面会被克莱因 – 尼希纳方法过分地夸大。因为这些原子与电子的结合相当牢固，严重背离了自由电子散射的假设前提。在各种原子内部形态派生出的附加校正因子超出了本节的讨论范畴，读者可以参考 Podgorăsk（2010）的文章。

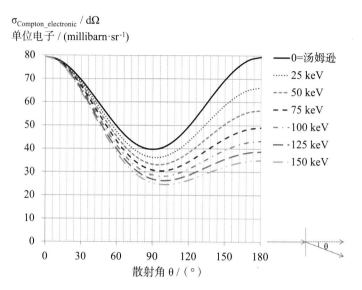

图 3.13 不同散射角 θ 下康普顿和汤姆逊散射截面的对比。$\sigma_{Compton\ electronic}/d\Omega$ 为单位电子和立体角的康普顿散射截面，单位为 mbar/ 球面度。1 mbar=10^{-31} m^2。不同曲线代表不同能量的入射光子，曲线 0 代表在光子能量接近零时，康普顿散射与汤姆逊散射类似。

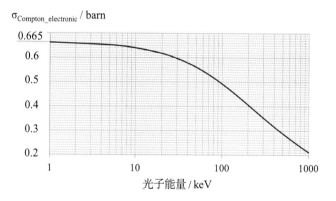

图 3.14 克莱因 - 尼希纳近似下每个电子以 "barn" 为单位的总康普顿散射截面与光子能量的关系。碳（Z=6）光子能量从大约 20 keV 起，铝（Z=13）从大约 70 keV 起和铅（Z=82）大约 200 keV 起。图中数值会有 20% 左右的偏差，这是因为在这些能量下，自由电子的假设被打破，其真实的康普顿散射截面低于图中所示值（Podgorǎsk，2010，图 7.19）。

3.6 光电吸收

在图 3.3 讨论的总衰减系数中，还有其他导致 X 射线衰减的物理过程，进一步区分它们是大有裨益的，除了相干汤姆逊散射、相干瑞利散射和非相干康普顿散射外，光子在通过物质时也可能被完全吸收，其原理如图 3.15 所示。

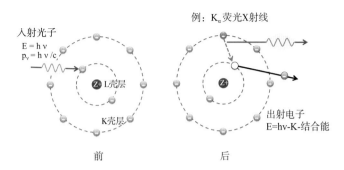

图 3.15　光电吸收示意图。入射光子与原子中的一个电子和整个原子相互作用并传递能量和动量。图中一个光子与原子的 K 壳层电子发生相互作用，电子摆脱原子的束缚逃逸，然后来自外层电子或导带的电子会填补空穴，并产生 X 射线荧光光子或俄歇电子（未显示）。

如果入射光子的能量足够使内层电子摆脱原子核的束缚，则会发生光电效应。光电效应会将能量和动量从入射光子转移到被束缚的电子及原子。在人体医学成像中，高原子序数物质的光电效应是衰减的主要因素。光电效应使原子的衰减系数曲线呈现出一种锯齿状的特征性图案，锯齿的位置对应原子中电子的结合能的离散能级。吸收峰可以理解为原子壳层中的电子受到 X 射线激发时发生了共振吸收。图 3.16 以铅（$Z=88$）和铝（$Z=13$）为例，比较了光子散射和光电吸收对衰减系数的贡献。

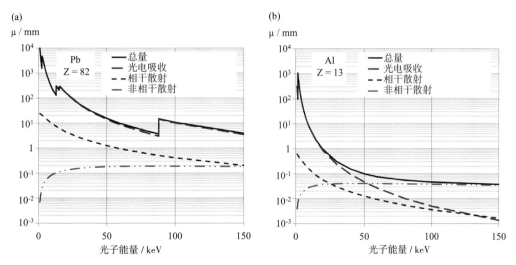

图 3.16　取自 NIST 数据的线性衰减系数：图（a）对应铅（$Z=88$），光电效应主导了整个医学成像能量谱中的衰减过程。铅的 K 壳层边界恰好落在一个重要的、通常用于计算机断层扫描成像能量范围处。因此高管电压时，铅屏蔽可能会产生荧光辐射（图 3.15）。对于图（b）铝（$Z=13$）的线性衰减系数来说，在 50 keV 以上康普顿散射占主导，这也符合低原子序数物质的特征。康普顿效应降低了 50 keV 以上不同能量的衰减系数差异。铝在医学成像的能量范围内没有吸收峰。

这两种材料表现出不同的特性。对于低原子序数的元素铝，在 50 keV 以下，光子的相干和非相干散射损耗占主导。而对于高原子序数的元素铅，在整个医学成像甚至更高的能量范围内都没有大的散射损耗。铝被广泛用作 X 射线抵达患者之前的滤过材料，因而它的散射系数对于解释 X 射线源的离焦辐射时至关重要。铝不仅可以使光谱硬化，而且因其处于出射的 X 射线束中，也会成为散射射线的来源。散射的光子可能留在有效 X 射线束中，但散射后的方向是错误的，它们会增加患者的辐射剂量，降低图像对比度。虽然在图像重建的过程中可以很好地模拟散射过程，但散射的随机性会带来量子噪声，导致需要更高的光子通量，也会带来患者的剂量增加。因此，我们需要使散射的相对比例最小化。

高原子序数的材料铅，在大多数医用辐射场景中被用作辐射屏蔽。铅屏蔽也可能出现散射辐射，但在医学影像应用的能量范围内不显著。相应的问题是，当管电压超过 69 kV，也就是铅的 K 壳层边界时，可能会出现明显的荧光辐射。铅的特征 K_α 线正位于医学影像最常用的关键能量范围中间，特征电子跃迁可能在曝光时被激发，如图 3.15 所示。图 3.17 所示为典型的 3 mm 厚铅层的屏蔽效率值，但这张模拟图中没有考虑荧光。可以看到，铅用于屏蔽时，其厚度需要与所适用的管电压范围相匹配，对于管电压 $V_t < 50$ kV 的乳腺 X 射线管，使用厚度小于 1 mm 的薄铅层即可。但 CT 中的 X 射线管工作电压可达 150 kV，并且工作电流较大，再加上铅对高能光子的屏蔽效果降低，所以需要更为精确的辐射屏蔽。更高的平均 X 射线强度也需要被考虑进来。

根据波德戈萨克的研究，窄 X 射线束入射时，光子的光电吸收截面 $\sigma_{\text{Photoelectric\_atomic}}$ 正比于受撞击材料的原子序数 Z 和光子能量 E，如下式：

$$\sigma_{\text{Photoelectric\_atomic}} = \sigma_{\text{Thomson\_electronics}} c\alpha^4 \sqrt{32m} Z^{4\ldots4.6} E^{3.5} \qquad (3.16)$$

其中 $\sigma_{\text{Thomson\_electronic}}$ 为单个电子对汤姆逊光子散射的截面，c 为光速，α 为微结构常数，约为 1/137，m 为电子静止质量。低光子能量时采用因子 Z^4，高光子能量时采用 $Z^{4.6}$。能量因子 $E^{3.5}$ 中的指数 3.5 适用于医学成像应用的整个能量范围和所有材料。仅在相对论能量 $E \gg mc^2$，即能量超出电子静止质量后，吸收函数变为与 E^{-1} 成反比关系。

光电效应产生的自由电子的去向，对于评估 X 射线辐射损伤是很重要的。一个光子的光电吸收导致原子中至少有一个被击中的电子逸出，逸出的电子经历了第 2 章所讨论的电子与物质的作用过程，在发生一系列激发等离子体、激发其他电子、原子核弹性散射或电离过程的连锁反应之后，终止在患者体内的某处。高能 X 射线光子可能触发数百个电离过程，产生各种各样的活性分子，进而损害人体组织。每次电离所需的能量仅为 10 eV 数量级，而平均一个用于成像的 X 射线光子就可轻易地提供大约 50 keV 的能量。在 Podgorǎsk 的著作（2010，第 7.5 节）中，详细地论述了光电相互作用中的能量转移过程。

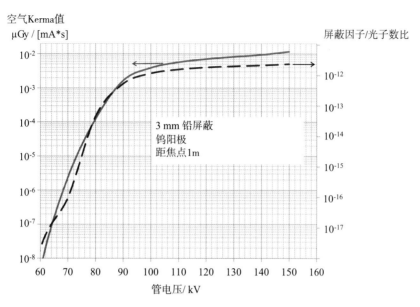

图 3.17　铅屏蔽在不同管电压下的辐射泄漏的模拟结果。模拟 X 射线管管套中会使用铅屏蔽消除辐射泄漏，铅层的厚度通常为 3 mm，以屏蔽来自焦点的直接辐射。当使用管电流参数 It 曝光，在距离焦点 1 m 处测量时，辐射泄漏的光子强度以每单位管电流在空气中的 kerma 值表示，见图中的实线曲线和左侧刻度。kerma 表示每单位质量的物质（本图是空气）接受的辐射能量，单位为 Gray=J/kg。当管电压 V_1 超过 100 kV 时，铅层的衰减能力趋于稳定，并与 V_1^2 相关。虚线曲线表示辐射泄漏的光子数与没有铅屏蔽时光子数的比值。在此模拟中，13° 角钨靶阳极发出的辐射先经过了 1.5 mm 厚的铝滤过（大约相当于一个典型的玻璃 X 射线管的玻璃壁），并在靠近中心光束的方向进行测量。仿真代码 XSim1.2，飞利浦。

最后，以一些光电吸收过程的总结作为结尾：

● 原子在光电效应中产生的空穴，可以通过更高壳层电子的跃迁直接得到补充，也可以通过不同层的连续跃迁间接补充，还可以通过俄歇电子的产生得到补充。

● 光电效应必然与原子矩阵的存在有关。动量和能量守恒定律禁止一个光子的全部能量转移到一个完全自由的电子上（例如，阴极发射的电子束流中的电子）。因此为了完成这种转移，所涉及的原子必须接受光电吸收过程中的剩余动量，以及非常小的一部分能量。从这个角度看，出射电子的动能近似等于光子能量与电子壳层的结合能之差。然而，由于原子的质量大约比电子质量大四个数量级，因此转移到原子的能量微乎其微。

● 与最内层电子的相互作用占主导地位。这意味着，当光子能量超过 K 壳层边界能量时，80% 的光电吸收过程会发生在 K 壳层电子上。这是合理的，因为这些电子震荡最强。

● 光子能量可能太小而无法使电子从原子中逃逸。被激发的电子可能会保持一个较高能量的自由状态，使整个原子进入激发态，直到出现空穴能够释放能量。

● 光电吸收过程中电子的角分布取决于光子能量。对于 10 keV 左右的低能光子，当出射角偏离初始光子的运动方向约 70° 时，其角分布达到峰值；而对于 100 keV 左右的光子，在约 40° 时达到峰值。在极限高能时，峰值角接近 0°。

下一章将讨论 X 射线诊断的应用及其对 X 射线源的要求。

3.7 问题

1. 阐述与医学成像中图像对比度有关的光子与物质的三种主要相互作用。

2. 阐述朗伯特 – 比尔定律，并计算 80 keV 光子能量的单色光束在下列厚度 / 材料的板上的衰减

a. 10 cm/ 水

b. 20 cm/ 水

c. 30 cm/ 水

d. 10 cm/ 钙

3. 阐述下列材料的 k 层边界：

a. 水

b. 铝

c. 钨

4. 比较可见光和 X 射线的折射和散射。

5. 你知道哪几种类型的 X 射线透镜？

6. "准直器"如此命名的原因是什么？

7. 用极坐标画出汤姆逊散射的特征。

8. 区分瑞利散射和汤姆逊散射。在什么情况下瑞利散射可能成为 X 射线影像链的一个显著问题？

9. 用极坐标描绘康普顿散射的特征。

10. 康普顿散射可逆吗？为什么可以或者不可以？讨论散射角和能量的相关性。

11. 描述荧光成像的原理。为什么这项技术能够在材料分析中使用，但没有在医学成像中得到广泛应用？

12. 描述并解释 X 射线屏蔽材料铅的光电吸收、相干散射和非相干散射的能量相关性。

13. 假设一叠屏蔽材料板。这些材料板可以互换吗？能否在不产生重大影响的情

况下交换它们的次序？

14. 利林菲尔德在 1922 年的一次讲课后与肖特基等人，对带有铂 – 铱阳极和场发射钼阴极的 X 射线管发出的 X 射线辐射进行了讨论。X 射线管的阴阳极间距约 6 mm，施加 80 kV 的脉冲单极性管电压（Lilienfeld，1922）。他谨慎地使用一个阀和电阻阻尼以避免电压反转，并使用针孔相机定位 X 射线源。除了意料之内的来自阳极的强辐射外，他还发现了来自阴极的低强度 X 射线，这些 X 射线主要来自钼的场致发射。他使用铝测得辐射的平均光子能量约为 19 keV。请就此讨论。

参考文献

Als-Nielsen, J., & McMorrow, D. (2011). Elements of modern X-ray physics (2nd ed.) Hoboken, NJ: Wiley&Sons.

Bushberg, J. T., Boone, J, M., Leidholdt, E. M., & Seibert, J. A. (2012). The essential physics of medical imaging (3rd ed.). Philadelphia, PA, USA: Lippincott Williams & Wilkins.

Dyson, N. A. (1990). X-rays in atomic and nuclear physics (2nd ed.). Cambridge: Cambridge University Press. doi: 10.1017/CBO9780511470806.

Gibson, W. M., MacDonald, C. A., &Kumakhov, M. S. (1991). The Kumakhov lens; a new X-ray and neutron optics with potential for medical applications. Proceedings Technology Requirements for Biomedical Imaging, 43-48. doi:10.1109/SDITAS.1991.664403.

Günther, M. M., Jentschel, M., Pollitt, A. J., Thirolf, P. G., & Zepf, M. (2017). Refractive index of silicon at gamma ray energies up to 2 MeV. Physical Review A, 95(5), 053864. doi.10.1103/PhysRevA.95.053864.

Lilienfeld, J. E. (1922). Die Röntgenstrahlung der Kathode. (The X-rays of the cathode). Physikalische Zeitschrift, 23, 510-511.

NIST (The National Institute of Standards and Technology). (n.d.) X-ray Mass Attenuation Coefficients. Retrieved October 4, 2020, from http://physics.nist.gov/PhysRefData/XrayMassCoef/tab4.html.

Podgoršak, E. B. (2010). Radiation physics for medical physicists. Heidelberg, Germany: Springer Verlage, http://www.springer.com/la/book/9783642008740.

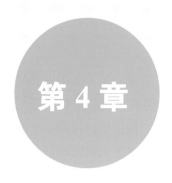

第 4 章

医学成像背景

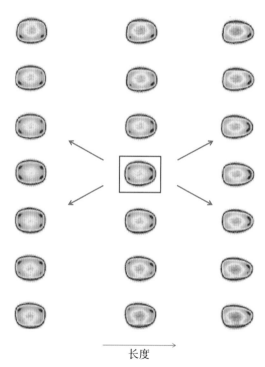

长度

上图是在一个通过电磁场控制电子束聚焦和偏转的 X 射线管中，焦点位于阳极不同位置时的点扩散函数的模拟结果。这些函数表示了 X 射线焦点在垂直于中心射线束的平面上的投影。

4.1 非 X 射线方法

除了 X 射线成像方法，医学上还存在超声、磁共振、内镜以及其他成像系统，这些方法在许多应用场景下功能是互补的。日常的临床应用要求成像解决方案稳定可靠、简便易用、成本低廉，还要与整个诊查流程能够配合良好。X 射线成像发展到现在已经较为成熟，并且仍在持续改进，而 X 射线以外的其他医学成像方法也取得了令人瞩目的发展。磁共振成像的时间和空间分辨率越来越高，功能越来越多。对于高磁场应用，如可以在分子水平上感知生化过程的弥散方法，已经成为常规配置。虽然磁共振的许多能力是 X 射线成像不具备的，但相对于 X 射线，磁共振仍有很多不足：如高对比空间分辨率、采集时间、全属植入物、幽闭恐惧症及其他因素等。检查费用高，应用受限也是主要因素。在被骨骼遮挡时，软组织很难用 X 射线成像，所以观察膝盖中受损的半月板是磁共振成像的一个好例子。图 4.1 所示的脚踝骨折则是 X 射线成像的一个案例。

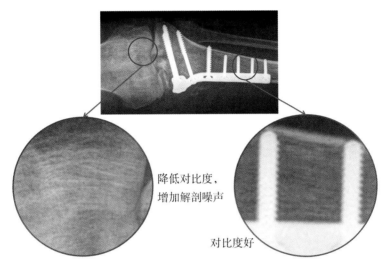

降低对比度，
增加解剖噪声

对比度好

图 4.1　手术治疗胫骨骨折后的 X 射线摄影照片。整个成像系统中，对空间分辨率的限制主要来自探测器，因为 X 射线源距膝盖较远，而探测器位于膝盖附近。右下图更好的展现了骨结构，因为与左下图相比，X 射线束在多个结构中只经过一半距离。骨骼含钙较多，而钙的原子序数较大，因此会遮挡诸如软骨或半月板等软组织。（飞利浦供图）

　　超声和超声心动图技术的发展也非常迅速。小型化的探头，彩色多普勒方法，高效低成本，无需磁场屏蔽或 X 射线屏蔽的诊疗室，无电离辐射，不存在磁通量快速变化时可能引起金属植入物发热的危险，这些特点使超声别具吸引力。3D 超声所采用的平面多发射探头有助于避免解剖噪声，提高了对比度。但超声技术的概念性问题依然存在，超声成像受其原理限制，声波信号不能穿透充满气体的空隙和不透明的骨结构（如胸骨和肋骨），同时声波路径中的结构会使信号发散从而降低空间分辨率。在实际应用中，调整超声波探头需要解剖学功底，有时需要聪慧，有时候限制了超声成像的易用性、可重复性和结果的定量评估。

4.2 X 射线成像

以下各节将先讨论诊断 X 射线图像获取信息的物理背景，然后再在第 5 章讨论不同系统的工作模式，在第 6 章详细讨论 X 射线管。

4.2.1 衰减成像

图 4.2 总结了对产生诊断信息有最重要贡献的几种效应。光子和骨骼、软组织、注射的对比剂发生不同的物理作用，然后出射的部分被调制的电磁波被胶片、影像增强器、数字平板或其他探测器接收。

图 4.2a 描述了 X 射线直线穿过一个长度为 dx 的微小体积元时发生的散射。在这种窄准直情形，光子可能被弹性汤姆逊或瑞利散射，以及非弹性康普顿散射消耗。除了汤姆逊散射之外，其他所有的相互作用都会改变 X 射线束的能谱和强度。由于粒子散射的相互干扰，透过的 X 射线有许多远离直线路径的高能方向。

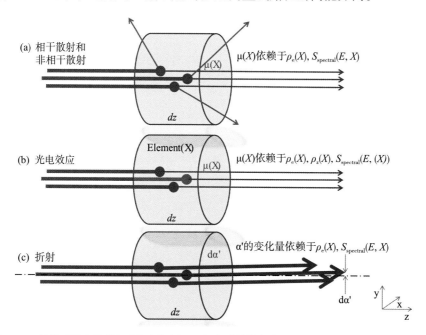

图 4.2　X 射线成像中的"衰减信息"来源：（a）弹性散射（汤姆逊、瑞利）和非弹性散射（康普顿）对入射 X 射线的衰减；（b）光电效应导致 X 射线强度损失；以及（c）由于折射而小角度转向，此时物质可以通过 X 射线的相移而识别或标记。所有效果都和电子密度分布 ρ_e 相关。此外，光电效应对原子数密度 ρ_z 表征的质子分布敏感，也对元素的原子壳层结构敏感，原子壳层结构用符号 Element（X）表示，可以用吸收边际来标记。光电效应和散射可以通过改变 X 射线源光谱或分辨能量从而改变 X 位置的射线光谱分布 $S_{\text{spectral}}(E, \mathbf{X})$ 来区分，其中 μ 表示衰减系数，$\mathbf{X}$ 是位置矢量，E 是光子能量，dz 是单位平板厚度，以及 $d\alpha'$ 是折射角的变化。

图 4.2b 描述了电子的光电激发吸收光子造成的光子能量损失，在这个过程中，未与组织发生作用的最大强度光子能够保持方向不变。被加速的电子会将其动能传给人体组织，能造成组织局部电离（但总体上基本上保持电中性）。据 Fruehling 和 Vogel（1995，第 31 页）记述，汉堡大学诊所的外科医生戈赫特早在 1887 年就注意到，在对皮肤病进行长时间的放射治疗后，"患者的整个身体都带了电，尽管他并没有直接接触到带电设备，可以从患者身体的任何地方拉出电火花"。这种效应到底是与玻璃 X 射线管工作中引起的附近空气电离有关，还是与患者自身的光电电离有关，目前尚无定论。图 4.2c 显示了 X 射线光子折射引起的小角度转向，X 射线在任何材料中的折射率非常小，因此折射角很小（图 4.8），X 射线的强度不会像（a）和（b）中那样显著减弱。所以尽管来自患者的总相移很大，衰减成像没有采用检测相移的方式，我们将在本章末尾讨论 pfeiffer 等（2006）提出的一种干涉测量方法，当然，也有其他方法来检测相移。

图 4.3 所示，当 X 射线穿透较大的体积时，探测器处的强度响应可以通过对沿 X 射线传播方向的衰减量的线性积分来计算。与光学成像将物体表面映射到探测器不同，当物体投影到探测器后，X 射线摄影得到的是物体的所有半透明成分阴影的叠加

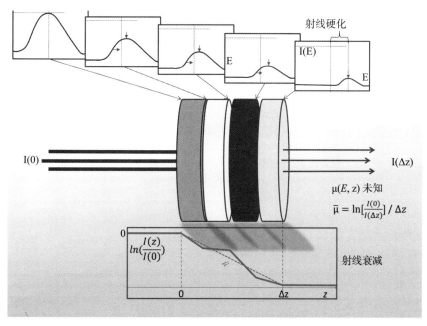

图 4.3　衰减系数 μ 的平均值 μ̄ 和射线硬化。假设 X 射线束沿 z 轴从左侧进入一叠不同材料构成的均质板，Δz 表示总厚度。顶部的几张图表示意性地显示了进入板之前和之后的光谱分布 I（E），底部的图表显示了纵轴使用对数坐标时沿 z 方向的强度分布 I（z），可以看到射线束逐渐被硬化和衰减。各层（各体积元）的能量衰减系数 μ 无法确定，只能得到总量。此外，各不同能量的平均衰减系数可以通过各种频谱分析方式来评估。

像。在没有附加信息的情况下，各体积元的局部能量相关衰减系数 $\mu(E, x)$ 是未知的。只能得到整个物体在厚度 Δx 方向上对 μ 的积分。在不区分光谱对物质的敏感性差异时，积分从 0 到杜安 – 亨特界限 $-eV_t$（其中 V_t 表示管电压）：

$$I(\Delta z) = I(0)e^{-\int\limits_{0}^{\Delta z}\int\limits_{0}^{-eV_t} u(z,E)dEdz} \tag{4.1}$$

射线束依次顺序经过复合物体时，不仅强度减弱，光谱也逐渐变硬。因为对光谱的大部分衰减随能量增加单调降低。光谱的硬化程度主要与局部电子密度、原子序数密度及相关的光电电离有关。高原子序数和高密度的材料，例如金属植入物，会强烈改变光谱，有时会完全掩盖射线路径上低密度和低原子序数的软组织。在计算机断层扫描中，由于需要从不同角度拍摄许多图像，光束硬化问题更加严重，同一物体可能会因成像角度不同以及是否有其他引起射线硬化的材料表现为不同的透明度，此时需要专门的射线硬化校正或迭代重建方法来减小谱失真。

如前所述及图 4.4 所示，X 射线摄影测量患者局部衰减系数线积分的空间分布得到一个垂直于射线中心束的平面。此时如果缺乏成像系统的更多信息，就无法依据图像推断物体的结构、大小、对比度以及相互关系。任何 X 射线成像都是如此，例如查看图 4.4 中半透明物体的简单模拟的衰减图像，其性质并不清楚。因此，要区分伪影和真实结构，需要充分的关于系统的先验知识。图 4.4 显示了在理想空间分辨率的假想系统中模拟的一个均匀球体对 X 射线的衰减图像，然后加入噪声，如图 4.5 所示。在这种情况下，所见模糊是 X 射线沿切向穿透边缘时造成的，而不是像实际系统中是由 X 射线管焦斑尺寸导致的。在图 4.4 中图像看起来放大了，放大倍率取决于系统的几何放大倍数 $M=\text{SDD}/\text{SOD}$，其中 SOD 是射线源到物体的距离，SDD 是射线源到探测器的距离。

大多数临床应用中，情况与理想情况大不相同。不像数码相机，X 射线衰减成像系统中，高空间分辨率不仅意味着价格高昂，而且往往伴随潜在危险。应用衰减成像时为了得到足够的信噪比和对比度所需辐射剂量的最小值，正比于空间分辨率的 4 次方，相位成像时正比于空间分辨率的平方（Barrett 和 Swindell，1981b，第 10 章）。因此，要剂量优化的 X 射线成像就要求降低空间分辨率。放射医师总是被迫工作在可见度的边缘。大功率密度的 X 射线管，即小焦点大功率的实现，通常是一个极高等级版 X 射线管具备的功能，这类 X 射线管比低版本的要贵很多。因此，对 X 射线成像系统的空间分辨率包括 X 射线管本身有清晰理解是非常重要的。

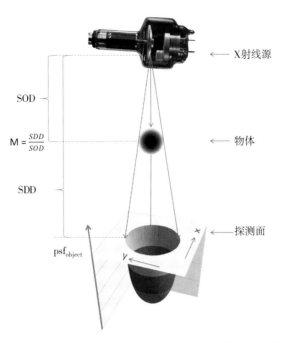

图 4.4 半透明球体的 X 射线成像。X 射线管的焦点发射 X 射线，X 射线穿过球体并在探测器中生成放大的投影。这是一个理想系统，不会产生模糊、噪声或任何其他失真。在理想情况下球体的点扩散函数 psf_{object} 与 X 射线强度分布类似，在探测器的 x-y 平面上呈现为三维图形，通常显示为灰度值分布，也就是图像（图 4.8）。图像几何放大倍数为 $M=SDD/SOD$，其中 SOD 是射线源和物体之间的距离，SDD 是射线源和探测器之间的距离，均在中心光束位置测量。

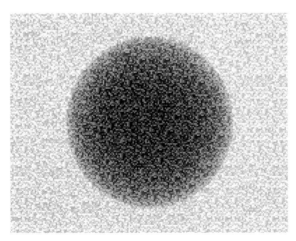

图 4.5 考虑噪声因素后，更接近真实状态的图 4.4 中球体的 X 射线衰减模拟图像。计算中假设球体均匀、焦点无限小、探测器的分辨率无穷高。显然，可见的"模糊"是由球体的半透明边缘产生的，X 射线束恰好"接触"了这些边缘。在放射成像中，噪声的大小往往来源于清晰度和剂量的平衡考量。

  X 射线管焦点发射的 X 射线穿透物体后，会在空间中形成一个射线通量分布图。

忽略折射和干涉，考虑焦点不是点光源、探测器的像素不是无限小、探测器数量不是无穷多的非理想状态，能否对物体的 X 射线图进行非常精确的测量？考虑到辐射剂量，"高精度"是不可取的。相反，系统会可见地使图像模糊。

首先讨论一维模型。图 4.6 显示了三个具有相同分辨率的 X 射线衰减成像系统示意图。如果被测物体是一个理想的点，如图 4.6（b）和（c）所示，那么系统的输出可以很好地代表自身的特征响应，图中曲线代表了系统的点扩散函数 $\text{psf}_{\text{system}}$，横坐标是笛卡尔坐标系中的位置 x。图 4.6（b）代表了焦点尺寸大但探测器像素精细的情况，图 4.6（c）代表了无限小的焦点但探测器粗糙时的情况。而在图 4.6（a）中，相对较大的物体可能会得到与图 4.6（b）或（c）非常相似的输出。能够看到，尽管影像链的各组成要素的贡献、所拍摄的对象都各不相同，但三个系统得到的信号图是相同的。很明显，输出受所有要素的空间特征影响，正如图 4.4 中讨论的，物体的真实特性并不能直接从图像中明显得到。我们接下来使用线性系统理论详细说明整个成像系统的响应特性。

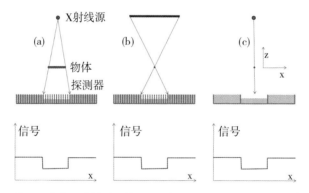

图 4.6　三个不同的系统中的 X 射线衰减投影，输出了相同的空间信号。（a）一个相对较大的物体，使用非常小的高亮度射线源和高分辨率探测器成像；（b）使用大 X 射线源、较小物体和精细分辨率探测器；（c）使用点光源和低空间分辨率探测器，都能够输出相同的信号。

4.2.2　线性系统理论

本书的范畴不允许详细展开介绍优雅的线性系统理论，它的伟大价值已被证明，虽然有必要的近似。但是对定义 X 射线管重要的部分将会给出，有兴趣的读者可以参考 Barrett 和 Swindell（1981a，b）的工作了解更多详情。

探测器会产生电子噪声本底、会在高 X 射线通量下饱和且动态范围也有限。尽管输出不是严格地与输入成正比，但实践证明线性系统理论提供的结果已经足够准确。如图 4.7 所示的理想输入，一个成像系统在数学上可表示为将输入信号转换为输出信号的模型。这种情况可以看作是图 4.6（b）和（c）的二维扩展，对一个对比度无限大的点状物体成像。为了不依赖任何物体刻画系统，给系统一个理想输入［图 4.7（a）］表示为点扩散函数 $\text{psf}_{\text{object}}(x, y) = \delta(x)\delta(y)$，其中 δ 是狄拉克函数，对于任意 $\varepsilon > 0$ 的实数，它都遵循方程 $\int_{-\varepsilon}^{+\varepsilon} \delta(x)dx = 1$。当这个测试物体馈入 X 射线系统时，系统会以固有的点扩散函数来响应它，这种理想输入的输出是系统点扩展函数 $\text{psf}_{\text{image}} = \text{psf}_{\text{system}} = S_{\text{system}}[\delta(x)\delta(y)]$，其中 S_{system} 表示线性系统算子，能够将一个二维输入（表示物体的物体点扩散函数）线性地转换为一个二维输出（代表显示的图像的图像点扩散函数）。

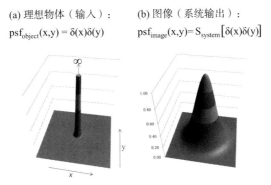

(a) 理想物体（输入）：
$\text{psf}_{\text{object}}(x,y) = \delta(x)\delta(y)$

(b) 图像（系统输出）：
$\text{psf}_{\text{image}}(x,y) = S_{\text{system}}[\delta(x)\delta(y)]$

图 4.7　理想物体点扩散函数 $\text{psf}_{\text{object}}(x, y) = \delta(x)\delta(y)$（左）和系统响应（右）及其点扩散函数 $\text{psf}_{\text{image}}(x, y)$。$S_{\text{system}}$ 表示线性系统算子。

图 4.7（b）中，从 x-y 平面中像素的亮度可以看到，系统输出了一副模糊的图像作为响应。为了简化整个过程，我们忽略了电子噪声和光子通量离散特性导致的量子噪声，并假设系统点扩展函数是圆对称的。如果焦点是圆形并且探测器的像素矩阵也具有圆形对称性，那么这是一条合理假设；但多数情形下，焦点更接近矩形，即使在中央光束中成方形的焦点，从其他方向观察也是矩形的，且探测器单元也可能是不对称的，所以系统点扩展函数自然也同样是不对称的。

真实的输入点扩散函数 $\text{psf}_{\text{object}}$ 表示对 X 射线束的调制，例如，X 射线与患者作用的过程。如前所述，它被定义为所有 z 方向上局部衰减系数 $\mu(x, y, Z, E)$ 的积分，这里又扩大到通过整个患者身体，包含所有光子能量 E：

$$\text{psf}_{\text{object}}(x, y) = \int_{-\infty}^{+\infty} \int_{0}^{eV_t} u(x, y, z, E) dE dz$$

图 4.8 是之前已经讨论过的简单球体示例，此处假设 X 射线束是被准直的，并且探测器可以对所有能量的光子积分。

图 4.9 展示了算子 S_{system} 对整个系统进行数学近似的过程。图示为输入点扩散函

数沿 x 轴的截面图，为明了起见将透视图限制为一维（$y=0$）。

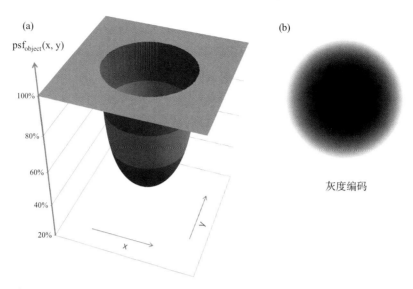

图 4.8　（a）一个均质球体的点扩散函数 psf$_{object}$，（b）来自理想系统的衰减图像（以灰度值编码）。

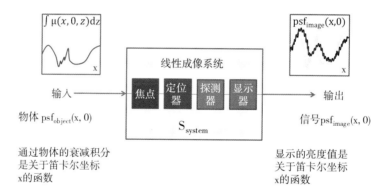

图 4.9　X 射线成像系统的输出的线性系统模型。如图所示，输入和输出均为二维参数的点扩散函数，对信号进行一维"切割"（$y=0$）后，可以看到左侧的示例物体的空间分布以及右侧的 X 射线相机的响应。该系统由焦点、被测物体、探测器、显示器（包括图像处理过程）组成。基于左侧的输入信号，系统输出了右侧模糊和嘈杂的信号，由图像的点扩散函数 psf$_{image}$ (x, y) = S$_{system}$[psf$_{object}$ (x, y)] 来表示。S$_{system}$ 表示线性系统算子，而 psf$_{object}$ (x, y) 表示对象的点扩展函数。输出的图像是模糊的，如右边平滑的灰色曲线所示，并且显示时多出了噪声（黑色锯齿形曲线）。另外可以在屏幕上看到，相对理想响应有一个空间位移（显示为灰色）。

　　基于左侧的输入信号，由 X 射线源及其焦点、物体定位器、探测器、显示器（包括图像处理过程）的影像链系统，产生一个模糊输出（右）表示，图像的点扩散函数 psf$_{image}$ (x, y) = S$_{system}$[psf$_{object}$ (x, y)]，其中 S$_{system}$ 代表线性系统因子，psf$_{object}$$(x, y)$ 代表物体的点扩散函数，psf$_{object}$ (x, y) 表示 X 射线通过物体时衰减的积分，包含了物体所有的精细结构信息。由于每个探测器单元的光子绝对数量有限，因此信号上会叠加泊

松分布的量子噪声，在对图像进行平滑处理以适应图片的分辨率后，一些结构仍然可见，并表现为包含高频信号的尖锐窄峰。不过实际工作中典型的 X 射线相机往往无法显示所有精细细节，相反会输出一幅像右侧的灰色曲线所示一样的模糊图像。超出系统分辨率极限的空间频率被抑制。噪声由黑色的锯齿形曲线表示，屏幕上的几何位移（相对于理想响应）以灰色显示以供比较。该图像是不理想的，并被降低到最低的空间分辨率，以降低患者剂量和系统成本。

在实际操作中，使用二维参数的点扩散函数来考察系统的空间分辨率相当不方便。首先，需要找一块 X 射线不能透过的平板，开一个直径约为 30 μm 的针孔用于测试。X 射线通量会被强烈衰减。焦点小于 0.6 mm 的 X 射线管额定功率较低，所以曝光时间必须很长。其次，必须准确调整显微密度计以确保扫描时正好穿过所显示图像点扩散函数的中心。当使用胶片时，所有密度数据都必须转换为相对曝光值。即将发布的 IEC 标准 60336 第五版将通过使用数字检测来改善这种情况。

通过在正交笛卡尔坐标轴上积分并使用成对的一维函数而不是用需要二维参数的二维空间函数，可以简化测试而不会丢失太多信息。实际应用中，一个点扩展函数可以很好地替换为在正交方向 x 和 y 上定义的一对线扩展函数 lsf_{object_x} 和 lsf_{object_y}（参见第 6.2.1.6 节和图 6.26）：

$$\text{lsf}_{object\_x}(x) = \int_{-\infty}^{+\infty} \text{psf}_{object}(x, y)dy,$$

$$\text{lsf}_{object\_y}(y) = \int_{-\infty}^{+\infty} \text{psf}_{object}(x, y)dx.$$

线扩展函数的使用减少了工作量。在测量成像系统固有的线扩展函数 lsf_{system} 时，IEC 标准 60336 要求使用 1.5 毫米厚的钨、钽或类似的不能透过 X 射线的金属板，在金属板上加工一道 10μm 宽的狭缝。在测试中，最好将方向分别设置为平行和垂直于焦点的长轴（焦点的长度方向通常平行于 X 射线管的阴极和阳极的主轴线）。与针孔法相比，透射的 X 射线强度要高得多，测量结果如图 4.10 中的示例所示。狭缝法产生的误差很小，在临床应用中是微不足道的。

一个 X 射线系统的数学模型的响应是其各组件的线扩散函数的卷积。两个函数 f（x）和 g（x）的卷积 conv（x）定义为

$$conv(x) = f(x) * g(x) = \int_{-\infty}^{+\infty} f(x)g(x - x')dx'$$

每个组件的非理想线扩散函数都会降低分辨率。卷积是可交换的。卷积必须根据系统中图像的几何放大倍数进行缩放（Barrett & Swindell，1981a，Appendix B）。如果图 4.4 模拟球中使用的焦点尺寸不是零，例如是一种具有高斯形线扩散函数，沿线

扩散函数轴线的过图像中心的无噪声横截面将变为类似于图 4.11 中的横截面。显然，球体图像的边缘显得更加模糊。

(a) 理想物体（输入）：

$$\text{lsf}_{\text{object\_x}}(x) = \delta(x)$$
$$\text{lsf}_{\text{object\_y}}(y) = \delta(y)$$

(b) 图像（系统输出）：

$$\text{lsf}_{\text{system\_x}}(x) = \int_{-\infty}^{\infty} S_{\text{system}}[\delta(x)\delta(y)]dy$$
$$\text{lsf}_{\text{system\_y}}(y) = \int_{-\infty}^{\infty} S_{\text{system}}[\delta(x)\delta(y)]dx$$

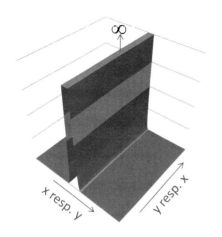
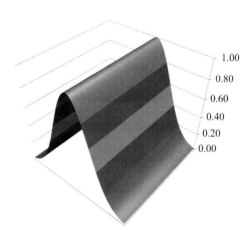

图 4.10　成像系统输入和输出的线扩散函数。在输入一个理想的线形物体时，该物体可以是不透过 X 射线平板上一个狭缝，在（a）中近似表示为线扩展函数 $\text{lsf}_{\text{object\_x}}(x)=\delta(x)$ 或 $\text{lsf}_{\text{object\_y}}(y)=\delta(y)$，均取自正交方向 x 和 y，然后代入系统的线扩展函数 $\text{lsf}_{\text{system\_x}}(x) = \int_{-\infty}^{+\infty} S_{\text{system}}[\delta(x)\delta(y)]dy$ $resp.$ $\text{lsf}_{\text{system\_y}}(y) = \int_{-\infty}^{+\infty} S_{\text{system}}[\delta(x)\delta(y)]dx$，就会得到如（b）所示的模糊图像。图中忽略了噪声。δ 是关于笛卡尔坐标 x 和 y 的狄拉克函数。在实际应用中，x 轴和 y 轴大多选择平行于 X 射线管焦点的长度和宽度的方向。

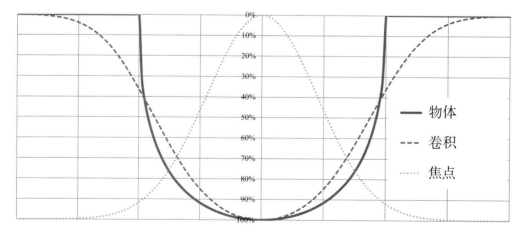

图 4.11　半透明球的线扩散函数与焦斑线扩散函数的卷积。图中显示了穿过图像中心的切面。

4.2.3 调制传递函数

不使用点扩散函数而使用线扩散函数已经简化了表征图像质量的过程并且不会丢失太多信息。但是，卷积函数仍然不方便。一幅图可能对相机能分辨的单位，即每单位距离中不能透过 X 射线的线对数量来说是足够的，但如果考虑到显示器的显示能力和放射医师的有限视觉观察能力，应该期望得到什么样的图像质量？患者运动有什么影响？Coltman（1954）在线性响应的假设下提出通过傅里叶变换 F 将问题从空间域转换到空间频率域的想法，'tHoen（1980）讨论了运动伪影和阅片者主观观察能力的特性。

这个思想的核心概念是调制传递函数（MTF）及其复杂的姐妹系统传递函数（STF）。有些学者有时将 STF 称为光学传递函数（OTF）。假设 $\mathcal{F}$ 表示二维傅里叶变换，而 $\mathcal{F}1$ 表示一维傅里叶变换，再假设频域中坐标分别为 u,v，对应于空域中的 x,y。

定义 $STF(u,v) = \mathcal{F}\{\text{psf}(x,y)\}$

和 $MTF = |STF|$

为表征系统的最佳可用性能，通常在视野中心选取最高分辨率的方向，这一般是焦点投影到垂直于中心光束的某个平面的最小尺寸的方向。在多数情况下，这是焦斑宽度（x 方向）。在此基础上可以指定与 x 方向垂直的 y 方向。把所选方向上相应的线扩展函数进行一维傅里叶变换，例如，在 x 方向上：

$$
\begin{aligned}
\mathcal{F}1 &= \{\text{lsf}_{\text{system\_x}}(x)\} \\
&= \int_{-\infty}^{+\infty} \text{lsf}_{\text{system\_x}}(x)e^{-2\pi iux}dx, \\
&= \int_{-\infty}^{+\infty}\left[\int_{-\infty}^{+\infty}\text{psf}_{\text{system}}(x,y)dy\right]e^{-2\pi iux}dx \\
&= \int_{-\infty}^{+\infty}\int_{-\infty}^{+\infty}\text{psf}_{\text{system}}(x,y)e^{-2\pi(ux+0y)}dxdy, \\
&= \mathcal{F}\{\text{psf}_{\text{system}}(x,y)\}_{v=0} = STF(u,0)
\end{aligned}
$$

综上所述，所选 x 方向的线扩展函数的傅里叶变换等于该维度下计算的 STF。由等式 MTF=|STF| 推导得到：

$$
MTF_{\text{system\_x}}(u) = \left|\int_{-\infty}^{+\infty}\text{lsf}_{\text{system\_x}}(x)e^{-2\pi iux}dx\right|
$$

通过把上述公式中的 x 变换为 y，可以对 y 方向的线扩展函数进行同样的傅里叶变换。由公式：

$$f(x) {}^*g(x) =\mathcal{F}1\{f(x)\} \cdot \mathcal{F}1\{g(x)\}$$

可导出下一步操作：将卷积 "*" 变为傅里叶变换相乘 "·"，从而将变换从空间域转换到频率域，通过空间频率为 u 时输入信号与空间频率为 v 时输出信号的幅度之比表示系统的响应。

图 4.7 中的平行光束假设是一个近似。之前已经提到，能够将医学成像使用的光子能量像可见光一样 "准直" 的透镜尚未可知。相反，回想图 4.4，投影相对于实际物体总会被放大，放大倍数为

$$M=SDD/SOD$$

其中 SDD 为物体和探测器之间的距离，SOD 为射线源和物体之间的距离。放大倍数只有当将一个无限轻薄物体直接在一个无限薄探测器上进行 "接触打印" 时才为 1。我们知道，光学接触打印可以使用太阳作为光源，光源是平行光，此时空间分辨率仅由探测器和显示单元定义。另一种极端是放大成像，这种情况下物体和焦点的距离比物体到探测器更近，此时焦点起到的作用通常远远超过探测器分辨率的作用，粗糙的探测器可以通过较小焦点的专用 X 射线管来补偿，这事实上已在过去用于放大成像。CT 的几何结构介于上述两个极端之间，放大倍数接近 2。当最小的可用焦点和探测器单元的尺寸非常接近时，CT 的分辨率是最佳的。在目前的 X 射线摄影和血管造影系统中，患者的位置更靠近探测器，放大倍数 M 介于 1.1 和 1.4 之间。

4.2.4   MTF 说明

为了考虑射线源和探测器间选定位置处物体的几何放大倍数 M，可以用系统调制传递函数 MTF 里的空间频率与一个比例因子的乘积求得。在图 4.9 的模型系统中引入 "定位器" 就是为了考虑 M，"定位器" 定义了物体相对于焦点和探测器的位置并决定放大倍数。

巴雷特（Barrett）和斯温德尔（Swindell）（1981a、b）给出了 MTF 数学背景的详细讨论，IEC 60336（2005）中也简要说明了计算方法、测量方法的更多细节和符合性声明。2020 年发布的第五版 IEC 60336 对这部分内容进行了进一步简化。

MTF 测量首先利用狭缝相机在焦点的长和宽方向上分别曝光，将焦点映射到照相探测器上。如第 6 章第 6.2.1.6 节所述，生成对焦点线扩展函数 lsf_{width} 和 lsf_{length}。然后对它们进行傅里叶变换，得到的绝对值就是两个正交方向的 MTF。系统的空间分辨率可能在标准方向以外的方向上有所不同，不过这在实际应用中无关紧要。

在将得到的一对 MTF 与其他组件下的 MTF 相乘以评估系统 MTF 前，要将空间频率参数乘以放大相关因子。MTF 被沿空间频率轴根据参考物体平面的实际放大倍

数 M 进行"拉伸"，此后得到的一对 MTF 才可用于与其他部件的 MTF 做乘积以评估系统 MTF。

虽然 IEC 60336 的第四版描述了三种测量方法，但第五版进行了简化，第五版是下述问题的基础。焦点的 MTF 被视为来自狭缝相机曝光的线扩散函数的傅里叶变换，它们与焦点平面有关，并且已经考虑了相机放大系数。然后，通过沿着横坐标"拉伸"，利用系统放大倍数 M 来放大焦点 MTF，将焦点 MTF 转换到任意选定物体平面。用于焦点测量的空间频率参数要乘以 $M/(M-1)$。在 $M=1$（接触曝光）的情况下，任何转换到物体平面的焦点 MTF 都简单地等于 1，如前所述与焦点大小无关。类似的，探测器的 MTF 参数 $MTF_{detector\_x}$ 和 $MTF_{detector\_y}$ 将乘以 M，而非 $M/(M-1)$，以变换到物体平面。整个系统的空间分辨率可由变换到物体平面后子组件 MTF 的相乘描述，定义为：

$$MTF_{system\_x} = MTF_{focal\_spot\_x} \cdot MTF_{detector\_x} \cdot MTF_{display\_x}$$
$$MTF_{system\_y} = MTF_{focal\_spot\_y} \cdot MTF_{detector\_y} \cdot MTF_{display\_y}$$

如前所述，$MTF_{focal\_spot\_x}$，$MTF_{detector\_x}$，和 $MTF_{display\_x}$ 分别是焦点、探测器和显示单元各自的线扩散函数的傅里叶变换。当系统暴露在空间频率为 u 的输入信号时，$MTF_{system\_x}(u)$ 是输出和输入信号的幅度之比。参数 u 与 X 坐标共轭，正交的 y 方向和共轭空间频率 v 共轭。MTF 被其在空间频率 $u=0$ 和 $v=0$ 处的幅度归一化，使得 $MTF_{system\_x}(u=0)=1$ 和 $MTF_{system\_y}(v=0)=1$。

在上述工具的帮助下，系统的空间分辨率特性可以用一个简单的零维图形来概括，即系统能够正确传输的截止频率 u_{max}。'tHoen（1980）建议取 MTF_{system_x} 和 MTF_{system_y} 降低为 25% 时的两个空间频率中较高的那一个作为截止频率。在实际操作中，空间分辨率通常拍摄处在中心光束处的物体，以单位长度内的线对数（例，lP/mm）测量的 u_{max}。当焦点是分辨率的限制因素时，沿焦点长度方向上靠近阳极阴影处的物体可以获得更高分辨率。如果不是足跟效应导致曝光时间加长，在靠近阳极阴影方向上测量的 $MTF_{focal\_spot\_y}$ 在所有空间频率上都等于 1。

除了放大倍数和 MTFs 参数域中的必要变换外，X 射线系统的行为就像一个电声滤波器的音频链。麦克风、放大器和扬声器都各自的对声音信号输入的时间响应。人们可以通过将所有元件的时间响应与声音输入信号（例如，突然压力跳度）进行卷积来计算扬声器后面的时间分辨声压。为明确传输特性，必须计算测试脉冲的卷积，测试脉冲由很大频谱构成，如模仿与函数的突发爆裂声，结果是一个时间响应函数。宽频输入信号与系统进行卷积，得到输出的 δ 响应函数。另一种更方便的方法是分析电声链元件的频率和相位响应：将麦克风、放大器和扬声器看作滤波器，它们将输入信号调制变为输出信号调制的能力可以用带宽和衰减值等几个数值表征（例如，在

20 kHz 为 -3 db）。为实现最佳传输效果，各"滤波器"的带宽应该协调一致，以免一个短板限制整个带宽。如果扬声器很差，再昂贵的麦克风也可能会令人失望，X 射线管和探测器也是如此。

此外还有 IEC 60336 法规中规定的以外的方法。将宽度较大的、已知 $\text{MTF}_{object\_x}(u) = \dfrac{\sin(\pi uW)}{\pi uW}$ 的狭缝放入 X 射线束中，然后测量系统的点扩展函数，对点扩散函数进行傅里叶变换后除以狭缝的 MTF，就可以获得狭缝正交方向的 MTF。由于 MTF 仅正数部分重要，所以得到的数值是良好定义的。

总而言之，图 4.12 示意了一个系统的 MTF、各组件以及输入信号和输出信号频谱幅度之间的关系。输入和输出是空间频率的一维函数。线光栅之类的"正弦波"物体可用于观察系统在非常窄的空间频率带宽中的响应，而狭缝则用于宽频谱的测量。图 4.14 中模拟显示了一个接近正弦波的输入，和系统 MTF 输入频谱的乘积得到输出。图中中间系统框图上方的图形显示了滤波链中不同组件的贡献。为了展示，可以假设本例中的焦点在宽度方向 x 上具有边沿锐利、宽度为 W 的矩形线扩散函数，其 MTF 为 $\text{MTF}_{focal\_spot\_x}(u) = \sin(\pi uW)/(\pi uW)$，具有无穷多过零点。这时，如果系统对高于分辨率极限 u_{max} 的信号进行传输，并且不提供低通滤波器，那么可能会导致对比度反转。这种情况可以通过调整焦点强度分布形状来避免。如图 4.13 所示，高斯强度分布的焦点很好，因为高斯函数的傅里叶变换同样是高斯函数，它的 MTF 和 STF 没有过零点，但是，与矩形分布相比，高斯形焦点能够承受的瞬时脉冲功率非常低。'tHoen（1980）

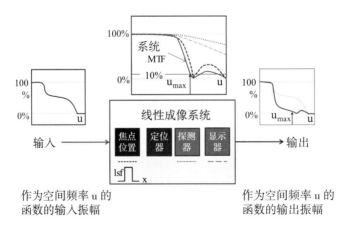

图 4.12　系统调制传递函数（MTF）及其组件的示意图。左图是输入信号的空间频谱分布，中间是系统的 MTF，右图是输出信号的空间频谱，等于系统 MTF 与输入频谱的乘积。对影像链组件的线扩展函数进行傅里叶变换，经过定位器定义的几何放大率校准后相乘，就得到系统的 MTF。在系统 MTF 图中，能够看到由 MTF 过零点指示的 STF 的负值，在该示例中是由 X 射线管矩形焦点的线扩散函数引起的，可能使高空间频率处的对比度提升。但该系统不提供超过系统 MTF 第一个过零点的频率的成分的图像。

提出了一种旋转阳极管的衰减强度分布，在钨靶进入电子束宽度方向上有一个电流密度的尖峰，而在另一侧有一个接近负指数的尾部。这样一来，焦点的温度是均匀的，能够在很宽的区域内尽可能接近允许的功率上限。

为了比较图 4.13 分别用矩形和高斯分布的傅里叶变换计算了 STF 和 MTF。STF 出现了极大的负值，在实际应用中是我们不希望看到的，实际中有一些双峰分布的焦点的线扩展函数甚至比图 4.14 中描绘的还要差。一个典型的差 MTF 的不好征兆表现为急剧下降到零并在第一次过零之后迅速上升。那为什么不简单地都用呈高斯分布的焦点呢？这是为了优化 X 射线管的额定功率，焦点中的电子密度分布通常被设计为在焦点宽度和长度的某些限制内是各向同性的，结果就是在每个直角坐标系维度束流截面呈矩形分布。由于空间电荷效应 X 射线管工作时的技术参数也会影响强度分布，因此在特定的管电流和管电压下，矩形、焦点接近矩形扩散函数，因此 X 射线通量形成填充的电子光学条件。在矩形分布中，产生的热量均匀分布在整个表面，所以额定功率和光子通量是最大的，但可能会在一定程度上牺牲成像的真实度。所以，通常为了最大化 X 射线管的额定功率，需要在信噪比和真实度间权衡。因为通常情况下噪声似乎是最大的敌人。

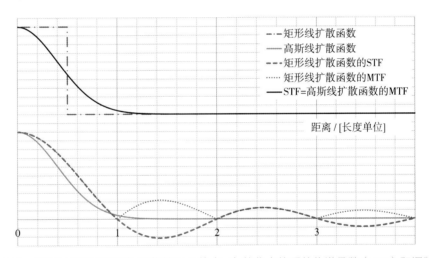

图 4.13　具有对称的高斯和矩形线扩展函数（lsf）的焦点的系统传递函数（STF）和调制传递函数（MTF）示例。由于对称性，空间域（上图）和频域（下图）中正负变量的函数值相等。矩形横截面的焦点导致 STF 出现多个过零点，有一部分空间频率的 STF 变为负值。此时如果系统中没有低通频率滤波器进行过滤（"模糊化"），这部分空间频率的信息可能会以相反的对比度出现（图 4.14）。高斯分布焦点的 lsf 则是"干净的"。

图 4.14 描述了一个具有较差 MTF 的人工系统的映射，当对周期性的图像模式成像时，可能导致对比度反转伪影。此图显示了一个模拟的矩形线扩散函数焦点和周期变化的物体。在这个事例中，选择特定的成像物体使单一空间频率为主导，而且该频

率对应的 STF 区域为负值，此时可以看到图中最上面一副图中的对比度反转。消除这种伪影的常见补救措施是低通滤波，但会使图像模糊。超过 STF 的第一个过零点的空间频率的成像正确性是无法保证的，因此对频率超过该点的周期信号也要进行抑制，从而对噪声水平产生积极影响。实际上，由于系统中的运动伪影和其他低通滤波，这些情况很少见。关于这一点，可以在 Hussein（2011）的论述中找到更多细节。

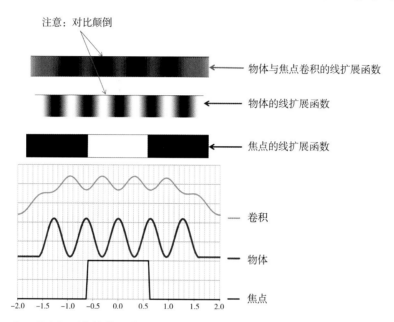

图 4.14　使用具有矩形线扩散函数的不良焦点，拍摄一个具有周期性特征的物体。系统传递函数（STF）对在空间频率高于第一个过零点的空间频率为负（顶部），有几个空间频率值所对应的调制传递函数则为零。物体的空间频率被设计为落在第一段 STF 的负值范围内，此时输出会产生强烈的对比度反转。如果系统中焦点功率额定值比空间分辨率的优先级更高，可以通过低通滤波消除这些伪影，但这会使图像变得模糊。另一种选择是使用高斯形焦点提高空间分辨率，此时即使强度调制大大降低，也可以有足够的对比度来检测高对比度物体并防止对比度反转。然而，由于阳极的热限制，高斯形焦点会导致最大光子通量降低。

大多数 X 射线管只有两个焦点，小焦点的额定功率通常比大焦点低 50% ~ 80%。韧致辐射源的热容量有限，因此通常通过改变焦斑尺寸来平衡高分辨率和低图像噪声的矛盾。近年来，通用电气提供了一个六焦点的解决方案，西门子提供了三焦点解决方案（用于血管造影），飞利浦也提出了大小焦点叠加的可变焦点技术（美国专利 EP588432Bl）。在这种技术中，双焦点阴极的两个电子发射器被同时点亮，在阳极上产生一个重叠的 X 射线发射模式，由平坦的平台和尖锐的峰值组成，结合了高功率与高分辨率的优势。

4.3 能谱成像

前面提到，患者体内的光子与电子的散射引起的 X 射线强度衰减，标示患者体内局部的电子密度分布 $\rho_e(X)$，X 表示位置。此外，光电效应是原子核中质子数的一个探针，表示"有效原子序数密度" $\rho_z(X)$。K 指衰减涉及元素的电子密度与有效原子序数密度的比值，可以标示混合元素。如前讨论光电离也对原子壳层结构非常敏感。各种元素的光谱"指纹"，作为入射光子能量函数即它们对不同的光子能量的衰减情况，可用于评估它们在组织中的多少。区分光电效应和散射所致衰减是量化局部化学成分的富有吸引力的方法，可由能谱成像实现。实用的实现方法将在第 5.1.6 节中讨论，有选择性的讨论一部分物理问题在这里有助于维持本章结构。

图 4.15 是模拟的来自假想的 CT 用 X 射线源的三个光谱，是一个真实的模型，其中的 X 射线管的钨靶靶角为 7°，固有滤过为 0.6 mm 钛。管电压从 80 kV，提高到 140 kV 时，原发射线束中的平均光子能量从 48 keV 增加到 66 keV，这是极重要的。但是固定的管电流主要由温度决定，140 kV 时相对的原发光子强度更高，尤其是经过患者后剩余的 X 射线通量更是如此，这未包括在仿真中，因此单独改变管电压时会产生探测器端的能量问题。要平衡这种不匹配，要么延长 80 kV 的曝光时间，要么采用低电压提高管电流。对一些没有应对措施，阴极工作在空间电荷区的 X 射线管情况更糟。从最高焦点温度允许的角度看，与提高管电流相反，管电流通常随电压降低（如第 6.2.1.4 节所述）。所以可能会面临三重问题：阳极欠载，对软 X 射线部分引起探测器光子饥饿，高管电压时患者可能被超剂量照射。为了克服这些问题，通用电气公司利用最新的 Quantix™ 160 X 射线管和皮尔斯型阴极，使用电子发射器周围的特殊电极来控制阴极的电子通量。电子空间电荷也用此方式调制，在低 kV 时提高管电流，高 kV 时降低管电流，保持焦点尺寸不变。另一种解决方案是在硬 X 射线中引入额外的滤过，西门子公司将这种方法机械式地应用于双源 CT 系统，一方面降低了过量射线和患者剂量，另一方面改善了光谱分离。西门子使用的是锡，但图 4.15 展示的是使用钛的情形在 140 kV 射线束中增加 3.8 mm。钛滤过使原发光子通量与 80 kV 时平衡，平均光子能量提高到效果更好的 82 keV。图 4.16 显示了在附加钛滤过之后，相对原发光子通量和平均光子能量与总滤过厚度相关性的更多细节以及附加不同厚度的钛滤过平均光子能量的变化。可以看出，高额定功率的 X 射线管更适合能量分离。

能谱探测是另一种有效的能谱区分方法。不改变原发光源的颜色，用一束具有宽频谱的连续谱 X 射线，穿过患者后利用顺序堆叠的双层探测器实现能谱分离，两层能量积分闪烁体探测器可以获得两个不同光谱的数据集。这种能谱成像方法由飞利浦在 IQon® 系列产品中商业化，如图 5.2 所示。另一种方法是使用转换光子计数探测器。基于探测器的双能 CT 的主要优势是可以从常规 CT 扫描中进行回顾性探索，还允许识别和去除反向噪声。另一个好处是最佳的时间配准，可以对快速流动的造影剂进行分析。

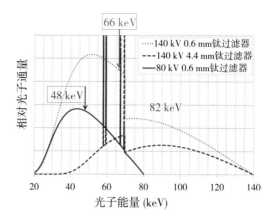

图 4.15　X 射线管组件的光谱模拟，用于（基于 X 射线源的）双能 CT，该 X 射线管靶角为 7°、固有滤过为 0.6 mm 钛。纵坐标为相对光子通量。为了产生不同的 X 射线光谱，管电压在 80 kV 和 140 kV 之间切换。由于钨靶自身具有 69 keV 吸收边，所以靠近阳极的光谱更硬，靠近阴极的光谱较软。如果 80 kV 和 140 kV 滤过相同，那么被滤过后的光子通量会有很大差异。将 140 kV 管电压的钛滤过增加到 4.4 mm 后，被滤过的光子通量与 0.6 mm 钛滤过的 80 kV 光谱通量（曲线下的积分）相同。增加滤过后光谱的平均能量从 62 keV 上升到 82 keV，而 80 kV 光谱的平均能量为 48 keV。

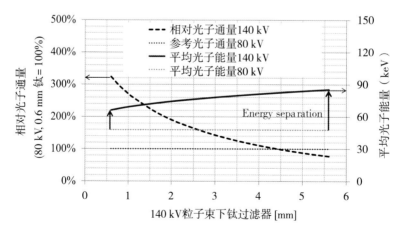

图 4.16　在基于光源的能谱 CT 系统中，模拟了 80 和 140 kV 管电压在不同厚度钛滤过下的相对光子通量。在"硬"束中增加滤过有助于平衡硬束光和软光束的剂量。额外的滤过必须作为机械部件引入，或者使用多源系统。可以看到不同滤过厚度下 140 kV 射线通量的变化。图中还显示了能谱分离，箭头表示滤过后的平均能量与参考值（80 kV 与 0.6 mm 钛滤过下的平均能量）的差异。

理想的解决方案，将使包括由高原子序数构成的生物标志物在内的 K 层成像成为可能。当使用三种或更多的能量划分，特定材料的 K 衰减层的频谱位置就可被确定。

4.4　相衬成像

在合适的条件下微分相衬成像可以通过前所未有的方式显示精细的解剖细节。X 射线束经过物体时，前进路径可能会产生微小的偏差。大部分的 X 射线系统的探测器单元的尺寸在 50 ~ 2000 μm 之间，到物体的距离在 10 到 50 cm 之间，所以探测器的空间分辨率不足以直接探测 X 射线在宏观物体中的折射角。但是，X 射线经过物体时会产生相对较大的相移，这种相移是可以探测的。例如，用于乳腺摄影的单色 20 keV X 射线束的强度在穿过 28 μm 厚的硅板时仅衰减 2.6%，但相移高达 π，也就是同样薄板中波长的一半，足以产生干涉图案。参考公式 3.10，折射率 δ_x 的实部与光子能量的倒数 $1/E^2$ 成正比，而相移与 $1/E$ 成正比。因此尽管能量越高相移越不明显，现阶段相衬成像应用的光子能量最高已经达到 80 keV。因为在患者后面它们的和太大而且混乱，患者引起的绝对相移几乎无法测量。但是中心光束正交的相移的衰减可被探测。微分相衬成像通过基于光栅或基于传播的方法（Als-Nielsen 和 McMorrow，2011，第 9.3 节）将干涉图案可视化。相比衰减成像，患者必需的剂量与空分辨率的平方而不是四次方成正比，因此当需要高分辨率时，相衬成像会带来潜在的好处。Zhou（2013）等从剂量的角度比较了这两种方法，并总结了传播法在临床前小动物成像中的优势。对尺寸小于 30 μm 的结构，基于传播的方法甚至优于单色基于光栅的系统。基于传输的方法需要具有高空间相干性的高亮度 X 射线源，即直径约 10 μm 且额定功率大的焦点，可以从瑞典埃克斯勒姆公司采购液态金属作为阳极。另外 Pfeiffer（2006）等使用塔尔博特 – 劳厄干涉仪改进了基于光栅的相衬成像实验，发现对人类乳房大小或更大的物体（图 4.17）看起来更适合使用。

借助位于患者前的狭缝光栅，传统的 X 射线管可以产生足够多的相干光，然后进行叠加干涉。非相干多色光谱的 X 射线管的应用，可以使相衬成像摆脱同步辐射光的限制。基于光栅的方法的缺点是严重缺乏光子通量，第一级由多个宽约 5 μm 狭缝产生空间和时间相干的光栅，消除了大约 3/4 的初级射线。

在最初的巨大热情阶段过后，Raupach 和 Flohr（2012）提出了对微分相衬成像的总体诊断价值和剂量效率的质疑。他们认为从剂量的角度来看，相衬成像不适合空间分辨率较小的成像模式，如 CT。这个话题仍然富有争议，因为除了相移和衰减之外，还有 X 射线暗场成像。这种成像方法可以像视觉暗场成像一样识别出光束中会破坏相干性的小散射物体，因此可能能够探测到尺寸远低于常规极限空间分辨率的微观物体的额外信号。Roessl 等（2014）希望将相衬成像用在高空间分辨乳腺摄影中，尽管该技术至少在乳腺摄影方面首次得到了可信结果，但在撰写本文时，微分相衬成像尚未进入临床实践。

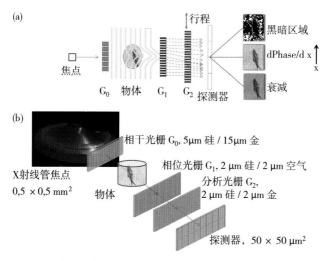

图 4.17　使用传统轫致辐射源和塔尔博特 - 劳厄干涉仪的微分相衬成像示意图。（a）非相干多色辐射通过第一级（G_0），产生一束相干光束，光束穿透物体、相移光栅（G_1）和分析器光栅（G_2）后进入探测器。干涉仪中没有任何物体，将分析器光栅放置在特定位置使不透明光栅恰好与结构干涉的微米级区域相遇。宏观探测器信号为零，相干光栅能够产生多个进行叠加干涉的光束。将分析器光栅移动几个微米，干涉仪会变得透明，此时一旦有物体进入干涉仪，干涉图案就会发生变化，因为物体引起的相移会与相移光栅 G_1 引起的相移叠加。通过"步进"的分析仪记录与物体相关的相移的衰减。如果物体包含破坏相干性的元素，即使分析仪位于探测器信号最低的位置，这些元素也会显示为亮点。如右上方所示，可以导出三个图像：散射元素的暗场图像、微分相移图像、衰减图像。空间分辨率由焦点尺寸和探测器间距决定。（b）用于乳腺摄影的原型系统框图。

4.5　荧光成像

过去研究者们曾多次尝试测量医学样品中原子的荧光辐射。不幸的是，水中的氧、蛋白质中的碳和氮，甚至骨骼中的钙发射 X 射线都是软 X 射线，会被人体强烈衰减，更不用说氢了（图 2.13）。即使使用单色入射 X 射线如果试图直接进行物质浓度测量，患者承受的剂量将是不可接受的。然而，最近的研究中，几个研究小组试图开辟一条小动物组织成像的道路，用高原子序数原子（如金、钆或钼）标记组织。Cheong 等（2010）使用一台微焦 X 射线源，在 110 kV 管电压下识别出了稀释的金纳米颗粒。虽然该方法已成功用于小动物的"临床前"诊断，但基于 X 射线荧光的人体全身成像似乎并不现实。

4.6 偏振 X 射线

如第 2.8 节所述，巴克拉在 1905 年已经发现了偏振 X 射线。来自 X 射线管的偏振轫致辐射能否成为新的信号源？就像原发辐射可以很好地与散射辐射区分开来，同步加速器发射的线偏振 X 射线至少改良了散射辐射的分析方法，并且提高了小角度散射的信噪比。然而，对普通的厚靶 X 射线管，由于入射电子的完全角扩散，会产生非偏振辐射（见第 2 章）。在电子撞击薄靶时，只有在非常薄的靶，接近光谱能量极限的那部分光子才会产生部分偏振辐射。然后电子会与原子核继续相互作用，产生与入射方向正交的线偏振偶极辐射。但偏振的强度和角度都太小，无法在实践中使用。

第 5 章将讨论各种 X 射线诊断系统，并为讨论其内部的 X 射线源做准备。

4.7 问题

1.陈述光束穿过物体时造成光子损失的基本效应，至少三种（散射计为一种）。

2.解释射线硬化的影响，并构思一种算法，当物体被轫致辐射源照射时，能够通过查找衰减系数表计算厚物体的总衰减。

3.解释物体与光源和探测器的相对位置对图像分辨率的影响。

4.一位工程师建议缩短 X 射线源和探测器之间的距离，让物体刚好能放入。在光子利用率、图像分辨率和图像噪声方面，短几何结构的优缺点是什么？

5.解释点扩散函数、线扩散函数及其关系。

6.在空间频率域而不是真实空间域中讨论图像分辨率能带来什么好处？

7.系统 MTF 在远超空间频率上的第一个过零点处具有振荡特性。对成像上会有什么影响？临床中对成像是否有危害？

8.讨论至少两种对患者的电子密度分布进行成像的方法。

9.讨论微分相衬成像和暗场成像相比衰减成像的优势。有哪些挑战？

参考文献

Als-Nielsen, J., & D. McMorrow. 2011. Elements of modern X-ray physics (2nd ed.). Chichester, UK: Wiley & Sons.

Barrett, H. H., & Swindell, W. (1981a). Radiological imaging：The Theory of Image Formation, Detection, and Processing (Vol.1). New York: Academic Press.

Barrett, H. H., & Swindell, W. (1981a). Radiological imaging：The Theory of Image Formation, Detection, and Processing (Vol.2). New York: Academic Press.

Cheong, S.-K., B. L. Jones, A. K. Siddiqi, F. Liu, N. Manohar, & S. H. Cho. 2010. X-ray florescence computed tomography (XFCT) imaging of gold nanoparticle-loaded objects using 110 kVp X-rays. Physics in Medicine and Biology, 55(3), 647-662. Doi: 10.1088/0031-9155/55/3/007

Coltman, J. W. 1954. Specifiation of imaging properties by response to sine wave input. J. Opt. Soc. Am. 44: 468. Cited in 't Hoen (1980).

Fruehling, S., & H. Vogel. 1995. Th X-ray pioneers of Hamburg. Die Röntgenpioniere Hamburgs. Landsberg, Germany: Ecomed Verlagsgesellschaft.

Hussein, E. M. A. 2011. Computed radiation imaging: Physics and mathematics of forward and Inverse Problems (1st ed.). London: Elesevier.

IEC 60336. 2005. Medical electrical equipment—X-ray tube assemblies—Characteristics of focal spots. (4th ed.) Geneva, Switzerland: International Electrotechnical Commission.

Pfeiffr, F., T. Weitkamp, O. Bunk, & C. David. 2006. Phase retrieval and diffrential phasecontrast imaging with low-brilliance X-ray sources. Nat. Phys. 2: 258.

Raupach, R., & T. Flohr. 2012. Performance evaluation of x-ray diffrential phase contrast computed tomography (PCT) with respect to medical imaging. Med. Phys. 39: 4761.

Roessl, E., H. Daerr, T. Koehler, G. Martens, & U. van Stevendaal. 2014. Clinical boundary conditions for grating-based diffrential phase-contrast mammography. Phil. Trans. R. Soc. A. 372: 20130033.

't Hoen, P. J. 1980. Image quality of medical systems. Delft, the Netherlands: Thsis of the Technical University of Delft.

Zhou, T., U. Lundström, T. Thring, S. Rutishauser, D. H. Larsson, M. Stampanoni, C. David, H. M. Hertz, & A. Burvall. 2013. Comparison of two x-ray phase-contrast imaging methods with a microfocus source. Opt. Exp. 21: 30183-95.

成像模式与挑战

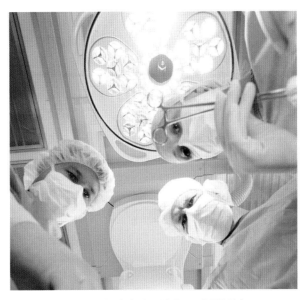

聚光灯下的患者（图片由飞利浦提供）

随着时代的发展，成像系统已高度专业化，形成宽频谱 X 射线相关模态。X 射线源在能谱、机械接口和能量输出等关键方面存在着很大的差异。为了优化短时和长期的额定功率、管电压范围、机械接口、操作位置、临床工作流程速度和其他重要功能，厂家提供了大约超过 500 种不同类型的市场在售 X 射线管。本章将深入讨论计算机断层扫描和介入性心脏和血管 X 射线成像（CV）、涉及介入术中 X 射线成像、单次曝光和透视标准摄影（远程控制和床旁控制）、乳腺摄影、移动 X 射线成像和术中 C 形臂 X 射线成像。

图 5.1 通过一些参数描述了这些成像模式，这些参数在很大程度上决定了所用 X 射线管的尺寸、重量和成本。横坐标上的最大管电压决定了绝缘材料的尺寸和不同电压下电极间的真空间隙，以及辐射屏蔽层的厚度和质量。纵坐标为每个患者受到的辐

射能量，其表征了旋转阳极管的尺寸，再结合患者扫描频次，共同确定了需要安装的冷却装置。显然，CT 要求最高，其次是介入心脏和血管造影。使用极软 X 射线频谱的乳腺 X 摄影紧随其后。当按管电压排序时，普通 X 射线摄影、移动 X 射线和术中C 形臂 X 射线成像的要求更高，但它们的短曝光时间和在透视模式下的低通量连续X 射线使每位患者受到的总能量能够保持在较低的水平。牙科 X 射线管具有同样的能量范围，且管电压低于 75 kV。乳腺 X 射线摄影包括全视野曝光以及带有光子计数探测器的现代狭缝技术。需要注意的是，图 5.1 按能量排序，所述能量是指管功率和每位患者的 X 射线照射次数之和的乘积，而不是 X 射线管瞬时功率。额定功率将在稍后讨论。所述的能量和电压范围是指考虑工作负荷和操作模式下的平均值。

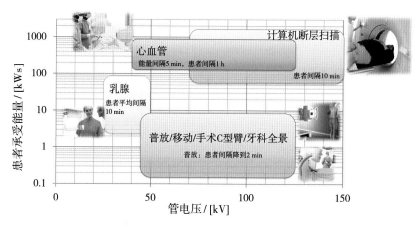

图 5.1　按 X 射线源的关键特性分类的 X 射线系统。横轴表示的是不同的管电压，纵轴表示在患者扫描时间周期内的能量，以上参数是大多数实际情况下产生 X 射线所需要的。对于计算机断层扫描、乳腺 X 射线摄影和包含移动系统的普通 X 射线成像，积分时间是指单个患者的 X 射线曝光时间，能量是指管电压、管电流和曝光时间的乘积。标识的患者频率可以用来评估消耗的平均功率。心血管介入性成像时间尺度在分钟量级，过程中低能量 X 射线透视检查和高能放收两部分交叉进行。能量值使用 5 min 作为衡量的周期，5 min 是一次介入扫描流程的平均时间。它也表示了大部分相关的 X 射线源在实际使用情况下的阳极冷却的时间常数。矩形框包含了大多数实际用例。

5.1　计算机断层扫描

自 20 世纪 70 年代中期以来，CT 已成为诊断成像的主力军。正如当前在新冠病毒感染疫情期间证明的那样，CT 具有可以为磁共振（MRI）以及其他成像方式提供补充信息的能力，这也使得 CT 成为了富有挑战性的 X 射线诊断任务中不可或缺的一部分（图 5.2）。目前，自动化、CT 技术到乳腺 X 射线摄影的扩展、进一步的剂量降低、基于人工智能的图像分析技术以及一些其他有趣的趋势，是该领域持续的发展特征。

能谱 CT 的重要性日益增加以及硬件的不断改进使得我们不禁要问：能谱 CT 能否成为医疗标准？以下将讨论这个问题以及其他的一些问题，聚焦于 X 射线源的重要性，同时也会讨论 CT 系统的其他组成部分。

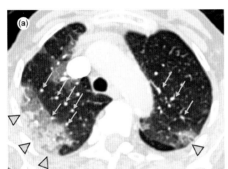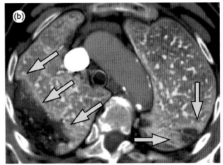

图 5.2　无栓塞证据的新冠病毒感染患者的双能 CT 图像。（a）右上叶内有大面积外圆毛玻璃状阴影，左上叶后部有较小的毛玻璃状阴影（绿色箭头端部），并在靠近阴影以及阴影内伴有扩张的亚节段血管（绿色箭头）。（b）对应的肺血容量图像展示了上叶内灌注减少的相应楔形区域，以及一个较高灌注的外周光圈（绿色箭头）。（图片和说明来自于 Lang 等在 2020 年发表的文献，并已经过授权）

5.1.1　CT 的历史

5.1.1.1　起源

1917 年，奥地利数学家约翰·拉东从数学上证明了 CT 实现的可能性（Radon，1917）。拉东于 1956 年去世时，完全没有预料到他的纯数学工作对于现代医学是如此的重要。以解决患者内部空间难题为出发点，CT 以对 X 射线通量信号进行拉东变换为标尺，并将物体的 X 射线衰减特性在空间上的分布作为实际空间的函数进行反投影。

第一项专利 DE693374C，"Verfahren zur Herstellung von Koerperschnittbildern mittels Roentgenstrahlen"（通过 X 射线产生体积切片图像的方法）的优先权日期可追溯到 1938 年 6 月，专利想法源自一位来自匈牙利布达佩斯的工程师（Webb，1990）加布里埃尔（加博尔）·弗兰克，与同样来自布达佩斯的桑德尔·杰森斯基博士的私人交流[①]。该项德国专利的受让人是穆勒公司，该公司位于德国汉堡，是一家 X 射线管和 X 射线系统生产商，当时已属于飞利浦所有。弗兰克在匈牙利飞利浦实验室进行了相关的实验，试图对 3D 框架中的目标物体进行成像，并避免中心投影处的特征重叠。他描述了一种 X 射线投影的模拟采样方法，也就是现代术语中的拉东变换，并提出了基于胶片的反投影法。专利文件中的一些瑕疵并没有减少弗兰克充满想象力的成就。他使用的是非滤波反投影法，而目前的方法在反投影之前会对投影进行滤波或者卷积，以消除图像模糊。

杰弗里·豪斯菲尔德（百代唱片有限公司，EMI）和他的团队于 1972 年开发了第一个可运行的计算机 CT 系统并将其商业化，他们把从甲壳虫乐队的成功中获得的回报投资到了医疗健康领域。CT 不仅作为放射学的主力彻底改变了临床实践（Rubin，2014），同时还在与 X 射线相关的广阔领域内引发了一系列重要的发明，比如探测器、X 射线管、高压发生器、机架和重建算法。

5.1.1.2 现代 CT 系统

图 5.2 展示了 CT 系统的重要实际意义。图 5.3 示例了一个现代能谱分辨系统，飞利浦 IQon®。图 5.4 展示的是打开机架外壳的通用电气的紧凑型产品 LightSpeed VCT 系统。在该图中，X 射线管位于图片顶部，探测器位于图片底部。

---

① 加博尔·弗兰克 1908 年出生于布达佩斯。他在完成本科预科班的学业后，于 1927 考入工业大学机械工程学院，……并学习 X 射线物理学。他于 1931 年 12 月份获得机械工程学位，并于 1932 年 6 月公开了他的第一个发明：交流同步电机时钟。他曾在飞利浦的一家匈牙利公司 VATEA（后来的 Egyesult Izzo Adogyara）的开发实验室工作。他的前同事怀念这位谦逊、知识渊博的年轻工程师，深表赞赏。弗兰克和位于匈牙利的飞利浦子公司美塔克斯取得了联系。作为美塔克斯曾经的董事，贝拉·内马先生在 80 多岁的高龄时还记得弗兰克在 40 年前做出的尝试。弗兰克用石蜡和钢管制成的模体来做实验。用柱面透镜拍摄并重建图像，虽然图像质量很差，但证明了原理是对的。记录的时间不少于 30 min。由于没有计算机，弗兰克想用模拟的方法来拍摄和再现图像。然而，他不希望通过中心投影的方法来再现身体部位，而是通过细光束扫描来避免将检查部位前后的部位投影到图像上。他新颖的 X 射线技术理念显然引起了飞利浦 X 射线专家的兴趣，因此属于该公司的汉堡穆勒工厂于 1938 年 6 月 28 号在德国提交了发明申请，并为此获得了专利 DE693374C。他于 1940 年 6 月 13 号收到了专利确认。加博尔·弗兰克，一个来自匈牙利布达佩斯的工程师，是该专利的发明人。该发明专利于 1939 年 6 月 27 日在匈牙利由总部位于荷兰埃因霍温的飞利浦所公开，并于 1941 年 12 月 1 日拿到专利授权。该文件在内容上与德国专利基本相同，但不带有发明人的名字，这一发明人的缺失预示着接下来悲剧的发生。考虑到他杰出的专业能力，该工厂的管理层在该国被德国占领 5 年多之后还在为他辩护。然而到了 1944 年，他被送到了劳教所，并在那里成为法西斯主义的受害者，年仅 36 岁时死于前线的一个不知名的地方。他的发明也因此被遗忘了 30 多年。

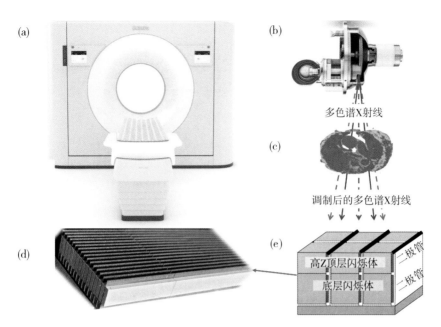

图 5.3　（a）飞利浦 IQon 是基于双能（DE）探测器的能谱 CT 系统。（b）源自飞利浦 iMRCX 射线管的多色谱 X 射线，并辐射照射一个彩色物体（c），它会改变射束中每条射线的能谱。（d）一个双层探测器，闪烁体和光电二极管对的堆叠阵列，通过瞬时时间和空间配准来区分两种 X 射线的能量。两种堆栈中的噪声是高度负相关的。因此，与其他基于射线源的系统不同，相比于非能谱 CT，它的总体噪声不会增加。能谱区分始终处于活跃状态。这就允许在任何常规扫描后进行图像读取时，可以追溯能谱材料的分解（如果有必要的话）。

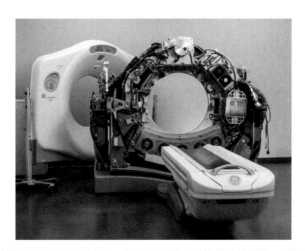

图 5.4　维修间的通用电气公司 LightSpeed VCT 系统，其外壳已被移除。在机架顶部可以看到大功率的通用电气公司 Performix VCT 型 X 射线管，探测器和数据采集系统位于底部。该机架的结构相对紧凑，这种"短"的结构设计充分利用了产生的 X 射线。（图片由飞利浦提供）

5.1.2 CT 理论基础

5.1.2.1 图像重建

5.1.2.1.1 正弦图

计算机断层扫描技术已经在相关专著中进行了详细的介绍（Hsieh，2015；Kalender，2011；Shefer 等，2013）。对图像重建方法、伪影和降噪技术的透彻数学分析超出了本书的范畴。在此，仅讨论从测量投影数据来理解图像渲染的基础和导致伪影的主要原因。

在 CT 中，患者的身体结构是通过每个体积单元的局部 X 射线吸收系数 μ 来表示的，体积元在 3D 采集中称为体素，在 2D 切片中则为像素。其他的成像模式测量，则包括水密度或氢扩散（磁共振）、弹性声学特征（超声波）、电磁感应（金属探测器、太赫兹扫描成像仪）、视觉检查（人眼）等。CT 是对这些成像方法的一个补充。其所获得的独特的或者补充的信息使 CT 成为了临床上不可或缺的主力。

1917 年拉东在研究关于流形集方程理论方面的工作时，验证了一种特殊情形，基于笛卡尔坐标系的物体函数，比如在穿过目标物体的某平面上（x，y）处每个体积单元的衰减系数 μ，可由它的所谓的拉东变换或者正弦图唯一确定。正弦图是由物体函数的线积分完整集构造形成的三维函数，如同图 5.5（a）所示的。拉东逆变换产生物体函数。患者切片中的 μ 值空间分布的唯一重建，可以从外部 X 射线强度测量数据中导出（Bontus 和 Köhler，2009）。

想象一下笔形 X 射线束探测物体的场景。对于恒定 μ 值、厚度为 d 的物体（使用单色射线），朗伯特 – 比尔定律通过 $I = I_0 e^{-\mu d}$ 将原发射线强度 I_0 和衰减强度 I 相关联。通过取自然对数，我们可以以加法，或者无限小单元积分的形式获得多次衰减过程的结果，从而不用采用 e 函数的乘积：$\ln\left(\dfrac{I}{I_0}\right) = -\int \mu(x)dx$ 表示通过物体函数的一个特定线积分，在这个简单例子中即是沿 x 方向的积分。

为了获得包含所有投影 $p(\theta, t)$ 的完整正弦图，需要沿着平移或距离参数 t 方向平行移动射线束，在从 0 到 π 的每一个角度 θ 对物体进行测量。从而得出强度比 I/I_0 的对数。或者采用另外一种方法，使平行射线束源围绕目标物旋转，再通过一个线阵探测器测量平行 X 射线束。或是像许多无损检测应用中那样，旋转被扫描物体。图 5.5c 描绘了这种使用旋转和平移方式进行测量的结果。术语正弦图是指物体内部的一个偏离旋转中心的结构在三维图（a）中"划刻"的正弦图案，反映了在每一个旋转角度 θ（水平轴上标示的）和所有平移位置 t（竖直轴上标示的）下，根据图（b）

中所示的 $\ln\left(\dfrac{I}{I_0}\right)$ 值的灰度编码。为了简化该图，图 5.5（c）中用旋转物体取代了旋转射线源。

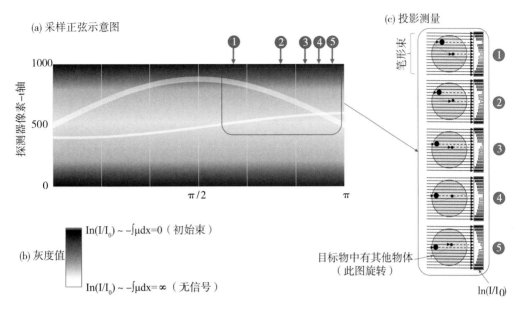

图 5.5　（a）穿过物体的局部衰减系数的线积分值的对数输入和 X 射线通量输出（探测器像素信号）相关性以图形展示的正弦图。（b）相对强度对数值的灰度编码。（c）用于该试样的平行束形状。物体相对于 X 射线源和探测器的相对位置以探测器读数（条状）的形式显示。

豪斯菲尔德于 1972 年搭建的第一个 CT 系统通过旋转和平移笔形射线束来获得正弦图，并采用了正投影法绘制了相应的正弦图。通过旋转 X 射线源和探测器至少 180° 加探测器宽度，目标物被从所有角度全方位扫描。参考强度 I_0 通过扫描空气获得。

与笔形束概念相比，常规轫致辐射 X 射线管的各向同性射线输出以其覆盖中心投影中的整个扇形区域，得到了很好的应用，比如可以使用线阵探测器，而不是单个探测单元。在亨斯菲尔德及其合作者开始使用笔形束后，引入了所谓的重排技术，它允许将使用点源（X 射线管焦点）和扇形束获取的中心投影数据转化为平行束形式，并进一步地应用相同的数字计算处理。线积分通过组合沿扇形光束几何结构中的不同选定角度的射线进行采样，并通过插值法重新对其网格化。数值上具有鲁棒性的重排技术极大提高了光子利用率和扫描速度。

拉东证明过，如果真实空间中的物体函数遵循一些正则条件，那么正弦图的逆变换是存在的，而这些条件在 CT 系统中是确实存在的，同时还有：

- π 范围内所有线积分可用；

● 积分线分布在垂直于旋转轴的平面内；

具有线阵探测器的扇形光束几何结构的机架旋转角度必须覆盖至少 180° 再加上探测器的方位扇角（一般大约为 π/3）。这也是在目前的所谓第三代 CT 系统中最流行的概念，患者受到围绕等中心点的 1000 甚至更多个投影组成的旋转 X 射线源的照射。如图 5.4 所示，X 射线管和数据采集系统正对彼此地安装在环状旋转机架的固定位置上。

沿 360° 圆周分布有数百个开关 X 射线源和探测器的静态 CT 系统，已被提议作为旋转扫描的替代方案。然而，这些概念往往是违反共平面要求的。X 射线源或者探测器单元或者两者都需要布置在不同平面上。X 射线的散射抑制，则是该类概念的另一个问题。

5.1.2.1.2　重建——一个最简单的案例

高效图像重建的数学和数值问题由于太过复杂，很难在本章中详细讨论。复杂的细节部分由厂商专有并具有知识产权的。此处仅针对简单情况的重建方法进行概述。复杂的处理过程可以参考 Barrett 和 Swindell（1981），Hsieh（2015），Kalender（2011），Pan 等（2010）相关参考文献以及网站，如 Vision Lab（2015）。

以求解一组线性方程为例，阐述拉东的发现。图 5.6 描述了一个假想的实验，包含四个未知衰减系数从 μ_{11} 到 μ_{22} 的样品。它可以看作四个相同形状的圆柱体，这些圆柱体具有相同的直径 d 并互相绑定在一个正方形内。该结构通过垂直于圆柱体平面内的笔形 X 射线束，从不同角度横穿来探测。便于理解上述笔形束几何，大家可以设想三个测量角度，每个角度分别有两个移位操作。通过从 X 射线源发射一个笔形束穿过物体，测量四个 X 射线的下游强度 $I(t,\theta)$，并将其与没有目标物时测得的初始强度 I_0 相比较确定未知的衰减系数，如图右侧方程式框中顶部公式所示。此外，$p(t,\theta)$ 表示测得的 X 射线强度 I 与原始射线强度 I_0 的比值的自然对数，θ 表示投影相对于水平轴的角度，t 表示横向平移垂直于 θ 角度通过原点的直线。图中右侧方框内展示的方程表示材料对 X 射线的连续衰减，并利用取自然对数求和而不是根据方程 $I(t,\theta)=I_0 e^{-(\mu_{11}+\mu_{12})d}$，求强度比的乘积。四束具有相同原始 X 射线能谱的笔形束穿过未知材料的四个圆柱体。通过四次合适的测量并求解四个独立的方程，可以找到四个未知 μ 的唯一解。投影值 $p(t_2,\pi/2)$ 不是独立于，而是线性的依赖于其他投影数据。因此，它被对角线投影所取代。

相对于比较作为绝对衰减系数和像素尺寸的乘积的绝对衰减数，一个相对指标，也就是以豪斯菲尔德为单位（HU）的 CT 值，已经被用来比较 CT 图像中某个特征的衰减系数 μ_m 与某参考特征的衰减系数。衰减系数为 μ_w 的水被定义为豪斯菲尔德单位的基准，类似于没有衰减的真空环境的空气被定义为绝对最小值。为了取整，增加了一个 1000 的系数，因此便有了：

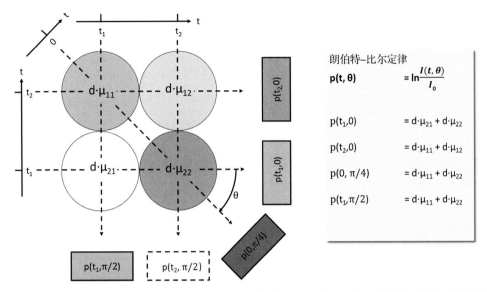

图 5.6 四个未知的衰减系数 μ_{11}，μ_{12}，μ_{21}，μ_{22} 可以通过求解一组四个独立方程组来计算，这些方程组包括测量投影数据 p，也就是测量得到的 X 射线强度和初始强度比值的自然对数。t 是平行投影中 X 射线束的横向平移（位移），0 是进行投影的角度。由于 $p(t_2, \pi/2)$ 与 $p(t_2, 0)$、$p(t_1, 0)$ 和 $p(t_1, \pi/2)$ 线性相关，因此对角线投影也包括在内。为简单起见，假设四个样品圆柱体的直径 d 相等。

$$CT\ 值 = 1000\ HU\ (\mu_m - \mu_w) / \mu_w$$

一般来说，CT 值处于 –1000（实际的空气或真空）到 +3000 的范围内。以 HU 为单位的上述仿真结果展示在图 5.7 的括号中。由于 CT 显示的动态范围有限以及图像中 CT 值的相对差异有时只有一位数，灰度编码的 CT 图像通常使用某一范围内的 CT 值构成的有限窗口来显示，其中窗口设置与临床任务相适应。典型值如下：对于肺：–950 ~ –550（见图 5.2，对于新冠病毒感染患者，该疾病达到峰值 –100）；脂肪：–100 到 –80；脑白质：20 ~ 30；灰质：37 ~ 45；肾脏：20 ~ 40；胰腺：30 ~ 50；血：50 ~ 60；肝脏：50 ~ 70；海绵骨：>50；致密骨：>200 到 3000；静脉注射碘对比剂：约 300（视浓度而定）。

图 5.7 描述了假想的 d 乘以 μ 的检测结果，如图 5.6 所示。在两种不同管电压（80 kV，140 kV）下，模拟了四个直径 10 cm、代表不同人体组织、水和空气的圆柱衰减体（XSim 2.0；飞利浦）。理想情况下，辐射是单色性的。但实际上，模拟的是具有 7° 角的钨靶和 2.5 mm 铝初级滤过的 X 射线管。忽略探测器接收到的散射 X 射线。由于是宽频谱，模拟结果考虑了射束硬化效应（见 4.3 章）。材料的衰减取决于光路中其他会改变能谱的部分，在大多数情况下会使之硬化。图 5.7 分析了频谱的影响。对于 CT 而言，射束硬化是一个很严重的问题（Vaishnav 等，2020）。

这个假想实验就是想通过有意地避免骨或重金属等原子序数大的物质而使误差最小化，因为它们会使问题更严重。这样得到的结果是比较准确的。每个管电压的四个 p 值显示在矩形框中，相应的材料、及各自的衰减系数与直径的乘积（μd）以及 CT 值显示在圆圈下部的括号中。符号 + 和 = 表示 3 个方向上的求和。求解

$$d\mu_{11} = \frac{-p(t_1,0) + p(t_1,\pi/2) + p(0,\pi/4)}{2}, \quad d\mu_{12} = \frac{2p(t_2,0) + p(t_1,0) - p(t_1,\pi/2) - p(0,\pi/4)}{2}$$

$$d\mu_{21} = \frac{p(t_1,0) + p(t_1,\pi/2) - p(0,\pi/4)}{2} \text{ 以 及 } d\mu_{22} = \frac{p(t_1,0) - p(t_1,\pi/2) + p(0,\pi/4)}{2} \text{ 得 出}$$

的（μd）以粗体显示在圆圈中。

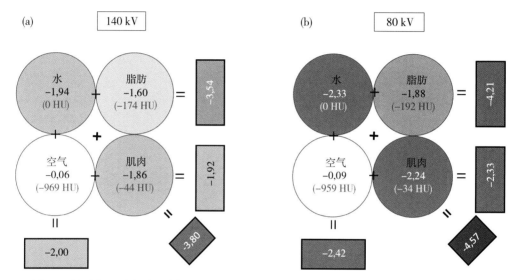

图 5.7　针对图 5.6 中包含四个相同直径 d=10cm 的指定材料的圆柱体布局，其模拟线积分（正投影）记录在矩形框中。通过求解四个独立方程得到的 μd 值在圆圈中显示。以豪斯菲尔德为单位的 CT 值显示在下面的括号中。X 射线管在（a）140 kV（b）80 kV 下运行。正如预期的那样，衰减系数和 CT 值取决于管电压。

5.1.2.1.3　代数重建技术（ART）

求解线性方程组的计算工作量随着采样数量的平方增长，目前采样数量接近1000 左右，已上升到一个难以接受的水平。一种迭代数值方法可以加速方程的求解。对每个未知衰减系数遇到的体积单元以假设的起始值开始，计算沿直线的总和，并与测量值进行比较。差异（误差）均匀分布在所有参与求和的系数上。这种求和校正操作被应用于所有单元项以及投影中，同时在一个更大的循环中，重复迭代直到整个衰减系数矩阵的误差小于一个停止极限。不同于上面所述的单程求解方法，这种迭代ART 需要多次循环，而且计算成本也很高。幸运的是，还有更有效的反投影方法可用。

5.1.2.1.4　滤波反投影

平行投影 P 的傅里叶变换将作为理论基础。在角度 θ 的一维傅里叶变换

$$P(u,\theta) = \int_{-\infty}^{+\infty} p(t,\theta) e^{-j2\pi ut} \, dt$$ 以 θ，u 为频率坐标，可以用来构建物体方程的二维傅里叶

变换。根据所谓的中心切片或者傅里叶切片定理，P（u，θ）值等于物体二维傅里叶变换 F 中以 θ 角穿过原点直线上的值。理论上，对该方法获得的数据求傅里叶逆变换可以直接得到物体函数。

然而，使用直接的傅里叶逆变换进行图像重建在数值上存在问题。P 的采样值，即 p 的傅里叶变换，是在离散的极坐标网格上沿着每个角度 θ 沿直线分布的，然而 F 却是定义在笛卡尔坐标系上的。问题出现在极坐标和笛卡尔坐标系之间的数值映射，以及频率空间中傅里叶变换插值误差的非局部灵敏度。

不同的是，现代大多数 CT 扫描系统采用所谓的滤波反投影，稳定而快速。在这里予以简要地概述。从二维笛卡尔坐标（u，v）转换到极坐标系统（ω，θ），适当地处理投影 p 在每个角度 θ 上的一维傅里叶变换 P，可导出一个频率因子 $|\omega|$，则物体函数 f 可由下式导出：

$$f(x,y) = \int_{0}^{\pi} \int_{-\infty}^{+\infty} P(\omega,\theta) |\omega| e^{j2\pi\omega(x\cos\theta + y\cos\theta)} d\omega d\theta$$

从笛卡尔坐标系（x，y）转换到另一个旋转笛卡尔坐标系（s，t），令 $t = x\cos\theta + y\sin\theta$，$s = -\sin\theta + y\cos\theta$，就有：

$$f(x,y) = \int_{0}^{\pi} d\theta \int_{-\infty}^{+\infty} P(\omega,\theta) |\omega| e^{j2\pi\omega t} d\omega$$

P 是平行投影 p 的傅里叶变换，$\int_{-\infty}^{+\infty} P(\omega,\theta) |\omega| e^{j2\pi\omega t} d\omega$ 定义在空间域，并作为角度 θ，平移参数 t 时 $P|\omega|$ 的逆傅里叶变换，与 p 相比，这是一个修正的投影，由一个傅里叶变换为 $|\omega|$ 的函数滤波。令：

$$q(t,\theta) = \int_{-\infty}^{+\infty} P(\omega,\theta) |\omega| e^{j2\pi\omega t} d\omega$$

为滤波后的投影，它也可以通过在空间域中拉东变换 p 和一个卷积核的卷积来导

出 $\dfrac{-1}{2\pi^2 t^2} = \int_{-\infty}^{+\infty} |\omega| e^{j2\pi\omega t} d\omega$。这也是 $|\omega|$ 的傅里叶逆变换。反投影滤波后的投影 q 可得出所有笛卡尔坐标系（x，y）上的物体函数 f：

$$f(x, y) = \int_0^\pi q(t, \theta)d\theta = \int_0^\pi q(x\cos\theta + y\sin\theta)d\theta$$

对于每个点（x，y），沿着通过该点（x，y）的直线对 q 的值进行积分。这条线沿着垂直于与 x 轴呈 θ 角的方向。$x\cos\theta + y\sin\theta$ 等于这条积分线到原点的（最短）距离。上述傅里叶空间中的频率滤波也是滤波反投影命名的由来。如果使用卷积投影 q 绘制类似于图 5.5（a）的正弦图，其积分也会是正弦形式。

另外一个数值问题需要修改滤波函数以适应于系统实现，因为当 $t=0$ 时 $\dfrac{-1}{2\pi^2 t^2}$ 不存在。由于实际 CT 的采样间距和空间分辨率是有限的，最高频率可以从积分中省略，因此可将频率限制为 $\displaystyle\int_{-\omega\max}^{+\omega\max} |\omega| \cdot e^{j2\pi\omega t} d\omega$。总之，滤波函数增强截至频率 ωmax 以下的高频分量，其中 ωmax 是离散化采样的奈奎斯特极限频率。在数值图像重建实践中，斜变和截止滤波函数分别是其相关的卷积核，适用于平衡空间分辨率和噪声。典型地现代 CT 系统通常会为每个临床任务配备一系列滤波函数。

在实践中，滤波函数可以在实际空间中采用特定应用情况的滤波核，作为卷积执行。

5.1.2.1.5　迭代重建

尽管存在着计算成本高和临床工作流复杂等问题，当前技术通过使用额外专业处理软件，允许在迭代优化过程中进行多个反投影、正投影和校正程序。（迭代算法）对 CT 系统的物理特性进行了建模。基于起始值，例如来自 FBP，模拟了物体函数的正投影。模拟和实测数据之间的差异，在校正步骤中通过迭代进行最小化，同时过滤不合理的数据并评估数据的不准确性。利用量子噪声的泊松统计知识，并根据投影数据的信号强度对其进行加权。根据算法和临床流程，迭代次数可能会达到几十次，直到满足一个停止条件。不同厂家也开发了各具特色的重建理念，比如基于模型的迭代重建或者最大似然迭代重建（Ziegler 等，2017；Van Eyndhoven 和 Sijbers，2018）。迭代重建可以提高图像质量，降低剂量，并抑制伪影（Noël，2014；Sauter 等，2016）。相比大多数放射科医生之前习惯的图像，这些图像通常显示出更多的人工痕迹。

5.1.2.1.6　机器学习方法

同许多其他成像领域一样，机器学习算法，比如卷积神经网络，有益于 CT 重建。学习程序的数据库正在快速增长，预计可以达到很高的程度，一些成果和最有前景的任务仍处于探讨阶段。机器学习技术有可能对完善稀疏数据集有帮助。这项技术已经被能谱 CT 等所采用。同时它还改善了特征识别能力，并且为选定的任务、肿瘤或器官的切割以及其他工作降低了剂量或噪声，以改进临床工作流程。这个领域是非常活跃的（Cui 等，2020；Lell 和 Kachelrieb，2020），受到所有主流 CT 系统厂家和学术界的推动。

5.1.3　多排 CT

20 世纪 90 年代引入双层系统后不久，探测器技术的进步使得自 20 世纪初以来通过在轴向上加宽探测器来大幅提升光子利用率和采集速度成为可能。在对称中心的轴向覆盖范围可达 16 cm 的 CT 系统已经实现，例如下方图 5.18 中所示的高端通用电气 Revolution® CT 系统。佳能 Aquilion One 系统更是可测量多达 320 层。在此之前，西门子推出了双源双探测器系统，当结合双探测器和双源系统时，实际覆盖范围达 12 cm 左右。

违背正态性要求会导致锥束伪影，z 向覆盖范围越大，重建层距离中心平面越远，这种影响就越严重（Köhler 等，2002）。其次，当患者躺在病床上而且只有机架旋转时，轴向扫描的剂量利用率会受到影响。这种模式很受心脏 CT 扫描的欢迎，如果轴向覆盖范围足够的话，可以在单次心跳时间范围内获取图像，完成功能性的 4D 检查（随时间变化的 3D）。考虑到 X 射线束的三角形横截面，扫描的患者体积的末端（沿 z 向）会受到辐射但无法进行图像重建。图 5.8（a）展示了采样所需投影的最小机架旋转角度。经典图像平面周围的物体中心部分可以用旋转半圈（π）加上探测器宽度方位角进行扫描。下一个标记的更靠外的圆柱部分需要完整扫描。轴向（z 向）的最外端会受到辐射，但总会缺失一小部分必需的投影。除了无损检测，缺失的数据很难通过近似法去完全填补。由于大型探测器为扫描大型器官提供了巨大的潜力，因此用全扫描代替半扫描的必要性限制了最大覆盖范围的时间分辨率，例如心脏 CT 扫描。为了进行补救，通用电气的心脏扫描系统 CardioGraphe 采用了两个轴向偏置的 X 射线管来覆盖所有必要的投影。两支管随着阴极的栅极切换而交替工作。更多的与 MDCT 相关的难题可以参见 Boas & Fleischmann（2012）和 Hsieh（2015）。

X 射线源的足跟效应给宽覆盖范围带来了另外一个问题。辐射源自靶盘表面以下几微米处。阳极对激发的 X 射线的固有吸收会导致阳极阴影处 X 射线强度的下降。图 5.8b 中的强度曲线粗略地描绘了在管电压 120 kV 以及低附加光束滤过工况下的典型趋势。更高的管电压、更强的滤过以及使用新 X 射线管都会缓解这种下降。所谓的足跟效应滤过器，一般为塑料或者铝，可以用来平衡射线通量。此外，非常接近阳极阴影处产生的 X 射线在 CT 中经常通过一个狭缝装置来消除。阳极角度通常选择比几何要求的大 2° ~ 4°。针对仅 4 cm 宽的窄覆盖范围（只需要 4° 角），使用典型的 7° 大阳极角会损耗大约 40%=（7°-4°）/7° 的管功率。焦点必须相应减小，以保持中心平面周围要求的空间分辨率。这种减小程度会随着覆盖范围的增加而增加。因此，对于宽覆盖范围系统，备用角通常进一步减小为 2° 左右。阳极材料本质上会滤过辐射。当管电压超过 69 kV 时，钨的 K 层特征辐射能量约为 69 keV，约为 CT 系统常用频谱的中间值，凸显在频谱强度分布中。因此，扇形束中 X 射线能量（通常以平均能量作为参考来指定材料衰减）取决于射线与阳极阴影的距离，同时与射线和阳极出射角的距离也有微弱关系。这与整个扇形束中 X 射线能量的各项同性分布的要求是相违背的（另请参考第 3.2.5 节）。可消除光束硬化效应的单能光束是理想的，但并不现实。增加阳极角度以降低这种副作用尤其麻烦，因为当高性能系统提供快速心脏扫描时，需要最高的 X 射线通量。管寿命是另外一个需要考虑的问题。焦点轨迹侵蚀会导致电子更深入地渗透到变得粗糙的阳极中，粗糙和部分熔化的表面将形成额外的滤过。因此，X 射线通量不均匀性和频谱失真会随着 X 射线管使用时间延长而增加。

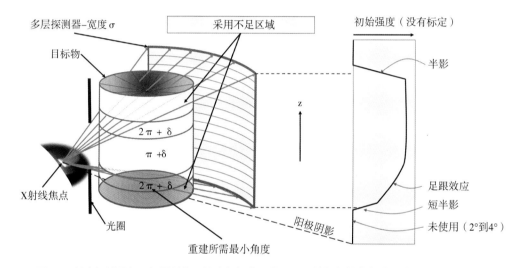

图 5.8　轴向扫描几何。仅照射体积的内部部分可以用所示的机架旋转角度重建。尽管端部受到辐射，但采样不足以重建图像。X 射线源的长焦斑产生初级强度的半影，如图（b）所示。足跟效应会降低光子通量，具体取决于管电压、过滤和管龄。靠近阳极阴影的部分产生的扇形光束被开孔装置所抵消，以限制穿过辐照体积的初始 X 射线强度的各向异性。

2.1 节中介绍的重建方法适用于单层。一种广泛用于多层 CT（MDCT）或者锥束 CT（CBCT）重建算法，由 Feldkamp，Davis 和 Kress（Feldkamp，1984）等提出，即 FDK 算法，该算法采用平板探测器。

5.1.4　锥束 CT

所谓的锥束 CT 扫描技术采用的是具有良好的空间分辨率和较大的覆盖范围的动态 X 射线平板探测器，而不是采用具有快速闪烁体比如硫氧化钆的典型 CT 探测器，或者类似的、在每个方向上像素尺寸均为 1 mm 的其他闪烁体。典型的闪烁体是柱状碘化铯（CsI）。自从数字探测器出现在血管造影、骨科系统以及用于外科手术和治疗计划用途以来，CBCT 已被广泛使用。CBCT 的挑战来源于探测器覆盖的广阔空间角内收到的大量散射辐射，以及难以构建精细结构的抗散射栅格。典型闪烁体材料 CsI 的长衰减时间带来了另外一个难题。与典型的 MSCT 相比，有限的读出带宽会导致更长的扫描时间以及更大的不准确度。图 5.9 展示了用于骨科（a）和通用应用（b）的两个 CBCT 系统。西门子"健康者"系统（b）支持灵活的、非圆形的射线源 – 探测器轨迹以减小锥束伪影。这样的轨迹有鞍状、圆状和线状以及其他形状，都已经在 MDCT 中讨论过，可以用来提升覆盖范围而且还不会产生锥束伪影（参考上一段末尾引用的文献）。血管造影，尤其是血管和神经系统（造影），是一个最近由肿瘤栓塞术扩展而来的重要应用领域（Orth 等，2008）。

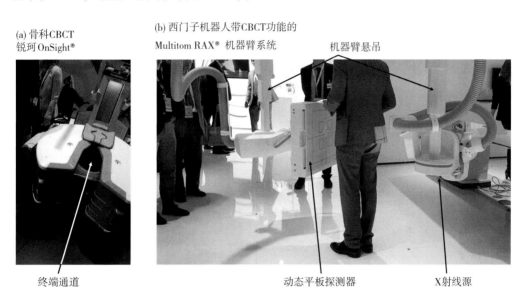

(a) 骨科CBCT
锐珂 OnSight®

(b) 西门子机器人带CBCT功能的
Multitom RAX® 机器臂系统　　　　机器臂悬吊

终端通道　　　　　　　动态平板探测器　　　　X射线源

图 5.9　锥束 CT（CBCT）系统实例。（a）锐珂 OnSight® 和（b）西门子医疗 Multitom RAX® 系统；X 射线管和探测器绕着患者旋转。机器人控制允许轨迹以避免锥束、阴影和散射伪影（Zhao 等，2020），同时必须监测 X 射线管转子上的陀螺力。

四维 CT，也就是所谓的 4D CBCT（Zhi，2020），对于使用直线加速器产生伽马射线和电子用于图像引导的癌症治疗，尤其是强子束治疗，已变得尤为重要。射束空间分辨率的提高，窄布拉格峰中强子相互作用的深度聚焦，以及改进的生物反应仿真需要对病变进行精确成像，这些病变通常在辐照过程中处于运动状态。

5.1.5　螺旋 CT

20 世纪 90 年代中期以来，电源和数据滑环技术，以及合适的重建方法的引入，使得螺旋扫描成为可能。相比于传统的缠绕高压电缆和冷却管道前后来回转动的机架，包含了 X 射线管和探测器的一体化现代机架可以在患者随电动病床移动通过中心孔时一直保持连续旋转。这种模式有多方面优势：一是在步进加曝光的轴向扫描中患者加速造成的运动伪影将不再存在；二是使用双源技术可以将肺部扫描（30 cm）的曝光时间缩短至半秒，患者不需要再屏住呼吸。尽管开始时持怀疑态度，但工业、科学和临床医学界很快就因其显著的优点接受了螺旋 CT。在第三代 CT 扫描系统中螺旋扫描已成为标准。对其质疑之一是图像重建。由于螺旋 CT 本质上没有平面几何结构，因而不符合了拉东变换的要求。如同图 5.10 中所示，这是一个灯塔的螺旋楼梯的视图。被扫描体在中心处自上而下放置。X 射线管和探测器围绕患者转动，如同爬楼梯一般。相对于患者，投影数据获取自一个螺旋表面上的射线。要使用 FBP，投影数据必须在所有方向（包括轴向）插值，并具有良好的轴向分辨力。轴向焦斑畸变必须足够小，阳极角必须足够大。插值提供了回顾性的数学滤波和选择期望的 z 向分辨率的优点。详细信息可以在该技术先驱之一 Kalender（2011）和 Hsieh（2015）中找到。多层探测器螺旋扫描可以简化 3D 渲染。与大容积轴向扫描相比，通过动态调整式的准直提高了剂量利用率。准直器叶片在扫描开始时动态打开扇形光束，扫描结束时在另一侧关闭，如图 5.34 所示。几乎没有任何不可重建的体积。多排螺旋 CT 已受到大量论文和厂商特定研究的影响。卡采维奇在 2001 年取得了显著的图像重建进展（Katsevich，2004；Kudo 等，2004），他使用数学滤波方法，沿着拟用的轨迹族（取决于扫描螺距和扇形角）实现了精确或近似精确的 FBP。其他算法由 CT 系统的主要厂家，学术界（Bontus 等，2003、2006、2007；Köhler 等，2002、2006；Kudo 等，2004）和一些其他人（Shechter 等，2004）开发。

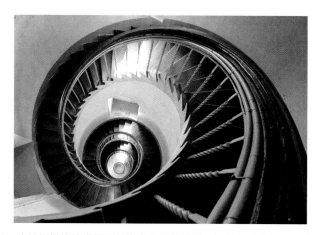

图 5.10　螺旋 CT 中的扫描轨迹类似于灯塔中的螺旋楼梯。被扫描的物体是一个直立的圆柱体。

　　评价剂量和图像质量的一个重要参数是螺距或螺距因子，也就是机架每旋转一周扫描床的步进量与探测器层厚（投影到对称中心）之间的比值。具有低螺距的多排螺旋 CT 可实现快速且高分辨率扫描。在该术语的使用存在争议之后，IEC 60601-2-44 第二版（2001）：修正 1（2002）定义了这个无量纲量：

$$螺距 = \frac{X\text{ 射线管旋转一圈，床沿轴向移动量}}{探测器总采集宽度（层数 × 层宽度）}$$

大于 2 的值会导致数据丢失。考虑螺距对于比较管电流规格值是必要的，这些规格值通常用作剂量度量。为此，有效管电流 $I_{有效}$ 和标称管电流 $I_{标称}$ 比例关系为：

$$I_{有效} = \frac{I_{标称}}{螺距}$$

每个扫描容积相应的电荷（管电流和扫描时间的乘积），以 mAs 表示，也以相同的方式处理。相等的有效电荷（即 $I_{有效}$ 乘以扫描时间）会带来大致相等的图像噪声，与螺距无关（有关更多详细信息，请参见 Kalender 在 2011 发表的文献）。

5.1.6　能谱 CT

最近的一项临床研究（Rajiah 等，2018）和传闻表明，能谱敏感 CT 可在大约 80% 的日常 CT 扫描中提供额外的诊断价值。鉴于与某些技术相关的缺点，在临床实践中仅有 20% 的病例会选择（优先地）进行能谱采集。假设可以减少这些缺陷，能谱 CT 将成为医疗标准。关键图像可以随后再重建和读取，这是基于探测器的能谱 CT 的优势，其中能谱数据本质上是预先规律地采集的。

相同总衰减的不同材料可以用不同能量的光子探测来区分。CT 中的能谱组织区分（Alvarez 和 Macovski，1976）具有良好的时间、空间和能谱分辨率，已经率先由通用电气和西门子广泛商业化，这两家公司都是采用基于射线源的方法。通用电气采用快速切换管电压的方式，而西门子则采用两个偏移约 90° 并单独供电和滤过的 X 射通道。佳能于 2019 年推出了基于 X 射线源的 Aquilion One Prism Edition，它使用管电压调制。机器学习卷积神经网络（CNNs）改进了稀疏采样的投影。

另一方面，飞利浦采用基于探测器的系统——IQon® 家族（图 5.3），该系统本质上具有始终处于激活状态的能谱功能。主要厂家致力于基于探测器的直接转换光子计数 X 射线探测器系统。更多细节将在下文讨论。对这项技术的完整解读，参考 Taguchi 等（2020），整体概述参考 McCollough 等（2020）。

5.1.6.1　物理背景

穿过物质的 X 射线可能会经历各种类型的物理相互作用。按对 X 射线成像的重要性排序，它们可能：

（P）使原子电离，将能量传给一个壳层电子（光电效应）。

（C）将能量转移给近乎自由的电子（非相干康普顿散射）。

（R）使原子中所有受缚电子振动（近相干瑞利散射）。

（T）让松散束缚的电子振动（近相干汤姆逊散射）。

德布罗克散射和电子对产生在能量超出了诊断成像的范围（>1022 keV）时才会发生。原子核处的 X 射线散射是一种弱相互作用，相干散射（R）和（T）也相当弱，在能谱成像中可以忽略，如图 5.11 所示。区分材料的最佳方法是评估其光电吸收和康普顿散射的强度，这两者都从直线光束中去除光子。它们的作用因光子能量以及组织或造影剂而异，如图 5.11（b）所示。相干散射就其在相互作用中的绝对份额以及该比率的能量依赖性而言不太重要。能谱 CT 测量依靠"重要角色"（P）和（C）的作用。

区分骨和血液中的碘造影剂通常具有挑战性。当使用单纯能量积分探测器在给定的管电压下测量时，不同材料的体素可能具有相同的 CT 值。改变原发光束的平均光子能量，或者区分通过材料后的平均光子能量，可以揭示体素的能谱特性，也就是它的 X 射线颜色。对于光电效应和康普顿散射来说，它的区分能力是足够的，如图 5.11（b）所示。

(a) 相干瑞利散射比

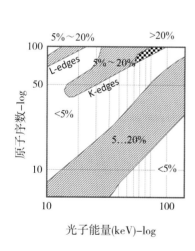

(b) 不同材料相互作用的比例

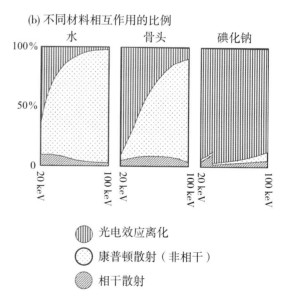

图 5.11　光子与物质相互作用的相对强度比较。（a）康普顿散射和光电效应相对于相干瑞利散射而言占主导地位，相干瑞利散射总体份额仅为 5% 左右，对于某些材料和光子能量，该值更高。L 层和 K 壳层在双对数图中表示直线（改编自 Dyson，1990）。（b）对于相关材料水、致密骨和碘化钠，康普顿散射和光电效应间所占比例是独特的，并且存在显著差异，同时相干散射在绝对值和分辨上相对来说都不显著。

1954 年，海特勒提出利用量子力学近似，来建立光电吸收截面与原子序数 Z 以

及光子能量 E 的相关性，当能量高于 50 keV 时正比于 $Z^5 E^{-3.5}$，能量高于 10 MeV 时正比于 $Z^5 E^{-1}$（Dyson，1990）。医学成像中合理近似值为 $Z^5 E^{-3.2}$。康普顿散射可以通过克莱因 - 尼希纳（KN）函数 f_{KN} 来近似（Klein 和 Nishina 等，1929），该函数与能量弱相关且正比于 ρZ_{eff}，其中 ρ 表示材料质量密度，Z_{eff} 表示化合物中根据 $Z_{eff} = 2.94 \sqrt{\sum_i c_i Z_i^{2.94}}$ 计算的混合物原子序数的加权平均，其中 i 表示元素序号，c_i 表示对应的相对于总数的相对电子数，Z_i 表示各元素的原子序数。例如，水的 $Z_{eff} = 2.94 \sqrt{0.2(1)^{2.94} + 0.8(8)^{2.94}} = 7.42$。动物脂肪的 Z_{eff} 约为 6，血液为 7.04，皮质骨为 13.2，纯碘为 53。纯钆是目前仅用于磁共振成像的造影剂之一，其 Z_{eff} 为 64。溶液中碘的 Z_{eff} 取决于其在血液中的浓度，其值介于浓度是 0.5 mg/cm^3 时的 8.0 和 14 mg/cm^3 时的 12.0 之间。

能量和 Z 的相关性可以很好地分离。一个体素的总衰减系数，假设其中只有上述两个过程起作用，则可以通过与 Z 相关的系数 α_p（光电效应）、α_c（康普顿散射）以及能量相关函数 f_p 和 f_c 的线性组合去近似。

$$\mu(E) = \alpha_p f_p(E) + \alpha_c f_c(E)$$

其中

$$\alpha_p \propto \rho Z_{eff}^{3.8} \text{ and } f_p \propto E^{-3.2}$$

$$\alpha_C \propto \rho Z_{eff} \text{ and } f_C = f_{KN}$$

通过改变探测能量并测量 $\mu(E)$ 可以区分系数 α_p 和 α_c，从而区分体素中物理效应的各自贡献以评估 ρ 和 Z_{eff}。当光子能量 E、$f_p(E)$ 和 $f_c(E)$ 已知时，这就是材料的特征属性。两个测试能量 E_1 和 E_2 足以求解两个独立方程，$\mu(E_1) = \alpha_p f_p(E_1) + \alpha_c f_c(E_1)$ 和 $\mu(E_2) = \alpha_p f_p(E_2) + \alpha_c f_c(E_2)$ 得到未知系数 α。图 5.11a 展示了真实软组织的衰减系数如何通过带有 α 加权的 f_p 和 f_c 来近似。光电效应和康普顿散射的特性并不是唯一适合的、可通过线性组合去近似材料特性的所谓基函数。碘 – 水是另一种常用的组合。

材料的电子密度和"原子序数密度"以不同方式影响着光电效应和康普顿效应。康普顿效应只影响电子，就像汤姆逊散射和瑞利散射一样，这在人体 CT 中不太重要。因此，"康普顿图像"基本上测量电子密度。与只能提供依赖于机器和设置的 CT 值的传统 CT 不同，能谱 CT 是定量成像的一个重大飞跃（Jacobsen 等，2020）。从这个意义上讲，在测量电子密度上，能谱 CT 可以与暗场成像和微分相衬成像相比较。

如前所述，材料的 CT 值取决于所使用的管电压（kV$_p$）和系统的其他参数，例如受滤过影响的能谱宽度。举个例子，CT 值在 CT 中高、低平均光子能量时与水、碘密度的相关性如图 5.12（b）所示。标记的角度，即 CT 值曲线斜率之间的差异，决定了 CT 系统可以提供的能谱分离能力。斜率的差异影响误差传播。通常，标记的角度是很小的，因此，测量 CT 值的微小误差会转化为投影到基曲线时的较大误差。斜率的微小差异，就是能谱 CT 对测量精度极其敏感的原因。高能和低能测量时，对比剂浓度或者空间分辨率的微小差异，例如，因为 X 射线管的焦斑可能随管电压而变化，可能会严重损害能谱图像的质量。

未在图 5.12（a）中指出的 K 壳层如何使用？脂肪化合物，作为图 5.12a 中的示例，在重要的能量范围内没有 K 壳层不连续的元素。但造影剂碘在重要光子能量范围的低端 33.2 keV 能量处具有 K 壳层，并且在医学 CT 中显示出很强的光电效应。它的衰减在大部分能量范围内是单调递减的，并且仍然可以很好地通过能量单调函数 f_p（主导）和 f_c 的线性组合来近似。碘与低能光子作用，可以产生强烈对比（参见第 3.1 节和讨论单能图像示意如下）。

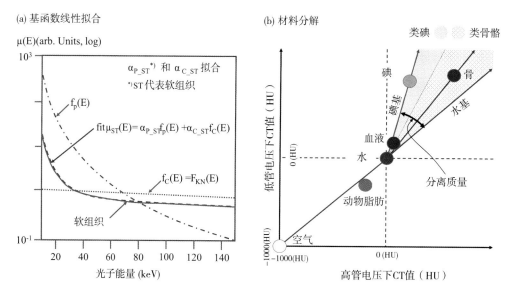

图 5.12 （a）软组织衰减系数 $\mu_{ST}(E)$ 的逼近，作为光电效应（f_p）和康普顿散射函数（f_c）的线性组合。通过拟合与能量无关的系数 $\alpha_{P,ST}$ 和 $\alpha_{C,ST}$，上述方程描述了与光子能量的相关性。函数对 α_p/α_c 对于材料成分 ρZ_{eff} 而言，是一一对应的。（b）测量的材料 CT 与所使用的峰值管电压（kVp）的相关性。CT 中高、低平均光子能量下，CT 值随水和碘密度的变化也已给出。例如，与碘或骨类似的材料可以通过指示的边界线辨别。夹角（各斜线之间）表示 CT 系统的分离能力，这也会影响测量数据对（"高/低 HU"）到基准线的投影精度。

已经有人尝试定量测量 "K 壳层材料"的浓度，例如碘，特别是钆或铋，其 K 壳层接近 CT 中使用的平均能量（Roessl 和 Proksa，2007）。这种所谓的 K 壳层成像需要在两种以上的能量下进行测量，例如，使用具有至少三个能量分划的光子计数探测器或基于管电压切换的 X 射线照射的双层探测器。该技术仍处于研究阶段（Dunning等，2020）。

5.1.6.2　能谱 CT 概念对比

能谱 CT 可以以不同的方式来实行，并平衡收益和挑战。图 5.13 展示了 CT 市场上常用的的基本概念。

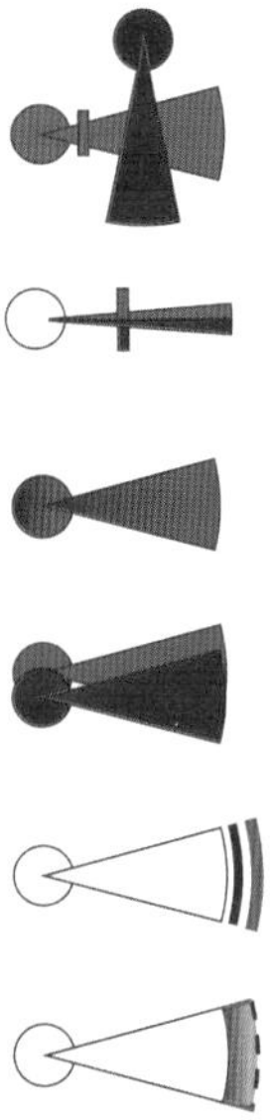

	区分	空间	时间	分离	追溯性?
双源	射线源强	不匹配	不匹配	图像	不可
双光束轴	射线源	不匹配	不匹配	图像	不可
高压切换	射线源	不匹配	匹配	投影（插值）	不可
自旋-自旋	射线源	不匹配	不匹配	图像	不可
双层	探测	匹配	匹配	投影	可
光子计数	探测	匹配	匹配	投影	可

图 5.13　能谱 CT 概念的优缺点。标题栏中的术语：分辨率：平均光子能量之间的谱距离。空间：通道之间的空间分辨率。时间：两个通道中采样周期间的时间差。分离：能谱物质分解的方法（投影或图像域）。追溯性？：数据集中是否有常规（对于所有扫描）可追溯的能谱信息？

双源系统采用两套独立的影像链，每套都由各自的高压发生器、X 射线管、滤过和探测器驱动，可实现最强的能谱辨别。技术参数如管电压和管电流单独进行优化，以发挥组件的全部性能。强 X 射线滤过进一步硬化了高能通道中的能谱，保证在穿透患者后仍具有很强的 X 射线信号。此系统的投资和运营成本相对较高，同时也需要考虑其他挑战。

西门子医疗的 TwinBeam® 概念相当经济。X 射线扇形束被分成不同滤过的子光束，高能通道中使用 0.4 mm 厚的锡片过滤，另一个中使用 50 μm 厚金片过滤。以螺旋模式扫描物体。能谱保真度和 CT 值精度以及滤过后的光子通量都受到限制。

多年来，管电压或"kVp"切换已经可以通过不同的方式来实现，机架每旋转一周，管电压快速改变一次的旋转间切换的方案和快速切换方法，在每个积分周期或单视角积分周期系列切换管电压。旋转间切换方案的准确性由于精度原因非常受限，而快速切换管电压则已被证明具有诊断价值。

鉴于能谱材料分解对误差的高敏感性，基于源的 CT 方法限制了能谱模式的时间分辨率，这可能会影响对比剂流动、心跳和呼吸等动态过程成像的准确性。管电压切换由于稀疏的平面内采样，限制了空间平面内分辨率。由于额外的剂量，有限的精度和分辨率以及工作流考虑，通常需要在扫描之前决定到底是使用双能扫描还是单能扫描。

其他理念是基于探测器的。双层结构理念区分患者被多色谱 X 射线源照射之后的两个能量成分。原始数据通常就是能谱数据，并可以进行追溯性分析。这也适用于 X 射线直接转变为电荷的光子计数方法。

5.1.6.3　能谱材料分解

图 5.14（a）显示了可实现的高能和低能光子之间的能谱分离，例如，通过过滤单个 X 射线束。作为示例，在一个子光束中用 0.4 mm 厚的锡过滤片（XSim2.0；飞利浦），在另一个子光束中用 0.1 mm 厚的金过滤片，两者沿轴向分开，随后通过

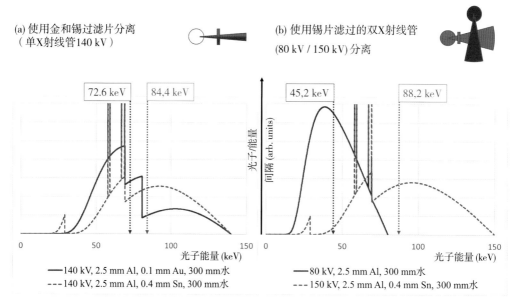

图 5.14　（a）基于高电压下的单个 X 射线管，分束概念的模拟能谱（XSim1.2；飞利浦），低能量通道使用 0.1 mm 厚的金滤过片，高能量通道使用 0.4 mm 厚的锡片来滤过。由强度分布计算得出的平均光子能量之间的分离为 84.4 keV（虚线）与 72.6 keV（粗线）。（b）双 X 射线管系统的模拟，其中低能量通道除了（a）中的标准 2.5 mm 铝外没有额外的滤过，并在 80 kV 管电压下运行。假设高能通道用 0.4 mm 锡过滤片并在 150 kV 的高压下运行。能谱分离效果良好：88.2 keV（虚线）与 45.2 keV（粗线）。所有图表均针对相同的管电流、X 射线靶（钨）、阳极角度（7°）、2.5 mm 附加的标准铝过滤片和源 - 探测器距离计算得出。

螺旋扫描照射组织。在图中，假设 X 射线管在 140 kV 下运行，前置过滤为 2.5 mm
铝。能谱是在模拟患者的直径 300 mm 的水模后方获取的。根据强度分布计算得出
平均光子能量。所示能谱被绘制为横轴表示光子能量，垂直轴表示单位能量间隔内
的相对光子数量。假设管电流、靶盘（钨）、阳极靶角（7°）和源 – 探测器距离是
相同的。可实现的能谱分辨率相当有限。这种基于滤过的方法有一个缺点，当子光
束的初始辐射强度相同时，需要对其进行强衰减才能获得足够的子光束能谱差异。
可以通过金滤过消除超出其 K 壳层 80.7 keV 的高能光子来软化能谱，平衡双通道
中的光子通量。锡滤过有显著地衰减效果，并能够硬化能谱。

　　与单一 X 射线管的滤过方案不同，使用两个独立运行、具有单独滤过光束的 X
射线管可以非常好地实现分离效果，像西门子医疗的双源 CT 系统那样。对于图 5.14b
所示的模拟，低能量通道中的管电压设置为低压（80 kV）。由于初始扇形束完全独立，
低能量 X 射线管中的管电流可以最大化，以获得完全的焦点热承载性能。该方案在
单光束，例如管电压切换结构中，通常不可行，除非管电流可以像通用电气公司最新
版本的 Revolution Apex CT® 中的高压一样快速改变，这款产品配置了具有皮尔斯型
阴极的 Quantix160®X 射线管（见下文）。由于空间电荷效应，传统 X 射线管中的管
电流在低管电压下甚至会降低，一般在钨螺旋灯丝中电流会降低 1/3，在平板灯丝中
电流降低约百分之几。常规阴极中，控制灯丝温度的电流仅在几十毫秒内相对缓慢地
变化，而管电压的变化会快两个数量级。这一缺陷进一步恶化了较低的 X 射线转换率，
降低了待测物透过率。双 X 射线管解决方案在这些方面都具有优势。

　　图 5.15 为双能能谱系统成像链的示例，该系统能输出在 40 ～ 200 keV 模拟光子
能量范围内的虚拟单色图像（不要将这些与使用40～200 kV 管电压采集的图像混淆）。

　　图 5.16 中是一个类似的流程图，它说明了基材料分解，输出了一幅水图像和碘
图像以及来自两者线性组合的常规图像。这些样本中的正弦图由基于探测器的能谱系
统测量。X 射线源是多色谱的。靠近对称中心的内部第一层探测器主要测量低能光子，
外层测量高能光子。闪烁体的材料和厚度是精心设计的，这样在以最常用的管电压下
的能谱照射标准直径的水模时，可在两个通道中产生相等的信号强度。两个能量下都
得到了完整的空间上和时间上的正弦图。

　　这与其他双能概念非常不同。管电压值切换导致每个能量通道的稀疏采样，因为
每次只能使用其中一个通道。一个通道会在电压转换期间跳过数据采集，但患者还会
受到照射。不完整的正弦图，必须用插值数据或使用机器学习算法获取的信号来填充，
但同时也导致了数据质量的损坏。

　　两个通道之间的信号分离是双层探测器的一个潜在缺点。但是额外的总电子噪声
仅相当于几个光子，所以该影响几乎可以忽略不计，除了在极厚的物体后面出现严重

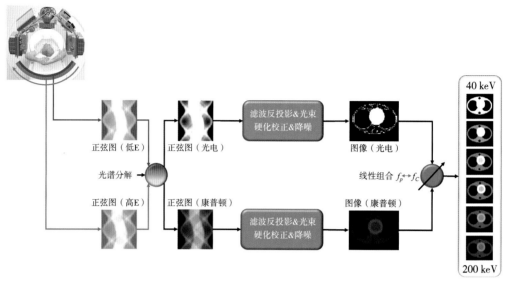

图 5.15　基于探测器的双能 CT 系统的能谱材料分解示例。能谱投影（时间、空间和焦斑尺寸）的完全匹配以及电压切换产生的正弦图中没有间隙，可实现良好的投影空间单调函数分解（光电和康普顿散射正弦图）和出色的光束硬化校正。由于噪声在通道中是负相关的，因此能谱函数可以始终保持活动状态，而不会受到剂量惩罚。此图中的示例输出是右侧栏中的虚拟单能图像之一，可在 40 ～ 200 keV 虚拟光子之间进行选择，通过光电和康普顿散射图像的线性组合获得能量。对于这个方面，40 keV 等效图像的噪声相对较低。

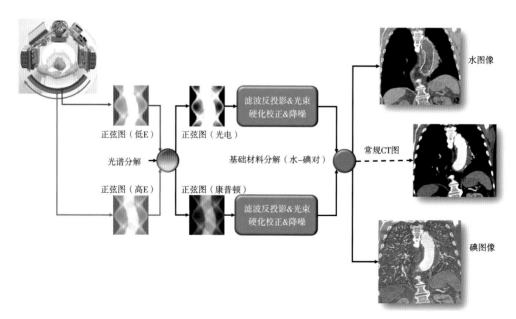

图 5.16　沿水 - 碘轴向的基材差异可能会产生的常规 CT、水和碘图像。

的光子饥饿的情况。与基于源的能谱成像不同，来自高、低能量通道的噪声是强烈反相关的。如果一个通道的信号较强，那么另一个通道的信号则会相应地较弱。相对于非能谱采集来说，总的噪声没有增强，而从剂量角度来看，这使得频谱功能始终能保持激活状态。

基于探测器的能谱 CT 的一大临床优势在于，在患者离开后，还可对能谱图像进行阅读。另一个好处是在投影空间进行的固有光束硬化校正，这在其他模式中是不允许的或仅在有限程度上是可行的，因为需要能谱投影的完全匹配（Maab 等，2009）。因此，像非能谱 CT 一样，必须在图像空间中处理光束硬化。即便如此，对于双层探测器，通道之间的能谱分离还是低于双源系统。

5.1.6.4　基于源的能谱 CT

5.1.6.4.1　双源 CT

图 5.17 描绘了西门子医疗 Somatom Force® 双源计算机断层扫描系统。早期紧凑型西门子 Straton® 管被用来实现该系列的紧凑结构。从 2013 年起，高端系统就开始配备一对 Vectron® 管，如图 5.32a 所示。对于能谱操作，两通道中的管电压和电流可以很大不同（例如，80 kV 或 100 kV 和 150 kV），并且应用锡滤过以在该双源系统中实现极大的能谱差异。能谱特性如图 5.14b 所示。时间不匹配来源于两个通道近90° 的偏置，此外出于紧凑原因而变窄的视野，以及从高能通道到低能通道的交叉散射等因素也是必须考虑的。能谱材料分解是在图像域中进行的。

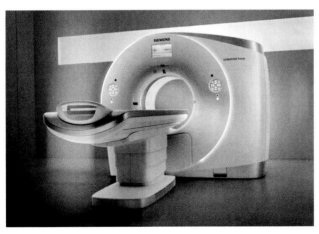

图 5.17　西门子医疗 Somatom Force® 双源计算机断层扫描系统，配备两个 120 kW X 射线管。（图片由西门子医疗提供）

现代 CT 系统旋转 X 射线管和探测器最多可达 4 次 / 秒，并具有对典型的心率略高于 60 次 / 分钟的患者进行心脏扫描的时间分辨率。两套偏移大约 1/4 圆的 X 射线管和检测器能够使时间分辨率提高一倍。半圆扫描可以简化为 1/4 圆扫描。另一个优点是大螺距大容积的应用，采集速度非常高。患者可快速通过机架中心孔。两个射线源同时处于激活状态的双源系统，其原理上的缺陷来源于对患者的不可避免的 X 射线交叉散射光子。例如，当一个 X 射线管产生硬能谱，管电压为 140 kV，第二个 X 射线管产生 80 kV 的软能谱，患者的外围将光子从"硬"通道散射到"软"探测器通道。必须额外的增加 X 射线剂量以克服散射光子产生的量子噪声。西门子医疗声称，40 mm 探测器覆盖范围需要 15% 的额外剂量，且与覆盖范围成正比增加。

与通用电气的方案不同，其管电压是恒定的，并且在能谱模式上有所不同。两个 X 射线管都有各自的高压和阴极电源。管电流单独针对管电压进行优化，并随动态剂量调制变化。机架每旋转一周，对患者正面和侧面投影之间不同的透过进行两次补偿。在一种配置中，发射高能谱的 X 射线管包括一个附加的 0.4 mm 锡 X 射线滤过，以进一步分离两个通道的光子平均能量。但是，低管电压由于空间电荷而减少"软"通道中的电子发射是该模式的问题之一。性能弱的 X 射线管可能无法提供所需的功率，因此西门子医疗把 Straton® 管升级到了 Vectron® 管。

5.1.6.4.2　管电压切换

图 5.18 是通用电气公司的 Revolution™ 高端能谱 CT 系统，市场上称为 Revolution Apex® CT，自 2019 年开始配备通用电气公司带有液态金属轴承和皮尔斯型阴极的 Quantix160® 管，如图 1.48 和 6.32b 所示。

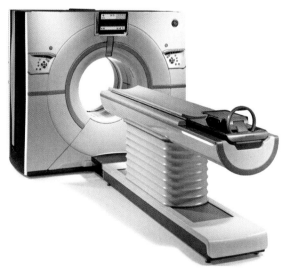

图 5.18　通用电气公司 Revolution™ CT 系统。（经通用电气医疗许可使用）

通用电气公司是"kVp 切换"概念的开创者，更准确的应该叫管电压调制，十多年来一直以"宝石能谱成像"（GSI）为其商业名称。宝石能谱成像采用快速切换高压发生器，基于经济实惠的单源系统来连续改变 X 射线能谱。利用低电压，例如

80 kV，发生器迅速给高压电容充电，可以在几十微秒内将 X 射线管充电至 140 kV。管电流导致的被动斜坡下降，使系统中的高压电容放电。这给常规剂量调制带来了问题。出于降低患者剂量的考虑，会在管电压周期的所有阶段对投影数据进行采样，即使在斜坡下降期间。由于下降斜率和此时产生的能谱取决于管电流，因此不允许通过剂量调制来改变管电流。必须关闭用于降低患者剂量的剂量调制。事先决定是否为患者进行能谱扫描的主要因素，包括剂量和图像质量。区别基于探测器的方法，能谱CT 仍然无法应用于常规扫描。

为了在不同电压下获得最大光子输出，通用电气公司采用 Quantix 160® 管的皮尔斯型阴极控制电场，并始终保持较高甚至最大焦斑功率。如果没有主动控制，就像在大多数传统管中一样，空间电荷会降低 80 kV 下最需要的电子发射，此时 X 射线输出至少会以（80 kV/140 kV）的平方比下降，则在低电压下更难以透过患者。尽管如此，高低管电压的采样仍然是稀疏的。通用电气公司通过数据插值填补正弦图的空缺。低电压和高电压之间的过渡阶段也被采样。

2019 年底，佳能也推出了使用管电压调制的 Aquilion One Prism Edition® CT 系统。佳能决定应用相对稀疏的采样，如图 5.19 右侧的流程图所示，并将其与图 5.20（a）中基于探测器的能谱系统的完整采样进行比较。该公司给出的原因之一是出于高压组件单元可靠性的考虑。快速而频繁的高电场变化会导致材料疲劳，并可能导致空隙中局部放电。避免过渡阶段采样有助于解决频谱不一致问题，但代价是增加了患者剂量。佳能声称，他们基于机器学习方法，也就是双卷积神经网络（DCNN），来填充正弦图的方法，将优于插值法。未来的研究将提供更多的深入了解。

其他厂家在所谓的旋转 – 旋转或自旋 – 自旋模式下，在圈与圈之间改变管电压来获得能谱成像。这些技术诊断价值是有限的，即使由于患者运动引起的体积元素非常小的频谱响应偏差也可能破坏频谱信息。由于患者的许多部位都处在运动状态，心脏跳动也会改变造影剂的含量，因此高时间分辨率的测量是硬性要求。理想情况下，一个小体积单元的能谱响应，应该与基于探测器的系统一样使用相同的光束同时测量。

5.1.6.5　基于探测器的能谱 CT

基于探测器的能谱 CT 具有不同光子能量下理想的空间和时间配准的优势，其采样是完整的，不稀疏。这种类型的第一个商业 CT 是飞利浦 Brilliance IQon® 系统，如前面的图 5.3 所示（Shefer 等，2013）。能谱探测器技术并不对 X 射线源提出专门的要求，只是能谱必须是多色，并具有相当多的低能光子。每次扫描高压都较为稳定。能谱信息的时间精度和剂量利用率与常规扫描模式一样。放射科医师可以在读取图像时从可疑结构中提取能谱信息而不需要预先设置。就临床工作流程而言，这是一个特

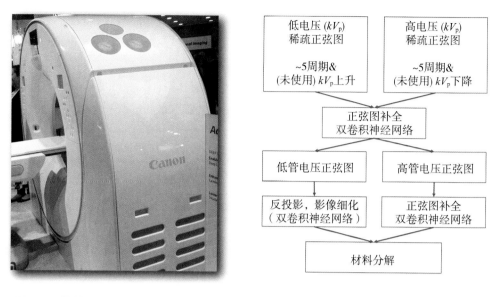

图 5.19　能谱稀疏采样和管电压调制系统，佳能 Aquilion One Prism Edition™。使用双卷积神经网络（DCNN）进行正弦图补全和图像细化。

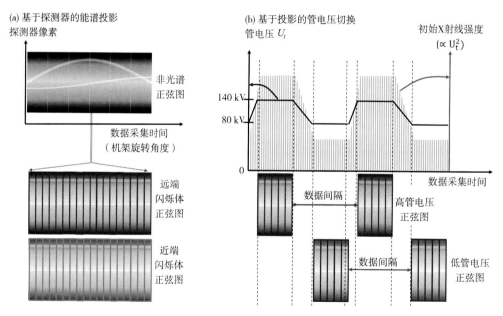

图 5.20　（a）基于探测器的能谱采集：双层或光子计数完全填充正弦图。这也适用于双源系统，只是在正弦柱之间存在 90° 机架旋转偏移。（b）管电压切换（峰值管电压切换）必须按开关周期顺序获取，并留下数据间隙。生产厂家在（稀疏）切换管电压之前采样多个积分周期，并且不在转换中采样（剂量问题）。

殊的优点。能谱 CT 可能会因此成为常规配置，而不是特例。飞利浦 IQon® 系统配备了飞利浦 iMRC® 管，如图 5.22（c）所示；这也是西门子医疗 Vectron® 管、通用电气公司的 Quantix160® 管和类似的具备磁聚焦和液态金属高速轴承等配置的 X 射线管的前身；机架在空气轴承上以大概 4 圈 /s 的速度旋转。更多细节将在下文第 3.3.9.2 节双层探测器技术和第 3.3.9.3 节正在研发中的光子计数直接转换能谱探测器中讨论。

5.1.7　CT 系统组件

5.1.7.1　旋转机架

图 5.21（a）是由射线源和射束孔径共同确定的 X 射线扇形区域示意图。在下面的技术讨论中，将以度为计量单位。如图所示，X 射线管在机架的顶部，它在大约 52° 的扇角（切向）和沿患者轴向（"z"轴）最大 18° 的空间内发射 X 射线。较小的轴向角度如图 5.21b 的剖视图所示。该剖视图是沿通过射线源的切向对称平面的。X 射线束必须在扇角方向覆盖整个患者容积，以测量所有必要的衰减系数线积分。通常视野是一个从旋转中心测量的直径 50cm，长 1 ~ 16cm 间的圆柱。当患者位置摆放准确时，旋转中心应当在患者的中心轴上。

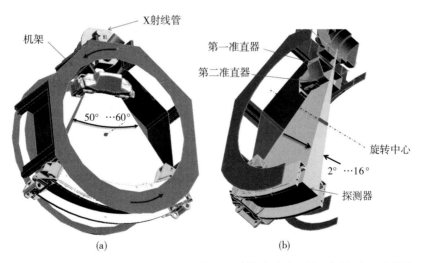

图 5.21　X 射线扇形光束，由顶部的光源和孔径（X 射线）定义，并且发射到另一侧的探测器。一个典型的 X 射线扇形束在方位角上覆盖大约 52° 的空间角，在轴向方向上覆盖高达 18° 的空间角。其中（a）显示了正面透视图和与扫描轴向垂直的平面内的覆盖范围。（b）是剖视图，展示了较小的轴向角度。

自从引入连续旋转和螺旋扫描以来，很大一部分 X 射线源的配套设备已经放置在旋转环上。图 5.22 描绘了目前用于飞利浦 Brilliance iCT® 和飞利浦 IQon 扫描仪的现代高功率 X 射线源的支撑单元的示例图。图 5.22（c）所示的 X 射线管由一根高压电缆与两个高压发生器模块 1 和 2 连接，每个模块可将约 60 kW 的功率从中压转

换到高达 -140 kV 级别的高压。初级电流通过滑环从系统的静止部分传导到旋转部分如图 5.22（b）。其他厂家像通用电气公司和安科等在最新的医用扫描设备中则使用了磁传输作为替代方案。散热器位于图中 11 点钟方位，它能够将来自 X 射线管组件和高压发生器的大约 4 kW 的热量散发到周围的空气中。与标称 120 kW 的瞬时功率相比，这个数字似乎很低。然而，考虑到阳极焦点轨迹外围的热容量决定了短期加载能力以及冷却系统具备的大热容，其散热能力已经足够了。该主动冷却回路的主要冷却介质是水 – 乙二醇混合物。其他大多数系统采用的是油介质风冷换热器。控制电路和机械接口也是 X 射线管组件的组成部分，如图 5.23 所示，展示了来自德国汉堡当立的功率为 100 kW 的 X 射线管组件实例。

在获取患者的单个完整"切片图像"时，射线源和探测器至少旋转半圈再加上探测器扇形角的宽度。为了获得最佳图像质量，旋转的对称中心应置于患者的中心。通常采用螺旋扫描方式。

5.1.7.2　CT 运行参数

图 5.24 和 5.25 说明了 CT 系统当前的运行模式和影响 X 射线管方案设计的技术趋势。图 5.24 是任务繁重的医院环境中典型临床序列 CT 扫描的协议，使用 4 cm、64 层的飞利浦 CT 取任意 5 h，该 CT 具有长几何形状，焦点和探测器之间约 114 cm 距离，以及相对较厚的 X 射线滤过（1.2 mm 钛）。滤过会削弱光子通量，但是通过缩窄 X 射线能谱，可以改善患者剂量和图像质量之间的关系。强大的 X 射线源有助于减少患者剂量，听起来似乎很荒谬。横坐标表示扫描或序列扫描的时间，纵坐标表示电能，也就是 CT 的 X 射线管在每个扫描过程中转化为光子的能量。由于 64 层 CT 是许多放射科的主要设备，因此这个图可以很好地代表许多实际案例。

大多数扫描需要的总能量 <800 kWs，在这个系列中只有长时间的股骨后期手术这一个 1400 kJ 的例外值。这样的手术需要时间使造影剂渗透周围血管结构组织。CT 系统必须保持运行以实时观察血液在四肢中的渗透情况。长时间的扫描也常用于外伤患者，在每次扫描之前，进行低能量的试验性曝光（图中未显示）。对于这些特定目的性的定位图像扫描，机架处于静止状态，病床会沿着中央平面移动患者，探测器采集一对正交的二维投影图。

5.1.7.3　CT 源不断变化的要求

正如本章开头所讨论的，CT 在所有标准的问题中，对 X 射线管的挑战是最大的。为了缩短曝光时间并保持对患者的足够穿透性，CT 中的 X 射线能谱通常比其他任何应用都更硬，在医学成像中它的平均光子能量也是最高的。

每个过程消耗的电能也高于其他模式。图 5.25 给出了多层系统中每位患者的耗能。这个参考基准是一个在旋转中心探测范围为 4 cm 的系统。具有 1 cm 覆盖范围的

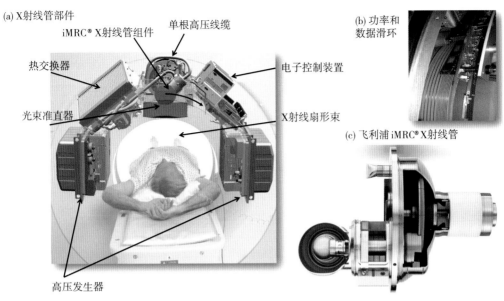

(a) X射线管部件

iMRC® X射线管组件　单根高压线缆

热交换器

电子控制装置

光束准直器

X射线扇形束

高压发生器

(b) 功率和数据滑环

(c) 飞利浦 iMRC® X射线管

图 5.22　（a）现代高功率 X 射线管组件的示意图。顶部的 X 射线管由两个高压发生器电源模块供电，阴极电压在 –80 ~ –140 kV 之间。热量通过指示的水 / 乙二醇 - 空气热交换器，该散热器还包括泵，风扇和安全开关，准直器对 X 射线束进行整形并提供附加的 X 射线过滤。（b）从静止部件到旋转机架之间传输电源和数据所用的滑环。（c）飞利浦 iMRC® X 射线管。（图片由飞利浦提供）

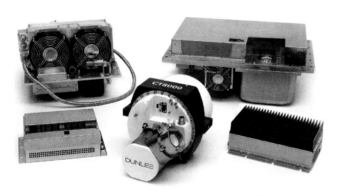

图 5.23　CT 的 X 射线源部件组合包，包括（顶行）散热器、高压发生器、（底部）电子控制设备、X 射线源组件和转子驱动电子设备。（图片由当立提供）

机器对 X 射线管的要求要高于图中所示。受 X 射线束在轴向上的限制影响，这可能需要几倍的时间以覆盖给定体积的患者。8 或 16 cm 覆盖范围的系统对脉冲能量的要求比图中标记的要低。1990 年的单层 CT 机需要大约 20 s 的扫描时间。由于焦点处 X 射线各向同性的角发射以及缺乏合适的 X 射线聚焦元件，光子的利用率很低。这些缺陷必须通过 X 射线源、高压发生器和具有高热容量阳极的 X 射线管来弥补。各制造商之间也开始了以兆热容（MHU）为单位的阳极热容量的竞赛。不幸的是，这

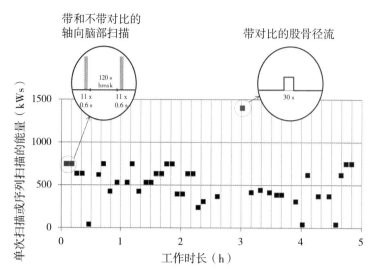

图 5.24   任务繁重的医院典型临床系列 CT 扫描期间，X 射线产生的能量随时间变化图。假设系统的最大覆盖范围为 4 cm，焦点到探测器的距离为 114 cm，相当足够的 1.2 mm 的 Ti 的总 X 射线滤过，以最大限度地减少患者的剂量。纵坐标记录了每个过程所需的电能。一个过程定义为单次扫描或者一次序列扫描，而 X 射线管的冷却时间不超过 2 min。单个流程的能量很少超过 800 kWs。单个异常值 1400 kWs 是用于外围血管中的对比径流研究。其他具有这种能量的长时间全身扫描可用于创伤患者。如果阳极具有直接热传导冷却方式，那么小于 2 MWs 的阳极热容量就已经足够了。

个术语仍然让专家群体感到困惑。稍后我们将更详细地讨论这一点。1990 年的系统规范需求规格更大的 CT 用 X 射线管。然而，与此同时，高能量通量的趋势已经逆转，至少对于大型多层 CT 而言是这样的。图 5.25 说明了这种方式的转变。

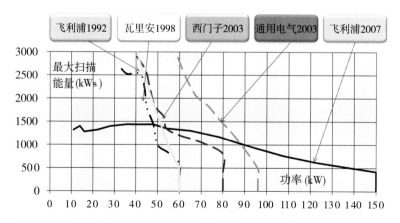

图 5.25   现代和传统 CT 的 X 射线管的规格比较。横坐标表示瞬时额定功率，纵坐标表示电能，电能可以转换为 X 射线能量，而无须在曝光之间等待大量时间。自从具有快速机架旋转的多层 CT 系统问世以来，CT 模式已经从每位患者的高耗能转变为了高额定功率。最近发布的来自飞利浦（2007 年推出）、西门子医疗（2013）和通用电气公司（2018）的高端 X 射线管基本都可以用图中的粗体曲线表示。

与传统系统相比，高性能多层 CT 提供更高的机架转速并需要更高的瞬时功率，以便在更短的时间内产生足够的光子。此外，X 射线管阳极的截面锥度必须更大，也就是说阳极靶角必须更大，以便 X 射线扇形束在机架的单次旋转中能够覆盖更多的患者体积。虽然阳极角度仅为 6° 或 7° 对 4 cm 覆盖的系统是足够的，但具有更大探测器的 CT 需要 10° 或更大的角度来覆盖对称中心处 16 cm 范围。如果我们要求相同的光子通量，那么物理焦点长度的必要缩短会导致焦点的功率密度上升，在示例中，系数为 10/7=1.43（参见章节 6.2.1.6 和图 6.27）。焦点必须根据这个系数来缩小，以保证图像中心的空间分辨率。总之，CT 的应用趋势从每位患者的高能量转变为焦点的高功率密度上来。继飞利浦等在 2007 年推出 iMRC® 管时为了功率密度而牺牲了大阳极热容量后，西门子也在 2013 年推出了 Vectron® 管，通用电气在 2018 年推出的 Quantix®160 管也采用了同样的方法，看起来很矛盾的是，配备传统玻璃管的低端 CT 采用具有大块石墨的阳极，而高性能的竞品却使用质量明显减少的靶盘，但是阳极旋转速度加倍以应对焦点上的高电流密度。大质量低速靶盘变成了小质量高速靶盘。

在过去的 20 年中，CT 机架的旋转速度已经翻了两番。这导致当前系统中机架上的所有旋转单元包括敏感的 X 射线管及其阳极轴承上的离心力增加了 16 倍，最高可达重力加速度 $g=9.81$ m²/s 的 40 倍。图 5.26 根据方程 $a=\omega^2 r$ 用旋转物体的角频率 ω 和以 g 为单位的离心加速度 a 来表示机架转速，其中 r 表示物体到旋转中心点的距离。由于 CT 用 X 射线管的阳极通常与 CT 系统的机架轴共轴安装，因此阳极的惯性动量不会在机架旋转时改变方向。即使机架处于倾斜位置，也不存在陀螺力。阳极上的力完全是径向的再加上自重。仅当阳极在倾斜过程中旋转时或在阳极轴不平行于机架轴安装而是相对于机架轴略微倾斜的罕见结构中，才会出现陀螺力分量。与 CT 不同，当以"横摇"运行来采集类似 CT 的三维图像时，陀螺力可能是心血管介入系统的一个重要议题。

尽管给每位患者产生的光子总数有所减少，但每周的光子总量必须保持不变，以保证每个切片合适的信噪比。因此，高端 CT 的额定功率随机架转速成正比提高，西门子的双源系统 Somatom Force® 能够达到 2×120 kW。通过深度学习算法，支持的迭代重建进行图像去噪，有助于保持这种功率膨胀可控。相反地，患者的平均体型尺寸呈上升趋势，随之而来的是需要 CT 诊断的肥胖患者数量增长。心脏扫描对 X 射线管功率的要求最高，特别是对于肥胖患者。轴向前瞻性门控扫描模式下的心脏扫描时间，在理想情况下，可以只要机架旋转半圈，以避免需要拼接多个心脏相。在这种情况下，整个三维图像的光子量必须在大约 0.13 s 内产生，这一扫描时间比 20 世纪 90 年代初小三个数量级。

图 5.27 中描绘了光子饥饿的示例图，量子噪声往往会破坏诊断信息。一方面，

不存在半光子；另一方面，电子噪声会模拟出本不存在 X 射线强度分布。典型的 CT 图像重建，如所谓的滤波反投影法（Hsieh 等，2015；Kalender 等，2011），是一个病态的数学问题。在重建过程中，尤其是输入信号中的高频噪声在重建图像中被放大。图 5.26（a）是用亚毫西弗剂量和标准滤波反投影进行的图像重建。如果没有进一步的措施，该图像缺乏诊断价值。如图 5.26（b）所示，一种创新的降噪算法显示了右上肺的小病灶。

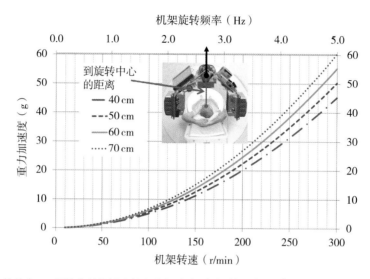

图 5.26　物体在 CT 系统旋转机架上的离心加速度，根据关系式 $a=\omega^2 r$，其中 r 表示物体到旋转等中心点的距离（见参数标签），ω 为角频率。在程序写入期间，最快的 CT 机架旋转速度为 220 ~ 240 r/min，这会在 X 射线管上产生高达 40 倍其重量的径向力。因为阳极旋转部件的质量很容易达到 8 kg，在这种情况下，中心轴承系统中轴承对的每一个轴承都会承受超过 1500 kN 的力。这可能会危及高速球轴承在超高真空中的鲁棒性。

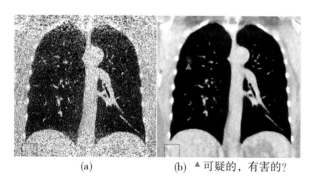

(a)　　　　　　　(b)　▲可疑的，有害的？

图 5.27　光子饥饿效应。左图的技术参数被降到太低以至于它不包含任何诊断信息。两幅图像都是在管电压为 V_t=80 kVp、每层电荷为 10 mAs 和患者剂量仅为 0.11 mSv 的情况下拍摄的。图（a）是用传统的滤波反投影方法重建的。除了不可避免的量子噪声之外，该方法还能推断图像噪声。只有在迭代重建方法如飞利浦 iMR® 渲染的图像（b）中才能看到可疑的肺结节。（图片由飞利浦提供）

随着即将推出的新型重建技术，X 射线管功率的长期趋势预计会保持平稳甚至逐渐减少。特别是迭代重建在算法处理时避免了一些额外的噪声源，可以使功率需求随计算能力提高而降低（Mehta 等，2013；Noël 等，2014）。图像伪影也可能被抑制。但是，图像纹理可能会被改变。图像往往看起来不完整、不自然，对于接受过"浏览"典型噪声模式训练的放射科医生来说可能不太熟悉。处理时间的增加，也加大了临床工作流程方面的挑战。

神经网络和深度学习算法的实施有望带来进一步的改进（Greenspan 等，2016）。将患者剂量减少约 30% 甚至更多似乎可以实现（参见 Prokop 在维也纳 ECR2019 的演讲，"Deep Leaning Reconstruction：The Next Step in CT Image Quality"）。图像的解读极大地支持了各种临床问题。这有助于改进工作流程，在获得临床所需信息的同时减少了患者剂量。

5.1.7.4　CT 的 X 射线源特征

5.1.7.4.1　平面内飞焦

尽管半圈扫描加上探测器扇形角足以重建患者的一层切片，但完整一周的采集允许获取冗余线积分，并采用进一步的方法来提高图像质量。其中之一已被用于装备低端 X 射线源的系统，以增强平面内图像的空间分辨率，其中焦点位置相对于机架是固定的。相对于旋转中心引入了不对称性。基于所谓的 1/4 探测器偏移（Hsieh 等，2015），探测器安装在相对于面内对称轴略微偏移的位置。然而，这是要付出代价的。该方法在对静止物体成像时效果很好，但采集时间将会加倍，因为半周扫描时机架仅仅旋转半圈加上探测器的宽度，不能提供第二组线积分。为了时间分辨率，耗时的心脏扫描多数采用半周扫描，因为在此期间心脏必须尽可能多的静止。简单的系统因此会受到空间分辨率降低的影响，X 射线管技术则可能有所帮助。EMI 在 20 世纪 90 年代初期首次引入了一种复杂的方法。在一千多个采集方向中，并不是从一个单一视角来"观察"患者，而是在阳极上的两个位置之间以电控的方式来回切换 X 射线管内焦点的位置。对于机架的每个角度位置，每个投影被分成两份。为了时间分辨率高端系统利用这种 X 射线管特性来缩短采集时间，且不会牺牲空间分辨率。所需的偏转距离如图 5.28 所示，它也描述了一个基于新型 X 射线管技术的重要系统扩展。

5.1.7.4.2　轴向（z 方向）飞焦

如图 5.28 和图 5.29 所示，轴向飞焦是另一种正交于平面内偏转的飞焦模式，它有助于进一步提高图像质量。现代 X 射线管通常允许电子束在阳极上进行径向磁偏转，并使焦点在位点轨迹的裁断锥面上移动。物理上当这种移动在 X 射线管里有几毫米长时，从探测器的角度观察时，焦点表现为在 z 方向上的两个位置之间围绕其中心位置跳跃亚毫米的距离。由于阳极角度 α_{anode} 在 6° ~ 11° 之间，较大的径向位移转化为

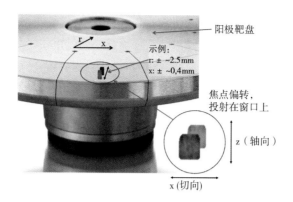

图 5.28　电子束在径向和切向方向上的偏转可以使管内 X 射线的原点发生偏移。如大图所示，虽然阳极表面上的变化量在物理上有几毫米长，但从探测器的角度观察，焦点似乎在 z 方向上围绕其中心的两个位置之间跳跃亚毫米距离。这可以通过圆圈中的 X 射线窗口的"视图"表示。

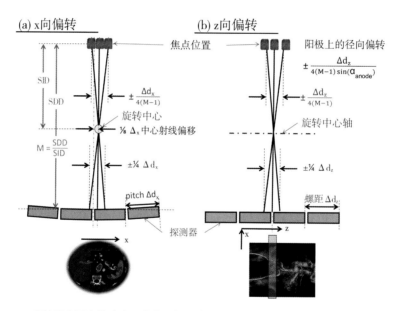

图 5.29　CT 系统两个正交维度中飞焦的几何示意图。X 射线的原点似乎围绕其中心位置跳跃两个位置之间的一小段距离：（a）x 方向和（b）轴向 z 方向。每个方向上的一对投影代替了中心位置的单个投影。实际上，空间分辨率得到提高，就好像探测器螺距在每个方向上都减半一样。偏转量与系统中的探测器螺距和放大倍数相适应。通常，系统中的切向偏转能力伴随着探测器从对称中心平面以探测器螺距的 1/8 进行偏移。

一个径向位移乘以 $\tan(\alpha_{anode})$ 的较小的轴向跳跃。因此，CT 系统的焦点 z 向偏转已经变得可行。调整其数值，以使轴向的图像分辨率近乎翻倍。旋转中心上一个小物体的投影在探测器上跳动距离为探测器单元间距的一半。出于市场的目的，这通常被表述为层数翻倍，一个 32 排的探测器变成了一个 64 排的探测器，128 排的探测器变成了 256 排。焦点的 z 向变化通常与平面内的 x 方向偏转相结合，形成沿对角线方向的移动。在正方形中的独立跳动变化可进一步提高图像的空间分辨率，但在这种情况下转换时间会加倍，限制了每个投影的最短时间。在不因层厚增加（一种不利的补偿）而损失空间分辨率的情况下，这种 z 偏转技术可以大大减少部分容积伪影。在某些情况下，这些主要由轴向的高梯度衰减结构引起的伪影可能会变得严重，这些通常出现在脑部扫描中，如图 5.30 所示。左图是在飞利浦 Brilliance iCT® 系统上获取的，采用了 x 和 z 方向的偏转，完全没有伪影。右侧的重建显示出在头骨的右下和右上部分有几个不希望的伪影，这些扫描是在没有这些 X 射线管相关措施的情况下进行的。有关此技术的更多详细信息，请参见 Utrup 和 Brown（2008）。

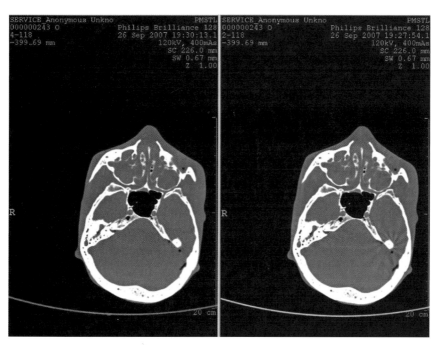

图 5.30　通过焦点的轴向（z）偏转和切向（x）偏转减少计算机断层扫描中的部分容积伪影。不是从 X 射线原点的固定位置进行单个投影，而是采用一对投影来解析患者中给定体素的衰减系数的精细结构。该示例在右图的右半部分显示了两个骨结构，图像平面垂直于 z 轴，这种结构会导致严重的伪影。该伪影可以通过 z 和 x 方向的飞焦来消除，从而增加空间分辨率。如左图所示。（图片由飞利浦提供）

5.1.7.4.3　去射线硬化伪影

如前所述，用于 CT 的 X 射线管发射的能谱范围很广，从大约 10 keV 到管电压定义的杜安 – 亨特界限。如图 4.3 所示，X 射线在穿过身体时会变硬。CT 会从各个角度收集给定容积的衰减系数信息。当测量线积分的视角发生变化时，能谱也会发生变化，这就可能会给重建算法带来严重的问题，如图 5.29 所示。

当能谱不同时，一个体素的能谱积分局部衰减也不同。在图 5.31 的下腹部扫描中，金属植入物使横向通过的 X 射线的能谱变硬，而正面投影显得射线强度更高，能谱更软。在非能谱 CT 中，厂家专门的射束硬化校正算法和强大的 X 射线滤过部分地解决了这个问题。如果可以在投影空间中进行材料区分，这在基于探测器的方法和高频率管电压调制下成立，能谱 CT 就能彻底解决这个问题。X 射线扇形束的能谱不均匀性还会引起另一个问题。在螺旋扫描期间，相同的体素暴露在 X 射线扇形束的不同"子光束"下；也就是说，相对于阳极的出射角是不同的。能谱取决于相对阳极阴影的出射角。X 射线管技术提供了多种改进方法。第一种方法是，阳极角度要足够大，离阳极阴影太近的 X 射线不会被使用。与其他的方式不同，CT 扇形束通常设计成从 3° 或者更大的出射角开始切断，普放和介入放射学系统可能也可以没有这个"保留角"，因为对于它们来说接近阳极阴影的少量图像变暗是可以接受的。只有当射线源和探测器之间的距离被调到它们的几何最小值时，图片变暗才会出现在短投影中。它的优点是靠近阴影区域，轴向上的图像分辨率非常高，射线束硬化通常不会存在。然而，像 CT 中的大保留角意味着阳极角也将被扩大。因此，每增加一度，X 射线管的额定功率就会损失 10% ~ 15%。因此，明智的做法是使用具有高功率密度的 X 射线管。第二种补救措施是增强滤过。硬 X 射线滤过缩小了原发射线能谱，使系统在防止光束硬化方面更加稳定。然而，这种可能的补救措施反过来又增加了对额外 X 射线管功率的需求。第三个措施是使用足跟效应滤波器。它在轴向的厚度分布与补偿阳极的固有衰减相匹配。通常，铝是一种合适的滤过材料，靠近阳极阴影端薄而阴极端厚。尽管这种措施可以平衡新 X 射线管 X 射线通量的不均匀性，但随着时间的推移，阳极的老化会加剧足跟效应。总的光子通量将再次变得不均匀。这个方案的另一个缺

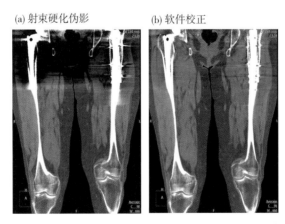

(a) 射束硬化伪影　　　　(b) 软件校正

图 5.31　光束硬化伪影出现在使用传统过滤反投影的计算机断层扫描重建中（a）。一对金属植入物对 X 射线软能谱部分几乎是不透明的，特别是对于侧方位投影。如果没有进一步测量，臀部区域的成像效果不佳。这种情况可以通过滤过片缩小能谱来改善，这需要强大的 X 射线源、能谱成像和自适应软件校正算法的使用（b），例如，飞利浦 O-MAR®。（图片由飞利浦提供）

陷是阳极和足跟效应滤波器之间的材料不匹配。虽然钨铼阳极在能谱中留下了强烈的 K 吸收边界，但铝在相关光子范围内却没有。

5.1.7.4.4　降低离焦辐射

X 射线发射不仅可以从入射电子束撞击靶盘表面的焦点区域观察到，还可以从其附近观察到。这种不希望的离焦辐射有两方面的原因。一方面，如第 6.2.1.7 章节所述，很大一部分入射电子在初始撞击后被背散射。如图 6.28 所示，受电子光学条件驱使，这些电子中的很大一部分会在不利的条件下被反射回焦点周围。这种影响对玻璃管尤其明显，其阴极安装在焦点的正前方，当玻璃带负电时，所有电子都返回阳极。在这种情况下，可以到达探测器的离焦辐射可能占直接焦辐射的 10% 以上。离焦辐射的另一来源是初始 X 射线束在管壳组件的窗口中产生的散射辐射。用低 Z 材料制作的厚 X 射线窗口可能也会导致另一个较低的 10% 以上的离焦辐射。两方面影响都会使焦点变得模糊。靠近焦点的和更下方的专用限束装置可保护患者免受大部分离焦辐射的影响。然而，这个问题仍然存在，并是 CT 图像中高对比度组织附近的云状伪影的主要影响因素。例如，造影剂增强的脑血管会因此看起来像出血。算法上的补救措施，例如使用适当的核函数去卷积，可抑制大部分该效应。然而，这需要对离焦辐射的点扩散函数有很好的了解，但这并不总是可用的。因此对于 CT 和其他模式，离焦辐射应该尽量小。单极性阳极接地的高压设计在这一点上是很有帮助的。阴极应尽可能远离阳极以避免排斥电场。图 5.32（a）展示了西门子公司用于 Somatom Force® 双源 CT 的 Vectron® 高级管。

5.1.7.4.5　管电流控制

通常，管电流由电子发射器的温度控制。加热功率由电源调整。这个过程足够快，可以根据被扫描患者的解剖结构来调制 X 射线剂量。正面（通过肺）和侧向衰减可能相差大约一个数量级，管电流用 2 ~ 5 倍因子进行调制。

除了血管造影，管电流的栅极切换控制在 CT 中并不常见，一部分原因是技术性困难，一部分原因是缺乏临床意义。一个例外是通用电气的 CardioGraphe© 系统，它采用两个交替工作的、带有栅极切换功能的 X 射线管（另见第 2.2 章节）。

图 5.33 展示了 Quantix 160® 管的管组件及它的阴极和液态金属轴承。阴极包括两个扁平的钨电子发射器和一组控制电极，这些控制电极基本上可以在几微秒内产生快速可变的上拉电压以控制空间电荷。只有一小部分产生的电子被吸引到阳极，其余部分全部返回到发射器，具体取决于控制电压。与传统阴极相比，该措施通过增强光子输出，有助于将低管电压的周期缩短一半左右并提高平面内空间分辨率。

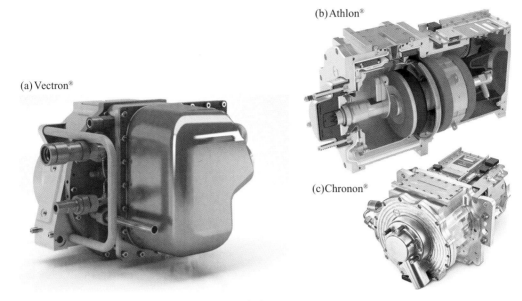

图 5.32　西门子医疗 CT 用 X 射线管系列。（a）用于 120 kW 标称 CT 阳极输入功率（IEC 60613，4 s）的单极磁聚焦 Vectron® 管，于 2013 年推出，与 Somatom Force® 双源 CT 兼容。（b）Athlon® 管，75 kW 标称 CT 阳极输入功率，用于 Somatom go.Top CT（2018）。（c）Chronon® 管，34 kW 标称 CT 阳极输入功率，带有用于 Somatom go.Now 和 Somatom go.Up 系列 CT（2016）的滚珠轴承系统。Athlon、Vectron®、SOMATOM、SOMATOM X.cite、SOMATOM go.Top、SOMATOM go.All、SOMATOM go.Sim、SOMATOM go.Open Pro、Chronon、SOMATOM go.Now，和 SOMATOM go.Up 是西门子医疗的注册商标。（图片由西门子医疗提供）

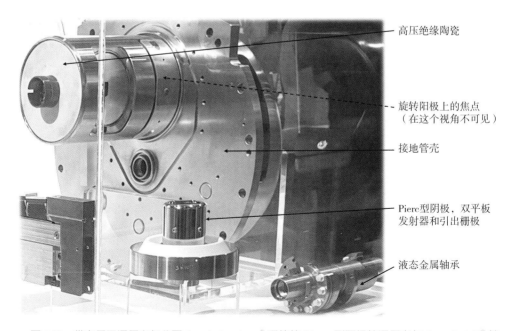

图 5.33　带有用于通用电气公司 Revolution Apex® 系统的 Pierce 型阴极的通用电气 Quantix 160® 管。当对能谱 CT 使用管电压切换（kVp 切换）时，电子空间电荷的静电控制可实现管电流的快速切换。

5.1.7.4.6　CT 系统中的 X 射线管对比

在比较 X 射线管以评估对图像质量和工作流程的影响时，应该总是将 X 射线管的特性与其运行的系统联系起来，必须考虑系统几何形状、焦点的定义和扫描期间的剂量调制。在焦点和探测器间距离极短的系统中，普通的 X 射线管也可以很好地发挥作用。在这种短距离系统中，患者的皮肤剂量相对较高，因为射线进入的区域很小。但是，由于光子通量的距离平方定律，阳极热负荷的要求降低了。大厂家中，通用电气过去青睐低至 94 cm 距离的短而紧凑的几何结构，而飞利浦和西门子等其他公司则使用高达 114 cm 距离的结构。当以低值作为参考时，大小几何尺寸系统驱动 X 射线源所需的功率相差接近 50%。东芝的 Aquilion® 系统采用居中的 107 cm。最近，随着直径为 80 cm 的大患者孔径 Revolution® 系统的出现，通用电气才转向更大的尺寸和射线源 – 探测器距离的系统。

当一个系统设计用于低空间分辨率，且探测器单元间距很大时，焦点也可能一样很大。另一个非常重要的数字是阳极角度。比如 CT 系统中，由对称中心处 4 cm 射线覆盖范围的 7° 变为 8 cm 射线覆盖范围的 8° 时，1° 差异会导致 14% 的额定功率损失。因此，强烈建议在对比 X 射线管的技术时要考虑所有相关参数，如低压电子发射能力、焦点尺寸、阳极角度和额定功率。阳极热容量 – 兆热容（MHU）这个历史沿袭下来的指标在技术上已经过时，应该抛弃。作为替代 IEC 提出了一个实用的概念"标称阳极 CT 输入功率"，即在典型的扫描持续时间为 4 s，每 10 min 重复一次（类似于临床常规）的无限循环扫描中允许使用的最大功率。

5.1.7.5　CT 准直器和限束器

如图 5.34 所示，全身 CT 中的准直器，通常定义的视野范围为平面内 ±25° ~ ±30° 以及轴向 1° ~ 16° 之间。它们的轴向准直决定了旋转一周时的患者覆盖范围，并且通常动态地与机架的旋转相位相适应。限束器通过两种方式来限制和平滑扇束内的射线通量。图 5.34（a）所示的足跟效应补偿衰减器，可在某些系统中用于均衡轴向 X 射线通量。由于光子强度分布是 X 射线源的特征，足跟效应补偿器通常是 CT 用 X 射线管管套窗口区域的一部分。该装置应主要在扇形束的中心和 X 射线束的阴极侧衰减 X 射线，同时在阳极阴影附近最大化透明，此处的足跟效应会减弱辐射通量。理想情况下，过滤器将由钨组成，以模拟阳极在相关光子能量范围内具有特征 K 壳层的固有滤过。铝用于简化 X 射线的产生。由于足跟效应引起的光束硬化对 CT 的图像质量有严重影响，因此 CT 扇形光束的最小角度设置为偏离阳极阴影 2° ~ 4°。由于阳极角度增大而导致管功率的显著损失必须正视。普通摄影和介入 X 射线不会受到这么大影响。对于较小的射线源 – 探测器距离，它们的 X 射线视野可能会触及阳极阴影。自从引入具有良好力学完整性的阳极以来（阳极在 X 射线管寿命期间能够保持其形状），这一点已经被证明是合理的。

如图 5.34（b）所示，根据其外观命名的蝶形滤波器提供了方位角方向的射线整形。在理想情况下，该装置应该只衰减 X 射线的能谱而不会改变它。称为蝶形衰减器可能更合适，它将减弱穿过患者周边高透过区域的 X 射线。为最小化对能谱的影响，该装置可由低原子序数氟烃类制成，最大厚度为 6 cm。遗憾的是，更紧凑的铝制替代品会增强光束硬化。通常，在 CT 系统进行空气校准时，蝶形滤波器是可以移走的。

图 5.34c 中的光圈片定义了扫描体积。如图 5.34（d）所示，它们沿轴向移动，在动态调整的螺旋扫描时以最大限度地减少扫描体积边缘的患者剂量。

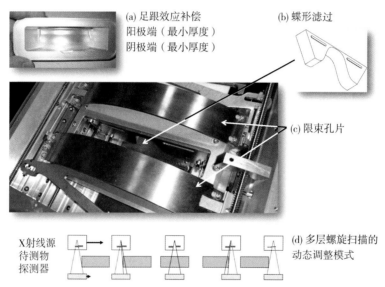

图 5.34　CT 的动态限束装置（准直器）。（a）足跟效应补偿滤过（低 Z 塑性衰减器）。（b）蝶形滤波器可消除由光束中圆柱形物体引起的探测器处 X 射线通量的方位角不均匀性。弯曲的叶片轴向移动（从左下到右上），根据动态调整控制将扇形光束限束为要扫描的选定体积。

5.1.7.6　高压发生器

由于单次 CT 扫描以及序列扫描的总能耗很高，CT 用高压发生器在热和电两方面都具有挑战性。X 射线管和高压发生器必须足够紧凑，才能安装在狭窄且快速旋转的机架上，导致有时候高压发生器的外壳显得很笨重。离心力对标准部件和注油具有很大的压力。平衡是另一个需要考虑的方面，拆分大质量有助于解决此问题。单极性结构通过 X 射线管管内接地的电子收集极来避免离焦辐射，减少了阳极热负荷，以及利用较窄气隙的转子来提高驱动的效率，这些都需要复杂的绝缘技术。图 5.35 展示了一个具有 60 kW 标称 CT 阳极输入功率和 140 kV 管电压的先进单极性模组，还包含有轻质绝缘泡沫。在该模组中，高压通过级联倍压器被转换到磁性变压器的次级侧。现代 X 射线管即使在低管电压下也能提供大电流。主要受逆变器晶体管限制的额定电流值已成为规范中的重要参数。由于电源是以组件形式时，被通过逆变器驱动的高压变压器从初级干线电压泵送到次级高压侧，因此必须根据逆变器频率通过高压电容进行平滑处理。长时间的曝光和 140 kV 甚至 150 kV 的高电压可能会导致 X 射线管中出现真空放电。除了电磁兼容性、电缆和平滑电容的问题外，插头还会处于浪涌电压下，以至于这些组件中的空泡可能会受到局部放电和疲劳的影响。高压越平滑，电容越大，真空放电的潜在损伤就越大，所以必须加以管理。通常，采用无源电阻、电感阻尼与主动管理相结合。如果高压下降或电流过大发出故障信号，高压电源会中断供电，暂停片刻，并在大约 1 ms 的冷却时间后尝试再次升高电压。用户几乎不会察觉到这一过程。

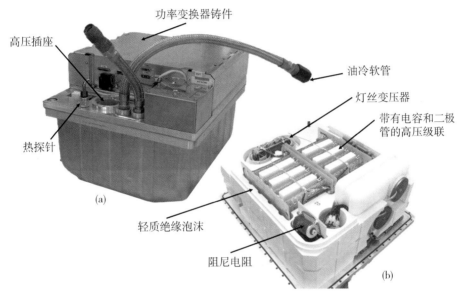

图 5.35　飞利浦 CT 高压发生器的电源模组。（a）电源模组包括逆变器和高压变压器单元，安装在旋转机架上。（b）隔离高压的轻质泡沫绝缘材料单元。

此外，能谱 CT 用频繁管电压切换的高压发生器必须能够实现高压快速上升，稳定运行，无过冲或下冲，以及在高压下降沿期间完美放电。电压纹波也必须得到很好的控制，因为高压发生器必须速度快且平滑电容很小，所以纹波往往很高。通常，为高压变压器供电的传统电流逆变器的开关顺序与系统检测的积分周期不同步，这可能会导致电压的不规则波动以及能谱失真。高压的下降沿也需要特别注意。主动放电在热方面具有挑战性。如前所述，高压电容经由 X 射线管进行被动放电通常是唯一的方法。通过管电流调制进行的剂量调制会改变管电压的斜率，如果系统在此期间对相关数据进行采样，调制是绝对禁止的。许多不同的补救建议已经被提出，如主动提高外电流来平衡或者是调节电容。目前为止，唯一实用的解决方案是在执行能谱管电压调制程序时关闭剂量调制，当然，这会导致更高的患者剂量。

5.1.7.7　X 射线探测器

在进入探测器之前，利用机械式的抗散射滤线栅（anti-scatter grid，ASG），光子被根据其来源分成直接辐射和间接辐射。一般对于 CT 而言，它由层状或激光烧结的高原子序数金属壁阵列组成，如钼或钨，这些漏斗状通道"聚焦"于 X 射线管的焦点。代表穿过患者的线积分的光子通量必须与散射辐射区分开来。散射信号强度通常与有用信号处于同一数量级，在某些情况下甚至更高。散射带来量子噪声。通过物体的理想线积分，被非相干和相干散射光子的非线性所"污染"。这些散射光子主要来自患者的背面以及最接近探测器的材料。不好的散射信号随着探测器的照射野增大而增加。大范围的辐射野需要能够屏蔽来自错误的方位角和轴向光子的所谓二维抗散射滤线栅。图 5.36 总结了 CT 数据采集系统的关键组成部分。

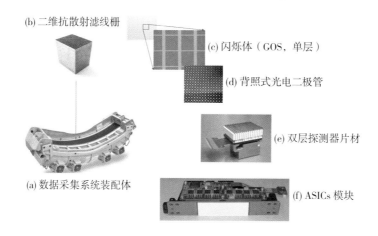

图 5.36　用于 CT 中 X 射线探测器的部件。（a）检测器模块。（b）钨粉直接激光烧结生产的抗散射滤线栅（ASG）；ASG 漏斗聚焦在 X 射线管的焦点上。[（a，b）图片由当立提供]。（c）半透明结构闪烁体材料（GOS）。（d）背照式光电二极管阵列的凸块接合面。（e）能谱 CT 的典型双层探测器片材。（f）带有电流频率转换器 ASICs 的集成电子器件，可实现低电子噪声。（图片由飞利浦提供）

图 5.37 描述的是德国汉堡当立公司提供的 CT 用二维反散射滤线栅，该网格利用钨粉通过柔性直接金属激光烧结技术（direct laser metal sintering，DMLS）制造。简易的一维滤线栅通常将散射相对原发射的比例降低 2 ～ 5 倍，具体取决于铅条间距和深度之间的比例。在一次典型实验中，Altunbas 等（2017）基于照射 10 ～ 40 cm 厚的丙烯酸体模，进一步测量观测到与厚度相关的 3 ～ 6 倍的散射降低。探测器面积为 2 cm × 40 cm（宽），物体和探测器之间有 20 cm 的空气间隙，X 射线管具有 0.9 mm 钛滤过片并在 125 kV 下运行。

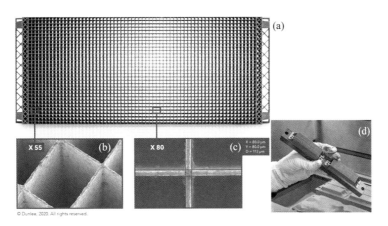

图 5.37　钨粉通过直接金属激光烧结技术（DMLS）生产的二维滤线栅。（a）网格聚焦在 X 射线焦点上，这样只有在射线源和探测器之间的直线上传播的光子才能通过（参见周边的阴影）。（b）和（c）烧结壁面结构的放大照片。（d）粉末烧结步骤后的原始网格。（图片由当立提供）

5.1.7.7.1　能量积分探测器

将 X 射线能量转换为光电二极管敏感的可见光，是通过闪烁体材料如黄色的硫氧化钆（GOS）和其他的高原子序数元素产生较大的相互作用来实现的。X 射线光子产生数十或数百个可见光光子簇射，这些光子由镜组引导到连接的光电二极管上。闪烁体晶体是结构化的，单元格之间的光镜可以拦截通道串扰。一般的，高能 X 射线光子比低能 X 射线光子产生更多的可见光。因此，测量的是 X 射线强度，即光子数量和能量的乘积。当高能光子穿过半透明闪烁体后深入闪烁体并在光电二极管上沉积额外的光时，能量积分探测器通常可以进行能量区分。但这种效应太小，而且太依赖于材料特性，在实践中没有用处。可见光的光子导致在几伏偏压下工作的光电二极管的电导率增加。与普通 X 射线摄影相比，CT 的闪烁体和光电二极管必须快两个数量级左右，以应对 MDCT 的高采集速度，避免测量周期之间的信号交叉污染。标准 CsI 在 100 ms 后的余辉为 0.3%，而 GOS 为 0.01%。通用电气公司使用更快的闪烁体进行管电压切换能谱成像，称为宝石能谱成像®（Gemstone Spectral Imaging®，GSI）。在 140 kV 和 80 kV 管电压的两次连续测量，信号快速变化。而用于柔性探测器的有机光电二极管受制于速度问题。在能量积分探测器中，光电二极管释放的电荷在积分周期（integration periods，IPs）内被采样，积分周期与机架旋转相位同步。现代 CT 扫描系统，以 0.27 s 每圈旋转，收集 2 400 个投影（包括 z 向偏转），每个 IP 的时间可能低至约 110 μs。图 5.38 描绘了一个现代球面 128 排 CT 探测器，用于德国汉堡当立的高性能 CT 系统，带有二维滤线栅、硫氧化钆闪烁体和低噪声电子设备。数据调节和信号放大由专用 ASICs 提供。电子噪声则因厂家和 CT 系统型号而异。在良好的系统中，它可能相当于每个 IP 仅几个光子。对于高性能系统，例如，当使用如图 5.34（b）所示的电流频率转换器时，它仅对极低剂量的采集有影响。否则，采样光子的数量通常比电子学噪声至少高两个数量级，并且量子噪声占主导地位。

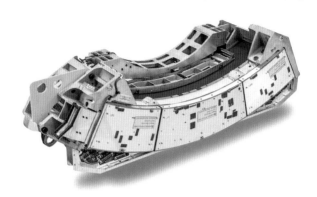

图 5.38　带有二维滤线栅和低噪声电子器件的 128 排球形能量积分高端 CT 探测器。（图片由当立提供）

5.1.7.7.2　双层探测器

用于能谱 CT 的双层探测器，如图 5.3 所示，在第一层光子捕获装置后面增加第二层光子捕获装置。通过滤线栅后包含患者能谱"指纹"的多色辐射，会穿透随后两层堆叠的闪烁体材料和光电二极管层。它们之间信号比值表示入射光子的能量。低能光子主要被上层的钇基高原子序数闪烁体吸收，能量较高的光子可能会到达下层的基于钆的 GOS 闪烁体。

图 5.39 为双层能谱 CT 的典型能量积分探测器平铺示意图。5.39a 是对 1 mm 厚 ZnSe 顶部闪烁体和 2 mm 硫氧化钆底部闪烁体能谱响应的模拟计算结果，两层闪烁体间由反射涂层分隔，如图 5.39（b）中所标示。闪烁体层将射入的多色 X 射线光子转换为可见光。关键性能指标包含每个 X 射线光子产生的可见光子输出、X 射线捕获率、运行期的透射度变化、光分离器的反射率以及连接的光电二极管在电荷衰减速度、电容、电子冲击噪声、温度特性和长期稳定性等方面。图 5.39（a）描绘了能谱响应，由闪烁体层顶部和底部的光子数差异计算而来。顶部的 ZnSe 闪烁体只吸收小部分 X 射线光子（粗线），底部的 GOS 闪烁体收集了几乎所有剩余的部分。因此除了那些击中滤线栅或辐射防护罩的光子，几乎所有的 X 射线光子都被捕获，保护光电二极管免受直接辐射的照射。在图 5.39 的计算中，假设 X 射线管运行在 120 kV，标准 2.5 mm Al 滤过和相当于"患者"的 300 mm 水滤过。标记指示的能谱分离取决于信号的相对份额，这是由物体、管电压和光束中的前置滤过决定的。理想情况下，系统可能会偏离模拟的系统，但经过优化后，两个通道都会为大部分典型的诊断任务提供可比较的信号。量子泊松噪声在两个通道中都存在，并且与采样光子数的平方根成正比。如果一个高能光子"意外"到达底部而在顶部没有主要相互作用，给定量子

力学转换概率，并且顶部闪烁体中的信号低于平均水平，则来自底部闪烁体的光通常会被增强。如前所述，这种很强的反相关允许通过信号求和操作将双层探测器作为常规探测器。增加的噪声仅出现在频谱信号中。这将探测器的能谱 CT 与基于射线源的能谱 CT 区分开，其中基于射线源的能谱 CT 是将绝对光子数分为高压和低压采集。由于信号之和的总信噪比下降，补偿所需的患者剂量必须增加。这种不足使得人们始终怀疑当前的基于射线源的能谱 CT 形式能否成为医护标准。

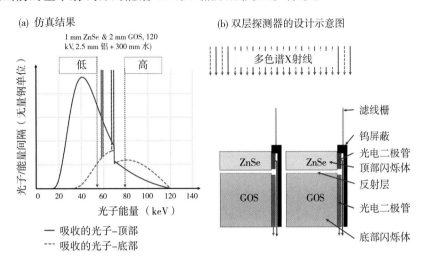

图 5.39　（a）双层探测器的光子吸收模型。（b）双层能量积分探测器的原理图设计。

5.1.7.7.3　光子计数探测器

Taguchi 等（2020）对 PCD 技术进行了非常详细的介绍。装备诸如基于 CdTe、Si（Persson 等，2020）或 CdZnTe（CZT）的直接转换光子计数探测器的未来系统正在开发中，它们有望实现执行基于探测器的能谱分离，相关结果参考来自西门子医疗的 Kappler 等（2014）以及 Klein 等（2020）。显然，对于这些系统，尽管存在来自于 CT 的极端动态范围和高强度而造成的信号堆积效应，而探测器必须在小型物体或空气后面吸收以进行校准，具有高通量的 X 射线源也是有益的。改进探测器材料以避免 CdTe 极化的策略也已经找到。堆积校正算法和主计数器瘫痪一段时间后重新开始计数的，重新触发电子设备正在开发中。例如，皇家理工学院（瑞典斯德哥尔摩 KTH）的几个小组正朝着类似的解决方案迈进，采用基于硅的直接转换边沿触发探检测器，用于在相对较低管电压下运行的任务（Xu 等，2012）。

光子计数直接转换检测允许直接区分每个入射光子的能量并进行计数，它是一种稳健且最先进的技术，其光子通量适中，远低于 CT。PCD 的一大好处是它固有的依赖于半导体晶体中原子电离所产生的电荷云，与入射光子的能量以及每个光子相互作用轨迹的时间无关。当来自多个电子 - 空穴对的电子穿过导带时，理想情况下沿着垂直于表面的直线路径上的外部产生的电场线运动，价带中的空穴以相反的方向移动。通过测量脉冲整形和阈值后的信号高度来识别两个或多个能量段。沿着晶体充电几百伏的分离的电极之间的间距，决定了空间分辨率。不同于基于初始光转换的探测器，直接转换材料横跨多个像素范围，其空间读出由场致电极构成。图 5.40 比较了这两个概念。图 5.40a 显示了一种能量积分探测器的示意图。光电二极管被照射时传导的电荷在 100 μs 或更长的积分周期内被采样。本质上，光子计数不存在如此长的积分周期。每个传入的 X 射线光子都被单独处理，如图 5.40b 所示。测量周期的同步在后面的步骤中完成。脉冲整形电路平滑每个集电极（通常是带正电的阳极）测量的时变电荷信号。晶体的电子迁移率是一个关键参数。其他的与半导体电子陷阱中的残余电荷积累和极化效应有关，这在高光子通量下可能变得难以控制。材料的处理可能会影响其实际性能。理想情况下，每个脉冲的高度应该代表引起晶体电离过程的光子能量，而不是极化或空间电荷效应。经过优化处理，掺杂的 CdZnTe 已经证明了它在这方面的能力。

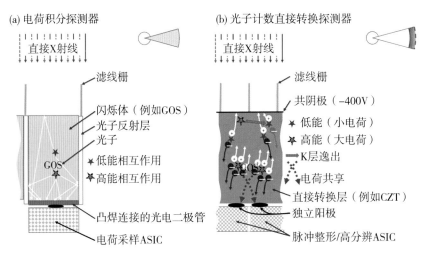

图 5.40   （a）能量积分检测与（b）光子计数检测的比较。

5.1.7.7.4   光子计数检测的困难

PCD 在其他领域应用广泛，但为什么 PCD 没有在 CT 中取而代之？这是因为存在一系列的潜在问题。例如像素之间的电荷共享以及穿过空气产生的计数率高达 5×10^{9} $s^{-1}mm^{-2}$ 脉冲堆积。提高计数线性率需要采用小探测器间距，与电荷共享以及能谱性能不佳冲突。康普顿散射往往会形成错误的能量映射。K 壳层荧光是指受到原发辐射激发后原子内壳层电子弛豫，将荧光光子散射到邻近物质中，破坏能谱和空间真实度。电荷俘获、极化、电极接头的不稳定性，还有别忘了在数百伏的偏置电压下工作的高密度半导体探测器单元中的严重热问题。其他的挑战包括成本高、优质材料的产量有限，以及紧密封装的半导体结构在几百伏或更高导通电压下的热问题等。

在理想条件下，脉冲高度代表引起电离过程的光子的能量及其随时间变化的数量都能衡量 X 射线强度。然而，只有在像素之间不存在电荷共享和其他拖尾效应时，这才是正确的。如果电极间隔太近，某个电极上产生的运动电荷可能会错误地传输到另一个电极。电荷共享由图 5.40（b）和图 5.41（b）中的交叉虚线箭头表示。这种情况可能是由空间电荷电位引起的电子横向移动或电荷扩散所致。它不仅会扭曲空间配准，还会影响能量识别和频率测量。单个事件会影响多个相邻像素。因此，必须巧妙地去除这种影响，例如，正如在梅迪皮克斯的 ASICs 中所实现的那样。这需要高速脉冲以及快速去除转换材料中产生的电荷云。

高能光子可能会撞击晶体原子的高能量内壳层，引发 K 荧光，并散射出 X 射线 K 壳层光子。如图 5.40（b）中的粗箭头所示。K 壳层光子在穿过材料时可能在远处某点致其电离以至在错误的地方导致电荷分离。除了固有衰减之外，单片晶体中没有可利用的"降散射滤线栅"。

在多用途 CT 开发之初，脉冲堆积被认为是最关键的问题。当通过空气辐射作为测量患者前端的主要发射线强度参考时，计数率可能达到 $5 \times 10^8 \ s^{-1} \ mm^{-2}$。图 5.41 表明，由于脉宽有限而无法区分脉冲时，会严重破坏所需线性度。较高的超过拐点的射线通量（底部曲线显示为虚线连续线）会被错误地记录为较弱的信号，也就是斜率反转。另一方面是降低电子噪声，通过迭代重建减少量子噪声的影响以及对增加剂量的认识似乎减少了对 X 射线源的功率需求。此外，建议最小化像素大小以避免脉冲堆积并提高空间分辨率，但也提高了相关的成本，电路也变得复杂。由于患者电离辐射剂量的原因，空间分辨率无论如何都必须受到限制，如 CT 中的（Kalender，2011）：

$$患者计量 \propto 分辨率^4$$

随着能谱性能的下降，过于精细的像素不再具有吸引力。校正方法允许使用大约 0.5 mm 的相对较大的像素宽度，这能够实现相对较好的能量识别。目前佳能的高分辨率积分扫描仪采用 0.5 mm 的单元尺寸（Oostveen 等，2020）。

早期随着 PCD 的出现，高功率源的时代似乎即将结束。没有电子噪声、改进的迭代重建和人工智能将有助于实现更好的光子效率。然而与此同时，针对脉冲堆积的校正方法已经被设计出来，并且 PCD 晶体中的电荷损耗也得到了改善。从这些因素来看，对 X 射线源的要求至少看起来是不变的，并受其他参数（例如机架转速）的影响。患者剂量减少的潜在可能性（Klein 等，2020）预计有助于弥补患者群体日益增长的 BMI。

采用掺杂 CZT 晶体的原型通用 CT 系统原型机已投入使用（Cuccione 等，2020；Klein 等，2020；Leng 等，2019），制造商选择了不同的路线。西门子医疗使

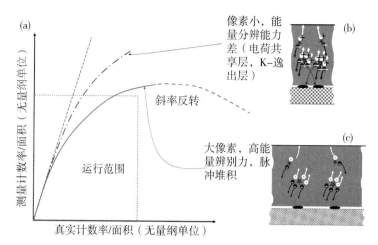

图 5.41　光子计数探测器的脉冲堆积和能谱灵敏度之间的取舍。（a）小像素化和大像素化的信号响应。（b）小像素间距可能导致较差的能量识别，但有较高的线性和空间分辨率。（c）大像素间距能提高能量识别，但代价是电荷堆积增强和空间分辨率降低。

用 0.25 mm 宽的精细像素并接受因此降低的能谱性能，而飞利浦强调专注于像素间距为 0.5 mm 的脉冲堆积管理。不建议限制高端通用 CT 的标称 CT 阳极输入功率，因为迭代重建并不总是与临床工作流程相匹配，且机架转速仍在提高。Taguchi 和 Iwanczyk（2013）在 2013 年的综述论文中提出的 2020 年愿景尚未实现。然而，作为不同能谱 CT 的技术之间的竞赛，研发仍在持续开展。

光子计数直接转换已在乳腺 CT 中证明其价值（Chao 等，2014；Kalender 等，2017；Ruth 等，2020），配置相应的 CdTe 探测器，且在 80 kV 中等管电压下，硅条探测器也实现了 CT 应用（Persson 等，2014）。

5.1.8　临床结果

新冠病毒感染疫情证明，CT 已成为放射学的主力军，其需求和重要性在实践中不断增加，其中 CT 图像成为特异性的早期指标。图 5.42 是由 Dou 等（2020）提供的系列 CT 图像，引用该论文：一名 56 岁的男性患者……发热、疲劳和咳嗽……患者在整个疾病过程中接受了 6 次 CT 扫描。住院后的最初 CT 检查……显示多灶性斑片状磨玻璃影（GGO），双肺均有少量纤维组织，累及所有肺叶。密度曲线在第二次检查时出现最高值，出院后在第一次随诊检查时呈下降趋势。病变面积在第二次成像时也达到峰值，然后减小。与入院时 CT 检查相比，病灶密度和面积均明显减少。

如图 5.43 所示，来自非能谱心脏扫描的多平面以及 3D 渲染图像。可见部分狭窄，限制了其中一条主血管中的造影剂流动，如十字标记所指。冠状动脉的完全阻塞会导致造影剂的运行在这个位置结束。

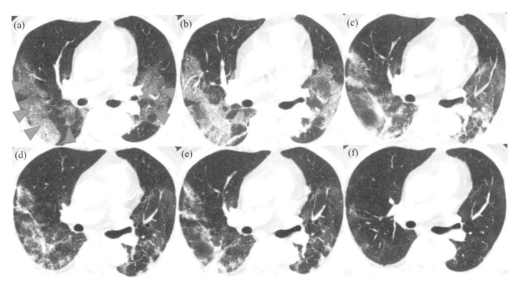

图 5.42 一名 56 岁男性确诊新冠病毒感染患者的轴向重建胸部 CT 图像。（a）2020 年 1 月 28 日的初始 CT，显示多灶性斑片状磨玻璃影（GGO），双肺有少量纤维组织，累及所有肺叶（绿色箭头）；（b）2020 年 1 月 31 日；（c）2020 年 2 月 3 日；（d）2020 年 2 月 6 日；（e）2020 年 2 月 8 日；（f）出院后病灶明显吸收的 CT 表现（2020 年 2 月 26 日）。病变密度以及病变面积在 −100 HU（b）达到峰值，然后在 −450HU（f）时下降。［图片和标题改编自 Dou 等（2020）文章中图 2 和图 3，经友情许可］

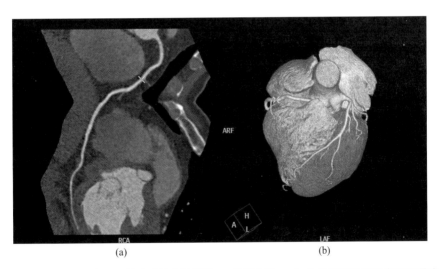

图 5.43 两种观察模式下冠状动脉的心脏增强 CT 图像对比。（a）沿冠状动脉的多平面重建，该算法人为地拉直选定的血管。右侧渲染容积图像（b）以三维视角显示了浅表心肌和碘剂增强的冠状血管。（图片由飞利浦提供）

图 5.40 显示了声像质量，可以通过应用最新的校正方法来实现。后期 3D 渲染需要在工作站上增加额外的工作，但可以精确规划复杂的治疗。

图 5.45 描绘了能谱 CT 图像渲染案例，第一行是三种采样光子能量的虚拟单能图

像。包含高原子序数组织的表观 CT 值随所选的能量而变化。低能量图像中的碘剂表现出明显的强化。如图 5.44 所示，选择最佳能量可以改善 3D 渲染的显示。通过增加噪声将能量标度限制在左侧，通过降低对比度将能量标度限制在右侧。基于探测器的能谱 CT 的一个好处是低能量单能图像中的噪声水平相对较低。图 5.45 的第二行显示了有效原子序数 Z_{eff}（左）与传统切片图像（右）的空间分布对比。能谱 CT 的其他可用的输出是虚拟非增强图像，利用去除促进脉管系统和血液吸收的水分布后的碘剂图像，将放大的碘剂对比度与其他特征区分开来，并加上碘密度图以测量流体动力学特征。如果 X 射线剂量、图像质量和工作流程允许，获取所有常规扫描的能谱信息对于日常实践是非常有价值的。由低质量的扫描引起的临床问题，无论是不正确的对比剂团注、伪影或其他，在许多情况下都可以通过返回原始数据和能谱渲染进行追溯性分析得到解决。上面讨论的一些技术可以实现这一愿景。

5.1.9　其他概念

5.1.9.1　第四代 CT

我们可以避免机架旋转的麻烦吗？更多的静止系统已经被提出并以不同的形式实现。第四代 CT 使用完整的 360° 探测器环。有些原型机安装在磁悬浮轴承上，其中只有 X 射线管旋转。X 射线输出的稳定性和精度取决于旋转阳极的质量，受高压发生器及其高压纹波控制，必须非常稳定，但还是存在问题。聚焦滤线栅在概念上是不可行的，唯一可用的抗散射措施是窄轴向光束准直。由于闪烁体面积大，通道数多，探测器的成本很高。在环形真空外壳中采用圆环形阳极和飞动阴极的第 4 代 CT 也被发明。由于作用于阴极上的高离心力，焦点与阳极环之间可实现的相对速度不够高，与目前在高端旋转阳极管中高达 100 m/s 的速度无法比拟。此外，考虑到精确反投影的要求，探测器和阳极的位置是相互冲突的。即将到来的 MDCT 使这项技术在千禧年之际过时了。

5.1.9.2　电子束 CT

同样的命运发生在电子束 CT（EBCT）技术上，该技术采用固定的 X 射线管包围患者，磁控电子束激发 270° 阳极环以产生 X 射线，由固定探测器检测（Sinitsyn 和 Achenbach，2004）。固定阳极管形状为一个大的真空容器，将患者部分包裹。电子束在一端产生，并在真空中以磁性方式引导到围绕患者的半环形阳极上。患者心脏位于中心和阳极环定义的平面上。当电子束围绕患者快速来回移动到达阳极环时，X 射线从移动的焦点中发出。X 射线以扇形穿过患者，并在相对的半环形探测器中产生投影。EBCT X 射线管的众多技术难题之一是非常长的电子漂移路径和显著的空间电荷。因此会引入一定水平的背景残留气体。电子路径中产生的离子补偿带负电的空间

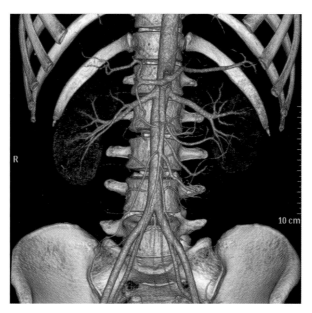

图 5.44　肾血管和其分叉的对比增强 CT 三维图像。（图片由飞利浦提供）

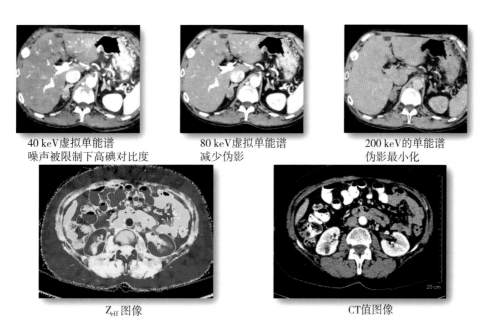

40 keV 虚拟单能谱
噪声被限制下高碘对比度

80 keV 虚拟单能谱
减少伪影

200 keV 的单能谱
伪影最小化

Z_{eff} 图像

CT 值图像

图 5.45　能谱扫描输出。第一行：平均光子能量在 40 ~ 200 keV 之间的虚拟单能谱图像，其通过迭代重建方法改进。数据是通过基于探测器的能谱 CT 系统获取的。耦合噪音消除和匹配重建即使在 40 keV 图像中也能保持低噪声水平，从而提高了碘剂对比度。200 keV 图像中的残留伪影减少了，而 120 keV 图像（右下）提供了最准确的 CT 值，可以与非能谱采集相媲美。（图片由飞利浦提供）

电荷，并稳定电子束聚焦。在后续的版本中，为了多层投影，阳极环的数量可以增加到四个。通用电气和西门子先后延续了依莫特朗公司的做法。各种难题迫使人们决定放弃 EBCT 技术。螺旋扫描模式的第三代 CT，包括一个连续旋转的射线源和一个旋转的探测器，速度足够快也可以进行心脏 CT 扫描。增强患者覆盖范围的多层螺旋机已被应用，EBCT 在扩展 z 方向覆盖范围时遇到了麻烦。扫描速度和焦轨速度之间的固定关系限制了焦斑中的功率密度。由于管电流有限，图像的噪声相当大。EBCT 系统是专用的心脏扫描机器，而不是通用的。

5.1.9.3 源切换静态 CT

完全静态 CT 概念已被多次提出，采用大量分布式可开关的 X 射线源以及完全包围患者的静止探测器环。机械设计相对简单，不再需要电气滑环或轴承，机械疲劳或噪音不再产生。采集速度不受离心力的限制。但是这样的系统可能会产生图像伪影。如前所述，其与拉东变换前提条件相悖。如果 X 射线源和探测器使用 360° 全环，则打破了正态性准则。射线源和探测器不能像 20 世纪 90 年代的电子束 CT 那样共享相同的平面。根据设计的不同，其他缺陷可能会增加，例如线积分采集的稀疏性、缺乏适当的抗散射措施，以及缺乏方位角方向光束整形以最小化患者剂量。此类系统可能用于医疗应用的细分市场，或服务于安全和无损检测领域的其他成像或检测目的。到目前为止，要在更广泛的范围内实现这些概念，还需要进行重大创新。

5.1.9.4 断层融合与计算机断层扫描

两种面向断层（tomo-）方法之间的相似性可能会导致在讨论相关成像性能时产生误解。不同于 CT，断层融合不是一种清晰的 3D 模式，其与以叠加方式描绘沿射线路径的所有结构的平面投影成像相比，优势在允许模糊物体中选定焦平面之外的层片结构。在以往，X 射线源和射线照相胶片在曝光期间于平行平面上移动。重叠仍然存在，只不过是在较低的空间频率，离结构所在焦平面越远频率越低。一个可移除的枢轴杆允许在椭圆形、圆形轨迹中以相反方向连接和移动 X 射线管和胶片盒。非线性轨迹运动的连续曝光可以模糊结构，不需考虑相对方向且不会产生步进伪影。轨迹越宽，焦平面越薄。因此，由旋转枢轴定义的唯一平面被清晰地描绘出来。如果使用推荐的具有高纵横比的高性能滤线栅，则只能进行线性运动。在这种情况下，抑制散射辐射可以使一些结构未被模糊掉，特别是那些与线性运动平行运动的结构。

随着数字图像采集的出现，允许探测器保持静置的机械式枢轴杆已经消失了。它的运动被重复的记录和像素移位操作所取代，而 X 射线管通常是有角度的。或者，可以在开关模式下使用多个射线源［图 6.40 和图 10.1（b）］。数字断层融合（DTS）和先进的重建方法（例如滤波反投影）允许在焦平面内滚动以像在 CT 中一样进行图像阅读。

　　DTS 使用了 9 ～ 74 个视图，比 CT 的采集范围要小得多，而 CT 覆盖患者半圆或整圆，加上方位角探测器宽度的范围，至少需要数百个投影。CT 对单个体素的局部衰减系数进行成像，并享有无与伦比的对比度噪声比。CT 采集的采样稀疏性或短角度范围会损害图像精确性，至少对于低对比度组织而言是这样。但对于稀疏的高对比度物体，情况稍微好一些，在这种情况下，较少的投影就足够了。由于采集的数字本性，限制 DTS 中的投影数量，要承担带来步进伪影的风险。

　　由于 CT 在 X 射线产生和患者剂量方面的要求要高得多（图 5.1），能够进行 DTS 的 X 射线摄影系统通常要便宜得多。X 射线源的热负荷与标准 X 射线摄影的数量级相似。带有 CsI 闪烁体和较小动态范围的平板探测器就足够了，而不需要带有昂贵的 GOS 闪烁体的高动态范围快速 CT 探测器。

　　表 5.1 显示了文献中胸部 DTS（DTS=yes）和标准投影 X 射线摄影（0°）在多种应用下的技术指标。

表 5.1　数字式 X 射线诊断选取的技术因子最大值（带滤线栅）

应用	文献	DTS	电压（kV）	电荷（mAs）	SID（cm）	电荷（SID 100 cm）
胸部，仰卧，大 BMI	Uffmann and Schaefer-Prokop(2009)	Yes	125	125	100	1.25
胸部，前后位	Er and Murphy(n.d.)	0°	110	8	180	2.5
腹部，尿石症	Liu et al.(2020)	Yes, 40°	110	6	110	5
腹部，前后位	Betil et al.(n.d.)	0°	80	50	100	50
头骨，前后位	Murphy and Morgan(n.d.)	0°	80	25	100	25

　　相比之下，Mayo 等（1995）报道了 120 kV 和 140 mAs 的降低胸部 CT 剂量的技术指标。尽管由于长达 25 s 的长时间曝光和较差的对比度噪声比，不能替代常规 CT，但与投影成像相比，DTS 的临床功效已在多项研究中得到证实。Dobbins 等（2008）调查了胸部应用，Choo 等（2016）对此总结道：DTS 为呼吸道病变提供了新的诊断选择，对呼吸道病变比 X 射线摄影更敏感、更准确，比 X 射线摄影具有更好的图像质量。通过 DTS 评估病变严重程度可与 CT 媲美。Galea 等（2015）报道：与重复 PA 和侧位暗盒 X 射线（CXR）摄影诊断 CXR 中检测到的疑似肺门病变和肺结节相比，DTS 提高了诊断的把握。DTS 可以排除大多数外周肺结节，但需要谨慎和进一步的研究来评估其排除肺门病变的能力。CXR 检测疑似肺部病变的灵敏度为 0.65，DTS 为 0.91。DTS 的高特异性和高阴性预测值（0.94）与 CT 相似，这表明如果 DTS 正常，患者无需进一步做 CT 评估，具有显著的降低剂量的潜力。50% 的疑似病变可通过 CXR 解决，而使用 DTS 则提高到 96%。Machida 等（2016）认为，肺结节在 DTS

时是绝对可见的。与后前位（PA）和侧位胸部 X 射线检查相比，使用 DTS 检测肺结节，特别是直径大于 9mm 的肺结节的灵敏度更高。DTS 可以显著提高超过灵敏度阈值的肺结节的检测灵敏度，估计的阈值直径约为 4 mm。对于腹部和泌尿科，Liu 等（2020）得出结论：DTS 在尿结石中有很大的诊断价值。与 MDCT 相比，数字断层融合可以显著降低……经济负担且具有相似检测率。泌尿系统结石都与 CT 一样被检测出来，与低剂量 MDCT，16-MDCT 扫描（LightSpeed；通用电气医疗）相比，剂量节省 34%"。Machida 等（2016）阐述："与单独的腹部平片相比，在进行胶囊内镜检查前使用腹部 DTS 能较好的定位留置胶囊"。对于骨科，De Silvestro 等（2018）报道："DTS 提供了不同观察者间更高的一致性，并能更好的显示骨折边缘"。DTS 也能更好的显示骨折愈合。Machida 等（2016）写道："DTS 可以更容易地检测骨折，甚至可以显示传统 X 射线摄影中看不到的隐匿性骨折"。对于头骨，Machida 等总结（2016）："自从我们单位引入 DTS 放射成像系统以来，为了评估炎症性鼻窦疾病的不必要的鼻窦 CT 检查的数量已经减少了。"

Lee 等（2017）得出结论，与 CT 相比，数字断层融合不适合肺癌筛查，因为它在临床和筛查人群中的真阳性检测率较低。他们建议可以将其应用于监测肺结节的生长以释放 CT 资源。因此，从通用成像的角度来看，断层融合的诊断价值是有限的，其好处是降低了成本、与 CT 相比剂量更低、可用性高。DTS 相对于全视野成像的价值在重要的特定应用领域中得到了明确证明，例如，乳腺 X 射线摄影和微钙化成像。O'Connel 等（2014）和 Vedantham 等（2015）讨论了 DTS 与乳腺 CT 相比的利弊。

5.1.9.5 CT 的未来发展

CT 的蓬勃发展有望继续。Fitzgerald 等（2016，2017）对苛刻的心脏 CT 领域进行了全面的策略比较。能谱 CT 可能成为无需额外成本即可获取原始数据的系统的医疗标准，例如，使用单能重建（Albrecht 等，2019）来节省（有毒）造影剂或其他益处。目前暗场 CT 成像正在讨论中。由于探测器技术的改进、更长的 X 射线管寿命、工程经验和高效的供应链，CT 的投资和运营成本近期大幅下降。今天 CT 的价格可能与高端射线摄影系统的价格接近。高端 CT 在诊断价值、剂量节约、工作流程和可靠性方面的性能逐年提高。在可预见的未来，这种发展预计将持续下去。从目前的情况来看，一个概念将持续下去：X 射线管的轫致辐射。

5.2 心脏和血管成像

回顾图 5.1，CT 之后的下一个具有挑战性的用途是用于诊断心脏病和血管疾病的介入成像。由于必须使用造影剂来可视化血管结构，这些操作需要通过导管、导丝和其他手段来穿透皮肤。患者监护系统、仪器跟踪系统、超声设备、麻醉设备等都在典型的杂乱导管实验室中占据一席之地，如图 5.46 所示。

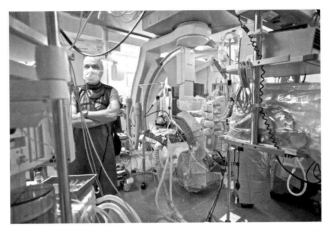

图 5.46　杂乱的介入手术用导管实验室。图片揭示了系统适中的占用空间，使旋转 C 形臂避开患者头部的能力以及便于清洁的光滑盖板表面的重要性。冷却液和高压由远程技术室提供。（图片由飞利浦提供）

图 5.47 显示了更整洁的 X 射线设备的图片。右侧的 C 形臂底部装有 X 射线管组件，顶部装有平板探测器，可从不同角度观察患者。X 射线管高压发生器、高压电缆、油或水等冷却液软管、其他电气设备和数据线缆穿行在支架内。高压发生器则被转移到设备间，因为它太大太重，无法直接放置在管套组件上。散热器也是如此，因为卫生原因，不建议在介入系统病房内运行风扇。

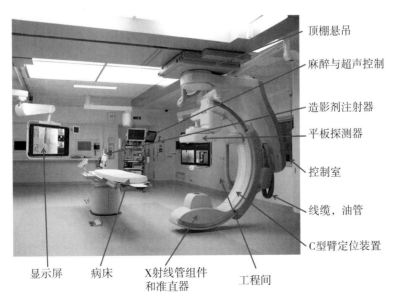

图 5.47　介入式悬吊系统（图片由飞利浦提供）

对于介入系统，X 射线源的操作模式比以简单开关模式为主的 CT 更复杂。检查通常使用一系列的 X 射线脉冲模式进行，现已建立了三种基本的操作方式：

- 用于监测导管或任何其他器械放置位置的脉冲透视模式
- 用于记录各种心脏状态和视角的电影曝光模式
- 用于检查血管系统的序列曝光模式

介入手术的持续时间可能从冠状动脉治疗后简单随访的 10 min，到电生理消融手术的数小时不等。

过去，透视这个术语意味着低剂量的连续 X 射线流和荧光屏上的可视化。电子图像采集和处理，使存储高质量的单幅图像并以视频模式方便的向外科医生演示成为可能。X 射线通量已被集中成具有高瞬时通量的短脉冲，而不是稳定流动的噪声图像形式。这些 X 射线脉冲的长度在 3 ~ 10 ms 之间，用于透视模式和视频模式，而对于序列曝光则为数百毫秒，频率在 7.5 ~ 60 帧 /s（fps）之间。图 5.48 展示了一个典型心脏检查过程。透视模式和视频模式交替出现。透视中的额定功率相对较小，以最大限度地减少剂量和电子发射器的损耗，用于记录目的的视频模式，其管电流大约是透视模式的两倍。发生器根据患者的总 X 射线衰减情况，跟踪 C 形臂的位置，并自动控制脉宽、管电压和管电流。

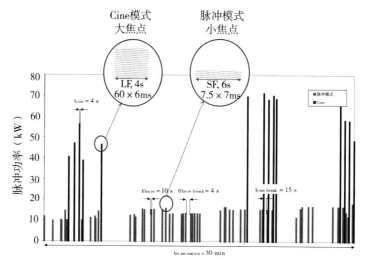

图 5.48　典型心脏介入手术的功率图。一旦提供了应用造影剂的通路，就会从各个角度记录动脉的实际状态（图 5.47 和图 5.49）。电生理治疗程序平均需要约 30 min，但也可能会从 10 min 到几个小时不等。

介入系统的管电压通常低于 CT，典型的在 60 ~ 125 kV 范围内，管功率在 30 ~ 100 kW 范围之间。低电压和相对高的焦点电流密度使心血管用 X 射线管的电子源颇具挑战性。通常，这类 X 射线管的性能受到阴极而不是阳极的严重限制。X 射线管故障的一个主要原因是灯丝烧坏。

　　由于单个 X 射线脉冲可能短至 2 ms，比阳极旋转一圈的时间更短，该时间可能会介于对于 200 Hz 阳极的 5 ms 到 70 Hz 阳极的 14 ms 之间，故建议使阳极旋转和脉冲序列不同步。否则，阳极被非均匀加热，可能会导致局部过热和不平衡。经验表明，脉冲和旋转频率之间有 1 Hz 的微小频率差异就可以提供足够的补救措施。

　　不同于 CT 的关键任务是区分软组织，心血管成像主要是高对比度成像。大多数介入手术是用注射碘溶液作为造影剂进行的。原子序数为 53 的碘与血管形成强烈对比。在心脏成像情况下，所需的空间和时间分辨率的比 CT 高一个数量级。探测器的位置通常尽可能地靠近患者，因此放大倍数通常介于 1.1 ~ 1.3 之间。这意味着对于 X 射线管，焦点的大小（通常在每个维度上介于 0.4 ~ 1.5 mm 间），与探测器单元间距（通常为 0.14 mm）相比对图像分辨率的影响较小。只有在神经系统影像检查和类似 CT 的三维扫描中，放大倍数才可能达到接近 2，因此也可以使用小焦点。出于良好的空间分辨率和即使在运动时也要观察心脏的必要性，脉冲的时间尺度对于控制运动伪影是非常重要的，如图 5.49 中的冠状动脉图像。该图显示了成功治疗由图（a）中左冠状动脉的两个狭窄引起的患者心绞痛症状到（b）放置了两个支架后的情况。

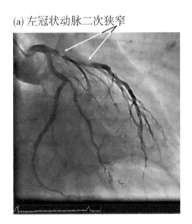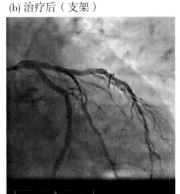

图 5.49　运动中心脏冠状动脉的对比增强图像。（a）左冠状动脉狭窄，引起心绞痛症状。（b）放置两个支架后血液和造影剂的流动得到改善。

　　人眼会在空间和时间上平滑掉大部分噪声。因此，图 5.49 中的静态图像看起来比实际显示的视频序列更嘈杂。最近的降噪算法极大地改善了必要的剂量率。由于患者剂量，特别是皮肤剂量，在介入检查中是一个严峻的挑战，故可以通过近 1 mm 厚铜的强 X 射线过滤器，尽可能地从光束中消除软射线。当然，这需要使用大功率的 X 射线管。

　　另一种消除不需要的软射线的措施是基于射线源的。为了保持几何支架完全的灵活性，高压电缆最长应达 40 m，这会产生很大的电容。经由 X 射线管的充电，特别是放电过程，会需要一段时间，这可能会导致对低管电流的截止时间与 X 射线脉宽处于同一数量级。在转换、放电期间，如果仅试图通过高压发生器来进行脉冲调制，管电压是不准确的。一些介入设备厂家确实是这样做的，但导致患者需要接受额外的剂量。当剂量水平本可以减少以对透明体（例如正面视图中的胸部）进行成像时，这一点尤为明显。在电压的上升和下降期间，射线都较软，患者皮肤剂量高于期望值。因此，建议保持管电压恒定，仅通过阴极中的控制装置来开关管电流。这种技术称为栅控开关，发明于无线电管的旧时代，当时将线栅放置在电子发射器的前面以控制电场、空间电荷和管电流。在第 6.2.1.9 节中将讨论一种现代栅控方式。

虽然在心脏脉冲透视中超过 10 ms 的脉宽是不希望的，但高达数百 ms 的值是常见的，用来追踪缓慢流动的末梢血管中的对比剂（图 5.50）或用于脑血管系统（图 5.51）。原始图像和对比度增强图像进行相减，以提供精细解析的血管造影数据。

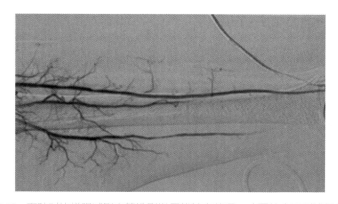

图 5.50　下肢对比增强减影血管造影以寻找缺血状况。（图片由飞利浦提供）

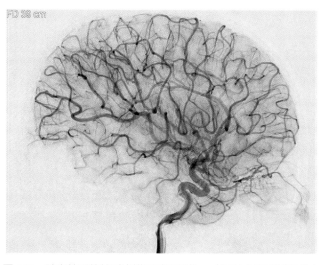

图 5.51　脑血管系统的对比增强减影图像。（图片由飞利浦提供）

从正交方向平行的观察有利于复杂的神经系统检查，如图 5.52 所示。一个大型影像屏幕集中了来自各种数据源的信息。使用双平面概念，可以从一对正交视角来平行观察同一个对比剂团，可视化脑血管。双平面系统有一个特点，它会影响其中一个X 射线源：辅助射线源主要工作在垂直位置。由于只有一个滚珠轴承在这个位置承受推力（另一个可以灵活悬挂以应对热膨胀）这种方式的运用可能会对受其影响的 X射线管的轴承结构产生挑战。图 5.52 是记录在这种神经手术过程中拍摄脑血管系统减影画面。

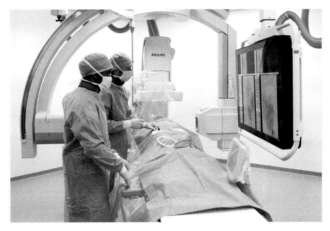

图 5.52　神经系统干预过程中的双平面系统。（图片由飞利浦提供）

除了二维成像，介入系统通常还能够通过围绕患者体内的某个旋转中心旋转 C形臂来获取类似 CT 的投影并重建三维图像。临床上，除了脉管系统的高对比度成像外，越来越多地要求改善软组织三维分布的可视化。此外，越来越大的支架被放置在主要血管周围。此过程需要对实际状态有最佳的三维理解。在采集过程中，X 射线源围绕患者旋转，连续和脉冲 X 射线都很常见。图 5.53 是进行倾斜动作的 C 形臂的力学试验，此时 C 形臂处于最长的位置。与 CT 不同，在这种情况下会出现陀螺力。因为 X 射线管通常安装在与 C 形臂共面的位置，而转动 C 形臂会导致阳极转动惯量的方向随时间变化以及陀螺动量的出现。

图 5.53 说明导管室中 C 形臂的旋转运动具有挑战性。X 射线管中的陀螺力似乎只是一个次要方面，运动还必须足够慢以避免任何碰撞风险。扫描时间达数秒，比CT 长一个数量级。因此，使用介入设备进行三维扫描不适合像 CT 那样直接详细地显示冠状动脉。在另一种"螺旋桨式"运动中，C 形臂围绕着患者的头部进行脑部扫描。旋转轴调整为平行于患者主轴，从而避免陀螺力并实现更高的旋转速度。旋转阳极的角动量保持不变，转子轴只是在空间内平行移动。然而，在临床上，这种位移方式是不利的，因为 C 形臂可能会与患者监测设备和麻醉设备的引线发生干涉。相反，"滚动运动"是临床医生的首选。C 形臂平面垂直于患者主轴，并正好位于待检查器

官的位置。阳极应具有较小的惯性动量以最小化陀螺力，这意味着旋转速度应尽可能小，阳极直径和质量也应尽可能小。热特性和机械特性必须保持良好的平衡。因此，系统设计师和 X 射线管工程师之间的良好合作对于优化整体临床性能至关重要。

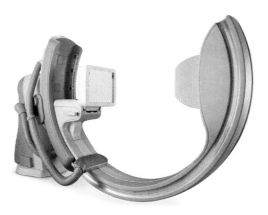

图 5.53   在做完 X 射线管和探测器的倾斜动作后，处于极长位置的介入系统 C 形臂，用于获取真实的三维成像投影。在本图中省略的患者等效轴，其基本与图上的平面垂直。（图片由飞利浦提供）

这也适用于工作流的其他方面。飞利浦在 20 世纪 80 年代后期发明了用于 X 射线管的长寿命流体螺旋槽轴承，大大缩短了获取图像和曝光之间的延迟时间。导管室变成了一个没有轴承噪声的安静房间，需要时间等待阳极冷却已经是过去式。由于这类型的轴承的可靠性，系统正常运行时间得到了改善。

介入系统的多功能引导了其他临床应用。可以在同一房间内进行手术和诊断的混合实验室的数量正在增加。介入性肿瘤学增加了此类设备适用的手术范围。在 X 射线的监控下，病变可在一次治疗中进行单独的靶向、可视化和原位栓塞。

5.3   X 射线摄影系统

回顾图 5.1，与 CT 或介入性心血管设备相比，在普通 X 射线摄影的大范围内 X 射线源的热和机械要求大大降低。曝光通常包括的单个 X 射线脉冲，持续时间介于胸部检查的 3 ms 和断层融合几秒的之间（见第 5.1.9.4 节）。管电压在图中显示的 40 ~ 150 kV 之间的范围内变化。管功率可达 100 kW。

图 5.54 描绘了一个典型的带滤线器病床，在本示例中，X 射线管通过机械柱放置在病床下方的探测器的正上方。探测器和 X 射线管必须彼此对齐，因为探测器通常带有几何聚焦的抗散射滤线栅。平行的铅薄片结构抑制偏离直线路径的 X 射线辐射。为了最小化患者受到的辐射并使之照射整个探测器，X 射线管的焦点必须沿着平行于探测器的直线放置在预定的距离上。X 射线束限制装置提供相对于待检测器官和

探测器的精确形状。这种带有可调铅片的"准直器"与管组件的 X 射线窗口连接，具有多种功能。首先，它使用户能够通过照亮拟覆盖的区域来观测辐射野。其次，它通过一组靠近焦点的铅片减少了离焦辐射量。再次，如果自动驱动，它可以防止用户意外地过度照射患者的区域。虽然通常称为准直器，但它没有光学成像意义上的准直功能，因此使用术语"限束孔"更合适。图 5.55 中的胸部图像是 X 射线摄影系统的典型案例，在这个例子中记录了起搏器及其接触导线的位置。

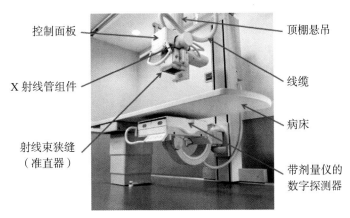

图 5.54　用于普通放射成像的带滤线器系统。（图片由飞利浦提供）

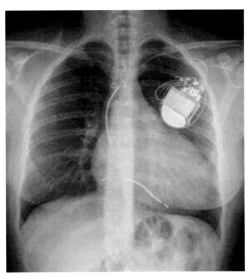

图 5.55　胸部曝光。典型的技术参数是 125 kV 的管电压 Vt，它产生相对固定的频谱，适用于具有高对比度的物体，例如我们在本例中看到的钙化或带有引线的心脏起搏器；管电流 400 mA；大焦点；以及低于 10 ms 的曝光时间。（图片由飞利浦提供）

图 5.56 描绘了在病床旁对不可移动患者进行成像的设备。此类装置的 X 射线源通常不如固定的通用摄影系统的强大。发生器由移动支架中的电池供电。

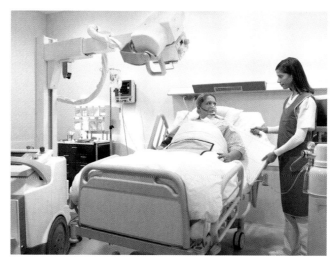

图 5.56　用于普通放射成像的电池供电的移动 X 射线系统。（图片由飞利浦提供）

5.4　拍片／透视（R/F）系统

R/F 系统提供了额外的透视观察动态过程的能力，可以从单独的控制室进行远程控制，也可以通过患者旁的面板进行控制。额外的透视功能需要更复杂的发生器。管电压、脉宽和管电流等技术因素必须跟随可能移动的物体变化。现已设计了用于减少剂量和提高图像质量的智能策略。来自不同厂家的系统提供了迥异的适应速度和精度。此外，发生器的电流逆变器和高压变压器单元必须承受连续运行和长时间的加热和冷却周期，而不只是短时间强烈的高功率发射。X 射线管的连续散热一般应高于单发射系统。然而，对于 R/F 系统来说，更大的阳极是否有益是有争议的。一些客户要求为这些系统的 X 射线管提供高"热容量"。在普通摄影和 R/F 系统领域，X 射线源的技术没有像 CT 或介入系统那样发展和分化。采用玻璃或玻璃金属技术、阳极安装在滚珠轴承上的双极 X 射线管仍然占主导地位。热量储存和随后散热的循环仍然是常规的运行模式。与 CT 不同的是，阳极热容量仍然是系统间进行比较的合理指标。然而，大阳极有一个严重的缺点，惯性动量随着直径的四次方上升。阳极直径增加 10% 意味着从静止状态启动阳极的准备时间增加 40%。启动－停止操作对尽量减少滚珠轴承的疲劳是必要的。更大的旋转阳极中存储的机械能也更高，转子驱动器提供的电能也随之更高，该能量会加热 X 射线管组件。相反，在大多数情况下，仅通过空气对流冷却会限制可用的冷却能力，占用本来是给 X 射线产生所用的宝贵冷却能力。因此，一些公司决定避免在普通摄影系统中使用直径大于 90 mm 的阳极。然而，对于高端 R/F 系统，建议使用更强大、更耐用的金属芯的 X 射线管，特别是当栅极控制的透视被用于血管造影时（见第 6.2.1.9 节）。

5.5 乳腺摄影系统

图 5.57 展示了一个全视野乳腺摄影系统。乳腺被压缩以增加 X 射线的透明度并在两个正交方向上成像。恶性结构通常包括 <100 μm 大小的微钙化。从可能的图像放大率的角度看，这种空间分辨率需要 150 μm 至最大 0.5 mm 总尺寸范围内的小焦点和软能谱，如图 2.10 所述。管电压特别低，如图 5.1 所示，小于 50 kV，通常甚至小于 30 kV。曝光时间从一瞬间到大约 6 s 不等，对于较大的乳腺存在挑战，大型乳腺压缩不方便并可能导致运动伪影。因此，建议将管电流最大化，这对于高性能乳腺摄影 X 射线管来说并不简单。在阴极和阳极之间的短距离上聚焦电子束，将其最小化以最大化电牵引场，需要一种倾向于利用空间电荷效应的电子光学器件。解决方案在第 6.2.1.10 节中讨论。

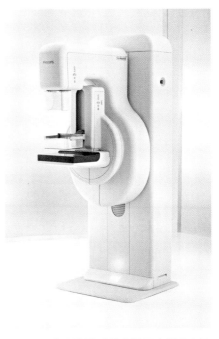

图 5.57 乳腺造影系统全景图（图片由飞利浦提供）

Friedewald 等（2014）已经证明了数字乳腺断层扫描合成的诊断价值，它可以减少所检查的病变到探测器平面距离的不同所引起的"解剖噪声"。如需进一步讨论，请参阅第 5.1.9.4 节。

5.6 组合机头式外科 C 形臂系统

自 1956 年来自德国汉堡的穆勒引入第一个外科 C 形臂系统以来，这个分支已经发展成为手术室 X 射线系统谱系的重要组成部分。卫生要求、紧凑的几何形状以及对最佳空间分辨率的有限需求促成了其标准的几何形状。X 射线管和发生器集成到一个单元中，通常被称为组合机头。C 形臂定位组合机头和平板探测器或影像增强器，如图 5.58 和图 8.13 所示。

通常，这种设备用于透视模式而不是单次曝光。因此，大多数装置都配有固定阳极管，更具有成本效益，且非常适合低瞬时功率的长时间曝光。高负载功率单元加上相对较小尺寸的旋转阳极管也是可用的。在此基础上，第 6 章将重点介绍用于医学成像的 X 射线管的详细设计和功能。

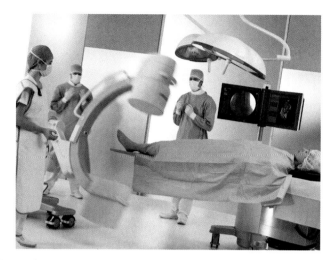

图 5.58　外科 C 形臂 X 射线系统，在 C 形臂底端有一个整体式 X 射线源。（图片由飞利浦提供）

5.7　问题

1. 解释约翰·拉东在 CT 领域的成就。他什么时候发表的？

2. 谁发明了 CT？专利申请是在哪一年提交的？

3. 谁制造了第一个可操作的 CT 产品？请说明团队负责人。

4. 描述第一台商用 CT 的工作原理。

5. CT 系统通常比其他放射成像系统更昂贵，从可实现的对比噪声比和其他重要方面来描 CT 的相对好处，列出其主要挑战和缺点。

6. 在第一个 CT 产品中，X 射线源和探测器安装在相对固定的位置，并以特定的方式进行转化。这种安排是否仍然适用在现代 CT 中？

7. 说出第一种应用于商业 CT 产品的重建方法。

8. 考虑到现代系统中的投影数量是千级，这种方法的局限性是什么？

9. 引用中心切片定理的陈述。

10. 利用傅里叶切片定理构造的函数的直接二维傅里叶反变换是否存在？它与目标函数是什么关系？

11. 为什么 FBP 流行用于图像重建？F 代表什么？

12. 描述与其他放射成像系统相比，CT 中 X 射线扇形束的主要特征。

13. 解释二次分箱。

14. 为什么在 CT 系统中，X 射线管的阳极角度通常要比照亮探测器的整个区域所需的几何角度大得多？请至少说明三个很好的理由。

15. 在产品开发过程中，为了获得足够大的 X 射线扇形波束，用于覆盖范围广的 CT，X 射线管组件的阳极角度必须从 7° 放大到 10°。如果仅改变阳极角度和 X 射线窗口，这对额定功率意味着什么？

16. 足跟效应过滤器的目的是什么？哪种材料最合适？

17. 陈述市场上可用的两种不同的能谱 CT 方案。

18. 哪种 DECT 方法在测量通道之间的平均光子能量差异最大？考虑到这个好处，解释与这个概念相关的挑战。

19. 为什么管龄会影响 DECT 的能谱性能？

20. CBCT 中使用的非圆形轨迹是什么？它的目的是什么？

21. 解释在 X 射线源附近和下游使用一系列准直器的原因。

22. 硅是一种被大众了解并大量生产的半导体，为什么是多用途光子计数 CT 使用的替代材料？

23. 电力如何从 CT 的静止侧传输到旋转侧？有哪些替代方案？

24. 单极与双极 CT 源、X 射线管和发生器的优点是什么？高压电源面临哪些挑战？至少说明两个方面。

25. 量化 CT 扫描中提供给 X 射线管的最大能量的数量级？

26. 与 CT 系统中的锡过滤器相比，使用金过滤器的目的是什么？

27. 为什么使用阳极热容量的 X 射线管的性能指标已过时？解释在使用它时可能存在的误区。应采用哪种 IEC 标准？

28. 解释 X 方向飞焦的目的。

29. 解释 Z 方向飞焦的目的。

30. 光束硬化伪影的原因是什么？

31. 解释管电流控制的不同概念以及采用它们的原因。至少陈述三个方案、它们的好处和挑战。

32. 解释光子计数检测的原理及其对 CT 的挑战。

33. 双层探测器如何工作？它的好处和挑战是什么？

34. 解释对比度增强的目的和工作原理。

35. 解释减影成像，为什么它在血管造影中流行而在 CT 中不流行？

36. 解释心脏 CT 相比于创伤 CT 面对的挑战。

37. 在 CT 系统中，每次机架旋转在等量点覆盖 4 cm 物体时，通常向 X 射线管提供的最大能量是多少？

38. 什么是多平面重建？

39. 什么是虚拟单能 CT 重建？通常可选择的能量范围是多少？该措施与管电压的关系是什么？

40. 什么是"有效 Z"图像？它是如何计算的？

41. DECT 可以测量什么，电子密度、质量密度或其他？

42. 与碘相比，水对 X 射线衰减的物理效应的主要区别是什么？

43. 为什么 3D 渲染并不总是应用于临床常规？

44. 为什么在使用某些 CT 系统系列产品时不适合预先激活 DECT？在哪些系列产品（DECT 概念）中，它可以保持激活（"始终开启"）而不会造成伤害，以便在图像读取期间出现临床不确定性时可以对图像进行追溯性处理？

45. 用管电压从 60 ～ 160 kV 而不是 80 ～ 140 kV 进行 DECT 是不是更好？

46. 解释断层融合和 CT 之间的区别。

47. 采用 X 射线成像的断层融合与数字断层融合有什么区别？

48. 陈述数字断层融合相对于传统投影放射学的好处。

49. 列出至少两个与 CT 相关的数字断层融合的主要缺陷。

50. 解释为什么 X 射线源可用于数字断层融合的能力低于 CT？

51. 第四代 CT 面临哪些挑战？

52. 电子束 CT 的主要挑战是什么？有什么好处？

53. 如何解决轴向扫描中光子利用率低的问题？哪些系统概念将是最佳的？

54. 请说明从可变源到探测器距离的 CT 系统概念中出现的剂量问题。

55. 一维抗散射栅格的典型散射抑制比是多少，二维网格又是多少？

56. 想象一下在同一平面上具有 X 射线源和探测器的固定 CT。挑战是什么？完全静止 CT 是否还有其他挑战？

57. 想象通过一个分布式源和一个安装在旋转台架上的小型探测器来获取必要的投影，而不是使用分布式探测器。讨论这种"逆几何"概念的潜在好处和挑战。

58. 讨论双源 CT 的优势和挑战，三源 CT 呢？

59. 解释在 MDCT 扫描过程中准直器刀片的功能。

60. DECT 对金属伪影抑制有什么好处？

61. 想象一下诸如西门子医疗系统有限公司 Straton® 或飞利浦医疗有限公司 iMRC® 之类的 X 射线管，如果适用，焦斑在方位角或轴向上的物理偏转是否更大？

62. 如果 CT 机架在扫描过程中倾斜 30°，陀螺力是否会作用在 X 射线管的转子上？

63. 如果 C 臂滚动到获取类似 CT 的图像，陀螺力是否会作用在血管造影的 X 射线管的转子上？

64. 解释现代 CT X 射线管额定功率的范例转变。

65. 讨论用于血管造影 / 心脏病学的 X 射线管、阳极、阴极、高压发生器和散热器及其应用:

　　a. 解释它们成像的区别和应用, cine 成像和

　　b. 序列成像

　　c. X 射线源的哪些特性与 cine 应用相关?

　　d. X 射线源的哪些特性与序列成像相关?

　　e. X 射线源的哪些特征与透视应用相关?

66. 为什么 DECT 对测量误差比传统 CT 成像更敏感?

67. 解释螺旋 CT 中螺距值过大的挑战。

68. 为什么 CT 数通常取决于施加的管电压? 其对哪些因素的影响不敏感?

69. 解释栅控切换对血管造影的好处。

70. 一位工程师建议将 CT 的抗散射栅的壁高增加四倍, 以避免使用 2D ASG。讨论此解决方案的优缺点。

参考文献

Albrecht, M. H., Vogl, T. J., Martin, S. S., Nance, J. W., Duguay, T. M., Wichmann, J. L., de ecco, C. N., Varga-Szemes, A., van Assen, M., Tesche, C.,& Joseph Schoepf, U. (2019). Review of clinical applications for virtual monoenergetic dual-energy CT.Radiology, 293(2), 260-271. doi: 10.1148/radiol. 2019182297.

Altunbas,C.,Kavanagh,B.,Alexeev,T.,&Miften,M.(2017).Transmission characteristics of a two dimensional antiscatter grid prototype for CBCT.Medical Physics,44(8),3952-3964. doi: 10.1002/ mp.12346.

Alvarez, R. E.& Macovski , A. (1976). Energy-selective reconstructions in X-ray computerized tomography. Physics in Medicine and Biology, 21 (5), 733-744. http://www.ncbi.nlm.nih.gov/pubmed/967922.

Barrett, H. H. & Swindell, W. (1981). Radiological 1maging: The Theory of 1mage Formation, Detection, and Processing (Vol. 1). New York: Academic Press.

Bell, D. J. & Morgan, M. A. (n.d.). Abdomen (PA erect view). Radiopaedia. Retrieved October 21, 2020, from https://radiopaedia.org/articles/abdomen-pa-erect-view-1 ?lang=us.

Boas, F. E. & Fleischmann, D. (2012). CT artifacts: Causes and reduction techniques. Imaging in Medicine, 4(2), 229-240. doi: 10.2217/iim.12.13.

Bontus, C. &Köhler, T. (2009). Reconstruction algorithms for computed tomography. Advances in Imaging and Electron Physics, 151(07), 1-63. doi: 10.1016/S1076-5670(07)00401-6.

Bontus, C., Köhler, T., & Proksa, R. (2003). A quasiexact reconstruction algorithm for elical CT using a 3-Pi acquisition. Medical Physics, 30(9), 2493-2502. doi: 10.1118/1.1601913.

Bontus, C., Koken, P., Köhler, T., & Proksa, R. (2007). Circular CT in combination with a helical segment. Physics in Medicine and Biology, 52(1), 107-120. doi: 10.1088/0031-9155/52/1/008.

Bontus, C., Proksa, R., & Köhler, T. (2006). New saddle trajectories for CT. IEEE Nuclear Science

Symposium Conference Record, 4, 2309-2310. doi: 10.1109/NSSMIC.2006.354375.

Cho, H.-M., Barber, W. C., Ding, H., 1wanczyk, J. S., & Molloi, S. (2014). Characteristic performance evaluation of a photon counting Si strip detector for low dose spectral breast CT imaging. Medical Physics, 41(9), 091903. doi: 10.111811 .4892174.

Choo, J. Y., Lee, K. Y., Yu, A., Kim, J.-H., Lee, S. H., Choi. J. W., Kang, E.-Y., & Oh, Y. W. (2016). A comparison of digital tomosynthesis and chest radiography in evaluating airway lesions using computed tomography as a reference. European Radiology, 26(9), 3147-3154. doi: 10.1007/s00330-015-4127-z.

Cuccione, E., Chhour, P., Si-Mohamed, S., Dumot, C., Kim, J., Hubert, V., Da Silva, C. C., Vandamme, M., Chereul, E., Balegamire, J., Chevalier,Y., Berthezne, Y., Boussel, L., Douek, P., Cormode, D. P., & Wiart, M. (2020). Multicolor spectral photon counting CT monitors and quantifies therapeutic cells and their encapsulating scaffold in a model of brain damage. Nanotheranostics, 4(3), 129-141. doi: 10.7150/ntno.45354.

Cui, S., Tseng, H. H., Pakela, J., Ten Haken, R. K, & El Naqa, 1. (2020). 1ntroduction to machine and deep learning for medical physicists. Medical Physics, 47(5), e127-e147. doi: 10.1002/mp.14140.

De Silvestro, A., Martini, K., Becker, A. S., Kim-Nguyen , T. D. L., Guggenberger, R., Calcagni, M.,& Frauenfelder, T. (2018). Postoperative imaging of orthopaedic hardware in the hand and wrist: Is there an added value for tomosynthesis? Clinical Radiology, 73(2), 214.e1-214.e9. doi: 10.1016/ j.crad.2017.08.001.

Dobbins, J. T., McAdams, H. P., Godfrey, D. J., & Li, C. M. (2008). Digital tomosynthesis of the chest. Journal of Thoracic Imaging, 23(2), 86-92. doi: 10.1097/RTI.0b013e318173e162.

Dou, P., Zhang, S, Wang, C., Cai, L., Liu, Z., Xu, Q., Li, X., Meng, Y., Rong, Y., Li, S., Hu, C.,& Xu, K. (2020). Serial CT features in discharged COV1D-19 patients with positive RT-PCR retest. European journal of Radiology, 127, 109010. doi: 10.1016/j.ejrad.2020.109010.

Dunning, C. A. S., O'Connell, J., Robinson, S. M., Murphy, K. J., Frencken, A. L., van Veggel, F. C. J. M., Iniewski, K., & Bazalova-Carter, M. (2020). Photon-counting computed tomography of lanthanide contrast agents with a high-flux 330-μm-pitch cadmium zinc telluride detector in a table-top system. Journal of Medical Imaging, 7(03), 1. doi: 10.1117/1.jmi.7.3.033502.

Dyson, N. A. (1990). X-Rays in Atomic and Nuclear Physics (2nd ed.).Cambridge: Cambridge University Press. doi: 10.1017/CB09780511470806.

Er, A. & Murphy, A. (n.d.). Chest (supine view). Radiopaedia. Retrieved October 21, 2020, from https:// radiopaedia.org/articles/chest-supine-view-1.

Feldkamp, L. A. (1984). Practical cone-beam algorithm. Journal of the Optical Society of America A, 1(6), 612-619.

Fitzgerald, P., Bennett,. J., Carr, J., Edic, P. M., Entrikin, D., Gao, H., 1atrou, M., Jin, Y., Liu, B., Wang, G., Wang, J., Yin, Z., Yu, H., Zeng, K.,& De Man, B. (2016). Cardiac CT: A system architecture study. Journal of X-Ray Science and Technology, 24(1), 43-65. doi: 10.3233/XST-160537.

Fitzgerald, P., Edic, P., Gao, H., Jin, Y., Wang, J., Wang, G., & Man, B. De. (2017). Quest for the ultimate cardiac CT scanner. Medical Physics, 44(9), 4506-4524. doi: 10.1002/mp.12397.

Friedewald, S. M., Rafferty, E. A., Rose, S. L., Durand, M. A., Plecha, D. M., Greenberg, J. S., Hayes, M. K., Copit, D. S., Carlson, K. L., Cink, T. M., Barke, L. D., Greer, L. N., Miller, D. P., & Conant, E. F. (2014). Breast cancer screening using tomosynthesis in combination with digital mammography. JAMA, 311(24), 2499. doi: 10.1001/jama. 2014.6095.

Galea, A., Dubbins, P., Riordan,R., Adlan, T., Roobottom, C., &Gay, D. (2015). The value of digital tomosynthesis of the chest as a problem-solving tool for suspected pulmonary nodules and hilar lesions detected on chest radiography. European Journal of Radiology, 84(5).1012-1018. doi: 10.1016/j.ejrad.2015.02.007.

Greenspan, H., Van Ginneken, B., & Summers, R. M. (2016). Guest editorial deep learning in medical imaging: Overview and future promise of an exciting new technigue. IEEE Transactions on Medical Imaging, 35(5), 1153-1159. doi: 10.1109/TMI2016.2553401.

Hsieh, J. (2015). Computed Tomography: Principles, Desian. Artifacts. And Recent Advances. Bellingham, WA: SPIE.

Jacobsen, M. C., Thrower, S. L., Ger, R. B., Leng, S., Court, L. E., Brock, K. K, Tamm, E. P., Cressman, E. N. K, Cody, D. D, & Layman, R. R. (2020). Multi-energy computed tomography and material quantification: Current barriers and opportunities for advancement. Medica Physics, 47(8). 3752-3771. doi: 10.1002/mp.14241.

Kalender, W. A. (2011). Computed Tomography: Fundamentals, System Technology, Image Ouality, Applications (3rd ed.). Hoboken, NJ: John Wiley & Sons. http://eu.wiley.com/ WileyCDA/ WileyTitle/ productCd-389578317X. html.

Kalender, W. A., Kolditz, D., Steiding, C., Ruth, V., Lück, F, Rößler, A.-C., & Wenkel, E. (2017). Technical feasibility proof for high-resolution low-duse photon-counting CT of the breast. European Radiology, 27(3), 1081-1086.doi: 10.1007/s00330-016-4459-3.

Kappler, S., Henning, A., Kreisler, B., Schoeck, F., Stierstorfer, K., & Flohr, T. (2014). Photon count-ing CT at elevated X-ray tube currents: Contrast stability, image noise and multi-energy performance. Proceedings of SPIE Medical Imaging, 90331C. doi: 10.1117/12.2043511.

Katsevich, A. (2004). An improved exact fltered backprojection algorithm for spiral computed tomography. Advances in Applied Mathematics, 32(4), 681-697. doi: 10.1016/S0196-8858(03)00099-X.

Klein, L., Dorn, S., Amato, C., Heinze, S., Uhrig, M., Schlemmer, H.-P., Kachelrieß, M, & Sawall, S. (2020). Effects of dctector sampling on noise reduction in clinical photon-counting whole-body computed tomography. Investigative Radiology, 55(2), 111-119. doi: 10.1097/RLI.0000000000000616.

Klein, O. & Nishina, Y. (1929). Über die Streuung von Strahlung durch freie Elektronen nach der neuen relativistischen Quantenmechanik nach Dirac (about the scattering by free electrons after the new relativistic quantum mechanics of Dirac). Zeitschrift Für Pbysik, 52, 853-868 doi: 10.1007/BF01366453.

Köhler, Th., Bontus, C., & Koken, P. (2006). The radon-split method for helical cone-beam CT and its application to nongated reconstruction. IEEE Transactions on Medical Imaging, 25(7) 882-897 doi: 10.1109/TMI2006876149.

Köhler, Th. Proksa, R, Bontus, C., Grass, M., & Timmer, J. (2002). Artifact analysis of approx-imate helical cone-beam CT reconstruction algorithms. Medical Physics, 29(1), 51-64. doi:10.1118/1.1413518.

Kudo, H., Rodet, T., Noo, F., & Defrise, M. (2004). Exact and approximate algorithms for helical cone-beam CT. Physics in Medicine and Biology, 49(13), 2913-2931. doi:10.1088/0031-9155/49/13/011.

Lang, M., Som, A., Merdoza, D. P., Flores, E. J., Reid, N., Carey, D., Li, M. D., Witkin, A., Rodriguez-Lopez, J. M., Shepard, J. A. O., & Little, B. P. (2020). Hypoxaemia related to COVID-19: Vascular and perfusion abnormalities on dual-energy CT. The Lancet Infectious Diseases, 3099(20) 19-20. doi: 10.1016/S1473-3099(20)30367-4.

Lee, X. W., Marshall, H. M., Leong, S. C., O'Rourke, R. L., Steinke, K., Mirjalili, N., Bowman,R. V., Yang, I. A., & Fong, K. M. (2017). Is digital tomosynthesis on par with computed tomography for the detection and measurement of pulmonary nodules? Journal of Thoracic Imaging, 32(6), W67-W68. doi: 10.1097/RT10000000000000298.

Lell, M. M. & Kachelrieß, M. (2020). Recent and upcoming technological developments in computed tomography: High speed, low dose, deep learning, multienergy. Investigative Radiology, 55(1), 8-19. doi: 10.1097/RLI.0000000000000601.

Leng, S., Bruesewitz, M., Tao, S., Rajendran, K., Halaweish, A. F., Campeau, N. G., Fletcher, J. G., & McCollough, C. H. (2019). Photon-counting detector CT: System design and clini- cal applications of an emerging technology. RadioGraphics, 39(3), 729-743. doi: 10.1148/rg. 2019180115.

Liu, S., Nie, P., Wang, H., Guo, J., Shang, Q., Xu, W., & Feng, W. (2020). Application of digital tomosynthesis in the diagnosis of urolithiasis: Comparison with MDCT. Journal of Endourology, 34(2), 145-150. doi: 10.1089/end.2019.0327.

Maaβ. C., Baer, M., & Kachelrieβ, M. (2009). Image-based dual energy CT using optimized precorrection functions: A practical new approach of material decomposition in image domain. Medical Physics, 36(8), 3818-3829. doi: 10.1118/1.3157235.

Machida, H., Yuhara, T., Tamura, M., Ishikawa, T., Tate, E., Ueno, E., Nye, K., & Sabol, J. M. (2016). Whole-body clinical applications of digital tomosynthesis. RadioGraphics, 36(3), 735-750. doi: 101148/rg2016150184.

Mayo, J. R., Hartman, T. E., Lee, K. S., Primack, S. L., Vedal, S., & Müller, N. L. (1995). CT of the chest: Minimal tube current required for good image quality with the least radiation dose. American Journal of Roentgenology, 164(3), 603-607. doi: 10.2214/ajr.164.3.7863879.

McCollough, C. H., Boedeker, K., Cody, D., Duan, X., Flohr, T., Halliburton, S. S., Hsieh, J., Layman, R. R., & Pelc, N. J. (2020). Principles and applications of multienergy CT: Report of AAPM task group 291. Medical Physics, 47(7). doi: 10.1002/mp.14157.

Mehta, D., Thompson, R., Morton, T., Dhanantwari, A., & Shefer, E. (2013). Iterative model reconstruction: Simultaneously lowered computed tomography radiation dose and improved image quality. Medical Physics International Journal, 2, 147-155.

Murphy, A. & Morgan, M. A. (n.d.). Skull (PA view). Radiopaedia. Retrieved October 21, 2020, from https://radiopaedia.org/articles/skull-pa-view-2?lang=us.

Nöel, P., Köhler, T., Fingcrle, A., Brown, K., Zabic, S., Münzel, D., Haller, B., Baum, Th., Henninger, M., Meier, R., Rummeny. E., & Dobritz. M. (2014). Evaluation of an iterative model-based reconstruction algorithm for tomography angiography low-tube-voltage (80 kVp) computed b.Medical Imaging, 1(2), 033501-033507. http://medicalimaging.spiedigitallibrary.org/ on12/08/2016 Terms of Use: http:// spiedigitallibrary.org/ss/termsofuse.aspx.

O'Connel, A. M., Karellas, A., & Vedantham, S. 2014). The potential role of dedicated 3D breast CT as a diagnostic tool: Review and early clinical examples. The Breast Journal, 2-14. doi:10.1111/tbj12327.

Oostveen, L. J., Boedeker, K. L., Brink, M., Prokop, M., de Lange, F., & Sechopoulos, I. (2020). Physical evaluation of an ultra-high-resolution CT scanner. European Radiology, 30(5), 2552-2560. doi: 10.1007/s00330-019-06635-5.

Orth, R., Wallace, M., & Kuo, M. (2008). C-arm cone beam CT: General principles and techni-cal considerations for use in interventional radiology, Journal of Vascular and Interventional Radiology, 19, 814-882. doi: 10.1016/j.jvir.2008.02.002.

Pan, X., Sidky, E., & Vannier, M. (2010). Why do commcrcial CT scanners still employ traditional, filtered back-projection for image reconstruction? Inverse Problems, 25(12), 1-50. Doi: 10.1088/0266-5611/25/12/123009.

Persson, M., Huber, B., Karlsson, S., Liu, X., Chen, H., Xu, C., Yveborg, M., Bornefalk, H. & Danielsson, M. (2014). Energy-resolved CT imaging with a photon-counting silicon-strip detector. Physics in Medicine and Biology, 59(22), 6709.

Persson, M., Wang, A., & Pelc, N. J. (2020). Detective quantum efficiency of photon-counting CdTe and

Si detectors for computed tomography: A simulation study. Journal of Medical Imaging, 7(4), 1. doi: 10.1117/1.JMI.7.4.043501.

Radon, J. (1917). On the determination of functions from their integrals along certain manifolds. Translation of "Über die Bestimmung von Funktionen durch ihre Integralwerte längs gewisser Mannigfaltigkeiten". Berichte Über Die Verhandlungen Der Königlichi-Sächsischen Gesellschaft Der Wissenschaften Zu Leipzig. Mathematish-Physische Klasse, 69 262-277 (accessed April 28th, 2020). http://people.csail.mit.edu/bkph/other/Radon_English_1917.pdf.

Rajiah, P, Rong, R., Martinez-Rios, C., Rassouli, N., & Landeras, L. (2018). Benefit and clinical significance of retrospectively obtained spectral data with a novel detector-based spectral computed tomography: Initial experiences and results. Clinical Imaging, 49, 65-72. doi: 10.1016/j.clinimag.2017.10.019.

Roessl, E. & Proksa, R. (2007). K-edge imaging in x-ray computed tomography using multibin photon counting detectors. Physics in Medicine and Biology, 52(15), 4679-4696. doi: 10.1088/0031-9155/52/15/020.

Rubin, G. D. (2014). Computed tomography: Revolutionizing the practice of medicine for 40 years. Radiology, 273(2), S45-S74. doi: 10.1148/radiol.14141356.

Ruth, V., Kolditz, D., Steiding, C., & Kalender, W. A. (2020). Investigation of spectral performance for single-scan contrast-enhanced breast CT using photon-counting technology: A phantom study. Medical Physics, 47(7), 2826-2837. doi: 10.1002/mp.14133.

Sauter, A., Koehler, T., Fingerle, A. A., Brendel, B., Richter, V., Rasper, M., Rummeny, E. J., Noel, P. B., & MünzeL, D. (2016). Ultra low dose CT pulmonary angiography with iterative reconstruction. PLoS One, 11(9), 1-12. doi: 10.1371/journal.pone.0162716.

Shechter, G., Köhler, T., Altman, A., & Proksa, R. (2004). The frequency split method for helical cone-beam reconstruction. Medical Physics, 31(8), 2230-2236. doi: 10.1118/1.1773622.

Shefer, E., Altman, A., Behling, R, Goshen, R., Gregorian, L., Roterman, Y., Uman, I., Wainer, N., Yagil, Y., & Zarchin, O. (2013). State of the art of CT detectors and sources: A literature review. Current Radiology Reports, 1(1), 76-91. doi: 10.1007/s40134-012-0006-4.

Sinitsyn, V. E. & Achenbach, S. (2004). Electron Beam Computed Tomography (EBCT). In M. Oudkerk (Ed.), Coronary Radiology (pp.137-165). Berlin, Germany: Springer. doi: 10.1007/978-3-662-06419-1_8.

Taguchi, K, Blevis, I., & Iniewski, K. (2020). Spectral, Photon Counting Computed Tomography: Technology and Applications. Boca Raton, FL: CRC Press, Taylor & Francis, LLC.

Taguchi, K. & Iwanczyk, J. S. (2013), Vision 20/20: Single photon counting x-ray detectors in medical imaging. Medical Physics, 40(10), 100901. doi: 101118/1.4820371.

Uffmann, M. & Schaefer-Prokop, C. (2009). Digital radiography: The balance between image quality and required radiation dose. European Journal of Radiology, 72(2), 202-208. doi: 10.1016/j.ejrad.2009.05.060.

Utrup, S. J. & Brown, K. M. (2008). Quantification and elimination of windmill artifacts in multi slice CT. Proceedings of SPIE, 6913(1). doi: 10.1117/12.773020.

Vaishnav, J. Y., Ghammraoui, B., Leifer, M., Zeng, R., Jiang, L., & Myers, K. J. (2020). CT metal artifact reduction algorithms: Toward a framework for obiective performance assessment. Medical Physics, 47(8), 3344-3355. doi: 10.1002/mp.14231.

Van Eyndhoven, G. & Sijbers, I. (2018). Iterative reconstruction methods in X-ray CT. In P. Russo (Ed.), Handbook of X-Ray Imaging: Physics and Technology. Boca Raton, FL: CRC Press-Taylor & Francis. https://www.routledge.com/Handbook-of-X-ray-Imaging-Physics-and-Technology/Russo/p/

book/9781498741521.

Vedantham, S., Karellas, A., Vijayaraghavan, G. R., & Kopans, D. B. (2015). Digital breast tomosynthesis: State of the art. Radiology, 277(3), 663-684. doi: 10.1148/radiol.2015141303.

Vision Lab (2015). Computed tomography and ASTRA toolbox training course. Module 3, University of Antwerp, Belgium. https://visielab.uantwerpen.be/astra-training.

Webb, S. (1990). From the Watching of Shadows: The Origin of Radiological Tomography. Bristol: IOP Publishing.

Xu, C., Danielsson, M., Karlsson, S., Svensson, C., & Bornefalk, H. (2012). Preliminary evaluation of a silicon strip detector for photon-counting spectral CT. Nuclear Instruments and Methods in Physics Research Section A: Accelerators, Spectrometers, Detectors and Associated Equipment, 677, 45 51. doi: 10.1016/j.nima.2012.02.034.

Zhao, C., Herbst, M., Vogt, S., Ritschl, L., Kappler, S., Siewerdsen, J. H., & Zbijewski, W. (2020) Cone-beam imaging with tilted rotation axis: Method and performance evaluation. Medical Physics, 47(8), 3305-3320. doi: 10.1002/mp.14209.

Zhi, S., Kachelrieβ, M., & Mou, X. (2020). High-quality initial image-guided 4D CBCT reconstruction. Medical Physics, 47(5), 2099-2115. doi: 10.1002/mp.14060.

Ziegler, A., Köhler, T., & Proksa, R. (2007). Noise and resolution in images reconstructed with FBP and OSC algorithms for CT. Medical Physics, 34(2), 585-598. doi: 10.1118/1.2409481.

第 6 章

深入诊断 X 射线源

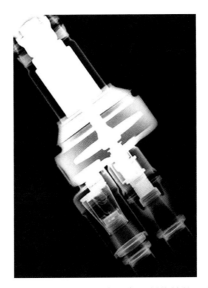

金属 - 陶瓷型计算机断层扫描（CT）X 射线管的 X 射线图像

6.1 医用 X 射线管的工作原理及类型

图 6.1 展示了炽热的 X 射线焦点（X 射线系统发射中心）及其附近区域发出的光芒。热能管理是 X 射线源的关键问题。正如第二章中所述，在电子与原子核发生非弹性散射时，仅有约 1% 的电子能量可以转化为宝贵的 X 射线能量。而实际使用的 X 射线与 X 射线总额的比例也极低，这进一步降低了总的能量转换率，导致用于诊断成像的能量约占总能量的万分之一。一个 CT X 射线管产生的光强与台灯中的单个消费级 LED 产生的光强相当，但却需要近 100 kW 级别的功率输入。因此，X 射线管工程主要在于控制散热。子部件过热限制了如图 1.1 所示的，康拉德·伦琴首个玻璃 X 射线管的性能。

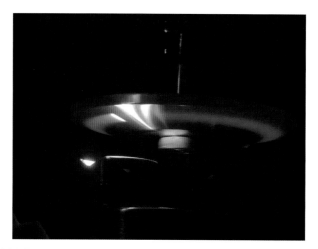

图 6.1　玻璃 X 射线管内部径向矩形焦点的热区光学照片。靶盘焦点轨迹上的辐射热光晕是焦点的"彗星拖尾"。在焦点右侧也可以看到从阴极热灯丝反射的光形成的一个三角形长条纹。

与伦琴 X 射线管工作时几乎看不到玻璃靶上的热量不同，高功率钨阳极产生的热量清晰可见，如图 6.1 所示。旋转阳极朝下对着底部的阴极，两者间距离约为 1 英寸，此图中显示的旋转阳极直径约 90 mm，并以 49 r/s 的速度旋转。在左侧阳极锥型表面，可以看到一块很小的，宽约 1 mm，径向长度约为 10 mm 的白色发光矩形区，从所用光学相机的角度看，其长度在圆锥体上呈径向延伸且看起来是倾斜的。相邻的热辐射彗星拖尾从焦点轨迹向左延伸，随后沿着旋转中心轴向四周扩散。一个可见光反射形成的径向大三角形状叠加在焦点轨迹上方，部分遮挡了热辐射。该反射光的色温约为 2200℃，即在阴极头的一角可见的阴极发光灯丝的温度。阴极发射的电子束轰击旋转的铼钨合金靶，热量沉积在锥形表面呈径向延伸的焦点处。这个不可见的 X 射线焦点略宽于白色发光热区。当电子束从右向左通过时，处于低温的靶材会获得能量并升高温度，直到其热辐射变得可见。拖尾表明阳极以右手方向旋转，并提供了靶材内部热传播速度的相关信息。在焦点处加热后，材料在约 20 ms 的旋转周期内迅速冷却。从电子束离开后，热从焦点内明亮的电子相互作用区的最顶部向深度方向的下一层快速扩散，可使钨靶表面温度急剧降低约 1000 K。热区尖锐的左边界表明，在本例中，焦点处的钨在受到单次电子轰击的整个停留时间（不足 120 μs）内的冷却速率至少为 1000 K。如上所述，受电子功率耗散影响的材料层厚度只有不到 10 μm，因此其具有较低的热容量和较大的向深层材料的热传导。这张照片是在排气工序的初始阶段拍摄的，当时一个几乎全新的 X 射线管连接在真空泵上。图 6.1 中的阳极焦点轨迹线速度约为 12.6 m/s，焦点轨迹直径为 80 mm，焦点宽度为 1.5 mm。

第 5 章中已经指出，各种 X 射线模式对瞬时光子通量、每位患者所需的光子、光谱和机械性能的需求差别很大。而 CT 在所有这些方面都有要求，心血管介入成像对焦点的功率密度有严格要求，对其连续热流的要求却较低。乳腺摄影由于其小尺寸焦点和低管电压下电子发射的空间电荷限制而对阴极提出了挑战。手术应用要求X 射线管在手术过程中能产生小而持久的连续光子通量。因此，形成了各种各样的 X 射线管，在讨论子部件之前，将简要讨论这些 X 射线管概念。如图 6.2 所示，通过观察示例的玻璃 X 射线管，可以很好地解释其工作原理。

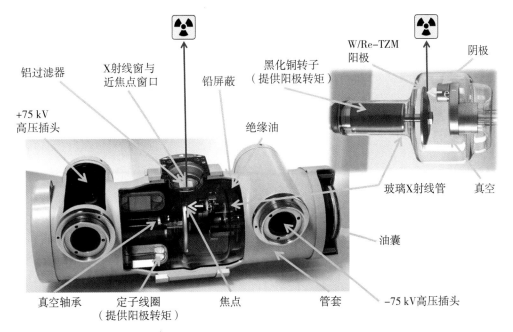

图 6.2　用于普通 X 射线成像的旋转阳极管组件的剖视图，右图为其内部的玻璃管管芯。在阴极电子（白色箭头）的轰击下，X 射线从阳极焦点的各个方向射出。除了通过 "X 射线端口" 或 X 射线窗口使用的辐射外，大部分辐射都被覆盖在铝制管套内部的铅屏蔽抑制。管组件的高压和辅助电由外置的配套高压发生器提供。

　　X 射线来自位于阳极靶盘锥形外边缘轨道上的焦点，阳极靶盘是旋转阳极的关键部件。在阴极电子轰击下，光子从电子作用中心向各个方向发射出去。阴极和阳极位于超高真空的玻璃外壳内。阴极由钨丝制成，可以通过辅助电流加热钨丝以 "蒸发" 出电子，即将它们从金属钨内释放到真空中。金属电极结构沿电子路径形成特定的静电场，使这些电子能够精准地轰击在阳极的特定区域。阳极靶盘是铼钨合金表层和掺杂一定量锆、钛的钼合金烧结而成的复合物。在真空中，一根轴将阳极靶盘与轴承系统连接起来。但要尽量将滚珠轴承和阳极靶盘的热量隔离开。真空中轴承是一项技术挑战因为在真空中不能使用润滑脂或其他碳氢化合物基的润滑剂。作为替代，示例中的 X 射线管的滚珠轴承系统的钢构件上镀有固体材料薄层，如铅或银，以防止冷焊。由于滚珠轴承的使用寿命有限，阳极在 X 射线管闲置时必须停止旋转，然后在下次曝光之前加速。滚珠轴承概念的另一个缺点是热传导能力低下。示例中的 X 射线管阳极只能通过热辐射来冷却。

管电压决定了韧致辐射产生的 X 射线的光谱。轰击靶材的电子的动能基本上由被电子轰击的阳极靶面和释放电子的阴极灯丝之间的电势差，以及电子电荷的乘积决定。更准确地说，还要把电子离开阴极发射体时的热动能加上。通常，对于约2200 ℃的钨灯丝，通过热能获得的能量小于 1 eV。与 X 射线管不同，这种修正对于产生韧致辐射的高温激光等离子体源是有意义的，因为等离子体的温度高达几百keVs。在这种情况下，诱发辐射的电势趋近于零。

X 射线产生后，约 99% 的 X 射线被漏辐射屏蔽吸收，漏辐射屏蔽层是一层几毫米厚的铅或其他具有高密度和高原子序数的材料，从内部覆盖在用于密封的铝管套上。正如前面所述，从厚反射靶发出的韧致辐射在所有方向上几乎呈各向同性，并且X 射线透镜不适用于人体成像的光谱范围。成像使用的辐射最初由阳极本身滤过，从阳极靶盘的截锥以 0° ~ 30° 角度射出，并进一步由 X 射线管管芯部件的玻璃壁和一层薄绝缘油滤过，再通过管套中的 X 射线窗口，该窗口包含一个"平底锅"形的铝片。准直器在图 6.1 中未显示，准直器更准确地说是一个光圈，它进一步限定了管套组件外部的 X 射线扇形束，其通常还包含附加的辐射滤过材料。阳极由电机驱动旋转，电机由位于真空外冷却油中可产生径向旋转磁场的定子线圈和作为阳极一部分的鼠笼型转子组成，如剖视图中所示，鼠笼型转子是一个黑色的铜圆柱。此类异步电机将驱动力矩从外部传输到 X 射线管管芯部件的真空中。从柯立芝时代开始，X 射线管内就要保证低的残余气压，以此来为图中右侧阴极释放的电子提供足够的自由程。此外，高真空和洁净的电极表面是 X 射线管高压稳定性的关键。示例 X 射线管是双极的，即使用正负高电压供电。与相同管电压的单极 X 射线管设计方案相比，双极X 射线管管电压的高压绝缘在电缆的绝缘性和灵活性方面的挑战性较小。管套内部的绝缘由塑料绝缘体和绝缘油保证，绝缘油也可用于冷却玻璃管壳。绝缘油流动性好，能够在任何热条件下始终将敏感的玻璃管芯紧紧包覆起来，并溶解装配过程中可能残留的气泡和水，还能通过热传导和对流散热。

在下一节中，讨论不同的韧致辐射 X 射线管方案时将以热量管理问题为基础。

6.1.1　固定阳极管

在将自己的旋转阳极管实现工业化后，鲍尔斯随即注意到在真空中使用滚珠轴承带来的一个严峻挑战：滚珠轴承缺乏导热。润滑脂和其他液体润滑剂与滚珠轴承 X射线管所需的真空环境不兼容。滚珠仅与其运行轨道呈点状接触，热传递功率通常仅为几瓦，而 X 射线管内却有数百或数千瓦的功率需要从此散出。有人试图利用液体金属（如 GaInSn）进行传热。但是，流体动力摩擦问题、液体密封困难以及轴承钢的腐蚀效应阻碍了其实际应用。在瞬时光子通量较小的应用中，例如，如图 5.31 所示，对于手术系统的连续透视模式，输入热量可通过固定阳极管上的大金属块进行热传导。它们比旋转阳极管更有优势。从钨靶通过铜杆进入周围冷却油的直接传热路径通常可以提供一定的散热量，其数量级与中等尺寸的旋转阳极（类似于图 6.2 中的 X 射线管）的平均热辐射量相同。然而，与旋转阳极管相比，固定阳极管靶面上允许输入的瞬时脉冲功率密度要小一到两个数量级。尽管钨的熔点很高，但其热传导能力不足以快速将千瓦级的热量从 10 mm² 左右的焦点表面散走。在探究了 X 射线管的基本设计后，固定阳极管的热平衡将参考图 6.43 进行更详细的讨论。

图 6.3 和图 6.4 中的双极 X 射线管上各有一对灯丝线圈，每个 X 射线管都可以产生两个不同尺寸的焦点。图 6.3 中的焦点在弯曲钨靶上呈线性排列，每个焦点具有不同的阳极角。图 6.4 中的 X 射线管具有叠加的焦点，这意味着两个焦点的中心即 X 射线的发射点位于 X 射线源中同一位置。阴极中的灯丝线圈跟大多数旋转阳极管一样采用平行方式安装。这两种 X 射线管都能承受高达 110 kV 的管电压。在双极 X 射线管设计中，相对于接地零电位来说，阴极带有负电位，阳极具有正电位。电位等分简化了高压绝缘设计。由于紧凑的设计和相对较小的额定功率，X 射线管和高压发生器安装在同一个管套中，即所谓的组合机头。这也适用于图 6.5 中展示的牙科 X 射线管。图 5.31 中展示了术中成像的 C 形臂底部组合机头。由于高压线缆的减少，更容

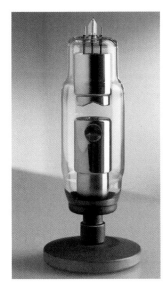

图 6.3　额定管电压 110 kV 带背散射电子收集极的双极 16 cm 长固定阳极管。（飞利浦提供）

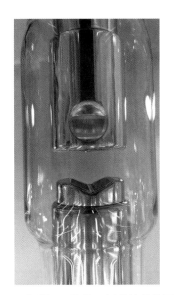

图 6.4　与图 6.3 类似 X 射线管的特写，带双焦点和平行发射体。1 mm 厚的钨靶钎焊在铜杆上以将热量传导到周围的冷却油中。

易进行仪器清洗和消毒。然而，冷却散热成为另一项艰巨的任务。无菌帘可能会减弱热对流，风机的使用又与无菌要求不相容，而 X 射线管和高压发生器的热量都散入同一个管套内。通常来说，限制组合机头长期热性能的不是 X 射线管而是其整体及其使用条件。更多细节可见 8.14 节。

为了进行比较，图 6.6 展示了用于无损检测的水冷式单极固定阳极管，其额定最高管电压为 160 kV，由分离式高压发生器供电。

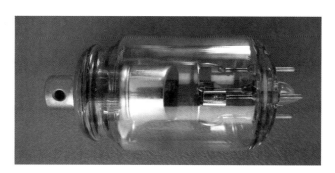

图 6.5　额定管电压 65 kV 的双极 5 cm 长牙科 X 射线管（飞利浦 OraliX 65）。电子捕获装置不适用于该电压范围。（飞利浦提供）

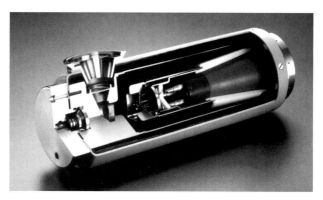

图 6.6　用于无损检测的 160 kV 水冷式单极固定阳极管（飞利浦 MCN 161）。电子捕获装置减少背散射电子和真空紫外光对陶瓷绝缘体（替代易碎的玻璃绝缘体）的损伤。1970 年代这一成功的 X 射线管管型为医学成像技术从玻璃管向金属 - 陶瓷管的转变奠定了基础，从 1979 年开始，所有主要 X 射线管制造商都相继采用了飞利浦的 SRC 120 的设计（Hartl 等，1983）。

6.1.2　微型管

这里简要介绍一种特别的非诊断用途的 X 射线管。如图 2.18 所示，光谱高达数百 keVs 的大型 X 射线管自发明以来一直被用于放射治疗，但随着直线加速器的出现，其失去了重要性。自 1980 年代起，为提高工作效率，丰富功能，以及提高短距离放射治疗成本定位的探索（Venselaar 等，2012），促成了采用真空电子 X 射线源代替植入的放射性核素源的尝试。X 射线屏蔽要求的降低可增加病患处位置的选择，例如，蔡司（德国）和埃克斯索夫特（诺布尔斯维尔，印第安纳州）公司开发了管电压高达 50 kV 的微型固定（阳极）X 射线管。埃克斯索夫特公司的一次性 X 射线管令人惊叹的一个特点是，其直径仅约 5 mm，长约 10 mm，却能够在距阳极 1 cm 的距离内每分钟输送约 0.5 Gy 的剂量。起初，设想的用于血管内治疗决定了射线源的尺寸，但随着药物洗脱支架的出现，这一分支失去了重要性。然而，相反地，电子近距离放射治疗有望在乳腺癌和其他妇科癌症的治疗中得到快速发展。显然，短距离空间的高压绝缘问题带来了新的技术挑战。管电压必须超过 40 kV，以确保 X 射线的效力和辐射场的各向同性。埃克斯索夫特的解决方案是使用分离式高压发生器和流体冷却。圆柱形真空管内包含一个发射热电子的细钨丝阴极、一个带有电流引线的陶瓷绝缘管壳（陶瓷绝缘被钎焊到金属管组件上）和一个圆锥形凹面透射靶阳极。

6.1.3　旋转阳极管

图 6.2 已经讨论了旋转阳极的经典示例。一般此类 X 射线摄影管的脉冲功率密度可以在空间分辨率和辐射剂量方面实现诊断性能的良好平衡。数字检测和图像处理的改进使得进一步提高其额定功率变得不再重要，尽管在某些情况下设备的局部使用增加会使 X 射线管达到长期散热的极限。相反，对降低成本的追求进一步推动了技术发展。这使得用于介入治疗与心血管应用的 X 射线管和 CT 用 X 射线管有一定程度的不同，且这些 X 射线管的期望能力和现实能力之间仍然存在差距。图 6.7 展示了各种用于中端 CT 系统的旋转阳极管。图片左上角展示了来自万睿视（前瓦里安）、飞利浦和通用电气的三款中端 CT X 射线管，右上角是当立的玻璃 X 射线管。所有这些 X 射线管都是双极性的，其阳极直径从 150 ~ 200 mm 不等，阳极靶盘由石墨衬底的钨铼复合物组成。轴承系统允许机架以 0.35 s 旋转一圈。管套组件位于图片底部，通常与闭环热交换器组合在一起。

6.1.4　旋转管壳 X 射线管

到 2003 年，西门子实现了 1940 年代末的一个想法（Waterton，1950），开始生产一种与众不同且极具创新的旋转阳极 X 射线管，即旋转管壳 X 射线管 Straton®（Schardt 等，2004）。图 6.8 是一张 Straton®X 射线管组件的剖视图，右下角图片展示了风格奇特的 Straton®X 射线管 X 射线管紧凑的内部结构。与图 6.7 展示的 X 射线管不同，Straton®X 射线管的阳极直径仅有约 120 mm，且没有石墨衬底。阳极作为管壳的一部分旋转，如图 6.8 所示，阳极在右端，其朝外的一侧直接浸在绝缘油里。滚珠轴承在油中良好运行，而不是在"不友好的"真空中运行。高达 200 Hz 的高速旋转，

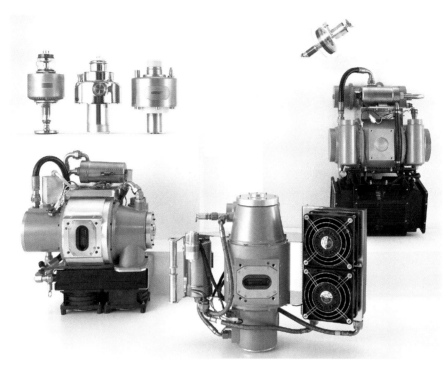

图 6.7　各种旋转阳极管和带有 CT 热交换器的管套组件。（飞利浦提供）

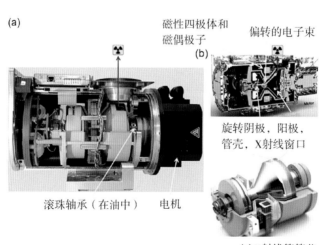

图 6.8　（a）西门子旋转管壳 X 射线管 Straton® 组件的剖视图。（b）和（c）整个管芯在管套组件中旋转，包含相对较小的与油进行直接导热和对流散热的阳极靶盘。轴承在真空外用油润滑。中心的阴极产生电子束，该电子束通过位于平板电子发射体和管套组件之间的四极磁铁系统后截面会发生改变。此外，磁偶极子使电子束向外偏转以使其相对于 CT 系统保持固定位置，如右上图所示。磁偶极子可以使电子束撞击点在径向分布的两个位置间来回移动，使得焦点沿轴向位移，该功能有助于减少图像伪影。（西门子提供）

使得整个浸泡在油中的 X 射线管和阳极可以实现 50 kW 的极大导热功率，通过金属 – 油界面的散热作用可使 X 射线管不超过其限制温度。

阳极与油的紧密热连接可防止阳极整体温升超过几百摄氏度。由于阳极的直径和厚度尺寸较小，且最大温度相对较低，其蓄热能力仅约为半兆焦耳，比图 6.7 所示 X 射线管的蓄热能力小一个数量级。这就是为什么西门子宣称"零热容"，却再次用某些误导性的词汇，例如兆热容（MHUs）来标定 X 射线管性能。尽管 Straton® 的结构紧凑，成本低廉，但其额定功率与图 6.7 所示的 X 射线管相当。

Straton® 热性能高的另一个原因是其背向散射电子的管理。本质上，从 Straton® 真空部件的内部看，X 射线管看起来是单极设计。只有一个旋转的高压陶瓷绝缘承载着阴极，并将高达 140 kV 的管电压与管壳的其余部分和阳极隔离开。相对于原入射电子束，从阳极焦点反射出的背向散射电子占 60% 左右，所有射出的背向散电子都落在管壳上。能量被从阳极带走。从外部看，管组件是双极的，包括阳极在内的管芯部件的主要部分带正电荷，其电势（相对于地）为管电压的一半，而阴极带负电荷，电势对应管电压的另一半。塑料绝缘体包住管壳以绝缘，并引导管套内的油流入。如前面第 5.1.5 节所述，Straton® 整体组件足够紧凑，双 X 射线管 CT 系统成为可能。

与阳极正对着，在中心位置的圆形对称电子发射体向真空发射电子束，电子束首先被沿 X 射线管长轴加速。由磁轭和线圈系统产生的固定磁偶极场将 X 射线焦点保持在相对于管套的固定位置。电子轨迹在通过瓶颈区域的偶极场时会向外偏转，并轰击在离轴约 5 cm 处的阳极靶面上。此外，一个电控的磁四极场控制电子束形状，从而使到达阳极的焦点变得细长，并且尺寸可变。当从向垂直于 X 射线中心线的平面投影方向去看焦点的投影时，焦点具有理想的 X 射线光学形状，焦点形状由四极磁铁，以及在阴极中的平板电子发射体与周围结构之间施加的一个小偏压控制。

焦点在 z 向偏转作为一种新颖且非常有用的功能（图 5.11）最初是在 Straton®X 射线管中引入的。电控式磁偶极子控制电子束向外偏转，当从一个 CT 投影切换到下一个 CT 投影时，焦点位置可以在相对于管长轴的径向方向上改变。由于旋转的截锥状靶盘靶角为 7°，当投影到探测器平面上时，该径向位移转化为沿管长轴的位移，这通常为 CT 系统的 z 向。如第 5 章所述，z 向移位伴随着切向"X- 偏转"，这有助于提高重建 CT 图像的平面内分辨率。z- 偏转可以让 CT 系统在单个机架旋转周期中获得两倍的切片数。例如，一个 32 排探测器的系统通过切换焦点的中心位置进行两次投影，变成了一个 64 层的 CT 系统。位于旋转中心物体的投影在 z 向上跳跃了半个探测器单元的间距。其他 X 射线管类型见图 6.36 和图 6.39。

旋转管壳 X 射线管的方案面临几个挑战。高速旋转 X 射线管管芯的流体动力摩擦需要几千瓦的驱动功率 $P_{rotor\text{-}drive}$ 来使转子保持 200 Hz 的高速旋转。该功率可近

似描述为 $P_{\text{rotor-drive}} \propto \rho v^{0.2} h d^{-0.3} R_{\text{tube}}^{3.9} f_{\text{anode}}^{2.8}$（Schardt 等，2004，方程式 3），其中 ρ 表示密度，v 表示流体的运动黏度、R_{tube} 代表旋转 X 射线管的管壳半径，f_{anode} 为管壳转动频率，h 为管壳在外部静止体中旋转的长度，管壳与静止体间隙宽度为 d。西门子通过巧妙的流体动力设计找到了高效管理摩擦力的方法。然而，X 射线管尺寸和 X 射线管标称输入功率 P_{tube} 仍然受到限制，因为驱动功率随焦点轨迹速度增加会急剧上升。公式 6.1 表明根据所选阳极直径，阳极驱动功率与 X 射线管标称输入功率的关系在 $P_{\text{rotor-drive}} \propto P_{\text{tube}}^{5.6}$ 到 $P_{\text{rotor-drive}} \propto P_{\text{tube}}^{7.8}$ 之间。油的流体力学条件也具有挑战性。Straton®X 射线管的形状与中国的空竹类似，在中间瓶颈附近的液体承受负压。因此需要通过冷却系统施加额外的静态油压来抑制负压产生的气穴。另一个问题是使用单四极系统和长而弯曲的电子漂移路径，限制了电子光学设计的自由度和管电压低于 100 kV 时可达到的管电流。由于焦点轨迹和油界面之间的温差可能超过 1000 K，阳极材料的温度梯度极大。这种机械应力可能导致阳极裂纹，裂纹倾向于向外部延伸，并导致真空失效。为解决这一问题，西门子在钨钼复合物阳极的背面铸铜以阻止裂纹扩展，并进一步提高了冷却能力。最后，如第 2.10 节所述，大的背向散射电子比率有优势的同时也有其不好的一面。由于一次电子束以小于 50° 的角度轰击在阳极上，而不是像大多数其他 X 射线管那样接近垂直（0°），电子的背向散射比率增大，从电能到 X 射线能量的转换率随之降低（图 2.25）。

位于伊利诺伊州的当立虽然没有推出此类产品，但也开发了其他类型的旋转管壳 X 射线管的原型。该方案基于电子束的静电聚焦，并将阴极悬挂在 X 射线管芯内的滚珠轴承上，以保证在管壳和阳极绕管轴旋转时焦点保持静止。相反地，西门子则是去除了真空中所有结构复杂且寿命短的滚珠轴承，这是 Straton®X 射线管的一个巨大优势，使得 Straton®X 射线管能够承受在 CT 机架上快速旋转时产生的巨大离心力。

6.2　X 射线管组件详解

下面将对 X 射线管的各个组件以及它们之间的相互作用进行详细的描述。

6.2.1　阴极

人们尝试了多种方式让电子从阴极逸出。康拉德·伦琴在半真空玻璃管中通过气体放电产生离子撞击带负电的金属板来产生自由电子。柯立芝采用了加热金属钨的方式发射自由电子，这一发射方式到现在仍然是最常见的工业化方案，其主要原理是利用爱迪生或理查森效应使电子克服逸出功势垒而逸出（Behling，2020）。图 6.9 中顶

部的旋转阳极由底部阴极热发射的电子加热。X 射线管以 100 mA 管电流，40 kV 管
电压和每次约 10 s 的放线时长多次放线。柯立芝的设计保证了管电流和管电压可以
分开调节。在图 6.5 底部发光的发射体是一个直径为 0.25 mm 的独立钨丝线圈，由几
安培的"加热电流"I_{fil} 加热。X 射线管组件的命名充满了历史性的术语，该领域的
专家从技术历史的角度出发，更愿意将电子发射体称为灯丝，而不是称为钨丝线圈。
这种盘绕的结构放置在一个由固体金属制成的静电聚焦"杯"中。

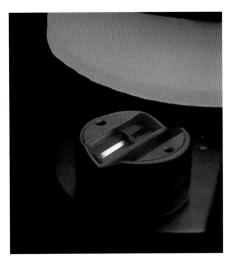

图 6.9　排气过程中阴极在旋转阳极玻璃管中运行的照片。在关闭加热电流和高压后，两个发光灯丝
中的一个仍持续了一段时间的微弱发光。阳极已经被电子轰击加热。

6.2.1.1　产生电子需要的能量——逸出功

以下讨论将主要集中于 X 射线管最常见的发射材料——钨。钨材料的替代品将
会在第 6.2.1.11 节中提及。在没有外部激励或强电场的情况下，电子非常紧密地被限
制在发射体金属中，被称为逸出功的高能势垒阻挡。医用 X 射线管中阴极最常见也
是最主要的的能量供应是热能。电子在电子能级导带中占据高能状态的概率可由玻尔
兹曼分布给出，且与 $e^{-E/(\kappa_B T)}$ 成正比，其中 E 是电子相对于与费米能级的动能、κ_B 是
玻尔兹曼常数，T 为金属温度。费米能级是当没有任何热激发时，电子所处最高填充
态的能量。电子在逃逸到真空中之前必须获得的能量，由金属晶格的能带结构给出，
该结构反映了电子的结合能。此外，任何电荷载体与电极的分离都会使金属极化。镜
像电荷和电荷吸引力会显现，并表现为逸出功。在金属元素中，钨具有相对较大的逸
出功 W_W，介于 4.2 ~ 5.3 eV 之间，这取决于金属钨发射表面的晶体取向，如表 6.1
所示。实际上，钨发射体表面呈现混合取向，其平均逸出功约等于 4.5 eV，这与光电
效应逸出功相对应。表 6.1 表明，晶粒取向的稳定性对于电子发射的稳定性非常重要。
图 6.10 给出了真实平板钨电子发射体表面的多晶结构和混合的晶粒取向。

表 6.1　不同晶体表面取向的钨的逸出功

密勒指数	（310）	（111）	（100）	（211）	（110）
逸出功（eV）	4.2	4.4	4.6	4.9	5.3

出处：Skotnicová 等（2010）

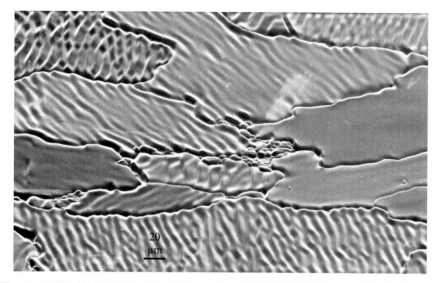

图 6.10　再结晶钨的平板发射极表面结构，同时也能看到具有不同逸出功的不同晶粒取向。

场致发射电子（从钨尖端通过量子遂穿效应跨越逸出功势垒而得到）的光谱对不同表面逸出功进行了量化。图 6.11 显示了场致发射电子的两个能谱图，（a）纳米晶钨表面具有影响电子发射的多种晶面取向以及（b）表面的单晶部分。能谱（a）显然是一个至少具有两种不同逸出功的能谱的叠加。Mulyukov 等（2006）指出，使用纳米晶体结构，钨的逸出功降低了 0.8 eV。Barmina 等（2012）最近也证明了发射体表面微观拓扑的重要性。

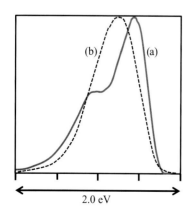

图 6.11　钨尖端的场致发射电子能谱：（a）来自晶界的区域，以及（b）来自无晶界的均匀晶体表面区域。两条曲线均以其最大值进行了归一化。阶跃曲线（a）表明该区域至少含有两个不同逸出功的区域，逸出功的不同可能来自不同晶粒或包含晶界。（改编自 Mulyukov 等，2006）

6.2.1.2　电子发射机制

图 6.12 ~ 图 6.17 详细列出了克服逸出功障碍的各种机制的更多细节。图 6.12 表示的是空间电荷限制发射；图 6.13，热电子发射；图 6.14，肖特基发射；图 6.16，场致发射，这对于理解场致发射阴极概念和高压不稳定性理论非常重要。图 6.17 中的光电发射仅是将电子发射类型补充完整，它主要用于脉冲电子加速器，但目前未用于医用 X 射线管。最右边的图说明了发射电子能谱与费米能级的相对关系。强烈的空间电荷效应限制了管电流，大多数阴极发射的电子被抑制。根据柴尔德定律，管电流取决于管电压 $V_t^{3/2}$，与阴极温度（T）无关。在几个 kV/cm 的低电场强度和超过 2100℃的发射体温度下，钨发射体发射的电子是如此大量，以至于阳极和阴极之间自由空间电势的分布也会受到发射电子的显著影响。电子的空间电荷效应所增加的负电势与阴极和阳极之间相应位置的真空电势具有相同的数量级。空间电荷主要存在于发射体附近，那里静止飞行速度较慢的电子停留的时间比朝向阳极飞行的时间长。发射体温度在这种发射状态下起次要作用。它甚至没有出现在图 6.12 的柴尔德 – 朗缪尔方程的近似值中，该方程描述了空间电荷限制发射模型。

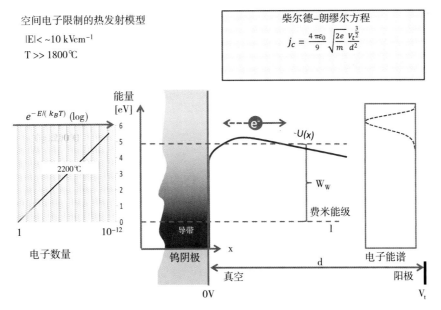

图 6.12　大电流低场强下由空间电荷限制的热电子发射模型，阴极和阳极间距为 d、管电压 V 产生的电场强度 **E** 较低。该表示法也适用于图 6.13 ~ 图 6.17。j_c 表示发射体表面的电流密度，ε_0 表示真空介电常数，在本文中 e 表示电子电荷的绝对值，m 表示其静止质量。W_W 为金属逸出功，r 表示由于空间电荷效应而返回发射体的电子百分比。A 是理查森·杜斯曼比例因子（图 6.13）、T 为发射体表面温度、k_B 为玻尔兹曼常数，h 为普朗克常数，以及 a_{FN}，v_{FN}，f_{FN} 为福勒 – 诺德海姆定律中的因子（图 6.1）。该图在最左边显示了玻尔兹曼因子 $e^{-E/(k_BT)}$ 的对数与部分空导带中的电子通过加热获取的动能高于基准费米能级的概率的比例关系。阴极右侧的粗体曲线为靠近发射体的电势 $U(x)$。

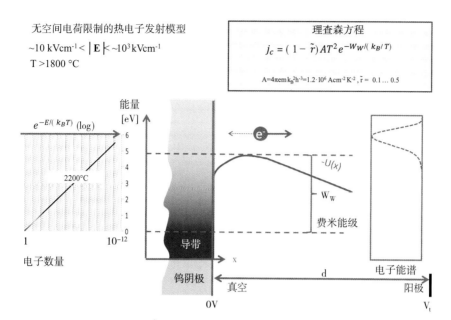

图 6.13　热电子发射模型，理查森方程（Reimer，1998）与发射体温度 T 强相关。空间电荷效应和反射因子影响略小。相关术语参见图 6.12 图注。

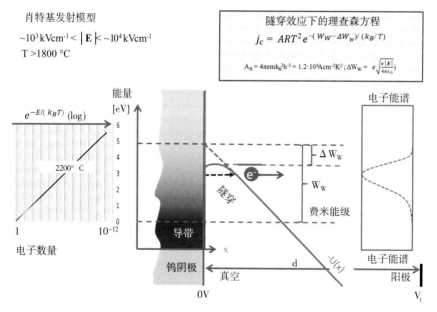

图 6.14　高压电场（每厘米几兆伏）下的肖特基发射模型。有效逸出功降低了 ΔW_W（0.1 eV），量子力学隧穿效应增强了电子发射。肖特基发射可以增强 X 射线管的热场致发射（图 6.17）。有关术语参见图 6.12 的图注。

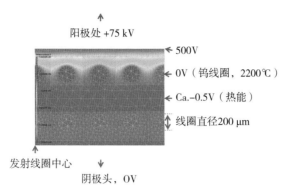

图 6.15 钨线圈发射体周围的模拟电势，包括电子空间电荷，管电流为 0.1 s 曝光时间允许的最大值的一半。（线圈温度 2200℃）

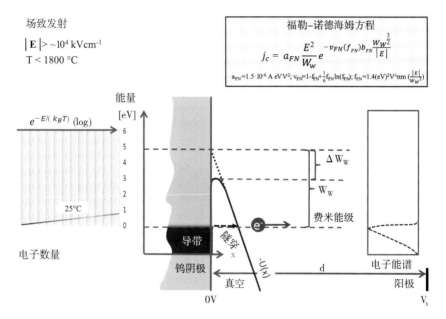

图 6.16 场致发射模型。要形成场致发射需要极高的局部电场强度或较低的逸出功。由此产生的电子量子力学隧穿效应在大多数情况下遵循福勒 - 诺德海姆方程。有关术语参见图 6.12 图注。

　　电子一旦从发射体逸出，它们中的大多数会从真空返回到金属中它们的产生处，由代表真空中自由电子的标签 "e^-" 左侧的虚线箭头表示。发射出的电子只有一小部分产生管电流。这种产生管电流的机制通常出现在普放和介入放射学的临床应用中。在这种情况下，管电压范围低于一个临界值，其中 X 射线管性能的阳极极限与阴极极限相重合的点称为等瓦特点（图 6.18）。该特征电压是 X 射线管的一个重要质量参数，最好不要比工作范围高太多。否则，所述 X 射线管的额定功率可能会产生误导，因为此时限制 X 射线管性能的因素变为了阴极而不是阳极。电子发射体越大，聚焦结构越开放，阳极牵引电场越高，则等瓦特点越小，性能也越好。平板发射体与螺旋

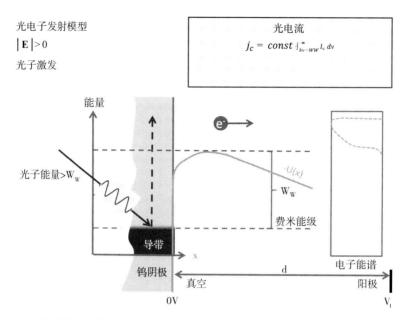

图 6.17　光电发射模型。能量超过逸出功的光子激发电子：ν 表示激发辐射的频率，I_ν 表示光谱强度分布。电子电流密度与辐射强度成正比。电子能谱反映了激发物质的能带结构。其他相关名称参见图 6.2 的图注。

灯丝相比的主要优势可以用这种方式准确描述，即低的等瓦特点。理想情况下，该点应与 X 射线管使用的最低管电压一致。正如本章后面所讨论的，带有平板电子发射体的 X 射线管几乎都满足了这一要求。凹面或平板发射极具有更高的电子路径压缩系数和相同焦点尺寸下更大的发射面积。此外，凸形发射体（如钨的螺旋灯丝）上的横向电场通常更高，所以螺旋发射体需放置在聚焦电极更深处，以将发散的电子轨迹弯折回光束中心。相反，围绕平板发射极的电极结构可以使阳极的牵引电场更加透明。电子大都垂直于平板发射极表面发射，所以不需要像在聚焦深槽中的螺旋灯丝一样通过横向电场分量使电子在飞向阳极时强烈的偏转以对齐方向。就两者的真空电子技术而言，电子路径压缩比、发射体表面的绝对电场以及由此产生的电子发射都是优越的。

图 6.13 表示的是在高场强电场中的热电子发射模型，由理查森对此进行了叙述和命名。与空间电荷限制发射模型不同，此种发射模型中电场强度足够大，足以将返回电子的比例 $\tilde{r}$ 减少到介于 10% ～ 50% 之间。电流密度主要由发射体的温度和发射体金属导带中是否有大量可用的电子决定，这些电子携带足够的能量来克服逸出功势垒。如图 6.13 所示，适用理查森定律的系数 A 和 $\tilde{r}$ 的理论处理非常复杂。导带的能量状态分布、金属真空边界处电子的量子力学波函数反射的振幅和相位、数学处理多粒子问题的假设、表面的晶体取向、晶界形式的缺陷和掺杂（例如，钾）、吸附层（尽管由于阴极高温，吸附层很少）、离子轰击等诸多因素都会对其产生影响。除了这些

理论上的困难外，医用 X 射线管中阴极发射体的几何形状通常不是平面的。大多数发射体是如图 6.9 和图 6.21 所示的螺旋线圈形状，或者类似于现代平板发射极中带有间隙和沟槽的蜿蜒扁平条状结构。

如图 6.15 的模拟结果所示，线圈发射体附近的电场是相当不均匀的。它的变化范围很大，螺旋线圈和聚焦结构之间的沟槽中的场强非常低，线圈内部场强可忽略，面向阳极的线圈顶部的场强最大。该模拟中考虑了电子空间电荷。假设阳极（未显示）距离顶部线圈表面 20 mm。独立的发射线圈嵌入底部的阴极头中（也省略）。尽管发射体为 0 V、阳极为 +75 kV，但中心的电势仍为负，这是由于电子获得热能逃逸，并与空间电荷形成负电势。因此需要精细的有限元计算网格，以达到 10% 以上的精度，从而以可接受的精度预测焦点尺寸和发射特性。模拟时，发射体电势设置为零。由于电子发射体属于双极玻璃 X 射线管，因此在实际中，上述管电压下的阴极电位为 −37.5 kV，阳极电位为 +37.5 kV。它真实地预测了发射线圈中心相对于线圈的负空间电荷电势。由于模拟时的技术条件要求线圈温度约为 2200℃，因此当发射的电子以典型的 0.7 eV 离开钨丝时，平均携带约 0.5 eV 的动能。来自发射线圈内部的电流通常为 0。因此，进入线圈中心的大多数电子在真空中经过短途旅行后会返回原点。而图中从顶部发射的电子有很大不同，那些电子经历的电场强度为几 kV/mm。根据理查森定律，这些区域以热电子方式发射。虽然作用在平板发射极上的电场通常均匀得多，但平板发射极通常也是在空间电荷效应和热电子发射的混合模式中工作。

皮尔斯型阴极，如通用电气公司带有电压调制的双能 CT 的 Quantix160® 管（图 1.48、5.18、5.33 和 6.32）通过额外的牵引电极控制空间电荷，并在微秒内实现发射电流的调节，但需要额外的电极来保持焦点的形状。

6.2.1.3　钨发射体的鲁棒性

考虑到旋转阳极管工作时的恶劣环境：焦点温度接近靶材的熔点，阳极内气体的高解吸率，且阳极通常安装在离阴极只有几厘米远的地方，采用热电子发射方式的已被证明是最可靠的电子发射体。通常，钨丝发射线圈中心的表面温度被调整到 1900 ～ 2500℃之间。不可避免地，这将导致钨的蒸发并缩短发射体寿命（Karyugin 等，2014）。为了延长射线管的使用寿命，必须在满足电子发射的条件下将发射体温度降至最低。在 10^{-7} Pa 左右的超高真空中进行发射体测试时，发射体的寿命通常会比在 X 射线管中实际使用的灯丝更长。显然，残余气体也很重要。医用 X 射线管在工作过程中通常不会外接一个真空泵。取而代之的是，这些管子会在排气后从气泵上掐断，并在实际使用过程中"靠自己"运行。残余气体和阳极释放的各种蒸气留在内部，并被电子束部分电离。不管怎样总会有部分电离产生的离子轰击电子源，即电子发射体，并可能损害其状态。旋转阳极构成了更进一步的挑战。在 X 射线管不工作时，冷阳极吸附多种单层残余气体分子。在面积为 200 ~ 700 cm² 的焦点轨迹处，高达 2700℃ 的高温会导致气体的解吸附，因此在最初的几次运行时，材料会立即释放气体。阴极周围的局部气体和蒸气密度可能达到接近帕申放电的压力。钨发射体能够承受高达 10⁻³ 百帕（hPa，1 hPa=1 mbar）的非氧化和非碳化蒸气压力以及一安培级别管电流的离子轰击。在 20 世纪初真空泵还不成熟的时候，金属钨是制作阴极的首选材料。尽管如此，旋转阳极 X 射线管中仍然需要坚固耐用的电子源，这种电子源需要能够在高压放电产生的等离子体和气体爆发中稳定工作。医疗器械中阴极的失效不仅仅会带来经济损失；它也可能是危险的。鲁棒性和可靠性至关重要。其他种类的电子源，如储备式阴极或碳纳米管（CNT）场致发射，缺乏钨发射体的鲁棒性。但是，本书后面将简要概述其中一些更灵敏的概念，因为其中一些概念在适当条件下甚至对密封 X 射线管也有用。

随着白炽灯的成功，钨丝技术已经成熟了几十年。含有适当添加剂（如钾）的"无下垂"灯丝能承受高达 2500℃ 的使用温度，同时保持足够的机械强度。由于晶格失配，钾不会溶解在纯钨中，因此该添加剂可能会在三维空隙和晶界交叉处累积。这些岛状分布的钾可以防止钨晶粒不受控制地生长，从而保证机械稳定性。钨丝生产工艺的选择和维护对于钨丝的高质量至关重要。只有少数有经验的供应商能够提供高质量的材料。钨丝的质量控制是复杂的，充满了隐藏的配方。保持平板发射极的机械完整性更具挑战性。其材料不是通过几个模具拉伸就可获得，而是需要通过多个交替的步骤进行轧制和退火。钨丝再结晶的正确状态、晶粒相对于弯曲结构的取向、操作期间产生的力、支撑结构中的热机械应力释放等都需要观察。

6.2.1.4　阴极特性 - 发射特性表

图 6.18 显示了带有螺旋钨丝发射极的介入血管造影 X 射线管的发射曲线示例。图 6.13 中引用的理查森方程（具有指数温度依赖性）和空间电荷限制发射方程柴尔德 – 朗缪尔 $V_t^{3/2}/d^2$ 定律（V_t 为管电压，d 为阴 – 阳极距离）可以较好地描述这组函数。图表的左半部分主要是热电子发射，没有严重的空间电荷效应，这一区域也被称为饱和发射，因为所有发射的电子都被阳极收集。对于这些中等大小的加热电流，玻尔兹曼因子的指数特性清晰可见。在近似饱和发射状态下，电流密度与管电压无关。

发射特性表是 X 射线管的必备信息，用于量化阴极的性能。理想情况下，在规定的管电压和额定管功率范围内，不应存在与阴极相关的管电流限制。这种情况已在固定阳极管上很大程度上实现，在过去也在传统 CT 管中得到实现。在这些应用中，主要限制功率的因素是阳极。扫描时间不可避免地很长，因为 CT 管的额定功率很小。然而，随着心脏 CT 成像需求的出现、机架速度的提高、探测器覆盖范围的增大、功率需求的增加以及降低管电压的趋势，情况已经大不相同。如今，CT 管以及其他用于介入放射学和普通摄影的 X 射线管也可能一样达到阴极性能的上限。双能 CT 概念中的 X 射线管也要求至少部分时间在低电压下工作，这也增加了阴极因素在 CT 中的重要性，在其他射线成像领域中，阴极的重要性一直存在。

如图 6.18 中的方块所示，在制造商基于管寿命规定的最大允许发射体温度下，低于等瓦特点的管电压 V_t，螺旋灯丝对应的最大管电流 I_t 随管电压近似线性下降。仅当管电压高于等瓦特点时，图 6.18 中圆圈所示的阳极才是限制组件。在低电场强度下，最大允许管电流和管电压之间的线性关系是发射线圈各区域热电子发射和空间电荷限制发射双重作用的结果。根据柴尔德 – 朗缪尔定律，在低管电压和高灯丝温度下的纯空间电荷限制发射，可以预期 I_t 和 $V_{tube}^{3/2}$ 之间成正比，如图 6.12 方框中所示。然而图 6.18 中柴尔德 – 朗缪尔定律不太适用。发射体区域受到了足够高电场的影响而抑制了空间电荷效应，增加了管电流，部分抵消了管电流不足。

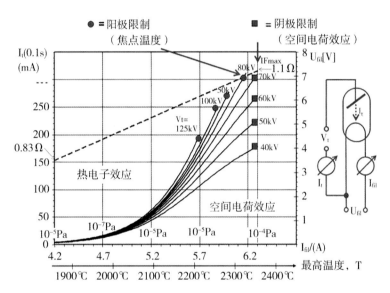

图 6.18 介入 X 射线成像管小焦点的发射图。左边纵坐标表示最大管电流 I_t（允许的曝光时间为 0.1 s），其值受焦点轨道或阴极限制。底部横坐标表示螺旋发射体（"灯丝"）外表面的最大温度以及对应的灯丝加热电流 I_{fil}。对于该示例性 X 射线管，灯丝温度和加热电流大致呈线性关系。断开的曲线表示施加到管外部端子上交流加热电路上的电压 U_{fil}。该 X 射线管有一个钨丝发射体，如图 6.9 所示，依据 IEC 60336 其焦点尺寸为 0.4，阳极角为 11°，焦点轨迹速度为 23 m/s，产生的等瓦特点为 72 kV。对于一般 X 射线摄影的预期应用中，制造商建议钨丝的最大温度限制在 2350℃（最大加热电流 $IF_{max}=6$ A）之下以平衡阴极寿命和其他部件的耐久性。横坐标上还显示了以 Pa 为单位的钨蒸气压。右侧显示了加热电路的简化电气示意图。

6.2.1.5 灯丝加热

除了电场的各向异性外，发射体的表面温度在空间上也会不同。如图 8.4 右侧所示，灯丝的直接加热电流基本上是通过灯丝变压器来提供。高压电缆中的多条导线分别连接高压发生器和 X 射线管，如图 6.18 的电路图所示。标准阴极电缆由三根引线组成，分别连接公共端、小灯丝和大灯丝。图 8.8 显示了一个类似的电缆端头，带有四根引线，用于支持三个阴极发射体或偏转电压以实现栅极开关或其他调制目的，这些将会在后面进一步讨论。图 6.19 给出了真空内部接线的一些示例。

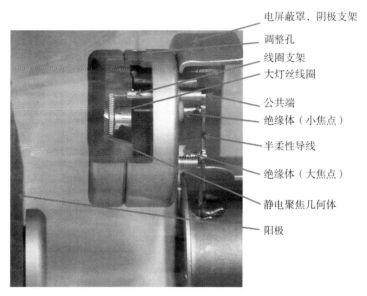

电屏蔽罩，阴极支架

调整孔

线圈支架

大灯丝线圈

公共端

绝缘体（小焦点）

半柔性导线

绝缘体（大焦点）

静电聚焦几何体

阳极

图 6.19　玻璃管内阴极接线

对于直径在 200 ~ 250 μm 之间的灯丝，灯丝电流的范围通常在 4 ~ 8 A（交流电）之间并叠加在发射产生的管电流上。图 6.20 的图表显示了两种不同加热电流下的螺旋钨丝绕组的表面温度测量值。经验表明，交流加热电流比直流加热电流的灯丝寿命更长。直流电场下的电迁移效应促进了钨原子从热点向四周的扩散，从而加速了灯丝的老化。

有四个特点值得一提。首先，虽然交流加热电压只有很低的几伏，但它有助于管电压的交流调制。因此，随着时间的推移，并非所有的电子都以完全相同的电势开始发射。其次，管电流会使灯丝电流增大。特别是当管电流仅从发射体的一端馈入时，可能会导致不均匀的温度分布。如图 6.42 所示，改进的电源 –X 射线管配置使用加热电流变压器中的中心端子对称注入管电流，以均匀灯丝温度，并保持变压器铁轭无直流磁化。第三个方面涉及发射体温度的时间响应。蒸发的电子从灯丝中汲取能量发射电流为 1 A 时会产生几百毫瓦的功率消散。尽管相对于加热灯丝的数十瓦功率而言，该功率损耗较小，但电流密度对温度的高灵敏度导致在接通高压后灯丝发射的电流会显著下降。电源控制灯丝加热的元件必须对此进行补偿，并提供更多的加热电流。第四个方面涉及灯丝线圈的固有共振。当交流电源频率与机械谐振频率一致时，阴极可能会变得"嘈杂"。由于几何和电畸变，管电流可能会被调制。因此，建议遵守 X 射线管制造商建议的频率，通常在 50 ~ 25 kHz 之间。

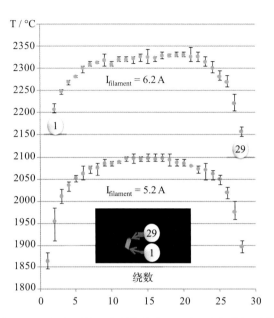

图 6.20 导线直径为 250 μm 的螺旋钨丝发射体的表面温度。当加热灯丝电流为 5.2 A 时，发射体线圈中心的温度将升高至 2100℃左右。钨丝的表面温度分布是不均匀的。由于灯丝支架的热传导与灯丝本身的热辐射散热，灯丝外部绕组的温度 <1900℃，所以最外部绕组对电子发射的贡献很小。在较高的加热功率下（灯丝电流为 6.2 A），这种灯丝表面温度不均匀性逐渐减小。

中等大小的 5.2 A 灯丝电流可将线圈直径为 1.2 mm、灯丝直径为 250 μm 的灯丝中心绕组温度升高至约 2100℃。由于支架的热传导，灯丝靠外的绕组温度 <1900℃。因此，外部绕组对总的电子发射贡献较小。焦点电流密度在长度方向上平稳下降。根据电子光学原理，在这种运行模式下，阳极上的焦点在纵向边缘的强度较低。在图 6.20 所示的情况下，这种不均匀性在 6.2 A 的较高加热电流下逐渐平滑。此时，钨丝的热辐射为主要的冷却方式，使温度 T 分布均衡化。加热功率与导线电阻和 I_{fil}^{2} 的乘积成正比。热辐射与 $T^{4} - T_{\mathrm{ambient}}^{4}$ 差值成正比（如果忽略材料的热发射率及其电阻率的温度依赖性），而热传导与 $T\text{-}T_{\mathrm{ambient}}$ 的差值成正比。I_{fil} 表示灯丝加热电流（该电流由高压电源提供给阴极），T_{ambient} 是灯丝环境温度，在这种情况下，阴极基座结构中通常 T_{ambient} 为几百摄氏度。因此，与热传导相比，热辐射所占的比重随着温度和加热电流的增加而增加，边缘由热传导导致的温差减小。

除了图 6.18 中的发射曲线外，虚线表示用于驱动加热电流的阴极插头外部端子的加热电压 U_{fil}。钨丝、支架和管内连接导线的材料都是金属，因此电阻会随温度升高而增加。钨的电阻率随温度的变化为大约每 K 增加 0.4%。图表显示了总电阻率，灯丝电流为 4.2 A 时灯丝温度为 1850℃，总电阻为 0.83Ω，灯丝电流为 6.3 A 时灯丝温度为 2350℃，总电阻为 1.1 Ω，总电阻包括发热较小的连接导线。这种差异确实很重要。电子发射体必须仅在曝光时间内处于激活状态，对于大多数患者而言，曝光时间为毫秒到秒量级。如果螺旋灯丝必须像白炽灯一样全天保持最高温度，则最大热电子发射将非常有限。为了灯丝的寿命，必须将每次钨的蒸发率降低几个数量级，当然电子的发射率也随之降低。在实际应用中，当 X 射线系统启动待机时，电子发射体处于预热状态。当用户激活"准备"按钮时，X 射线曝光流程进入准备时间。旋转阳极的加速与发射体的完全加热控制是并行的。然而，在环境温度下灯丝电阻率较低，导致加热功率较小，因此，为了缩短准备时间，且综合考虑钨蒸散随温度变化的情况，大约用最大电流的 40% 将灯丝预热到可接受的温度，此时钨的蒸发压在可接受的低水平，灯丝电阻也显著升高。

大多数 CT 系统在扫描过程中改变灯丝加热电流，并调制管电流，以平衡人体在不同视角下 X 射线透过率的变化。此外，通用电气公司还使用电压调制来调节电子发射体和阴极电极之间的电位差。

与白炽灯一样，发光灯丝的寿命是有限的。热电子发射体会以各种方式发生性能的退化，这限制了医用 X 射线管的寿命。失效的主要原因是钨材料的部分蒸发和热点的积聚。粗略的一阶近似值表明，在忽略空间电荷效应的情况下，仅将加热电流提高 10% 不仅使电子蒸发速率加倍，而且使钨的总蒸发量加剧了一个数量级，如图 6.18 中横坐标所示，以允许的最大加热电流（如 6.3 A）驱动 X 射线管，在 10^{-4} Pa 的蒸发气压下，钨丝以每秒一原子层的速率蒸散。

如前所述，局部加热功率随电阻的增大而增大。一旦金属灯丝较细处的钨原子开始从局部蒸发生长，此处温度就会相应的上升。这一过程加速了材料的损失，直到这样一个热点融化。然而，令人惊讶的是，与人们预期的可能不同，许多电子发射体在离发射体中心位置比较远的地方断裂。显然，其他效应以各种方式在起作用，如原子从热区向冷区的表面扩散、热机械应力、离子轰击和残余气体化学反应等。后者在 X 射线管排气工艺的初始阶段非常明显，在排气过程中，需要抽走 X 射线管内所有部件释放的残余气体。当残余气体光谱的某些成分占比上升时，钨表面的发射能力会显著下降，在某些情况下钨的发射能力低于初始值的一半，尽管此时管电压和加热电流保持不变。如果 X 射线管处理得当，逸出功显著增加这一问题可以在很大程度上得到恢复。残余气体的"有毒"成分主要指的是原子质量较高的碳氢化合物。发射体表面在类似化学气相沉积（CVD）的过程中部分碳化。在吸附的气体重新解吸附之前，碳氢化合物分子会破裂。若碳原子停留的时间足够长，会与钨原子发生反应，从而增大发射体的逸出功。发射体中毒也是真空泄漏的明显迹象之一，通常会伴随着高压不稳定。

6.2.1.6　电子束聚焦和焦点尺寸规范

如图 6.21 所示，大多数具有不同长度和宽度焦点的 X 射线管具有独立的发射线圈。图 6.22 和图 6.23 是这种阴极的电子束追踪仿真结果，其会产生一对重叠的焦点。用户使用其中任意一个灯丝并加载最大的加热电流，X 射线管在探测器上产生的 X 射线几何投影都将保持不变。大多数情况下，一次只能使用其中一个。

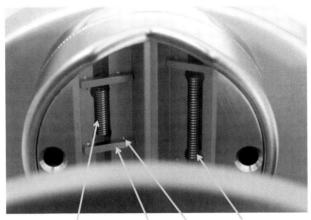

小发射体线圈　　凸台　激光焊点　大发射体线圈

图 6.21　双灯丝阴极，用于具有焦点叠加的普放 X 射线管。阴极头长度方向上的凸起主要的作用是缩短焦点的长度并均匀阳极上的电子强度分布，优化额定功率。

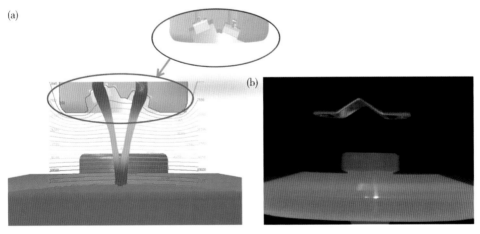

图 6.22　（a）模拟的双发射体阴极和旋转阳极，显示了等电位线及与其正交的电子轨迹。（b）具有发光焦点［带彗星扫尾的矩形（a）］和灯丝光反射（b 正面）的照片。顶部的阴极杯在钨发射体周围形成一个电聚焦区，其形状与等电位线形状接近。在模拟仿真中阴极电压设置为零。每个发射体发射时都会考虑电子的空间电荷效应，但不考虑阳极的背散射电子。由于其高速运行，其空间电荷非常有限（图 2.26）。

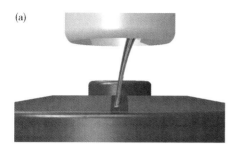 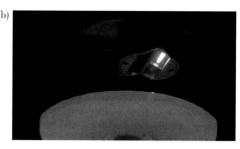

图 6.23　（a）玻璃 X 射线管大焦点尺寸的模拟。焦点由阴极发射线圈温度最高部分发射的最高流强电子束决定，如图中所示。图 6.22 表示的是相同的模拟，包含了另外一束低 mA 的电子束，并在焦点附近产生 X 射线。（b）焦点产生 X 射线的照片。

　　然而，少数 X 射线摄影应用中由具有独立灯丝加热电路的高压发生器同时为两个发射体供电。通过预先设计好的加热电流来产生山峰状强度分布的焦斑，小发射体产生的焦点会形成位于顶部的尖峰。许多应用场景表明，当两个焦点尺寸具有显著差异时，使用这种 "变焦" 功能（飞利浦）可以提高对比度分辨率。

　　工业研发团队通常使用半自动仿真工具加速电子光学设计，取代了历史上经常采用的试错法。这种仿真通过改变聚焦槽的参数，迭代地接近所需的焦点尺寸。IEC 标准所指的决定 X 射线系统空间分辨率的焦点中心是由强度最高的电子轨迹来定义的，因此必须将其与强度较低的电子轨迹区分开来。

　　图 6.23 仅显示了主要的电流轨迹，这些电流轨迹主要由螺旋灯丝最高温部分发射。根据灯丝温度和发射点的空间电荷，每一条电子射线的电流都占总电流的一定比例。图中的总管电压设置为 75 kV，电流设置为 245 mA，相当于 0.1 s 曝光时间内该焦点允许的最大值的一半。IEC 60336 中规定此技术参数用于各种类型 X 射线管的一致性测试（表 6.2）。

表 6.2　焦点测量的载荷因子和符合性声明

	X 射线管标称电压	X 射线管所需电压	X 射线管所需功率
非计算机断层扫描的放射影像	U<75 kV	X 射线管标称电压	IEC 60613 规定标称阳极输入功率的 50%
	75 kV<U<150 kV	75 kV	
	150 kV<U<200 kV	X 射线管标称电压的 50%	
计算机断层扫描		120 kV	

资料来源：IEC 60336（2005）

　　发射电流的大小很重要，因为空间电荷不仅影响发射电流，而且影响焦点强度分布。为了便于说明，图 6.23 仿真的空间电荷电势是针对每一组轨迹分别计算的。其中一个的效果如图 6.24 所示。

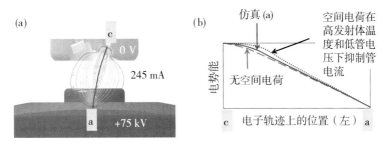

图 6.24　空间电荷效应引起的电位偏移。仿真的相关技术参数与图 6.22 相同。（a）射线轨迹和空间电势分布。距离阴极前端的真空位置在无电荷分布情况下的最大电势差为 -68 V。可能与图表显示的信息不同，空间电荷在靠近钨阴极处密度最大，电子在此停留的时间最长。然而，这个位置与电极表面的距离很小，使得电位偏移的绝对值也很小。（b）阴阳极空间中电子的相对电势能。

　　该图展示了阴极和阳极间的空间电荷引起的电势偏移。本例中，电子的存在改变了原本的电位分布，最大值为 –68 V。空间电荷密度没有显示。与电位偏移不同，空间电荷在靠近钨灯丝发射体处密度最大，低能量电子在此停留的时间最长。空间电荷效应会导致电子发射所涉及的规律的偏差，使静电聚焦对不同管电压下的 X 射线管的运行影响很大。对于纯几何静电聚焦，在假设不存在空间电荷及不考虑电子初始热能的情况下，焦点大小与管电压无关。空间电荷对聚焦电场的非线性改变，主要影响焦点宽度，并与通常所说的虚焦有关。在大多数情况下，与标准技术参数比较，焦点在低管电压和高管电流的情况下会变宽。然而，当电子束过聚焦时，空间电荷可能会缩窄焦点。此时，当空间电荷对电子束的压缩减弱时，电子束轨迹会被拉直、更靠近电位线的法线。所以，由图 6.25 可证实，空间图像分辨率、管电压和管电流之间的关系并不简单。尽管 80 kV 曝光中管电流设置的很高，但根据系统架构师和临床科学家的要求，这个工况的焦点在这个 X 射线管的所有焦点中是最窄的。IEC 标准仅仅提供了非常粗略的指导（表 6.2）。

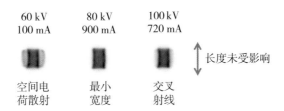

图 6.25　虚焦。示例中显示了一个 X 射线管三组不同曝光参数的焦点，和电子束过聚焦的情形。在低管电压和低管电流（60 kV，100 mA）情况下，可以看到焦斑变宽的低密度区域。值得注意的是，焦斑在第二组参数（80 kV，900 mA）的情况下变窄。空间电荷和轨迹（无电荷）交叉处于平衡状态。空间电荷效应在高管电压和低管电流的情况下几乎不存在，使得电子轨迹的交叉在 100 kV 和 720 mA 时补偿较小，只有很轻微的低密度分布区。

这里简要说明 IEC 标准（IEC 60336，2005）对焦点尺寸测量和描述的规定。下面我们将继续详细讨论 4.2.4 节中的方法。图 6.26 中所示的是一个在 10° 阳极靶上的大小为无量纲数字 0.8 的焦点。根据 IEC 标准，这样允许的实际最大宽度可达 1.2 mm，最大投影后长度为 1.6 mm，其实际在阳极靶面的径向物理电子长度为 1.6 mm/sin（10°）= 9.2 mm。不考虑焦点周围强度低于最大强度的 15% 的稀薄电子束如图 6.26 所示。

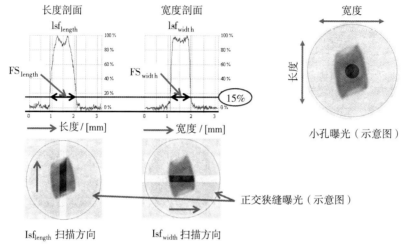

图 6.26　根据标准（IEC 60336，2005）定义的焦点尺寸。尺寸是通过狭缝相机测量一对线扩展函数 lsf_{width} 和 lsf_{length} 来确定的，如左图所示，它们与宽度方向和长度方向垂直对齐。线扩展函数是通过扫描图像接收器的原始数据生成的，在 X 射线胶片上，使用狭缝密度计或通过电子积分垂直于扫描轴的二维探测器读数并形成一维分布。右侧为针孔曝光得到的焦点图像，焦点在圆形针孔中的电流密度分布均匀，圆形针孔如图所示。

FS_{width}（焦点宽度）和 FS_{length}（焦点长度）可通过测量一对线扩展函数得出，lsf_{width} 是用垂直于宽度方向的狭缝相机拍摄的，lsf_{length} 是用垂直于长度方向的狭缝相机拍摄的。符合 IEC 标准的狭缝相机，如图 6.27 所示，包括一块不透明 X 射线的薄板，该板上有一个 10 μm 宽的狭缝，薄板位于焦点和图像接收器之间预定位置以产生一定放大倍数的图像。一致性声明要求放大倍数介于 1 到 3 之间（视焦点尺寸而定），线扩展函数是通过扫描图像接收器的原始数据生成的，使用胶片摄影时，将用狭缝密度计，或对垂直于扫描轴的二维探测器信号进行积分，从而得到一维分布。在进行数据收集的时候，会考虑放大系数并除以坐标值，因此，在数值上，所得线扩展函数看起来是在没有放大的情况下获取的。获得线扩展函数后，将测量幅值的 15% 到幅值的间距，并表示为焦点宽度 FS_{width} 和焦点长度 FS_{length}，如图 6.26（表 6.3）所示。

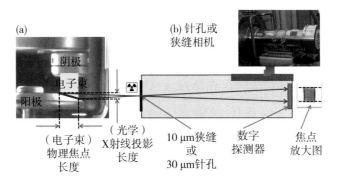

图 6.27 使用焦点针孔或狭缝相机（b）测量一个矩形格茨线焦点（a）。电子束焦点长度与 X 射线焦点的投影长度有一个倍数关系 1/sin（阳极靶角），通常是 5 ~ 10 之间。

表 6.3 标称焦点值的最大允许尺寸

标称焦点值 （无量纲）	焦点尺寸，最大允许值	
	焦点宽度 $FS_{width} > lsf_{width}$ 最大值的 15% （垂直于管轴）（mm）	焦点长度 $FS_{length} > lsf_{length}$ 最大值的 15% （平行于管轴）（mm）
0，1	0.15	0.15
0，15	0.23	0.23
0，2	0.30	0.30
0，25	0.38	0.38
0，3	0.45	0.65
0，4	0.60	0.85
0，5	0.75	1.10
0，6	0.90	1.30
0，7	1.10	1.50
0，8	1.20	1.60
0，9	1.30	1.80
1，0	1.40	2.00
1，1	1.50	2.20
1，2	1.70	2.40
1，3	1.80	2.60
1，4	1.90	2.80
1，5	2.00	3.00
1，6	2.10	3.10
1，7	2.20	3.20
1，8	2.30	3.30
1，9	2.40	3.50
2，0	2.60	3.70
2，2	2.90	4.00
2，4	3.10	4.40

续表

标称焦点值 （无量纲）	焦点尺寸，最大允许值	
	焦点宽度 $FS_{width} > lsf_{width}$ 最大值的 15% （垂直于管轴）（mm）	焦点长度 $FS_{length} > lsf_{length}$ 最大值的 15% （平行于管轴）（mm）
2，6	3.40	4.80
2，8	3.60	5.20
3，0	3.90	5.60

来源：IEC 60336（2005）。

请注意，标称焦点值的小数"点"是逗号，而标称的"IEC 值"从不带有单位。对于尺寸大于 0.3 的焦点，其长度约为宽度的 1/0.7 倍。IEC 标准说明了背后的逻辑。其中一个原因是发射灯丝边缘处，由于热传导，灯丝的温度会降低，这导致许多类型的 X 射线管焦点在长度方向的末端会有平滑的上下坡（图 6.20）。CT 和介入放射 X 射线管中不希望看到这个现象。从光子通量角度考虑，方形的焦点是更好的。这可通过末端引弧板实现，例如在图 6.21 的光学元件中，它将电子导向焦点的中心。不同于原本平滑的上下坡或近高斯结构，线扩展函数 lsf_{length} 在宽度方向上可能出现双峰，如图 6.26 所示。IEC 标准规定方形焦点以"< 标称宽度 >×< 标称长度 >"的格式分别说明长度和宽度。然后，从表 6.2 的宽度列中读取焦点的最大长度。

6.2.1.7　离焦辐射

在 X 射线管运行中可能有一个不利因素，那就是焦点被其他 X 射线光源包围。这些不受欢迎的辐射来自于一次电子对焦点周边较大区域的撞击，可能会降低图像对比度。图 6.28a 是旋转阳极玻璃管中背散射电子轨迹的示意图。如图 2.25 所示，在医学成像条件下，大约有 50% 或更多的入射电子从钨靶上的焦点发生背散射，其中一些具有接近入射电子的动能（图 2.26）。速度最快的载流子有机会在第一次撞击附近发生第二次撞击，然后产生韧致辐射。鲍尔斯（Bouwers）等（1932）曾在非常小的气体负载的帮助下将这些电子可视化。温（Wen）等（2007）描述了在轴向磁场影响下离焦辐射的增加，这会拉动次级作用区域更接近原始位置。

图 6.2 显示了应对离焦辐射的第一个对策。X 射线光栅尽可能靠近焦点位置，并最大限度地减少患者接收的离焦辐射。图 6.29 展示了现代 CT X 射线管的补救措施。阳极位于无空间电荷场空间中（如果忽略小空间电荷电位），所有背散射电子都会被背散射电子陷阱捕获，该陷阱由中低原子序数的材料（例如钼）制成。剩下的离焦辐射只有百分之几，来自多次电子的多次散射。原发 X 射线束在通过低原子序数材料制成的厚窗口时会产生散射，这增加了大约 2% 的前向散射辐射。因此，阴阳极距离较远的阳极接地结构是高端 CT 系统的首选，这对提高硬物附近的软组织对比度至关

重要。

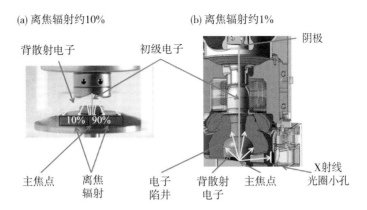

(a) 离焦辐射约10%　　　　　(b) 离焦辐射约1%

背散射电子　　初级电子　　　　　　　　　阴极

10%　90%

主焦点　　离焦　　　　电子　背散射　主焦点　　X射线
　　　　　辐射　　　　陷井　电子　　　　　　光圈小孔

图 6.28　离焦辐射的产生和补救措施。离焦辐射来自于焦点周边相对较大的区域，如双极玻璃管（a）所示，大约 50% 的初级电子发生背向散射，其中一些（见第 2 章）的动能接近初级电子，在第二次撞击时产生轫致辐射。（b）中展示了一个很好的解决方案。飞利浦 iMRC® 的焦点位于完全无空间电荷场的空间中，最多几百伏的空间电荷电位可忽略不计，使用较长时间后，钨会蒸镀在低原子序数的 X 射线窗口表面，一些电子轰击窗口时可能会产生 X 射线。在离焦辐射中，大约有 2% 来自 X 射线窗口。靠近焦点的光栅有助于对 X 射线束的净化。

6.2.1.8　特殊阴极特性

回看图 6.15 中发射灯丝周围的电场，会发现这些发射体的另一个特点。电子的起始条件在很大程度上取决于发射点。在某些表面区域，垂直于等势线的电场有很大的角度。使用较长时间后，钨会蒸镀在低原子序数的 X 射线窗口表面，一些电子轰击窗口时可能会产生 X 射线。因此在转向接近阴极法线的方向之前，它们可能会获得高达几十电子伏特的横向动能，电子束的发射率低，覆盖的相空间大。根据刘维尔定理，可能引起不理想的低焦点尺寸和形状。此外，图 6.29 中的单个发射线圈的仿真表明，有电子轨迹交叉的存在。如果电子光学元件没有得到适当的优化，可能会出现虚焦。

图 6.29 所示类型的阴极有助于改善这种情况。单个发射体被左右两侧的控制电极包围。它们是隔离的，并限制发射体灯丝的发射表面，从而通过相对于发射体的负电位来缩窄电子束，即所谓的负偏压。分离的电极还允许偏转电子束。在长度方向上钨灯丝末端后面的小凸片缩短了焦点，将电子轨迹重定向到中心，并使阳极上的电子强度分布均匀，以最大限度地提高额定功率。

图 6.30（a）的电子束追踪仿真也揭示了当没有施加负偏压时阴极电子束交叉。如图 6.30（b）所示，当高压发生器对两个控制电极加上 −1200 V 时，情况得到改善，侧向电子轨迹受到抑制，并且尽管只使用了一个发射体，也可以通过调整偏压来调整

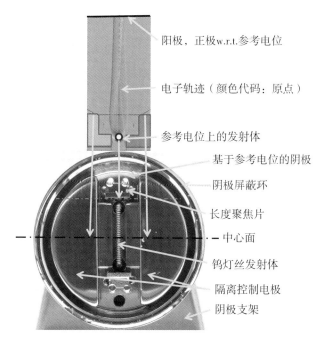

阳极，正极 w.r.t.参考电位

电子轨迹（颜色代码：原点）

参考电位上的发射体

基于参考电位的阴极

阴极屏蔽环

长度聚焦片

中心面

钨灯丝发射体

隔离控制电极

阴极支架

图 6.29　使用后返厂的单阴极 CT X 射线管。钨灯丝发射体左右两侧的控制电极是隔离的，可偏转和聚焦电子束。阳极长度方向末端的凸片，缩短了焦点长度，并使阳极上的电子强度分布均匀，以优化额定功率。在顶部，显示了该阴极电子束运动轨迹的模拟结果。从侧面看部分轨迹发生交叉。

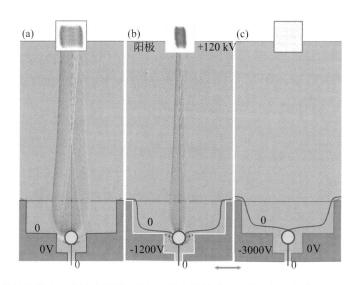

图 6.30　X 射线管的电子束轨迹模拟，增加了管电流的静电聚焦和栅极切换。互相隔离的栅控电压彼此相等，如（a）所示，其电位与发射体相等。电子几乎从所有阴极的外部表面发射，一些轨迹交叉。这些交叉可以通过在栅控电极上施加负电压来抑制，如（b）所示，0 V 的等势线与发射体两侧相交。等势线下方的电子不会逃逸出来，焦点会因静电场而变窄。对于（c），栅控电极带高负电压时，所有起始电子都会经过排斥电场，发射受到抑制。当该阴极用于双极或阳极接地的单极 X 射线管时，其参考电位可能为负电位。

焦点宽度。但以这种方式进行长度聚焦是相当困难的，因为与电子束物理长度相比的阴阳极间距太短，无法使电子轨迹平滑弯曲。在长度方向的末端添加偏置电极，与宽度聚焦的偏置电极相比，只会产生双峰状线扩展函数 lsf_{length}，在焦点中会形成非常不利的电子功率分布。

当电压超过给定的截止电压，阴极完全停止发射，如图 6.30（c）所示。这种模式被称为栅极开关，以纪念早期的无线电管，那时阴极前面的线栅主要用于调节管电流。

图 6.29 和图 6.31 中两侧的电极具有相同的用途。它们不直接干扰电子束且不覆盖发射体，由于管电压比无线电管高出近两个数量级，故偏压也比早期的无线电管大得多，高达数千伏（图 6.30）。

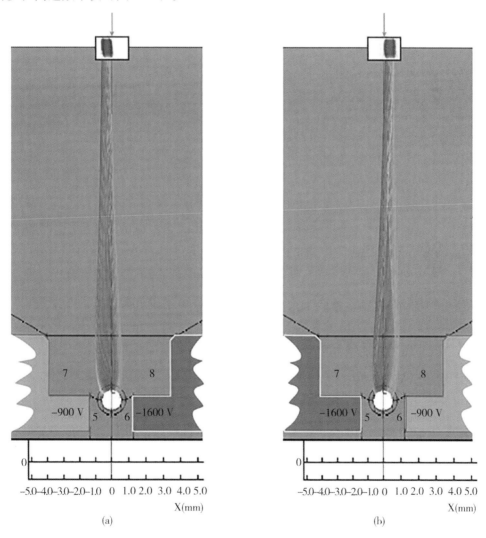

图 6.31　是图 6.29 阴极焦点在宽度（x-）方向上的静电偏转。在该模拟中，相互隔离的控制电极的电位设置为不对称，如图所示。电子轨迹偏转至（a）和（b），此为目标 CT 系统指定的。在较高的负压下，只有灯丝的中心区域被激活并发射电子，来自其他部分的电子发射受到抑制。

此外，栅控电极的分离可实现焦点在宽度方向的偏移，见第 5 章中讨论的 CT 系统图 5.11。这种优越的设计方式，使得高压电缆引线和真空通道数量更少，因为只需要连接一个发射体，就可以实现焦点宽度方向上的偏转，并减少焦点周围的电子薄雾。然而，主要缺点是焦点的长度方向的调整不灵活，其次是单个灯丝的故障会不可避免地导致 X 射线管完全失效。

更复杂的阴极如图 6.32 所示。图 6.32（a）显示了用于 CT 的通用电气 HD X 射线管的阴极。D 形灯丝发射体周围的复杂电极结构允许在宽度和长度方向上进行可变且独立的聚焦。这种可变聚焦允许单个灯丝产生一系列焦点尺寸，并且还提供了一种在 kV 工作范围内控制焦点尺寸的方法，以消除虚焦效应。这种电极结构还可以使电子束在宽度（面内）方向上偏转，以增加高分辨率 CT 成像所需的采样。钨灯丝发射体两侧的附加电极可用于聚焦和调制电子发射。如果不能像调制管电压一样在 0.5ms 内控制发射，那么在 80~140kV 的高低管电压之间快速切换的双能 CT，在低管电压的电子发射会受到空间电荷限制，而在高管电压下焦点处的功率会过载。通用电气公司对灯丝表面进行平整化处理，提高了发射率和低电压下的发射。通过单独控制发射体温度也能实现应剂量调制，但对于前述目的来说，速度将会慢两个数量级。

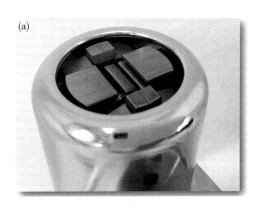
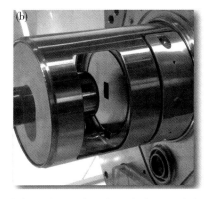

图 6.32　（a）PerformiX™ HD CT 管的阴极（经通用电气医疗公司许可）。（b）通用电气公司 QuantiX™ 160 管的皮尔斯型阴极，用于微秒级电压调制的双能 CT。

图 6.32b 显示了 2018 年推出的双能 CT Revolution ApeX™ 使用的通用电气公司 QuantiX™ 160 管的皮尔斯型阴极（图 1.48、图 5.18 和图 5.33）。之前除医用 X 射线管外，其他真空电子设备也采用了皮尔斯型阴极。双扁平电子发射体产生的电子多于为 X 射线生成提供管电流所需的电子。大多数电荷载流子（热能低于空间电荷电势）会返回钨发射体。依赖于加速电极产生的电场，少部分高能量电子撞击到阳极上加速电极的电位可以在几微秒内实现改变，并与阳极电压同步。管电流可以在低管电压下调高而在高管电压下调低，使得旋转阳极上的焦点始终在允许的最大功率下满负荷运

行。由于在低管电压下工作时 X 射线的转换效率和对物体的透射率降低，因此与被动的受到空间电荷限制的传统阴极相比，这种方法可以使探测器处的 X 射线强度加倍。电子束通过接地的辅助阳极上的矩形孔，如图 6.32（b）中间所示，并被双四极磁铁和偶极磁铁聚焦和偏转。这些组件，阳极系统和管壳（图 6.35），类似于 2007年飞利浦推出的 iMRC™（图 6.37）和 2013 年西门子的 VectronTM。

6.2.1.9　应用于透视的栅极开关

用于血管造影和心脏摄影的 X 射线管通常在距离高压发生器 40 m 以上的地方运行，而高压发生器通常位于远程技术室。为了冻结心脏运动并降低剂量，它们会产生一系列持续时间低至 3 ms 的 X 射线脉冲。在儿科诊断中，有意将管电流保持较小且脉冲较短但这种方法会导致额外的患者剂量问题。由于高压发生器中的长电缆和滤波电容器仅通过 X 射线管放电，除非使用昂贵的短路装置，否则可能会导致转换时间长且 X 射线光谱不正确。如图 6.30 中的电子束仿真图片所示，栅极开关是个可避免高压较长的充放电时间的方法，因为较长的切换时间可能会占用所需 X 射线剂量的很大部分。图 6.33（a）中的波形图说明了这种糟糕的情况。通过升高电压产生脉冲X 射线，维持约 8 ms，然后关闭电源。高压发生器为滤波电容器和高压电缆充电。通过 X 射线管放电所需的时间与指示的脉冲宽度一样长。在此期间，管电压已经下降到可用水平以下。这时产生的 X 射线光子，几乎完全被患者吸收而不会产生可用的图像。图 6.33（b）显示了所希望的 X 射线脉冲形状。当仅用最小的 X 射线滤过时，额外的剂量可能达到约 20% 或者更多。这种情况可以通过对 X 射线束增加 0.1 ~ 0.9 mm 铜的硬滤过以减弱软辐射，在一定程度上改善。然而，如图 6.33（c）所示，栅极开关完全解决了这个问题。管电压稳定，频谱也随之稳定。

当西门子和通用电气等供应商选择通过高压电缆提供栅控开关电压时，这需要足够的内部绝缘和额外的端子，而飞利浦则已将开关集成在管套组件中，如图 6.34（a）所示。图 6.34（b）描绘了电路原理图。当栅极电压 U_{GS} 因光触发而发生短路时，来自高压发生器的负电位通过开关晶体管馈送到发射体。高压发生器的负高压输出特意直连到阴极。从图 6.100 可以看出，在使用过的阴极边缘抛光的电极表面上有许多放电导致的小蚀坑。在等离子体放电过程中，这些真空等离子放电的落点在几微秒内可能会在阴极和阳极之间产生超过 1000 A 的电流。高压发生器与阴极较大表面的直连将损坏电路的风险降至最低。相反，当要关闭管电流时，发射体会带一个相对的正电位。

飞利浦还在 X 射线摄影和透视系统中提供类似的技术，称为栅控透视选项 GCF®。除了栅极开关外，每个脉冲的技术参数、管电流、管电压和脉冲时间将按照患者的体型大小，待照射患处而调整。与标准透视相比，这种灵活的方式可在保证图像质量的前提下实现极低水平的患者剂量和放射技师所受的散射辐射剂量。

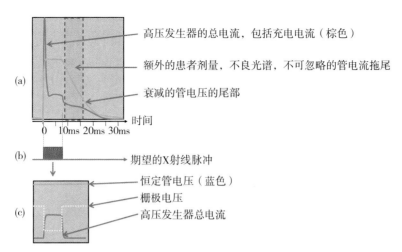

图 6.33　来自无栅控 X 射线管的脉冲高压引起的额外患者剂量及增加栅控开关的补救措施。（a）中高压发生器的电流和管电压的波形图说明了高压降低的长尾期间，X 射线管仍然导电并产生 X 射线。虚线范围表示产生显著患者剂量的时期，但这些辐射不会用于成像。（b）表示理想情况和（c）栅极切换期间管电流的形状，几乎类似于（b）。小电流的转换是由小于 300ms 的栅极充电引起的，这不会导致不必要的剂量，因为管电压保持不变。

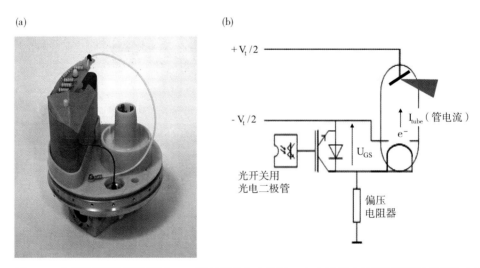

图 6.34　血管造影管系列飞利浦 MRC™ 的栅极供电单元。（a）准备安装到双极管外壳组件中的装置照片，和（b）电路原理图。V_t 表示管电压，I_{tube} 是管电流，U_{GS} 为栅极切换电压，e^- 为电子束。

6.2.1.10　医用 X 射线管中的先进电子光学

　　最新开发的医用 X 射线管聚焦技术显著降低了使用热电子发射体的传统 X 射线管中明显存在的空间电荷限制。西门子将直接加热的平板钨发射体大规模商业化，先是乳腺摄影 X 射线管，后用于旋转管壳 CT X 射线管 Straton®，以及血管造影 X 射线管 Megalix Cat plus® 和 Gigalix®。飞利浦进一步增大了发射体尺寸，并增加了双四极磁聚焦系统。与 2003 年西门子 Straton® X 射线管的单四极系统不同，2007 年飞利浦 iMRC® X 射线管的双四极系统实现了前所未有的电子轨迹压缩比。西门子在 2013 年推出的最新的 CT 用 Vectron® X 射线管也采用了这项技术。西门子 Straton® X 射线管中使用的单四极磁铁不对电子束进行压缩，只是形状从圆形变为椭圆形，截面积保持不变。电子束以大约 45° 的角度轰击阳极，并形成一组径向可能拉长、被约束的物理焦点。空间电荷会引起虚焦效应和限制低管电压下的最大管电流。Grimes 等（2015 年，海报报告）的文章显示在 10 lp/cm 时，系统 MTF 下降 75%。2007 年飞利浦 iMRC® X 射线管和 2013 年西门子 Vectron® X 射线管应用的双四极系统解决了所有这些问题，可以在没有空间电荷限制的情况下产生低至 0.3（IEC 60336:2005）的焦点。图 6.35 是该原理的示意图。首先，来自偏平发射极的电子束被加速，而横截面积几乎没有变化。然后，它被第一个磁四极系统加宽，最后被第二个磁四极系统压缩。图 6.35 和图 6.36 更加详细地解释了该原理，包括用两个额外的偶极线圈，实现了 z 向偏移和 x 向（宽度）偏移。与短阴阳极距离上的静电场 z 向偏转不同，焦点强度分布不会受到负面影响，并且是均匀的。

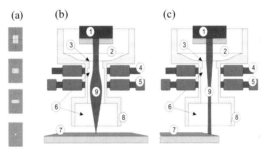

图 6.35　飞利浦 iMRC™ X 射线管的双四极磁铁聚焦偏转系统示意图。（a）显示了沿电子轨迹不同位置的电子束截面（水平代表宽度方向）。电子束宽度首先被第一个四极磁性系统发散，然后被第二个四极磁性系统重新压缩。可以实现 50 的压缩比，这比静电场聚焦设计高一个数量级。（b）焦点宽度方向的剖视图。（c）焦点长度方向的剖视图。1. 电子发射体；2. 电子束加速空间，阴极带负电，X 射线管其余部分是接地的；3. 电子束入口的收敛通道；4. 四极磁铁线圈；5. 四极磁铁线圈和偶极偏转线圈；6. 电子漂移路径；7. 旋转阳极；8. 背散射电子捕捉装置。

图 6.37 描述的 iMRC™ X 射线管的发射曲线图着重说明了这项工作的成功。高发射电流和低管电压下的空间电荷限制已完全消失，如图 6.38 所示。该 X 射线管完全在饱和状态下运行，也就是说，无论用户选择哪种管电压，阴极产生的所有电子都被抽出。用户将始终从 X 射线管中获得最大输出，并且只会受限于阳极和高压发生器的电流输出能力。

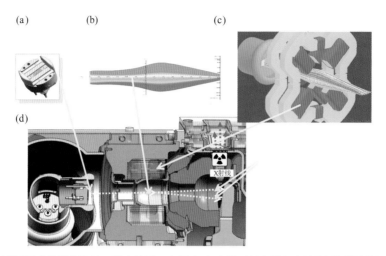

图 6.36　双四极磁铁聚焦系统三维立体图。电子（d）由相对较大带负电位的平板发射极（a）发射。X 射线管的其他部分接地，包括阳极。电子束在阴极和收敛入口处之间获得加速，收敛通道引导电子束通过磁性聚焦偏转系统到达阳极。在宽度方向上，电子轨迹首先发散然后聚焦，如（b）所示。磁系统（c）包括两个独立的四极磁性聚焦系统和两个正交的偏转系统，它们使电子束被压缩和偏转，如（d）所示，宽度方向为 ±0.43 mm（在此图中，与图像平面正交的部分未显示），径向方向为 ±2.5 mm，对应的投影 z 位移为 ±0.34 mm。与静电场聚焦不同，此设计中的电子通过较长的漂移路径。较大发射体的空间电荷效应被降低。

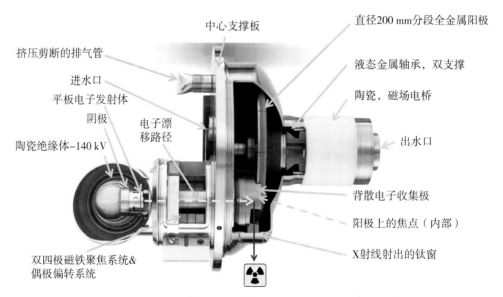

图 6.37　用于 Brilliance iCT® 和光谱检测 IQon® 扫描系列的单极飞利浦 iMRC™ X 射线管。

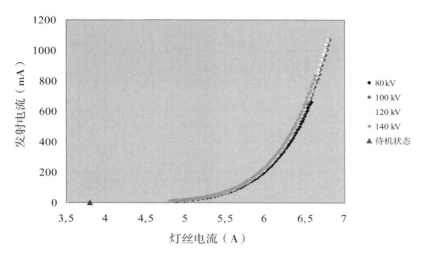

图 6.38　飞利浦 iMRC™ X 射线管电子光学系统的发射特性。与传统的静电场聚焦不同，如图 6.18，没有空间电荷效应限制。发射曲线不仅适用于大焦点，也适用于非常小的焦点。

　　飞利浦还为中端 CT 系统推出了一种轴向偏转的混合解决方案。如图 6.31 所示，在宽度（x 方向）方向上垂直于 X 射线管轴向的静电场聚焦偏转与沿 X 射线管轴向在 z 方向上的磁场径向偏转相结合。图 6.39 提供了更多详细信息。管壳在阴极和阳极之间形成一个狭窄的瓶径，被磁偶极子偏转线圈包围。最近，万睿视还推出了一种能够进行磁场 z 方向切换和电子束强度快速调制的 X 射线管，MCS®7500 CT 管。

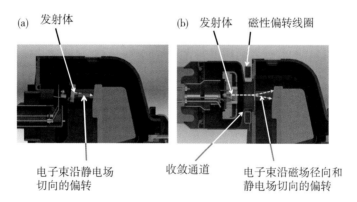

图 6.39　飞利浦 CT X 射线管焦点沿静电场切向和磁场径向（轴向）的偏转。（a）用于对比的 CTR2150 管标准结构（图 6.89），其中平行于发射灯丝的电极使电子束沿静电场切向（x 方向）发生偏转（未显示），如图 6.31 所示。在（b）中，CTR2280 管的管壳已形成收敛的通道，允许电子束沿磁场径向发生偏转，从而使焦点在磁场轴向（z 方向）发生偏转。

　　最后，应该注意的是，磁偏转通常比静电场偏转慢。电子束偏移可以在微秒或更短的过渡时间内完成，这是由高压电缆的电容充电速度决定的，但磁偏转要慢一个数量级，这是受限于偶极线圈的电感和路径中的金属中感应的涡流。如果设计不当，这种效应会降低电子束相对于旋转阳极的速度，在最坏的情况下可能导致阳极停转和熔化。因此，在宽度方向进行磁偏转的 X 射线管额定功率通常会降低 10% ~ 20%。

6.2.1.11　钨发射体的替代品

6.2.1.11.1　逸出功的降低

由于逸出功对管电流的影响非常大，因此已经提出几种方法来降低这种能量势垒，以降低阴极的工作温度和能量消耗，并延长其使用寿命。在空间卫星通信、阴极射线显像管和类似应用中要求真空电子器件的发射寿命比 X 射线成像高两个数量级。一些技术先进的公司开发了一系列替代始于柯立芝时代的传统钨发射体的产品，下面举一些例子。例如，钨基板表面的单原子层钍使逸出功降低了 2 ~ 2.6 eV（Eberhard，2008）。钍原子从内部沿晶粒和错位边界进行扩散，弥补了由蒸发和溅射效应造成的损失。通常，钨矩阵被炭化以控制扩散速度。不幸的是，所有钍核素都具有放射性。其中一种钍^{232}（Th^{232}）危害最小，半衰期为 140 亿年，但仍然是放射性核素。

有文献显示，有储备式阴极的逸出功进一步降低至 1.16 eV，饱和模式下的最大电流密度高达 400 A/cm^2（Gaertner，2018，2020；Gaertner 和 Barratt，2005；Gaertner 和 Den Engelsen，2005；Georg Gaertner 和 Koops，2008；Geittner 等，2000），其表面覆盖有钡和氧化钡偶极子，与钨、钪和氧形成复合体。储备式阴极在多孔的钨粉基体中储备有大量低逸出功的材料，其中主要是钡。用悬浮的 BaO、CaO 和 Al$_2$O$_3$ 混合物浸渍钨海绵体，并通过将发射体加热到大约 1 200℃来激活。激活后，钡扩散到表面，同时阴极表面可能还被其他辅助成分覆盖，如铱原子或钪酸盐等。各种类型添加物的多种储备式阴极已经尝试用于医用 X 射线管，例如，需要高电流密度小焦点的乳腺 X 射线机。不幸的是，尽管在 10^{-7} Pa 超高真空中发射体实现了 10^4 h 的寿命，并进行了大量尝试来提高鲁棒性，但是不利的残余气体环境、离子轰击和化学反应使得这项技术的稳定性还不足以可靠地应用于抽气管（Kimura 等，1997）。除了这些挑战之外，用只有几秒钟的特征加热时间间接加热，这种阴极发射模式的局部不稳定，极大依赖残余气体和离子条件下的平均逸出功，不允许阴极在饱和发射下工作。电子发射在栅极或韦内尔特电极控制下一直都受到空间电荷限制，考虑到用于医学成像的电流水平和焦点大小，这些电极可能非常复杂。Gaertner（2020）对真空电子器件的电子发射历史进行了全面的阐述。

6.2.1.11.2　场致发射电极

图 6.16 展示了电子在高静电场作用下，从金属内部进入真空的量子隧穿。这种所谓的场致发射从开始就一直伴随着 X 射线管技术，但主要是作为麻烦根源和故障原因。如下文所述，场致发射微观结构是造成真空放电和高压不稳定的主要原因。

6.2.1.11.3　斯宾特阴极

斯宾特（1968）提出了一种嵌入铬控介电 SiO_2 电极结构中的微米级钼锥阵列，只需在电介质上施加几百伏电压，即可在尖头产生高静电场。单个发射体包含一个底部的 3 μm 高的镍柱和顶部半径 1 μm 的钼锥体。虽然来自每个尖头的最大电流仅达到 4 μA，但间距在 5 μm 范围内的密集阵列构成的电子源实际电流密度达到约 13 A/cm²（Spindt 等，2010）。然而，再次强调管内的残余气体环境必须安全，以避免溅射效应，溅射效应往往会使尖端变圆，造成导电材料覆盖绝缘介质。来自 X 射线管阳极的钨和其他成分蒸气也有潜在的危害，必须与斯宾特阴极隔离。总之，斯宾特发射体还没有找到可靠途径来满足医用成像需要的毫米级焦点。

6.2.1.11.4　碳纳米管和石墨烯发射体

然而，另一种坚固的材料已经成功应用，至少已经出现了临床原型管，如图 6.40 顶部的两张照片所示，该管在北卡罗莱纳大学用于静态乳腺断层融合成像（Gidcumb 等，2014）。断层融合产生一系列连续的物体平面图像，并允许通过减少重叠结构的"解剖噪声"来识别焦点平面中的病灶。在经典方式中，当 X 射线管持续放线时，管子和成像胶片围绕焦点平面的中心位置向相反方向移动，并且与位平面保持相互平行。除了焦点平面中的物体，所有其他物体在胶片中都显得模糊。数字图像检测和重建允许通过移位和相加操作替换图像接收器的运动。然而，在图像采集过程中，X 射线管仍必须一直处于运动状态。所描述的固定阳极管目的在于以完全静止的电子方式产生断层融合图像。该 X 射线管由 31 个具有固定阳极靶的电控开关阴极组成，而不是机械地平移焦点。单次全帧曝光被来自不同投影的 31 个数字记录子图像所取代。

在这个原型管中，管内电子是由单壁或多壁碳纳米管场致发射的，每根纳米管允许几微安的发射电流。根据图 6.16，电流密度近似遵循福勒－诺德海姆方程，并且大约与 $(1/V_t)^2 \exp(-常数/V_t)$ 成正比，V_t 是管电压。可从 $\ln(J/E^2)$ 与 $1/E$ 图的斜率得到电场增强因子，其中 J 是从场致发射中心测得的电流，E 是宏观表面电场强度。每个子阴极由一个面积为 2.5×13.0 mm² 的涂层电极组成，在两个聚焦电极和加速栅极的帮助下，在最大值的一半（半高宽）处产生 0.6×0.6 mm² 的投影焦点尺寸。碳纳米管具有较高的机械强度、良好的导电性和导热性以及相对较低的溅射速率，是场致发射电极的最佳候选材料。宏观电场在其顶点处的增强程度约为此类材料的长度与直径之比，该比值通常在 80 ~ 400 之间。因此，可以容易地产生所需的加速场。虽然多壁碳纳米管的直径通常接近 10 nm，但它们的长度可在 100 nm ~ 10 μm 之间变化。碳纳米管可以通过微波等离子体增强化学气相沉积（CVD）和热 CVD 生长。位于北卡莱纳州莫里斯威尔的辛泰克公司正在生产和商业化提供基于 CVD 方法的碳纳米管阴极，这些纳米管在阴极表面沉积和烘烤后，嵌入黏合剂材料的基体中。图 6.40 中原型管中获得的阴极电流密度约为 0.1 A/cm²，用于断层融合成像所需的长期脉冲操作。通过施加加速场来选择单个焦点，该加速场施加在涂有碳纳米管的发射表面及其前方的栅极之间。电子对该栅极的穿透率为 60%。根据碳纳米管各自的电子发射率，将加速电压适当设置在 1 ~ 1.2 kV 之间，每个次级靶承受约 25 mA 净电流的影响，而每个子阴极的总发射电流为 41 mA。因此，栅极受到 15 ~ 20 W 的加热功率。每个发射体的脉宽在 125 ~ 250 ms 之间变化。当发射纳米管因老化而退化时，随着时间的推移，加速电压需要升高以稳定管电流。管内的基本真空度建议为 10⁻⁶ Pa，最差真空度为 10⁻⁴ Pa，这是通过静止靶阵列左右两侧的吸气离子泵实现的。尽管对于固定阳极管来说很常见，但所需气压的最大值比旋转阳极 X 射线管中的典型最大值低三个数量级以上，这使得该技术在旋转阳极 X 射线管中几乎不可行。

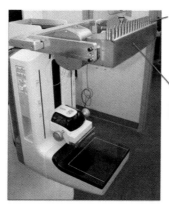
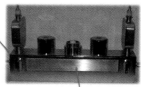

每个阴极的栅级电压（~1kV）

多光源，X射线窗口

图 6.40　用于乳腺 X 射线机中静止断层融合的系统原型和固定阳极管。它包括位于 31 个不同位置的固定反射靶线阵，图中没有单独的栅极供电电缆。基于覆盖有碳纳米管发射体的 2.5 mm×13 mm 区域，通过场致发射阴极激活每个焦点以产生轫致辐射。通常阳极上接收 25 mA 的管电流，可通过在每个子阴极的栅极外部施加大约 1 100 V 控制电压而实现。每个子阴极通常会发出 41 mA 的总电流。子阴极激活后，与其对应的子阳极接收到 25 mA 的电流。聚焦电板在 16° 阳极角下将电子子束压缩为 0.6 mm 宽度和 2.2 mm 物理长度（半高宽）的焦点。每个子阴极在每次发射时通常被激活 250 ms。（由北卡罗莱纳大学教堂山分校奥托·周教授提供）

与辛泰克不同，飞利浦和其他研究小组利用微波等离子体直接在催化剂表面生长出碳纳米管。飞利浦和俄罗斯萨拉托夫州立大学（Glukhova 等，2014）的碳纳米管结构示例如图 6.41 所示。

尽管经过几十年的深入研究，碳纳米管还没有出现在用于医学成像的商业 X 射线管中。一长串的挑战包括过载碳纳米管中碳的升华、场致拉伸、缺陷处的断裂、热阻和电阻以及支点处的过热。所有这些效应都限制了每根纳米管的适用的电场强度和发射电流。场致发射总是对发射顶点的原子结构非常敏感。离子附着往往会破坏纳米管的稳定性，因为增强的电场强度可能会超过纳米管允许的最大值。溅射效应和化学反应会消耗碳纤维。因此，残余气体量应比典型的旋转阳极 X 射线管低大约三个数量级。这给设计带来了巨大的挑战。场致发射电流必须由额外的加速栅极控制。从某种意义上讲，场致发射技术将我们带回至"前柯立芝时代"，即管电压和管电流直接耦合的时代。由于至少 1/3 的发射电流被加速栅极消耗并将其加热，因此阴极本身不是"冷发射体"。出于剂量原因，医学成像以 0.5 ～ 1.5 mm 宽度和约 10 mm 长度的焦点运行。为了获得如此大的焦点和数百毫安的电流，宏观发射面积应达到 20 ～ 500 mm² 之间。这种发射体表面上的加速电场必须保持非常均匀，以平衡中心和边缘纳米管之间的电流负荷（见图 6.41b 中的电流密度图）。继而，这种平滑要求又转化为电极之间相对较大的毫米级距离和千伏级加速电压的必要性。虽然单根纳米管只需由几十伏电压控制，但对于大型阵列纳米管来说这并不适用。

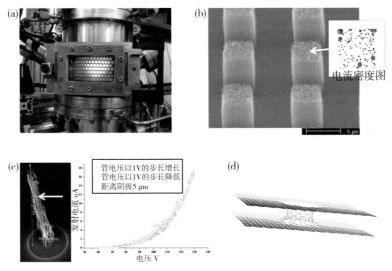

图 6.41　碳纳米管和石墨烯发射体的制备和混合结构。用于在催化基底材料上生长碳纳米管束（b）的微波等离子体反应器（a）。右侧显示了其中一束碳纳米管的电流密度图。边缘的黄色（红色）点表示高（中等）的电流密度，小灰点表示低的电流密度。这种模式揭示了由边缘增强电场引起各向异性的电流密度。（c）在电子光刻技术支持下生长的碳纳米管束；电流 - 电压曲线遵循福勒 - 诺德海姆曲线的指数行为，但由于碳纳米管束的老化和重排，电流 - 电压曲线并不是完全可逆的。（d）碳纳米管和石墨烯的混合结构，可以从薄膜边缘发射电子，对于（c）和（d），见 Glukhova 等（2014）论文。（由俄罗斯萨拉托夫州立大学提供）

　　碳纳米管展示了它们在低管电压固定靶微焦点 X 射线管之外的优势。萨拉托夫州立大学的最新研究成果是制备出碳纳米管束和石墨烯的混合物，如图 6.41（d），该混合物可能会带来更好的稳定性和来自石墨烯边缘更高的宏观电流，这能增大电场增强因子。更多细节可以在 Glukhova 等（2014）发表的资料中找到。

6.2.1.11.5　光电发射极

本节讨论图 6.17 中提到的固体材料最后一种电子发射机制。光电发射极被广泛用于加速器中，并以直流电或超导射频光电发射枪（Belomestnykh，2013）或光场提取电子枪（Mingels 等，2014）的形式产生超短电子束。它尚未用在 X 射线管中。在配备如 Cs_2Te 阴极的系统中，为了产生可靠的高电流密度和高量子效率（> 10%），必须维持比旋转阳极管大约低六个数量级的优质真空。光电发射极也出现与场致发射源类似的污染问题。金属发射体更坚固，但量子效率较低（< 10^{-3}）。然而，所有 X 射线管都只会出现一小部分光电发射。光电发射极工作过程中，内部环境被电离的真空紫外线和 X 射线照亮。因此，绝缘体因光电离而充电。对于医学成像的工作条件，负电极会由于电离产生 nA/cm^2 范围内的典型电流密度。

6.2.1.12　X 射线管内的电荷平衡

我们已经讨论完了电子发射。图 6.42 显示了典型的金属管芯的 X 射线管（飞利浦，MRC^{TM} 160CT）的电路示意图，其中包括所有主要电子、空穴（绝缘体中）和离子电流的路径。该 X 射线管没有栅控。

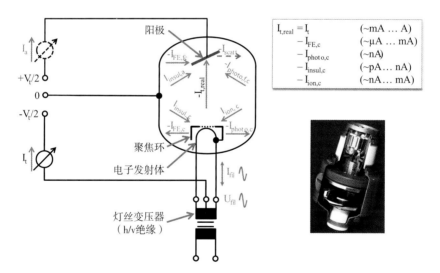

图 6.42　左图为中段为金属管壳的双极 X 射线管中的电子流和离子流。符号定义见正文。请注意，电子移动的方向与电流反向。右上角方框内容说明了典型的电流值范围，右下角图片是典型的双极中段为金属管壳的 X 射线管剖面，供参考（飞利浦 MRC^{TM} 160CT）。

由如图 6.18 中的发射特性表可知，电子发射体被灯丝变压器的交流电 I_{fil} 直接加热，灯丝变压器提供高压绝缘并产生次级加热电压 U_{fil}。直流管电流 I_t 对称耦合到灯丝变压器次级绕组的中心端子。然而，在评估 X 射线通量时，需要仔细校正。电流 $I_{t,real}$ 描述了撞击阳极的电子通量，并且与产生的 X 射线通量成正比，很难以非侵入方式被测量出来。然而，从管电压 V_t 终端的、高压电源阴极支路上，远程被测量的

I_t 是很好的近似。当高压发生器通过长电缆连接 X 射线管时，高频充电电流可能会加到管电流并妨碍管电流的精确测量。X 射线管内，来自阴极的场致发射电流 $I_{FE,c}$ 光电子流 $I_{photo,c}$ 从阴极到地通过高压绝缘体的电流 $I_{insul,c}$，离子电流 $I_{ion,c}$，必须要减去，如图 6.42 所示。通常，对于 150 kV 的管电压，场致发射电流 IFE，C 介于 1 ~ 100 μA 之间，但对于极少数发射体可能会达到 1 mA。流向阴极的光电子流 $I_{photo,c}$ 以及通过绝缘材料玻璃或陶瓷的电流 $I_{insul,c}$ 和离子电流 $I_{ion,c}$，单位通常都是 nA 或更小。这些相对较小的电流通常只是对显示的管电流 I_t 有微小的修正。然而，如果一次或散射电子路径中的气体或蒸气压力过高（超过约 10^{-1} Pa），离子电流可能达到与管电流 I_t 相同的数量级。离子电流 $I_{ion,c}$ 包含离子电荷，会轰击阴极并释放出散射电子。对于玻璃 X 射线管，管内的所有电子不可避免地被阳极收集，阳极电流 I_a 才是 X 射线通量的合适近似测量值。然而，在金属管芯的 X 射线管中，如图中所示，散射电子流 I_{scatt} 影响显著。对于双极管，因为能量低于约一半 $-eV_t$ 的散射电子被从管壳反射返回阳极，它们的散射电流 I_{scatt} 约为管电流 I_t 的 10% ~ 12%。只有最快的电子才能完全从阳极逃逸。对比散射电子流几乎为 0 的玻璃 X 射线管，阳极接地 X 射线管的散射电子流可能达到管电流的 50% 以上。与阴极一样，阳极也存在来自管壳和阴极的光电子流 $I_{photo,f,c}$，绝缘体漏电流 $I_{insul,a}$，以及来自管壳和阴极的场致发射电流 $I_{FE,f,c}$。

6.2.2　阳极

将 X 射线管的部件按成本排序，通常阳极部件价格最高。阳极组件很大程度上决定了 X 射线管的性能，因此必须物有所值。图 6.43 分别显示的是固定和旋转阳极 X 射线管的性能曲线。

为了进行公平比较，这两条曲线都显示了尺寸为 0.6 mm × 0.7 mm 的小焦点的数据，根据 IEC 60336 标准，这实际上意味着在 8° 阳极靶角的靶盘上，焦点的宽度线扩展函数的半高宽约为 0.6 mm，投影长度的半高宽为 0.7 mm。假设旋转阳极的焦点轨迹速度为 100 m/s。实线表示经过验证的数据，得到了寿命周期测试和临床经验结果的支持，虚线则表示估计值。总之，与所示的固定阳极管相比，旋转阳极管能输出高两个数量级的光子通量。首先从左边沿（a）读取顶部曲线，可以得到短暂的亚微秒曝光时间内功率与时间的关系为 $P \propto 1/t_{exp}$。电子轰击阳极，能量沉积在浅层的穿透体积内，通常为 2 ~ 5 μm 厚的钨层，具体深度取决于管电压。由于电子轰击过程发生时间很短，热传导忽略不计。在较长的曝光时间（b）内，热量会扩散到靶盘的更深层。热传导变得与矩形实际焦点的边界有关。对于线焦点，函数曲线变成了 $P \propto \sqrt{t_{exp}}$。当脉宽大于电子束在钨材料中的停留时间，却短于单个旋转周期时，额定功率 P 恒定。一旦阳极旋转不止一次（d），功率曲线由阳极外圆周的热容量决定。在靶盘多次旋转期间，热量会扩散到焦点轨迹表面下方的环形体积中，并在几秒钟内开始扩散到阳极中心并进一步扩散到转子系统，从而限制允许的脉宽，如（e）所示。最终，热交换器接管散热并限制管套组件长期运行的性能，即"平均热耗散曲线"（f）。

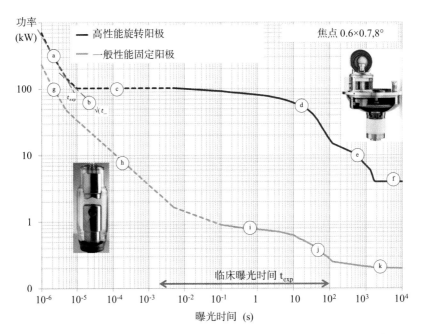

图 6.43　医用 X 射线管的热性能曲线，描述了代表尖端技术的高性能旋转阳极管（顶部曲线）和代表最低性能和中等性能固定阳极管的允许脉冲功率的对比，均为 8° 靶盘上大小为 0.6×0.7 的小焦点。实线表示在寿命周期测试中验证了的数据，虚线表示基于模拟的数据。这个表格表示 X 射线管功率 P 和曝光时间 t_{exp} 的函数：（a）线性关系 $P \propto 1/t_{exp}$ 一般适用于旋转阳极的亚微秒脉冲（Whitaker，1988）；（b）与（a）类似，对于线焦点，受微米厚的受热靶盘体积的热传导影响，函数曲线改变成：$P \propto \sqrt{t_{exp}}$（Oosterkamp，1948a）。（c）P 为常数。脉宽介于钨表面焦点的停留时间和旋转周期之间（Oosterkamp，1948b）。（d）阳极外缘的热容量占主导地位。（e）其他部件如转子系统成为限制部件。（f）对于无限长的曝光时间，热交换器限制了系统性能。（g）曲线类似于（a），但有一定降低，是由于其侵蚀的靶盘体积相对于旋转靶盘是减小的。（h）钨表层热扩散关系为 $P \propto \sqrt{t_{exp}}$。（i）钎焊结构对钨铜界面的温度限制和所用铜合金的使用温度（通常约为 400℃）成为限制因素。（j）向周围冷却油的散热功率是有限的。（k）长期功率取决于管套组件向空气散热的功率。

　　示例的中型固定阳极管（飞利浦 FO 17）以左侧的（g）为起点的底部曲线是类似的。与旋转阳极相比，固定阳极大约 10 mm^2 的侵蚀靶盘面积远小于旋转阳极 600 mm^2 的侵蚀焦点轨迹。尽管侵蚀机制不同，但两者都主要由温度来决定。热循环侵蚀旋转阳极，而靶盘材料的热扩散和应用相关循环次数侵蚀固定阳极。只有通过限制钨靶中的热梯度，才能实现不错的 X 射线管寿命。在区域（h）中，钨表层中的热扩散函数

关系为 $P \propto \sqrt{t_{\mathrm{exp}}}$，类似于旋转阳极。这里的特性取决于脉冲的占空比。在不利条件下，脉冲功率必须降低，甚至低于直流功率。在（i）处的主要限制因素为，钨靶嵌体和铜体之间的界面达到钎焊结构的温度极限。从（j）处开始，热量逐渐扩散到周围的油中，当铜表面温度达到约 200℃，油开始化学裂解并形成碳泡沫隔离层。对于旋转阳极 X 射线管，沿（k）线的长期功率受到管套组件向空气中散热功率的限制。

6.2.2.1　固定阳极靶

图 6.45a 所示为一个固定阳极靶，与图 6.6 和 6.44 所示的无损检测的固定阳极管一样。图片上部分展示了阳极靶盘和铜钨界面的细节图。经过长期的寿命测试后，在图 6.45 下面的照片中可以分辨出不同失效形式的图案。图 6.45b 显示了 X 射线管功率过载后形成的熔融焦斑。热循环破坏后焦点的特写如图（c）所示。沿钨转换层晶粒的裂纹形成如（d）中的剖视图所示现象，而（e）中显示了钨层下方的铜板因循环过热再结晶和穿晶裂纹所致的破坏。

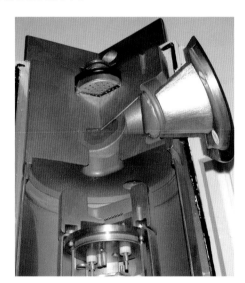

图 6.44　图 6.6 中无损检测管的水冷固定阳极特写。图片底部可见一个穿过阴极的切口，顶部是带有电子收集结构和喷水头的铜阳极。

由于铜在超过 200℃ 的温度后对再结晶很敏感，因此冷却靶盘的方式对于固定阳极管的负载特性非常重要。图 6.36.5 中的 X 射线管是通过向油中导热来进行散热。金属和油之间的接触面积通过可见的通道实现最大化。此外，阳极处的高电位迫使油在 X 射线管和高压发生器组合的管套内循环。油被部分电离和极化，电场及其梯度驱动阳极柄周围的液体流动极大增强了散热。如前所述，为了可靠运行，必须遵守几个温度限制。首先，靶盘表层的温度不应超过使靶材的扩散和蒸发达到破坏速度的极限温度。在约 2400℃ 时，钨每秒蒸发一个单原子层（Szwarcc 等，1965）。蒸发首先会影响晶界处的弱结合原子。相互竞争的表面扩散可能会使表面变平，但也会在具有最小表面能的簇中积累原子。另一个重要的限制来自钨和铜之间的界面，如图 6.45 所示。铜的热机械循环导致铜发生重复再结晶和晶粒破裂。必须将铜基体的温度保持在 230℃以下，铜和油的界面温度低于 200℃，以避免冷却油碳化。

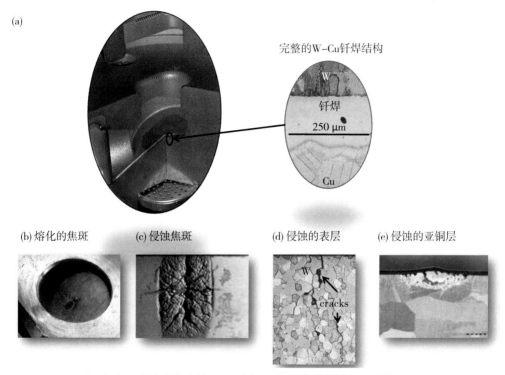

图 6.45　固定阳极靶及其失效模式的正面和剖面图像。（a）描绘了初始状态的铜 - 钨钎焊界面。（b）显示了加载过高功率密度后的熔融焦点。（c）是在接近熔点的温度频繁热循环后焦点的特写。除了对称结构外，它类似于旋转阳极管由热循环引起的焦点轨迹侵蚀。（d）显示钨中的晶间断裂，（e）表示由于铜温度过高导致的铜块材料在焦点下的穿晶开裂和位移。[图像（b）、（c）和（e）由瑞士康姆艾特公司提供]

　　水冷在散热方面有很大优势，但绝缘能力较差。另外铜 – 水界面温度不应超过 80℃，以避免水沸腾。这个限制对较高温度环境条件下的热交换器设计提出了挑战，例如在 CT 机架上时。

　　图 6.46 展示了一款用于 CT 的扫描电子束固定阳极原型管的焦点轨迹侵蚀图。电子束被磁场偏转并在回轰过程中被聚焦槽和电子发射体之间的负偏压抵消。由于铜阳极中的靶材侵蚀和真空泄漏原因，该管从未投入生产。它在最高 140 kV 的管电压下，功率可达到 14 kW。扫描电子束管的另一个原型，带有一个二维透射固定靶，已被 Speidel 等（2008）和 Tomkowiak 等（2014）用于具有逆几何结构的断层融合 X 射线成像。这种扫描聚焦管在应用于血管造影时允许在大阳极靶角和小焦点情况下使用

24kW 功率进行 1.6us 极短时间的曝光，是从静止阳极到旋转阳极之间的过渡。

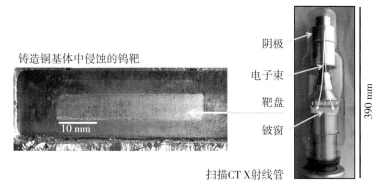

铸造铜基体中侵蚀的钨靶

10 mm

阴极
电子束
靶盘
铍窗

390 mm

扫描CT X射线管

图 6.46　1983 年的扫描电子束固定阳极管原型靶面上的侵蚀矩形。最初由科艺百代公司开发，后来由飞利浦开发。该 X 射线管用于 CT，其阴极外环绕着用于电子束偏转的磁性线圈（未展示），但由于靶盘侵蚀问题，从未实现商业化。

6.2.2.2　旋转阳极靶

与固定阳极中的热扩散相比，将冷态的材料不停地输送到焦点位置从而增加热传导可以大大提高功率密度，如图 6.43 所示。从 1897 年罗伯特·伍德提出将阴极柔性地悬挂在真空管壳内并在壳上移动焦点以扩大电子轰击的加热面积，到在飞利浦的鲍尔斯将其商业化（图 1.23），增加瞬时光子通量的需求引发了对旋转阳极及其冷却结构的大量投入，特别是在 CT 发明之后。目前，医学成像管的靶盘直径范围在 60 ~ 238 mm 之间，旋转速度范围在 50 ~ 200 Hz 之间，并且焦点轨迹速度高达约 110 m/s。

图 6.47 展示了一些用于普通摄影的阳极示例，图 6.48 展示了几个 CT 用靶盘及它们的一些关键参数。图 6.49 是用于 CT 的现代分段式高性能复合阳极的特写，它展示了新式 X 射线管的阳极须满足的一些特征。

6.2.2.3　热平衡

X 射线管的大部分机械组件需要用数值模拟方法进行温度仿真，对焦点也可以进行近似的分析处理。

6.2.2.3.1　焦点温度

基于使用高斯分布电子束加热半无限大靶面的工况，穆勒（1927）首次提出了旋转阳极 X 射线管焦斑温升的解析公式。电子与钨的相互作用区可以假定为均匀和平坦的。在几篇论文中，鲍尔斯和飞利浦的奥斯特坎普分别在固定靶和用于连续负载下的旋转靶上处理了短脉冲矩形焦点（Oosterkamp，1948a，b，c），并将渗透电子改为容积加热后求得了结果。与纯表面加热模型相比，惠特克的解决方案在 0.4 mm 的焦斑宽度和 10μm 指数衰减电子功率传输的特征深度（管电压超过 150 kV）的条件下，

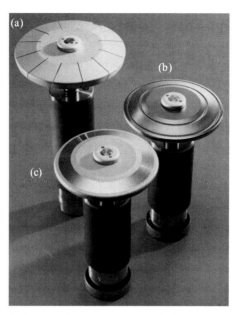

图 6.47　用于普通放射成像的转子系统。（a）用于消除切向热机械应力的分段阳极金属靶。（b）尝试消除焦距周围应力的凹槽靶盘（不成功）。（c）常规标准阳极金属靶。直径：90 mm。

X 射线管	通用电气 VCT®	飞利浦 iMRC®	万睿视 MCS®	西门子 Straton®
直径	238 mm	200 mm	200 mm	120 mm
最大热传导功率	~0	10 kW	~0	50 kW
最大热辐射功率	15 kW	10 kW	17 kW	~0
阳极热容量	6 MWs	1.25 MWs	5 MWs	0.6 MWs
CT 功率 等效：7° 阳极 1.2×1.2 焦点	140 kW	140 kW	100 kW	80 kW

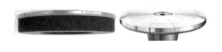

图 6.48　CT 不同厂商对旋转阳极管靶盘做出的不同选择。这些靶盘包括一个介于 0.4 ~ 1 mm 之间的钨发射层，其含 5% ~ 10% 的铼，具体含量取决于实际应用场景。下面的金属底座由 TZM 组成，这是一种钛、钼和锆的粉末烧结合金，即使在远高于 1200℃ 的温度下也能提供所需的机械强度。必要时，阳极背面有石墨，石墨通过熔合或钽钎焊到金属底座上。通用电气 VCT® X 射线管的阳极具有迄今为止市场上最大的直径，以滚珠轴承方式承载阳极，并通过热辐射来冷却。飞利浦通过 LMB 支撑 iMRC 管的分段全金属阳极，并通过热辐射和额外的热传导实现 CT 的大功率。瓦里安通过翅片靶盘截面和固定散热片实现 MCS® 管中的高效热辐射（参见图 6.64 中的特写）。最后，西门子 Straton® 管的阳极随着整个管壳一起旋转并与冷却油直接接触，从而允许高达 50 kW 的直接热传导功率。其他类型的阳极可能会被加热到 1300 ~ 1500℃，但该 X 射线管的平均阳极温度仅保持在 250℃ 左右。

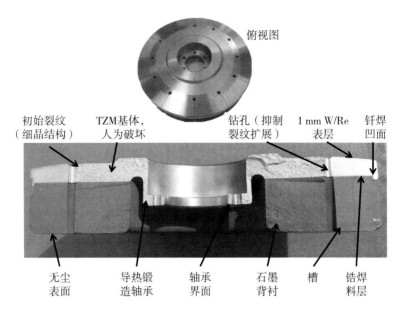

俯视图

初始裂纹　　　TZM基体，　　　　　　　　钻孔（抑制　　1 mm W/Re　　钎焊
（细晶结构）　人为破坏　　　　　　　　裂纹扩展）　　表层　　　　凹面

无尘　　　导热锻　　　轴承　　　石墨　　　槽　　　锆焊
表面　　　造轴承　　　界面　　　背衬　　　　　　料层

图 6.49　一个使用过的分段高性能 CT 复合靶，被剖开为两半。TZM 金属基体的顶部带有钨铼发射层，并在背面固定一块石墨以用于蓄热。整个阳极金属需在约 2000℃ 的温度下进行粉末烧结，之后经过锻造、退火，并最终进行机械加工。对于这种类型的阳极，石墨是用锆焊料钎焊在金属上面的，这样可以实现在 1350℃ 的界面温度下长期运行。较高的温度会导致脆性碳化物的产生和分层。尽管从热机械循环产生的沿应力释放孔径向分布的亮灰色精细结构可以看出径向裂纹的初始迹象，但阳极仍然完好无损，直到它被打开以进行检查。与滚珠轴承管的靶材不同，短而粗的内轴和轴承接口设计用于液态金属轴承以便于几千瓦的热传导。该阳极以恒定转速 105 Hz 运行。

考虑体加热，所预测的焦点温升相对于穆勒将显著降低 1/3。在医学成像的能量范围内，这种校正对于小于 0.4 mm 的小焦斑宽度变得很重要。惠特克引入了一个临界因子，负责焦斑中温度梯度的减小，其大小等于焦斑宽度与电子加热的特征穿透深度之比的平方。由于在某个特定深度处，会出现电子加热的"布拉格峰"因此惠特克关于指数衰减的假设并不完全合理（Poludniowski 和 Evans，2007）。热电子从表层向深处的背散射导致表面下某一固定平面吸收的电子数量最多，尤其是钨这种大原子序数的具有高背散射比例的材料。此外，平均电子能量随深度逐渐衰减，电子也越来越容易被阻止。

在实际应用中，如图 6.55 和图 6.56 所示，X 射线管老化后其靶盘表面与理想表面有很大差异，X 射线管制造商倾向于忽略容积加热而使用基本穆勒或奥斯特坎普焦点温升、焦斑尺寸和焦点轨迹速度的关系式，并通过寿命周期测试来校准结果。

靶盘表面粗糙化后会扩大表面积，从而使表观热焦点宽度超过临界值，因此惠特克校正很少被直接考虑。由于在等瓦特点以下时，阴极限制整管性能，因此对阳极负载有影响的管电压范围变窄。此外，空间电荷影响焦斑宽度，在最大电流工作时焦斑宽度取决于 X 射线管的管电压（图 6.25）。最后，靶盘材料的质量并不总是一致的。除了这种非理想情况之外，电子的背散射量也受到阳极粗糙化状态的影响。因此，惠特克校正因子隐含地包含在了业者从实际寿命周期测试得出的比例因子中了。然而，在远低于 0.5 mm 的极小焦点和大管电压的特殊情况下，应直接考虑它。下面的讨论将集中在适用于矩形焦点的穆勒和奥斯特坎普关系，矩形焦斑的物理长度远远超过其宽度。

图 6.50 是运行中的旋转阳极和连接了虚拟"温度探头"的关键元件的示意图。旋转阳极上的峰值焦点温度并不随焦点轨迹单元在电子束下的驻留时间 Δt 成比例上升，而是与其平方根成正比，这是二维热扩散所致（Oosterkamp，1948b）。令 f_{anode} 为阳极转动频率；d_{track} 为焦点轨迹的直径；FS_{width} 为焦斑宽度；FS_{length} 是其投影长度；a 为阳极靶角；T_{FS} 为焦斑处的最高表面温度；ΔT_{FS} 为焦点温升，即电子束通过时小面积钨上的温升；T_{track} 指焦轨正要进入电子束之前的温度。穆勒 – 奥斯特坎普方程，就可用 $T_{FS}=T_{track}+\Delta T_{Fs}$ 说明焦斑温度的上升：

$$\Delta T_{FS} = \frac{2P}{\pi FS_{length}\cdot\sin(\alpha)}\sqrt{\frac{1}{\lambda\rho c_p FS_{width} f_{anode} d_{track}}} \tag{6.1}$$

其中 P 表示减去背散射电子带走的功率后电子束轰击焦斑的净功率，λ 是靶盘材料的热传导系数，ρ 为其密度，$C\rho$ 为热容（每质量单位）。图 6.51 详细说明了一个典型的循环周期内焦点轨迹的周期温度增量。图中显示了 X 射线脉冲的生成的例子，其长度为 12 个阳极旋转周期。假定旋转频率为 150 Hz，即每个周期为 6.67 ms，总脉宽将是大约 80 ms。因此，焦迹的每个单位面都经历了 12 个 ΔT_{FS} 加热和冷却循环，最终可能导致相应的轨道侵蚀。阳极轨道温度 T_{track} 在即将进入电子束靶材之前测量，在曝光期间上升，然后在冷却期间逐渐下降。

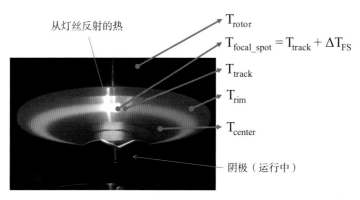

图 6.50　正在运行中的直径为 90 mm 的旋转阳极，示意图中虚拟的温度"探针"指示了各种临界温度的水平。

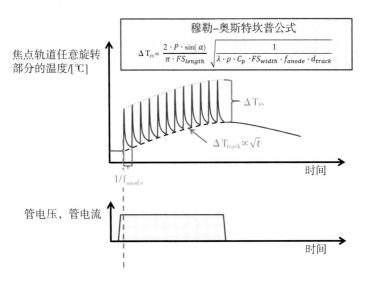

图 6.51　旋转阳极焦点轨迹中任意位置周期性变化的温度增量随时间变化的示意图。X 射线将在阳极旋转的 12 个周期内产生。焦点轨迹温升 ΔT_{track} 相对于阳极整体温度的增加与加载时间的平方根成正比。

由于 Oosterkamp（1948b）提供的解析解决方案未能正确包含材料性能随温度变化的数据，Hübner（1982）应用数值有限元分析来计算深度方向上的温度分布和相应的热机械应力。图 6.52 是根据这篇论文重新绘制的，根据 Hübner（1982 年，图 3b）的数据，计算中采用的电子背散射能量比例为 38%，这对垂直电子轰击有效（参见第 2.10 节），而不是 Hübner 使用过的 30%。该图显示了具有 100 mm 直径的钨钼复合阳极的 X 射线管焦点温度的深度分布，和图 6.2 所示的类似。

当从冷阳极开始时，钨具有较高的屈服强度，允许焦点中的初始温度梯度超过热阳极的极限范围。图 6.53 示意性地说明了负载逐渐降低的曝光方式是如何部分地使温度上升曲线变平的。

管电压 $V_{\text{t}}(t)$ 应保持恒定以维持所需的 X 射线光谱。然而，随着时间的推移在调制管电流 $I_{\text{t}}(t)$ 中存在一定的自由度，如图 6.53 顶部图表中的实线所示。图中采用的方式不是在达到最大焦斑温度后简单地停止曝光，而是通过降低灯丝加热电流来降低管电流。在管电流降低期间，管电压由高压发生器维持稳定。当曝光时间比适当冷却发射体所需的特征时间更长时，可以以焦点温度保持恒定的方式降低管电流。与简单使用降低的恒定功率水平和延长曝光时间相比，光子可以在更短的时间内产生。然而，焦点处的绝对温度可能不是阳极的唯一限制参数。由于焦斑中的热机械应力同时由温度梯度 ΔT_{FS} 决定，因此必须谨慎使用负载下降的方法。不应超过额定负载曲线（图 6.71）中规定的功率数据。

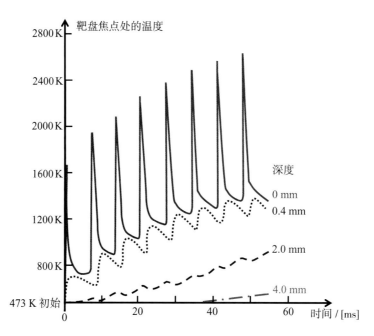

图 6.52　直径为 100 mm、阳极轨道直径为 84 mm、厚度为 10 mm 的钨钼复合旋转阳极的温度 - 深度分布图，其中物理焦斑尺寸为宽 4.4 mm，长 8mm，运行条件为 150 Hz 和 100 kW，初始温度为 473 K。（数据改编自 Huebner，1982，图 3b）

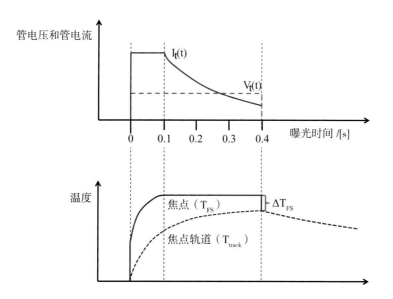

图 6.53　负载逐渐降低的曝光方式的示意图。上面的曲线中，虚线表示恒定的管电压 $V_t(t)$，保证诊断 X 射线光谱稳定，实线表示管电流 $I_t(t)$ 随时间的变化。当曝光时间长于通过冷却发射体来调制电子发射所需的时间，管电流可以从给定的时间点开始减少，从而使焦点温度保持在恒定水平。在恒定的阳极输入功率下，焦点轨迹温度通常会与时间的平方根成正比（下图示意性地显示了时间从 0 到第一个 0.1 s 的时间间隔）。随后随着 X 射线管功率的降低，焦点轨迹温度上升得更慢。焦点温度保持恒定。它是焦轨温度 T_{track} 和焦轨轨迹单位面积在电子束下驻留期间温度增量 ΔT_{FS} 的总和，它与功率成正比。相对于恒定负载，总曝光时间减少。

综合考虑靶盘材料的高熔化温度 T_{max}，与转换效率成正比的原子序数 Z、热传导系数 λ、质量密度 ρ 和单位质量比热容 c_p 的优点，用于旋转阳极的靶盘材料可以通过品质因数 $Q = ZT_{max}(\lambda\rho c_p)^{1/2}$ 来评估（Oosterkamp，1948b）。图 6.54 证实了之前的判断，即钨是轫致辐射连续谱的最佳转换材料。这也适用于固定阳极及长曝光的应用，在这些情况下品质因数变为 $Q_{stationary-anode} = ZT_{max}\lambda$。然而，对于乳腺摄影，由于低管电压和特征辐射的重要性，此时需要其他材料来提供不同的光谱和特征滤过，而这样就会牺牲最大光子通量。

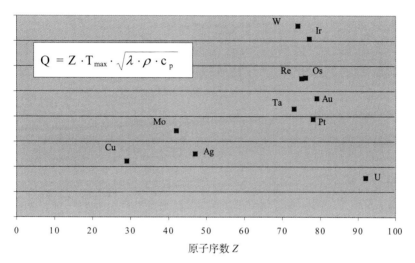

图 6.54　根据方框中定义的品质因数 Q，旋转阳极管中产生轫致辐射的靶盘材料的排名（Oosterkamp，1948b）。T_{max} 表示靶盘材料的熔化温度，Z 表示原子序数，λ 表示热传导，ρ 表示质量密度，c_p 表示质量定压热容。当特征辐射无关紧要时，钨会比较有优势，否则就没有优势。例如，对于乳腺造影应用，钼是最受欢迎的材料之一。其特有的 X 射线发射和吸收特性，有利于限制光谱宽度并降低患者吸收剂量。

即使在钨中掺有 3% ~ 10% 的铼用来增强延展性，焦点轨迹也会在放线中逐渐被侵蚀。经过出厂的工艺过程后，初始的粗化形貌可以清楚地标记出焦点轨迹的位置，其特写如图 6.55 所示。当阳极在旋转过程中释放表层应力时，靶盘表层会在电子轰击期间发生塑性蠕变而产生初始微裂纹。电子轰击产生 X 射线的转换率通常会下降 5% ~ 10%（当额定条件为 77 kV、25 mm 额外铝滤过时）。电子潜入"裂缝"后，不会产生 X 射线，且 X 射线必须穿透在表面形成的突起。幸运的是，一旦发生了最初的"泥裂模式"，进一步的侵蚀就会减慢。

热力学侵蚀、蒸发和熔化是已知的靶盘老化原因。从能量的角度进行推测，电子撞击引起的原子位错也是一种可能，因为它只需要 10 ~ 30 eV 的电子能量（Reimer，1998）。然而，原子和电子的质量的巨大差异，将能量转换率限制在极低的值。例如，100 keV 的电子撞击铜时，能量转移只有 3 eV。离子的作用在很大程度上也可以被排除。因为电子束与残余气体相互作用产生的绝大多数离子带正电，永远不会撞击阳极。

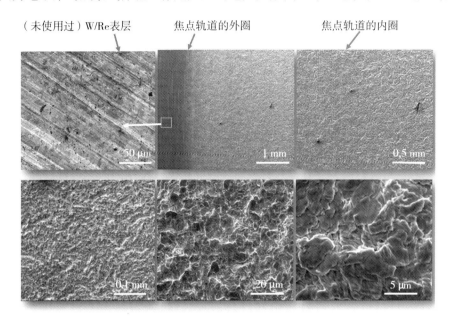

（未使用过）W/Re 表层   焦点轨道的外圈   焦点轨道的内圈

图 6.55 CT 管的初始焦点轨迹分别经过真空处理、高压老练和整管测试后的侵蚀状态与金属靶盘表面研磨后的制造状态的对比。可以看到焦点轨迹侵蚀很明显，但非常细小，没有可见的大裂纹。

如图 6.55 所示，建议在 X 射线管生产过程中有意对焦点轨迹进行预老化或"磨合"，以提高整个 X 射线管的剂量输出和高压稳定性，从而提高寿命稳定性。每一个新产生的裂缝都会突然释放出钨蒸气和微粒，在电子轰击下，这些微粒可能会导致真空放电。图 6.56 比较了寿命测试前后焦点轨迹的初始和最终微观结构。

对于用于普通摄影用的玻璃管，随着管寿命的增加，剂量输出会下降，如图 6.57 所示。

X 射线转换层的平均深度从 1 μm 增加到几十微米。最终，如图 6.56 所示，熔融晶粒阻碍了一部分光子的自由路径，从而导致光束硬化和足跟效应增加（见第 2.13 节）。在钨的表层添加 3% ~ 10% 的铼可减少热循环过程中的侵蚀量。

到目前为止，可以认为焦点轨迹是理想冷却通道的一部分。下节描述冷却整个阳极的方法。由于热焦点尺寸小，热辐射微不足道，因此必须考虑采用其他方式进行阳极的整体冷却。

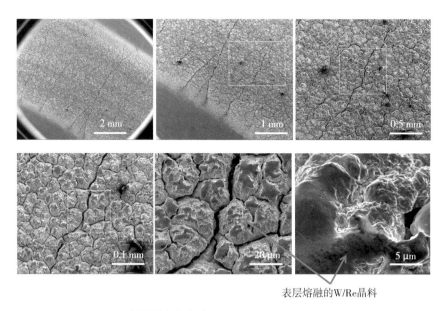

表层熔融的W/Re晶料

图 6.56 如图 6.49 所示，X 射线管在长寿命周期测试后的焦点轨迹侵蚀。径向裂纹已经出现，为反复加热和冷却的焦点轨迹提供了应力释放通道。随着裂纹穿透下方，许多钨铼晶粒暴露于不良的热传导环境下，并开始熔化。

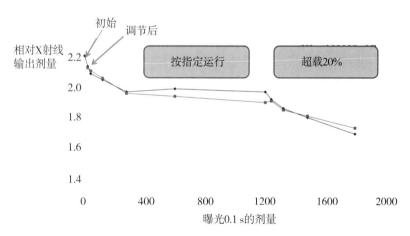

图 6.57 用于普通 X 射线成像的旋转阳极管老化效应引起的典型剂量下降现象。在 77 kV 管电压下，在 2.5 mm 厚度的滤过加额外的 25 mm 铝后，对两个具有不同成分的阳极处测量剂量。如果没有模拟患者的额外滤过，X 射线强度衰减的百分比大约是图示的两倍。显然，20% 的过载会造成严重损坏。与中度工况不同，剂量下降没有趋于平稳的迹象。

6.2.2.3.2 阳极热力学

数值计算方法为记录不同条件下阳极各子部件的温度和整个 X 射线管的温度提供了途径。图 6.58 为图 6.49 中所示的 CT X 射线管阳极的仿真示例，但没有分段沟槽，以 60 kW 在 CT 曝光 20 s。

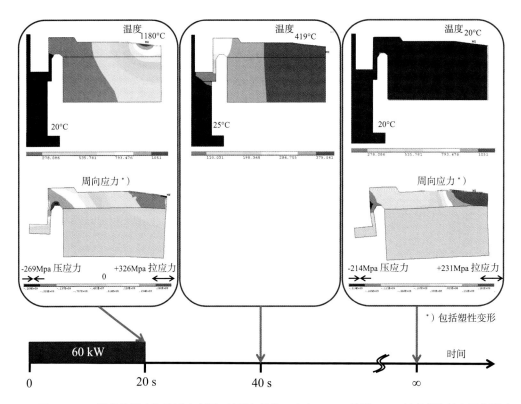

图 6.58 CT 阳极的温度和机械应力图。仿真条件为：功率 60 kW 放线 20 s，考虑背散射电子的影响，以及热辐射和热传导的冷却作用。受焦点轨迹热膨胀的影响，靶盘初始状态表现为承受周向压应力作用（记为负值），而随着焦点轨迹发生塑性变形，靶盘受到拉应力的作用，阳极边缘趋向于向上弯曲变形。过去，性能不佳的靶材会导致阳极角度减小、光子通量减小和辐射野减小的问题。

阳极的温度不均匀的。热量以环状向温度较低的中心扩散。仿真过程中，考虑了背散射电子的影响，以及热辐射和热传导冷却作用。在热应力仿真中，包括塑性变形的因素，揭示出在曝光过程中焦点轨迹下一个初始的压缩性环形应力。当材料足够热开始慢慢变化向外挤压从而释放部分应力，温度梯度的方向仍然指向中心。这些变化在冷却过程中会被保留下来。延展性应力仍在。阳极的边缘可能会翘曲变形，放大效果如图所示。实际使用过的阳极在被切开时，会发出一声巨响并开裂，如图 6.59 所示。

过去纯钨或纯钼的靶盘常受到阳极角度减小、足跟效应导致的光子通量减小以及辐射野减小等问题的困扰。但对于烧结并锻造的 TZM 合金阳极，在其顶面通过烧结或涂层的方法制备一层钨铼合金，已被证明在高温下有更强的抗蠕变性能。如图 6.60 所示的分段阳极基本上避免了几何变形。

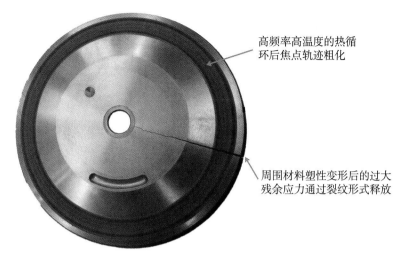

高频率高温度的热循环后焦点轨迹粗化

周围材料塑性变形后的过大残余应力通过裂纹形式释放

图 6.59　人为干涉下裂开的阳极。如图 6.58 中仿真所示，加载过程中，未分段的阳极焦点轨迹初始状态表现为周向承受压应力，从而引起了焦点轨迹附近的塑性蠕变，进一步导致了冷却后拉应力的产生。阳极靶盘由环形外圈向内收缩。图示的靶盘明显开裂的效果，是人为的在焦点位置进行切割造成的。

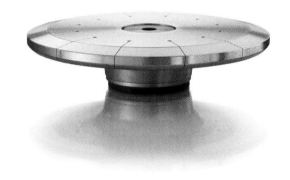

图 6.60　飞利浦 MRC™ 单极 CT 用 X 射线管中的分段全金属阳极，可持续以高达 10800 r/min 左右的速度旋转。（经由飞利浦公司提供）

6.2.2.4　冷却通道

6.2.2.4.1　背散射电子

最有效的冷却方式是减少能量输入。值得注意的是，具有高原子序数的材料，例如钨，背散射电子的比例很高。由于这些电子没有生成 X 射线，它们的剩余能量至少不应加热阳极。

图 6.61 为飞利浦的第一个商用大电流双极性全金属 – 陶瓷 X 射线管 SRC® 的切面图，已具有了背散射电子收集阱的设计雏形。电子被阴极和阳极之间的钼光栅捕获，减小了使背散射电子沿背离焦点方向反向运动的电场，将背散射电子电流增强到初始管电流（阴极）的 20% 以上。

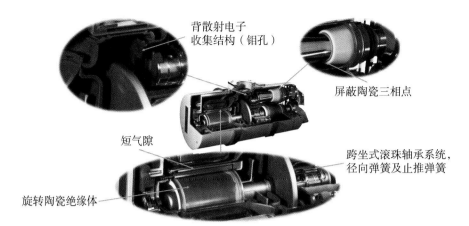

图 6.61 第一个具有电子收集结构设计的全金属/陶瓷旋转阳极 X 射线管，Super RotaliX® Ceramic （SRC）120，飞利浦 1980 年（图 1.39）。双极的设计是为了满足与旧系统的兼容并与高压电缆适配。通过位于阳极和阴极之间的接地钼孔，减小使电子沿背离焦点方向反向运动的电场，达到使输入阳极的能量最小化的目的。阳极尺寸相对于先前的 X 射线管类型可能有所增加。相对的，大幅增长的惯性动量需采用旋转阳极绝缘体和跨座式滚珠轴承系统的电机驱动的窄气隙来弥补。为了减少噪声和振动，转子在空间中几乎自由地围绕其惯性轴旋转，一端由径向弹簧支撑，轴向由推力弹簧固定。增加了一个环形屏蔽结构，通过降低场致发射的方法来加强陶瓷绝缘体三结合点处的绝缘。（图片由飞利浦公司提供）

通用电气公司为单极 VCT® CT 用 X 射线管设计的解决方案如图 6.62 所示。该电子收集极被钎焊到管壳上，围绕阴极设置，用油冷却。万睿视的改进版本如图 6.90 所示，强制冷却的电子收集极和辐射窗对这种 X 射线管的使用来说是必需的。

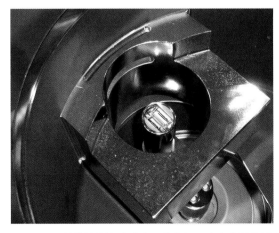

图 6.62 通用电气公司 VCT X 射线管的油冷式电子收集极。大多数被阳极（图中已省略）反向散射的电子落在电子收集极上，也有一部分由于阴阳极正对设置产生的反向电场的作用，被反射回来，对阳极（已省略）进行第二次轰击。

如 2.10 节所述，通过捕获所有背散射电子，至少可以从阳极回收 50% 的电流和 38% 的原发能量。这个比例只与管电压轻微相关。原则上，可以通过控制垂直轰击的入射电子，来进一步提高上述比率。在图 6.2、图 6.28 和图 6.62 所示的 X 射线管中，双极管中阳极和阴极之间或接地管壳和正的阳极之间的电场可能会将背散射电子中的相当一部分反射回阳极。图 6.62 所示的 X 射线管中，阴极直接设置在焦点前方。图 6.63（a）是万睿视的单极阳极端接地的乳腺摄影管，图 6.63（b）则是在 RSNA 2019 年会上推出的带有液态金属轴承（LMB）的单极血管造影管 FP-309X-L，这两者都具有减少阳极散射电子负载的设计。理想情况下，应避免任何反向电场并将焦点设置在无电场空间，如图 6.37 中的飞利浦 iMRC™ X 射线管所示。表 6.4 提供了散射电子管理的概述。在相同的阴极电流和光子输出条件下，与双极性 X 射线管相比，单极性 X 射线管从高压发生器输入热交换器的总功率高约 5%，原因是其散射电子所受的反向电场为零，以全部动能碰撞没有受到任何减速作用。此外，高压线缆布线的灵活性可以看成另一个挑战。

(a)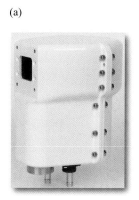
(b)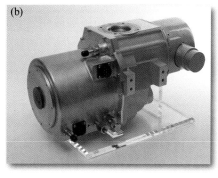

图 6.63　（a）阳极端接地的万睿视 MI500 系列乳腺摄影管。（b）2019 年推出的使用 LMB 的阳极端接地万睿视 FP-309X-L 血管造影管，旋转靶盘直径为 153 mm，转速 10800 r/min。（图片由万睿视公司提供）

表 6.4　背散射电子收集效率

X 射线管类型	极性	背散射电子 / 初始电子		备注
		电流（%）	能量（%）	
玻璃（图 6.2）	双极	0	0	玻璃带负电，将所有电子排斥到阳极
金属（图 6.7）	双极	~ 12	~ 10	需要冷却 X 射线窗口，减少散焦
金属，阴极有屏蔽环（图 6.61）	双极	~ 25	20	需要冷却金属 X 射线窗口和屏蔽环，进一步减少散焦
阳极接地，阴极正对阳极，电子收集极（图 6.62）	单极	~ 35	~ 25	需要冷却 X 射线窗口和电子收集极，进一步减少散焦
阳极端接地，阴极被遮蔽（图 6.36）	单极	50	~ 38	焦点处没有反向电场
管壳绕阴极旋转，45° 入射（图 6.8）	本质上单极	60	>40	背散射电子被旋转管壳吸收

6.2.2.4.2　热辐射

根据斯蒂芬 – 玻尔兹曼热辐射定律，X 射线管的所有子部件都通过热辐射散热，从而使能量实现跨越真空空间的传递（Siegel 和 Howell，1972）。因此，在环境温度为绝对零度和无反射的假设下，瞬时冷却速率表示为：

$$\dot{T} = A \frac{\sigma \varepsilon}{V \rho c_p} T^4 \tag{6.2}$$

其中 $\dot{T}$ 是物体温度 T 的时间导数，A 为物体的非凹面表面积，V 为其体积，ρ 为其质量密度，C_p 为其质量定压热容。$\sigma = 2\pi 5 k_B^4 / (15 h^3 c^2) = 5.67 \times 10^{-8}$　J/m²s K⁴ 为斯蒂芬·玻尔兹曼热辐射常数，k_B 为热力学玻尔兹曼常数，h 为普朗克常数，c 为光速。ε 为热辐射率，代表着漫反射表面和理想情况的差别。理想的黑体是全吸收，无反射的，举例来说，在一个封闭的空腔内，其内壁辐射热量，仅开一个截面积为 A 的小孔连通外界，则其整体的热辐射率 $\varepsilon = 1$。一个抛光镜面的热辐射率接近于 0。在非零的环境温度中，物体均会接收到来自环境的热辐射。几何条件可以作为一个有效辐射率代入。例如，对于两个同心圆柱，分别具有热辐射率 ε 和 $\varepsilon_{ambient}$ 的灰表面，面积为 A 和 $A_{ambient}$，则上述公式可扩展为

$$\dot{T} = \text{constant} \frac{\sigma}{\dfrac{1}{\varepsilon} + \left(\dfrac{1}{\varepsilon_{ambient}} - 1\right) \dfrac{A}{A_{ambient}}} \left(T^4 - T_{ambient}^4\right) \tag{6.3}$$

与来自反射靶的各向同性轫致辐射不同，粗糙物体热辐射的角度的关系基本遵循朗伯特余弦定律。当 γ 表示其与法线的夹角时，热辐射强度 $I_{thermal}$ 约为：

$$I_{thermal}(\gamma) = constant \cdot cos(\gamma) \tag{6.4}$$

这就解释了为什么图 6.65 中阳极的辉光看起来像发光的太阳一样各向同性。实际物体的热辐射率受温度的影响，如表 6.5 所示，且随辐射角变化。

在 MCS™ CT 用 X 射线管的高端系列中，万睿视优化了旋转阳极靶盘的热辐射性能，通过在阳极的金属背面设置一个大块的具有凹槽的石墨，最大限度的提高辐射散热。散热翅片则伸进凹槽内，从而扩大了辐射散热的面积（图 6.64）。

当然，玻尔兹曼的 T^4 定律也适用于玻璃管，其阳极装配在部分反射的半透明玻璃管壳中。然而，由于 X 射线辐射，玻璃的光学特性可能会随着时间的推移而改变。老化后的 X 射线管玻璃会呈褐色，其温度升高比在初始状态时更快，这是开发过程中要考虑的特性之一。

除了阳极靶盘外，其他的阳极部件也需要以有效的方式散热。图 6.2 为玻璃管中涂覆着"黑铬"的铜转子，这是通过电镀的方式将氢氧化铬和氧化铬颗粒结合到具有导电性的铬基体上实现的。其他技术也一样可应用，例如，通过将金属表面在潮湿的

氢气中加热到约 900℃ 进行表面氧化，达到"绿化"金属表面的效果。

表 6.5 热发射率受温度的影响

表面	温度（K）	热辐射率（ε）
铜，抛光表面	293	0.03
铜，黑色氧化表面	293	0.78
钼	373	0.071
	1673	0.17
钨	298	0.024
	773	0.071
	1273	0.15
	1773	0.23
碳	298	0.81
	773	0.79
碳，石墨状态	373	0.76
	773	0.71
氧化铝，白色	366	0.9

来源：VDI（1984）。

应用于真空部件时请注意。

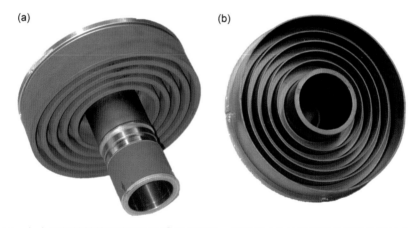

图 6.64 （a）阳极接地的万睿视 MCS® 开槽阳极，具有最大化的表面积以增强热辐射（b）与之相配合的接地管壳的固定散热翅片，完善了鲍尔斯（1933）的概念。

1920 年代晚期，鲍尔斯就已经注意到了一项挑战。滚珠轴承支撑的阳极在临床应用和患者等待过程中，将以热辐射的形式在真空环境中冷却，并在阳极中累积残余的热量。图 6.65 对这个发现进行了形象的展示。

在排气台上以 30 s 的时间间隔拍摄了发热阳极的一系列照片。此处，为了达到除气的效果，使通过电子轰击温度阳极达到约 1500℃，略高于正常工作时的极限温度。在冷却过程中，计算得出的辐射散热功率值很明显地快速下降。如果热传导占主导地位，则温度曲线和散热曲线随时间的变化趋势应是一致的。然而，明显地，如图 6.66 所示，热辐射随着阳极辉光的消退而消失。

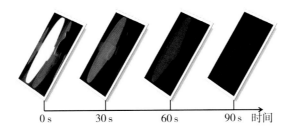

图 6.65　排气过程中玻璃管阳极的热辐射。通过电子轰击将 90mm 的全金属 TZM 复合靶盘加热至约 1600℃，并在冷却过程中每 30 s 进行一次记录。根据斯斯蒂芬 - 玻尔兹曼定律，热辐射与 $T_{anode}^4 - T_{ambient}^4$ 成正比，即发热体温度 T_{anode} 与环境温度 $T_{ambient}$ 的四次方之差。T_{anode} 相对于环境温度减少 10% 会导致热辐射的耗散功率显著的减少约 1/3。除了斯斯蒂芬 – 玻尔兹曼定律之外，钨的热辐射率会随着温度的升高而下降，从而进一步降低了该冷却途径的散热效率。受阳极成分和使用情况等细节影响，例如，焦点轨迹的糙化。

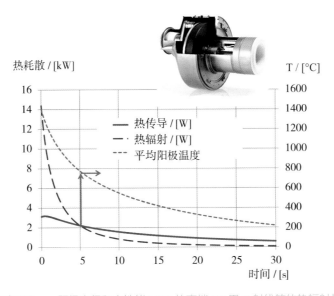

图 6.66　具有 200 mm 阳极直径和高性能 LMB 的高端 CT 用 X 射线管的热辐射与热传导对比曲线。当从最高温度水平冷却时，热辐射首先占据主导地位，提供与 T^4 定律（T 是阳极平均温度，环境温度可能低于 100℃）相符合的高冷却速率，而约 5 min 后，则是热传导占据主导地位。

　　图中所示为一个使用 200mm 直径的金属石墨复合阳极的现代高性能液态金属轴承 X 射线管，从高温状态逐渐冷却过程中的热传导和热辐射的比值。在最初的 5 min 内，阳极平均温度保持在 800℃ 以上，热辐射占主导地位。随后，随着液态金属轴承将热量传递到周围的冷却油中，热传导逐渐占据主导。大约 20 min 后，热辐射近乎停止。对典型的临床条件，如图 5.7 所示，由于阳极平均温度很少超过

800℃，热传导在示例 X 射线管中始终占主导地位。不切实际的温度假设对极端条件下最大冷却速率的表述或将产生误导，这也是负责 IEC 标准的工作组决定使用更加符合实际的指标，来替代最大阳极热容量和最大阳极冷却速率等术语的原因之一（见第 6.2.2.7 节）。

因此，理想情况下，应该将固定阳极优异的热传导和热对流性能引入旋转阳极焦点轨迹的散热中去。直到 1989 年，飞利浦推出了第一个带有液态金属轴承的 MRC® 管，对这种理论进行了实践，即图 6.66 中 X 射线管的前身。西门子的旋转管壳 X 射线管 Straton® 工作时几乎没有任何热辐射，该类型 X 射线管的冷却完全基于热传导和收集散射电子来实现。图 6.67 提供了各种冷却方式的总览。

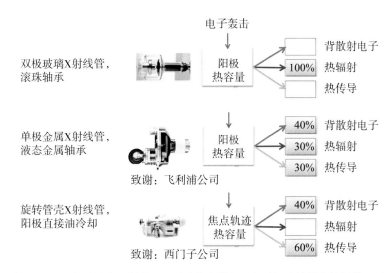

图 6.67 旋转阳极 X 射线管中的散热。百分比代表较长一段时间内的平均热耗散。对于图片最上方的玻璃管，在带负电的玻璃管壳的作用下，其所有背散射电子会返回阳极，故阳极累积了由电子束轰击产生的全部能量。此处，经由滚珠轴承的点接触进行的热传导是可以忽略不计的。因此，热辐射是唯一的冷却方式。图片中间为单极金属 X 射线管，其散热方式包括，收集极所捕获到的背散射电子占 40%、热辐射占 30%，经由流体动力学驱动的 LMB 的热传导占 30%。三重散热方式，改变了过去大热容量阳极为主的时代。图片底部则代表另一个极端，热传导为主要冷却方式的旋转管壳 X 射线管，其冷却油以直接接触方式冷却阳极，蓄热很小。同时，其电子轰击的角度（约 45°）一方面提高了背散射电子比例，另一方面，减少了 X 射线的产生。

6.2.2.5 在 CT 应用中的温度

用于普通摄影和介入性血管造影的 X 射线管的性能通常会受阴极和阳极的限制，而 CT 用 X 射线管则几乎完全受阳极的限制。如图 7.12（译者注：原著为"Figure 7.13,"经查与所述问题并不相关，且与原著第一版比较后，图 7.12 最为符合）所示的 CT 用 X 射线管，其阳极部件的温度 – 时间关系曲线描述了一种典型阳极的热性能。假设一个中端 CT 系统的病人覆盖范围为 4 cm。以一个简化的代码进行仿真，研究焦点轨迹温度、阳极靶盘温度和转子温度与阳极结构的关系。图6.68中的第一次扫描（"脊柱"）仅将阳极靶盘温度升高约100 K，但焦点轨迹周围区域达到了700℃，焦点达到了约1400℃。所有温度值都远低于临界值。管壳内的残余气体压力适中，X射线管可稳定运行。第二个患者所需的平均功率较高，包括一系列相对长时间中高功率扫描，在仅1 ~ 2 min的极短停顿时间间隔中。将阳极的外边缘、焦点轨迹以及焦点温度升高到极限。该患者的扫描过程导致管芯内气压上升至10^{-2} Pa（10^{-4} mb）。在这种工作条件下，状况不佳的X射线管可能会开始"打火"（真空放电），甚至可能导致扫描中断。阳极靶盘和焦点轨迹间巨大的温差再次表明了合适的阳极直径的重要性。热量扩散是相对较慢的，因此必须考虑到与焦点相邻的阳极外边缘的环形体积，使传递到焦点轨迹的热量最大化，而这个热量传递的过程则是可以在扫描结束之前完成的。相反，加厚阳极则是没有意义的。总体积、总表面积和厚度主要与整个冷却过程相关。采用热

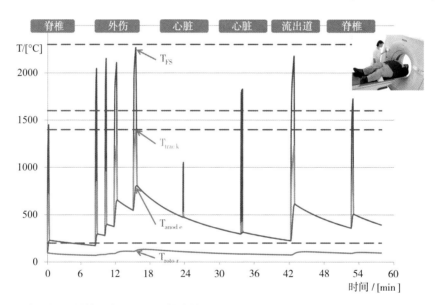

图6.68　探测器覆盖范围为2 ~ 4 cm的中端CT系统，具有200 mm阳极靶盘和LMB的高性能CT用X射线管的阳极各部件温度T与时间的关系曲线。在产品开发过程中，仿真代码作为热控制单元嵌入，且采用有限元方法进行了相应简化，但至少可体现典型临床工作的基本特点。外伤患者扫描时间较长，相应的会有较高的能量输出以及最高的阳极靶盘温度。另一方面，前瞻性门控横断面心脏扫描将保持较低的阳极靶盘温度，同时在焦点周围产生极高的温度梯度，对焦点轨迹施加最大的压力。温度的限制用相应灰度的虚线表示。焦点温度T_{FS}，焦点轨迹温度T_{track}，靶盘平均温度T_{anode}和转子系统温度T_{rotor}在任何情况下都不能超过规定值。图示的限制温度可能看起来很低，但该模型是相对简化的，且X射线管必须在这样的临床条件下工作数年。图中假定的输入功率是：脊椎：42 kW，12 s；大焦点（LF）/外伤：脑和颈椎：2×50 kW，10 s；小焦点（SF）、胸部、腹部和骨盆：2×50 kW，24 s；LF/第一次心脏：2×30 kW，0.3 s；LF/第二次心脏（静态调强）：4×80 kW，0.3 s；LF/股-腘段流出道：54 kW，30 s；和LF/第二次脊椎（肥胖）42 kW，15s。顶级CT系统具有更高的机架转速和更宽的覆盖范围，每位患者消耗的能量更少，但焦点需要能提供更高的瞬时功率以在更短的时间内产生足够的光子。

辐射散热的 X 射线管只需要储热，并要求阳极靶盘提供大的热通道。然而，这种方式存在显著的缺点，即有多达 1/3 的热容量会被占用，对这部分热量进行散热所需的时间比患者流转所需的时间要长得多，导致无法进行下一个患者扫描。总的来说，最大化阳极的直径以及通过液态金属轴承等方式进行热传导散热对 X 射线管冷却是有益的，这些 X 射线管实现了对它们的预期。

尽管图中所示的焦点温度极限是以一个绝对数值表示，但实际限制条件则需视情况而定。首先，在高温状态下进行电子束轰击时，钨的表层变不稳定。其次，作用过程中的温升 ΔT_{FS} 决定了焦点轨迹的相对热膨胀，必须加以限制。例如，尽管第二个"心脏"扫描序列温度看起来是安全的，但其 ΔT_{FS} 很大，因此仅在低热容量基础上才允许进行此扫描。

此处作为示例来讨论的 X 射线管非常适用于中低端 CT 系统。矛盾的是，覆盖范围有限的低端 CT 比高端 CT 系统对 X 射线管性能要求还高。顶级 CT 具有更高的机架转速和更宽的覆盖范围，每位患者消耗的能量更少，但要求焦点要有更高的功率容量，以在阳极靶角更大、扫描时间更短的情况下产生足够的光子。

6.2.2.6　在普通摄影和介入应用中的温度

用于介入手术的高端 X 射线管的温度曲线类似于图 6.68 中的两次"心脏"扫描。焦点温升 ΔT_{FS} 是主要的限制因素。每位患者的能量输入远小于 CT。即使在用于血管造影的 X 射线管中运行类似于 CT 的协议，其要求也没有那么苛刻，因为与 CT 相比，大型探测器可以更好地利用生成的光子。其系统旋转的时间要长一个数量级，且在三维成像时允许 30 kW 范围内相对较低的峰值功率。因此，用于血管造影的 X 射线管，其阳极可能薄，但应具有较大的直径以最小化焦点轨迹温度，提供大的"新鲜"低温表面，从而更好地控制焦点轨迹的侵蚀。焦点轨迹速度是该应用条件下的关键参数。

在讨论大体积阳极时，必须注意惯性动量。正如后续会详细讨论的，惯性动量随阳极直径和转速的增加而显著增大，而启动时间和驱动滚珠轴承 X 射线管的转子系统所消耗的能量与这个关键参数成正比。因此，高性能血管造影 X 射线管应始终连续运行。理想的解决方案为采用液态金属轴承。单纯的高蓄热能力不能完全满足这种应用的要求。

6.2.2.7　已被停用的阳极热容量单位 -IEC 标准

几十年来，随着对 CT 工作流的更高需求，旋转阳极的热容量相应增加。阳极热容量及其非官方单位 MHU 成为性能的代名词。然而，早在 1980 年代初期，具有电子收集极及金属管芯的 X 射线管的出现就使这一含义变得有争议起来。为什么储存根本不会作用于阳极的热量？如图 6.69 所示，液态金属轴承技术的出现则彻底颠覆了这一过时的技术概念。最后，旋转管壳 X 射线管在 CT 中表现良好，但其几乎没有任何热容量（MHUs）。因此，IEC 在 2010 年推出了新的 60613 标准，将阳极热容量（AHC）及阳极相关的热容量单位（HUs）停用。

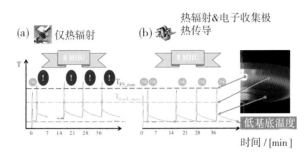

图 6.69   阳极热容量（AHC）指标以 MHU 衡量是不充分的。石墨衬底靶盘和滚珠轴承的玻璃管（a）和带有液态金属轴承及中段为金属管壳的 CT 用 X 射线管（b）都"定义"为 8 MHU。两者都具有相似尺寸和成分的阳极，并假设其加载了相同的 CT 扫描协议。玻璃管仅通过辐射散热，但中段为金属管壳的 X 射线管（b），其接地的金属管壳部分收集了很大一部分背散射电子，即使在中低温下也能以传导的形式对阳极散热。X 射线管（a）会因阳极焦点轨迹的侵蚀和金属 - 石墨化合物形成与剥落而损坏，但液态金属轴承 X 射线管（b）将具有不错的寿命。两者都能够允许进行第一次扫描，但热辐射的过早停止使得 X 射线管（a）的阳极在后续患者的第二次扫描准备期间得不到充分冷却。

6.2.2.8　X 射线管热性能相关表述

第三版的 IEC 60613 跳过了对加热图表和冷却曲线的讨论，其原因是考虑到用户无法对其进行验证，甚至可能会产生误导。高端 X 射线管技术与适用于旧术语的带有滚珠轴承的玻璃管有很大程度上的不同。对此的详细表述可以在该标准（IEC 60613，2010）的附录 A 中找到。本文仅总结了几个关键的实用性能参数，简单列举如下：

标称阳极输入功率：在特定的加载时间和规定的条件下，对单次 X 射线管负载所能加的最高恒定阳极输入功率。

标称阳极输入功率是曝光时间的函数，如图 6.71 所示。以下定义适用于介入放射和普通摄影，量化焦点轨迹性能：

标称摄影阳极输入功率：以负载时间为 0.1 s，周期为 1.0 min，无限循环次数的单次 X 射线管负载的形式给出的标称阳极输入功率。

标称摄影阳极输入功率是一个表征短时间功率的数值，X 射线管可以维持每分钟产生 100 ms 长的单次曝光，表征了脉冲性能以及冷却性能。

CT 是较为特殊的，曝光几秒，即需要约 10 min 来冷却并在两次患者扫描间隙重新调整设备：

标称 CT 阳极输入功率：以负载时间为 4.0 s，周期为 10 min，无限循环次数的单次 X 射线管负载的形式给出的标称阳极输入功率。

至此，上述简单的标量值代替 MHU 等重新定义了 CT 用 X 射线管的性能。它包含了冷却性能，因为其负载条件是基于实际的患者流量设定的。这个参数也能够反映出现代 CT 系统约 4 s 的典型曝光时间。除此之外，也定义了一个扩展的替代方案：

CT 扫描功率指数（CTSPI）：描述拟用于 CT 的 X 射线组件在单次负载的特定负载时间范围内、给定周期时间下的特性，按下式计算：

$$CTSPI = \frac{1}{t_{\max} - t_{\min}} \int_{t_{\min}}^{t_{\max}} P(t)d(t)$$

式中，$t_{\max}$ 为负载时间上限，单位为秒（s）；$t_{\min}$ 为负载时间下限，单位为秒（s）；$P（t）$ 为表示单次额定负载功率的函数，单位为千瓦（kW）。

CTSPI 是一个更复杂的单指标，旨在将 X 射线管性能映射到较宽的曝光时间谱中。

其他参数则表示了阳极和管套组件的长时间冷却性能以及散热器的性能：

X 射线管组件输入功率：在曝光前和曝光期间和曝光后，出于所有目的而加载在 X 射线管组件上的平均功率，包括输入到旋转阳极 X 射线管定子、灯丝和 X 射线管组件内所有部分的功率。

标称连续输入功率：规定的可连续施加于 X 射线管组件的最高 X 射线管组件输入功率。

连续阳极输入功率：规定的可连续施加于阳极的最高阳极输入功率。

由于许多 X 射线管的数据表仍然用旧术语来表述，因此需对其进行简要讨论。图 6.70 是根据过时的第二版 IEC 60613 标准绘制的一组加热和冷却曲线。它提供了一个简单的、数值的、单层的热量积分模型，如下式：

$$AHC(t) = AHC_{\max} \frac{\left[T(t_0) - T_{ambient}\right]}{\left[T_{\max} - T_{ambient}\right]} + \int_{t_0}^{t} \left[P(t) - P_{cool}(t)\right]dt$$

其中，假设阳极最高温度 $T_{\max}$ 为各向同性的，则 $AHC_{\max}$ 为该温度下的最大阳极热容量；$T（t_0）$ 为开始时间 t_0 时的温度；P 为阳极输入功率；P_{cool} 为阳极热耗散功率。为了简化，假设热量与温度之间的关系是恒定的。"阳极"包括与阳极同电位的所有组件，通常包括转子部分。一些读者可能会误以为此处的单位是 HUs。事实上，IEC 是参考国际单位制的单位，避免有歧义的单位。如 1.3.3 章节所述，一般认为阳极热容量（AHC）的单位在焦耳和 HUs 之间的转换系数仅适用于传统的双脉冲高压发生器，但其在直流高压发生器中的应用也逐渐变得常见，相当于 1[heat unit]= $\sqrt{2}$ [joule]。

在被基于计算机仿真的算法取代之前，加热和冷却图表是在复杂的曝光方案如 cine 模式和混有透视的序列曝光中，避免发生 X 射线管过热的一种简便方法。图 6.70

可以解读如下：假设 X 射线管根据加热曲线获得 AHC，从曝光时间 t_{exp} 沿曲线上升，则该曲线近似表示了 t_{exp} 期间提供的平均能量。这一过程可包括单次曝光或一系列曝光。冷却曲线，描述了 AHC 随时间变化到 0 的热耗散的过程。该最大值不适用于临床条件下。IEC 也在早期版本中要求在验证过程中不应损坏 X 射线管，但是组件可能会稍有损伤。为进行详细说明，该图假设了两个加热循环，中间有一个短时间的停顿。第一次加热从热容量为零的冷管开始，并在 4 min 内以 12 kW 平均负载，AHC 达到图示的较大值 1750 kJ。接下来是 7 min 的冷却时间 t_{cool}，在此期间 AHC 下降到约 600 kJ。第二阶段则以平均 5 kW 加热 3 min，结束时 AHC 为 1050 kJ，没有过热。与输入功率和曝光时间不同，用户无法验证温度和 AHC。AHCs 只能由制造商说明。

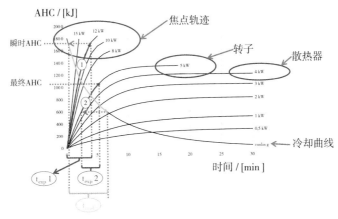

图 6.70　依照被第 4 版本替换的旧版 IEC 标准 60613 阐述加热和冷却曲线。这组曲线表示了一个简单的单一水平热量积分过程。假设 X 射线管的 AHC 是按照加热曲线变化的，随着曝光时间 t_{exp} 的增加，沿曲线变化的值为 t_{exp} 期间接收的平均能量。这一过程可包括单次曝光或一系列曝光。冷却曲线以 AHC 随着时间的变化来表示热耗散的过程。为了更详细的阐述，该图假设了两个加热过程和一个冷却的过程。第一次加热从热容量为零的冷管开始，并在 t_{exp}（1）=4 min 的时间内以 12 kW 平均负载，使 AHC 达到图示的较大值 1750 kJ。接下来是 t_{cool} =7 min 的冷却时间，在此期间 AHC 下降约 600 kJ。第二阶段则以平均 5 kW 加热 3 min，结束时 AHC 为 1050 kJ，不会导致过热。受限制的部件标示在加热曲线终点处，其中，快速上升的曲线的中断是为了防止阳极外缘和焦点轨迹的过热，剩余曲线中有一条反映了所允许的最大转子温度，加载时间更长的曲线则反映了换热器的性能。

　　以下数据是 X 射线管实际随附文件的一部分。图 6.71 是电流和额定功率图表，即不同管电压下，最大允许管电流 I_t 随横坐标上的负载时间 t_{exp} 的变化情况。对低于等瓦特点的管电压，曲线的端点是由阴极有限的发射能力决定。因此，列线图适用于判断旋转阳极 X 射线管的阳极以及阴极的性能。此图标对应的 X 射线管可以用于 250W 功率连续加载，也就是一系列连续曝光或持续加载。一些供应商仅宣称 20W，但同时会标注更大的瞬时额定功率。左侧所示的短时间功率值体现了焦点轨迹的容量，主要受焦点温度的限制，在分钟级别曝光时间的值则体现了阳极尺寸及其冷却性能。

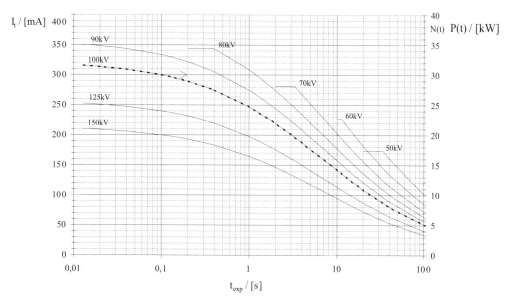

图 6.71　X 射线管特性表或称为"列线图"。它规定了不同管电压下所允许的管电流 I_t，单位为 mA，随横坐标上的加载时间 t_{exp} 的变化情况。在这种情况下，当管电压低于 80 ～ 90 kV 之间的等瓦特点时，图示端点是由阴极有限的发射能力决定的。额定负载可以从右纵轴读取，如果没有说明，也可以通过将 100 kV 对应的曲线的左纵轴数值除以 10 后以 kW 为单位读取。

　　第 5 章指出了 X 射线介入成像的特点。用于电影模式的脉冲式放线或用于血管造影径流模式的一系列长时间的单帧曝光与透视模式融合用于定位。现代系统是完全自动控制的，放射技师在对患者进行曝光之前不需要再阅读序列曝光和数字电影模式的加载图表，而只是作为基准和比较用。

　　图 6.72 中的表格显示了在典型等效阳极输入功率（在本例中为 750 W）的基础上，心脏电影成像运行中的一系列 X 射线脉冲的最大阳极输入功率（以 kW 为单位）。当使用表中数据时，至少能够使阳极在冷却的时间（例如 10 min）内，阳极输入功率积分的平均值不超过上述值。左列为脉冲的占空比，标题则标示了整个周期的信息。除此之外，由于 X 射线管可能以不同转速运行，转子频率和焦点参数也被列出。数字电影模式的加载图表也可用于评估 X 射线管在脉冲透视模式中的性能，该模式通常以约 50 ms/s 的占空比运行。

　　另外需要探讨的是与数字电影模式类似但格式略有不同的序列曝光模式。图 6.73 显示了当每次曝光需要 65 kW 的阳极输入功率时，基于 250 W 的等效阳极输入功率，每个曝光序列的最大允许曝光次数。与数字电影模式相比，低等效阳极输入功率反映了应用的不同。血管造影的准备，包括造影剂的跟踪，需要一定的时间，允许 X 射线管进行冷却。但对于序列中有限次数的曝光，良好的对比度要求更高的功率水平。

焦点: 0.7					4200 r.p.m.	
占空比	运行一次电影成像的总秒数					
[ms / s]	5	8	10	15	20	30
10	60	60	60	60	60	60
20	59	59	59	59	59	59
32	59	59	59	58	58	57
63	58	57	57	56	55	54
75	58	57	56	55	54	53
100	57	56	55	54	53	51
125	56	55	54	52	51	49
150	56	54	53	51	49	47
160	55	54	52	50	49	46
200	54	52	51	48	46	43
250	53	50	49	46	44	40
300	52	49	47	44	41	38
375	50	47	45	41	38	34
400	50	46	44	40	37	33

图 6.72　示例性的数字电影模式加载图表。该表列出了数字电影模式中，基于 750 W 的等效阳极输入功率情况下，每个脉冲的最大阳极输入功率（kW）。左轴量化脉冲的占空比，标题是该协议的时间长度。举例来说：典型的摄影成像是每秒 30 个脉冲，时间为 6 ms，占空比 180 ms/s，时长 10 s，且允许 51 ~ 52 kW 之间的功率，即 51 kW 为安全值。如温度图（点线）所示，较小占空比的摄影成像时，如 10 ms/s（以 60 kW 举例），受焦点温度 $T_{FS\,max}$ 的限制，而较大占空比时，如 400 ms/s（以 33 kW 举例）则受焦点轨迹温度（实线）限制。由于假设的等效阳极输入功率为 750 W，转子（虚线）和其他"反应迟钝"的温度水平都不是关键限制温度。

焦点	0.7		阳极输入功率：65 kW							4200 r.p.m.		
曝光/s	单次曝光的毫秒数											
	20	40	80	100	120	150	175	200	225	250	275	300
12	8	4	2									
10	8	4	2	0								
8	8	4	2	1	1							
6	8	4	2	1	1	1						
4	8	4	2	1	1	1	0	0	0	0		
2	8	4	2	1	1	1	0	0	0	0	0	0
1	9	4	2	1	1	1	0	0	0	0	0	0

图 6.73　序列曝光的加载数据。表中列出了基于 250 W 的等效阳极输入功率，每次曝光需要 65 kW 的阳极输入功率时，允许的最大曝光次数。

尽管类 CT 的三维成像在介入成像中的重要性日益增加，但尚未为血管造影 X 射线管设计专门的规范。不幸的是，新的 IEC 术语"标称 CT 阳极输入功率"几乎没有针对任何介入性血管造影 X 射线管的说明。对于脉冲模式，数字电影模式的加载图表可以最好地表征 X 射线管的性能。对于连续负载运行，建议用户参考单次额定负载表。

6.2.3　转子系统，驱动，真空轴承

尽管转子动力学的具体内容超出本文涉及范围，但轴承、振动、噪声、回转力、

离心力和热管理等关键方面仍需讨论。

　　为什么说轴承在真空状态下工作是一项技术难点呢？在大气环境下使用的表面涂层润滑剂技术，无法与封闭的柯立芝管内高真空度的严格要求兼容。通常它们都会挥发出某种气体，这样意味着它们的蒸气压很高。由于没有中间层，在高温高压下轴承金属部件之间会直接发生原子级别接触。这种情况下，在 3000 ~ 12000 r/min 之间的典型转速下，硬质钢材制造的滚珠轴承在经过几分钟的旋转后会很快磨损。自鲍尔斯的首次系列量产后，不断提高的转子速度，重达数公斤的阳极和超过 30 g 的离心加速度等 CT 参数对工程师提出了挑战。随着时间的推移，两类轴承已经慢慢得到改进。在讨论鲍尔斯的滚珠轴承和更高级的液态金属润滑的滑动轴承［也被称为螺旋槽轴承（SGBS）或 LMBs］之前，应先谈及驱动和转子动力学等几个方面的内容。

6.2.3.1　转子驱动

　　通常，一个 X 射线管通过异步鼠笼电机产生电磁力，电磁力穿过其真空外壳后产生外部扭矩。定子线圈激发一个旋转的径向磁场，通过铜柱耦合，如图 6.2 所示。圆柱体中的涡流又会产生一个额外的相移磁场，该磁场增加在外部磁场上，并在转子中产生了洛伦兹力。该力以切线方式产生作用，并在外部磁场旋转时驱动转子，或者在使用直流电源磁场静止时，使转子刹车。最简单的定子的第一个线圈使用交流电源，在第二个线圈上增加移相电容，如图 6.74（a）所示。对于滚珠轴承 X 射线管，转子频率等于电源频率减去几赫兹的转差，这解释了为什么一些地区的许多 X 射线管规定的标准驱动频率在 60Hz（如美国），跟其他地区的 50Hz 有差异。更复杂的定子允许更高的电源频率，如 150 Hz 或 300 Hz。当驱动力矩随转差消退而变小时，现代驱动设备可通过改变频率和电流来提高其加速度。滚珠轴承 X 射线管的转子工作频率通常适应于这种应用约 3600 r/min 的低转速，可以延长轴承寿命并最大限度的减少噪声，在 X 射线透视检查中很常见；约 10800 r/min 对满阳极输入功率是必须的；在两者之间，用很短的时间进行转子加速。启动时间很大程度上取决于阳极直径、电机气隙、控制频率和驱动器件的额定功率。对于具有小气隙的高效电机，转子与阳极隔开并接地，如图 6.61（Hartl 等，1983）所示的 X 射线管，其典型的加速时间为 1 s；对于重型 CT X 射线管，其加速时间长达十几秒。当然，对于具有连续旋转工作要求的液态金属轴承 X 射线管来说，启动时间并不那么重要，其他参数排在第一位。一方面，转子驱动必须克服轴承部件间静止时的摩擦直到液态金属将静止和旋转的轴承部件分开；另一方面，是电机在标称速度下克服相对较大的流体动摩擦力的能力。图 6.74（b）显示了该问题的优化解决方案，将一个对称定子置于转子内并处于高电势，可最大限度地减小气隙。

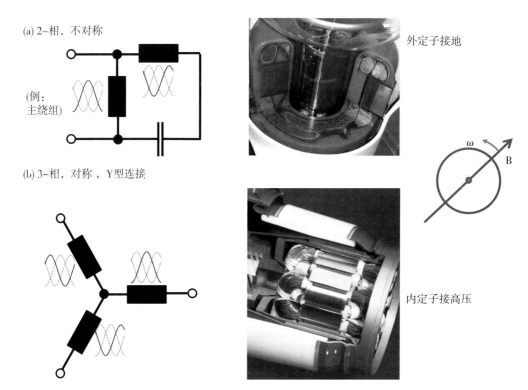

图 6.74 电机驱动中定子概念。（a）如图所示，展示了一个简单的，由网电供电的非对称两相定子，可以通过将一个线圈连到主绕组（main），另一个连到包含移相电容器的副绕组（shift）。当采用低摩擦滚珠轴承系统时，转子频率和驱动频率有 1 或 2 Hz 的转差滑差。图中左侧所示的铁轭是径向磁场线的磁场导引之一；右侧的铁轭带有切向部分。如右图所示，从阴极看，旋转方向为逆时针。（b）显示了具有更复杂线圈和轭结构的多相对称定子，例如三相 Y 连接，它允许通过更高的效率和可变的斜升频率来使启动时间最小化。对于流体动摩擦力较高的液态金属轴承来说，这是一种更好的方式。图中对称的三相定子浸润在冷却油中，并伸入真空转子的内孔中，这样可以缩短气隙并提高 X 射线管螺旋槽轴承的启动力矩。（飞利浦 MRC 162 CT）

6.2.3.2 转子动力学，转动惯量和启动时间

有兴趣想深入理解的读者可以参考大量关于转子动力学的文献（Kramer 等，1993）。转子在旋转时会抵抗状态的改变；让其开始绕中心轴旋转或者提高角速度 ω 均需要力矩 T_p，类似于惯性体，需要外力才能加速。惯性质量 m 转化为惯性极矩 I_p。转子的惯性矩由其整个体积 V 的积分给出：

$$I_P = \int \rho(r) r^2 dV$$

其中 r 是积分的体积元素 dV 与中心轴的距离，$\rho(r)$ 是局部质量密度。如预期的，在以恒定的中心扭矩 T_c 加速过程中，角速度从 $\omega(0) = 0$ 上升，其中：

$$\omega(t) = \frac{T_c}{I_p} t$$

转动惯量随着阳极直径的增大而急剧增加。仔细观察图 6.75 中带有滚珠轴承的典型玻璃管，可以看到厚度大致恒定的阳极靶盘。其转动惯量随阳极直径 d_{anode} 的四次方增加而增加。如果忽略（细长的）铜柱、轴承和轴，假设质量密度为 ρ 且厚度为 h_{anode} 的均匀靶体，惯性动量变为：

$$I_p \approx \frac{\pi}{2} \rho h_{\mathrm{anode}} d_{\mathrm{andoe}}^4$$

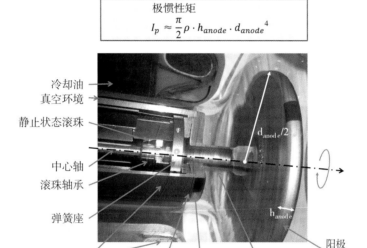

图 6.75　1970 年代低振动径向扁平弹簧球轴承组件剖视图。动不平衡的阳极的惯性动量在空间中保持稳定，旋转系统可以围绕中心轴自由移动，而不会将振动传递到外部。

由于阳极的厚度通常随着靶盘直径的增加而增加，上述关系甚至接近于 5 次幂。这会影响临床工作流程。若采用相同驱动扭矩 T_c 的电机驱动，当阳极直径仅增加 10% 时，滚珠轴承 X 射线管的启动时间 t_{prep} 须增加 40%，如：

$$t_{\mathrm{prep}} = \omega I_p / T_c \approx \mathrm{constant}\, d_{\mathrm{anode}}^4$$

对于 CT 来说，在扫描之前必须加速整个机架，机架系统的启动时间足够长可以隐藏 X 射线管的准备时间。但这不适用于普通摄影和介入 X 射线，准备时间在这里变得重要。在热性能允许的前提下，滚珠轴承 X 射线管的阳极靶盘小一些反而更好。但连续旋转的螺旋槽轴承最终解决了这个问题。这就是飞利浦在 1989 年通过引入液态金属螺旋槽轴承将阳极靶盘直径增加了几乎一倍，却更减少了启动准备时间 t_{prep} 的原因。

应注意风冷的滚珠轴承 X 射线管中大阳极靶盘的另一个缺点。电机提供给转子的动能 E_{rotor} 为：

$$E_{\text{rotor}} = \frac{1}{2} I_p \omega^2$$

ω 为最终角速度。由于磁场间隙较大，标准双极 X 射线管组件的电磁异步电机的效率并不理想，通常只有 50% 左右。与在空气中的电机中不同，真空外壳要求磁场间隙在 3 mm（阳极接地管的最佳情况）到 12 mm（双极性玻璃管）之间。驱动转子的磁场感应必须克服很大的磁阻。它从油下的极片边缘延伸到铜转子内的铁芯，同时切入真空外壳。例如图 6.2 中所示，大多数普通摄影用双极 X 射线管需要额外的隔离间隙，因为转子处于阳极电位，而定子处于接地状态。大磁阻会导致定子线包和转子驱动设备中的高无功电流和功率损耗。对于阳极直径只有 90 mm 的 X 射线管来说，单次的启动程序输入约 600 J 的热能和动能到 X 射线管中是很常见的。由于随后转子必须通过一个减速磁场来停转以延长轴承寿命，因此在一次完整的曝光程序中该值会增加一倍。如果放射技师按住准备按钮不松，这会增加约 50 W 的恒定驱动功率，以在曝光期间保持速度。在临床日常工作中，可能有不合作的患者或缺乏经验的人员，这个时候可能会发生的情况是，仅通过运行电机的启停和灯丝加热产生的热量，就能将在炎热检查室中的风冷 X 射线管加热到其最大散热功率。阳极的铜转子也会因受到热应力而导致效率降低。鉴于这些问题，包括定子、转子和轴承的老化，一般建议每分钟内启停次数不要超过两次。如果阳极直径稍微增加，例如从 90 ~ 100 mm，上述热量输入和启动时间会恶化 1/3 以上。总之，在给定的射线成像要求下，应尽可能使用最小的滚珠轴承阳极。这可以节省资金和延长轴承寿命，并通过减少启动时间和提高整体冷却能力从而潜在地提升工作流程。

6.2.3.3 振动和噪声

X 射线管的转子经常处于不平衡的状态，因为即使经过仔细组装并在垂直于旋转轴的一个或多个平面（图 6.76）上做过初始平衡，热循环也会导致机械变形（Lobanov 等，2012）。这可能会导致子部件在加热和冷却过程中暂时或永久性错位。不幸的是，X 射线管管壳组件中的轴承支撑部分（图 6.77 中描绘的示例性结构）很难制造得足够坚固，所以很难避免在高速 X 射线管的转子相关频率范围内发生固有共振。图 6.37 中的飞利浦 iMRCX 射线管是一个例外，它在高刚度的金属陶瓷框架中配备了双支撑螺旋槽轴承。

大多数 X 射线管的固有共振出现在 3000 ~ 9000 r/min 之间，如图 6.78 中所示。高速 X 射线管通常在超临界条件下运行，即转速超出主共振频率。在启动和刹车期

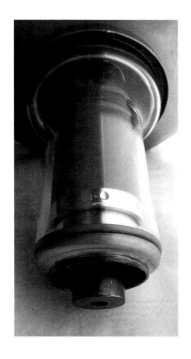

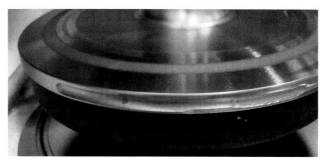

图 6.76　旋转复合阳极钨钼锆靶盘外圆周上的平衡调节钻孔。第二个平衡面通常位于转子系统中（图 6.77）。

图 6.77　转子支撑示例。轴承座通过底部的可见孔，用螺栓固定在管套上。在其他结构中，重力和不平衡力通过刚性的金属陶瓷 X 射线管框架传递，然后将其保持在中心。转子中可见平衡孔以及金属盘上的第二组切削孔（图 6.76）。通过在两个平面上降低飞轮效应来保证平衡。

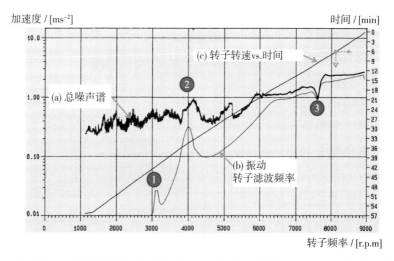

图 6.78　滚珠轴承 X 射线管的典型机械振动和噪声与转子频率的关系。曲线（a）和（b）显示了转子频率和加速度（左轴）的关系，在没有管壳的情况下，将探针直接安装在由泡沫垫软支撑的 X 射线管金属中心部分的辐射窗口处并测量。该方式主要是为了用无创的方式测量 X 射线管子部件的共振。曲线（a）不仅表示整个可测频谱中的加速度，也显示出了产生的可测噪声，曲线（b）表示已被过滤并仅描绘了与实际转子频率相位相同的振动。（c）是转子速度（横轴）相对于时间（右轴）的自由滑行曲线，所有测量均未施加电磁制动。1 处表明 X 射线管支撑的共振，2 处是安装在 X 射线管框架内转子系统的主要固有共振（注意：没有管壳）。3 处的特殊下降表明由转子引起的阴极共振。根据这个结果，阴极支承后面被加强。

间通过该频率时可能会产生嗡嗡声（图 6.78）。该图的加速度测量突出了高频信号。在低速时，转子产生的不平衡力通常很小；当超过临界转速时，不平衡力会发生改变。转子试图通过重心获得它的自然旋转轴，但是由于不平衡，该旋转轴偏离了机械对称轴。整个 X 射线管组件由此产生的振动可能会让用户感到厌烦，降低轴承寿命，甚至导致图像采集失真，例如探测器中的啸叫噪声。在一些严重的不平衡情况下，轴承剧烈磨损，铜转子因发热导致效率低下，阳极甚至可能在加速过程中"陷入共振而卡死"，从而导致焦点轨迹的热损坏，如图 6.82 所示。

刹车过程也值得关注。不建议在没有强制电磁制动的情况下让滚珠轴承转子从超出共振的速度自由滑行。这种内部没有弹簧预紧力的转子会经历 1 h 或更长时间的滑行，展示的是轴承低摩擦的信号，如图 6.78 所示。转子频率可能会在谐振频率附近停留很长时间，例如图 6.78 中，从关闭后的 31 min 到超过 50 min。敏感脆弱的真空轴承可能会恶化。

自旋转阳极 X 射线管发明以来，滚珠轴承噪声一直备受关注。实际上某些类型的噪声表明轴承磨损。然而，噪声并不总是与短的 X 射线管寿命相关。一些涂层会比其他涂层使轴承运行更平滑。

当 X 射线管转动时，噪声模式经常会发生变化，同时轴承滚珠会在新的微观滑道滚动。可以肯定的是，当一个安静的 X 射线管被替换成一个噪声更大的 X 射线管时，轴承噪声会很令人烦躁。但是耐心等待后，滚珠和滚道会随着时间的推移而变得顺滑。在旋转时小心地调整 X 射线管的角度也可能有所帮助。此外，必须考虑陀螺动量，这部分将在下一章节讨论。

6.2.3.4 陀螺动量

当具有惯性极矩 I_p 和角速度 ω 的 X 射线管转子被迫以强制进动的角速度 ω_g 改变方向时，作用在 X 射线管轴承上的合力动量 M_g 的绝对值等于

$$M_g = I_p \omega \omega_g$$

CT 系统被设计为可避免陀螺动量。在机架旋转的情况下，X 射线管转子角动量的方向将保持不变，并且两者转子的角动量稳定地保持平行。其他旋转部件（如风扇叶片或泵转子）也进行了同样的尝试。然而，如果 X 射线管需要稍微倾斜安装，以增大被阳极角度限制的辐射场，或者当 X 射线管转子在机架倾斜期间旋转时，情况就不同了，轴承会受到额外的陀螺力。陀螺效应在介入 X 射线成像中所谓的翻滚动作中尤为重要。C 形臂以共面方式使 X 射线管成一定角度，如图 5.25 所示。通过围绕患者头部或腿部放置的 C 形臂，即所谓的螺旋桨运动，可以实现无陀螺动量的角度。然而，腹部 3D 成像越来越重要，因此对翻滚动作的要求也越来越高。当前的血管造影 X 射

线管通常可以承受大约每秒 30° 的翻滚进动速度，以及每秒 60° 的螺旋桨进动速度。

6.2.3.5　滚珠轴承系统

大多数用于普通摄影的旋转阳极 X 射线管都是基于滚珠轴承的，如图 6.79 所示。CT 用大型轴承的组装如图 6.80 所示。在这两种情况下，特殊硬化的钢球表面都镀有将其与轨道分开的薄铅或银层。通常涂层只有几百纳米厚，以防止材料成簇并使轴承噪音可控。几十年来，研究人员一直致力于克服噪声和振动，并取得了相当大的成功。飞利浦的一个历史性解决方案是 1970 年代推出的径向扁弹簧悬置，如图 6.75 所示。它也用于图 6.61 所示的金属陶瓷 X 射线管。一组扁弹簧和支承球将小型单轴承固定住，允许阳极转子轴围绕中心轴自由运动，并在空间中保持惯性动量稳定。这种方式后来被一个完整的轴承单元取代，如图 6.79 所示。制造精度和涂层技术已显著进步，可以使用更少的子组件实现低噪声性能。当立、通用电气、飞利浦、西门子和万睿视等提供的简支梁式滚珠轴承系统已经达到了惊人的技术水平，广泛用于转子质量达几公斤、CT 机架离心加速度约 30 g 的高端 CT X 射线管。其所需的负载能力越高，轴承必须越大，以限制接触区的赫兹应力。较大的构件意味着表面的相对滚动速度较高，这转而又会增加磨损。

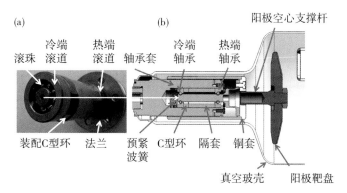

图 6.79　（a）普通射线 X 射线管的滚珠轴承单元。左侧为正面照片的示意剖视图。（b）该弹簧预载轴承单元的滚珠涂有铅。

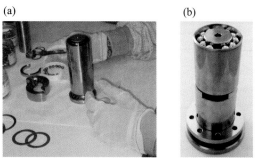

图 6.80　（a）用于 CT 的高性能滚珠轴承系统的组装。（b）描绘了完整的高性能单元，它将承载 200 mm 石墨衬底复合阳极靶盘，该靶盘在约 30 g 的离心加速度下以超过 7200 r/min 的转速旋转。

滚珠轴承故障可能是灾难性的，当轴承在 1 s 内阻塞时，会导致转子的整个惯性动量突然转移到管套组件上。因此，在没有抵抗管套旋转的安全措施的情况下，绝不应执行 X 射线管测试。另外，故障可能是渐进的，如图 6.81 所示。图 6.82 展示了被侵蚀构件摩擦增加的后果。

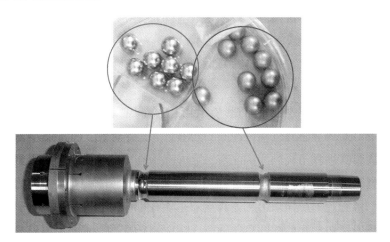

图 6.81　磨损的 CT X 射线管高性能轴承。虽然左边滚道仍然完好无损，各个滚珠似乎很新，但右边的子系统各个部分磨损严重。

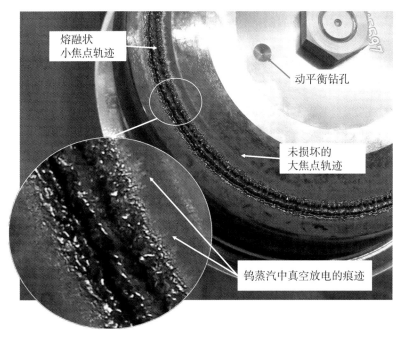

图 6.82　由于过载或转子速度不足而损坏的小焦点轨迹。由于大焦点的焦迹保持完整，故障一定是在小灯丝运行过程中发生的。焦点轨迹温度远远超过钨的融化温度，导致金属蒸发，使得电子束不稳定和微放电，在放大的图片中可以看到径向小条纹形状的放电迹象。

6.2.3.6 螺旋槽或液态金属轴承

尽管滚珠轴承的技术取得了进步，但最近工业界的主要"玩家"，东芝和西门子，跟随飞利浦，更喜欢将液态金属轴承用于顶级 X 射线管（Behling，1990）。飞利浦于 1989 年推出了其发明，5 年后，另外两家供应商也开始提供螺旋槽轴承 X 射线管。东芝（现在的佳能）开始以钢为基础，与飞利浦专有的钼制轴承技术不同，东芝早期版本的热传导可以忽略不计。飞利浦决定使用直径 200 mm 的大阳极。高能量通量和高达 0.9 mm CU 的强 X 射线滤过可实现低剂量扫描，搭配低转速可以消除明显的噪声和振动。西门子则将转子速度提高了一倍，并在 MegaliX® 系列 X 射线管中使用了直径 120 mm 的紧凑型阳极。与此同时，所有这些供应商也在 CT 中配置这项技术。

旋转阳极 X 射线管的"SGB"是由至少四个单独的负载组件匹配而成。两个圆柱状轴承负责承载径向力和陀螺动量，两个平面轴承负责推力载荷。图 6.83 和图 6.84 提供了示意图。液态金属薄膜填充了轴和旋转套筒之间约 20 μm 的间隙。一旦转子驱动力克服粘滞摩擦力，旋转套筒就会迫使液体将旋转部件和静止部件分开，并产生流体动力学过压。四个独立的压力区稳定了整个单元。液态金属通过鱼骨状结构的凹槽被流体动力泵入每个子轴承的中心。毛细作用力将液体密封起来并防止其泄漏到真空中。轴承在服役期间磨损很小。轴承部件仅在启停时，相互接触的几秒钟发出微弱的"嗡嗡声"。转子频率低时听不到轴承噪声。由于所涉及的轴承表面积大，填充液态金属的狭窄间隙具有良好的导热性，从而提供了高效的导热和导电性能。

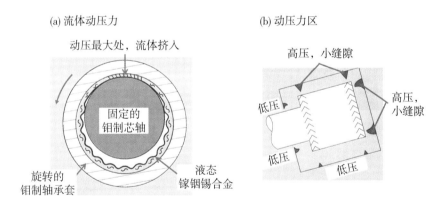

图 6.83 液态金属螺旋槽轴承的功能示意图。（a）液态金属填充固定轴和旋转套筒（钼或者其他难熔金属制成）之间约 20 μm 的间隙。套筒的旋转迫使几乎不可压缩的液体进入图表顶部间隙的最小区域，并产生高流体动压，将旋转部件和静止部件分开。（b）整个系统包括四个独立的压力区，并在所有负载条件（即水平位置、倾斜位置、垂直位置和推力载荷、陀螺动量和其他动量）下稳定整个单元。根据局部压力的不同区分为高压或低压。

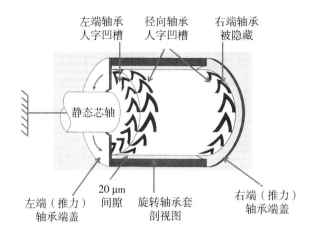

图 6.84　液态金属螺旋槽轴承的凹槽结构示意图。通过轴承构件的至少一个相对表面中的凹槽的鱼骨图案结构，液态金属被泵送到每个子轴承内部。凹槽可以被刻蚀或激光切割，其深度与间隙宽度的数量级相当。

　　这项技术开发过程中的难点是在润滑剂和轴承部件之间找到适当的匹配以及可靠的组装工艺。结果发现，适当混合的镓、铟和锡的液体合金与超高真空可兼容。即使在高温下，它也具备足够低的蒸气压。但是，GaInSn 对大多数其他 X 射线管材料（例如铜和铁）具有腐蚀性。幸运的是，如钨、钽和钼这些难熔的金属是合适的。镓钼晶体仅在超过 400℃ 或更高的高温时形成，因此，可以选择这种组合形式。通过适当的处理，液态金属可以很好地附着在钼材表面，这使得润滑剂可以通过毛细作用力保留在轴承内。

　　对于层流条件下的径向轴承关键参数，即承载能力 F_{max} 和摩擦损耗 $P_{friction}$，轴承温度 T 下液体介质的黏度 $\eta(T)$、角速度 ω、轴承半径 R，以及间隙 ΔR 有关，径向轴承的理论近似值为：

$$F_{max} = \text{constant}\,\eta(T)\omega\frac{R^4}{(\Delta R)^2}$$

和

$$P_{friction} = \text{constant}\,\eta(T)\frac{\omega^2 R^3}{\Delta R}$$

　　用于承受推力载荷的轴向轴承也有类似的关系。图 6.85 描述了早期版本的螺旋槽轴承中的两个径向轴承。现代高性能轴承如图 6.86 所示，两端支承非常牢固，两个轴承都能将热量从阳极直接传导到冷却液。

　　除了设计和组装所需的精深专业知识外，螺旋槽轴承还带来了一些概念上的挑战。与滚珠轴承不同，流体动力摩擦损失相对较大，可能会消耗数百瓦的驱动功率。

幸运的是，可以通过调整间隙宽度，轴承半径和凹槽形状等参数来实现摩擦最小化。

　　轴承部件仅在启动和停止时相互接触，几乎不会磨损。这允许轴承在整个工作日内保持高速旋转。不同于滚珠轴承，无需必要的准备时间，在曝光开始前只须预热阴极即可。轴承可以按比例调整以提高转子速度、陀螺动量和所需传递的热量。总之，先进的流体动力学螺旋槽轴承似乎是当前和未来顶级 X 射线管系统的首选技术，在这些系统中，可靠性、工作流程和舒适度都很重要。

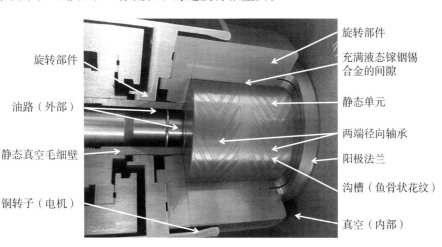

图 6.85　液态金属螺旋槽轴承系统的径向轴承剖视图。轴向推力轴承在此图片中不可见。轴承仅支承在静止的真空容器壁的一端。液态的 GaInSn 合金只能通过一个圆环形的金属缝隙逃逸。轴承将几千瓦的热量从阳极法兰传导到用作冷却油通道的中心孔。

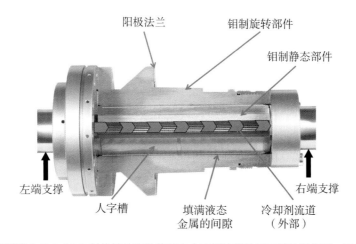

图 6.86　飞利浦 iMRC CT X 射线管的高性能液态金属螺旋槽轴承系统的剖视图，采用两端支撑结构以实现旋转系统的超强刚度。这种结构可在欠临界运行中实现极高的转子速度。不同于图 6.85 中的轴承，其两端都是开口的，因此需要特殊的措施来封装液态金属，该方式可以进一步提高冷却速度，这样就可以省略阳极靶盘的背面石墨。

6.2.3.7　磁悬浮轴承

主要制造商曾有过几次失败的尝试，在 X 射线管中引入无磨损和无噪声的磁悬浮轴承技术，尽管该技术已经在其他领域成功实施，如在快速旋转的涡流分子泵中。两大挑战分别是缺乏热传导和电传导；而结构相对简单的螺旋槽轴承可以满足这两个要求。然而，结果证明所有这些技术的组合代价高昂，且没有令人信服的收益。

6.3　管壳

图 6.87 展示了外部压力对排空的管壳的作用。可能是由管套内大气压引起的，如图 6.2 所示，也有可能是由管套内连接到远程散热器的泵导致的，如图 7.12 所示。图 6.87 中的血管造影系统 X 射线管是在散热器距离较远的更具挑战性的条件下运行的。在挤压管壳之前，冷却液被阻塞在低压侧。油压增加到系统的安全极限值。外壳仍然完好无损，但温度过高会使管壳屈服强度降低，进而坍塌，并堵塞阳极。失效的第一感觉是轴承卡死，结果被证实是一个误判。在这种条件下，玻璃管会爆裂。玻璃集真空密封、热辐射和 X 射线透过率、绝缘能力、因其固有的低电导率而影响电荷积累等优势于一身，是一种非常有吸引力的材料。然而，图 6.88 也显示了它的弱点。一旦形成了钨的溅射层，背散射的电子就不再被负电位排斥，它们开始撞击并破坏脆弱的材料。

中心部分为金属的管壳更加坚固。它们通常通过焊接合适的镍－铁－钴钢（图 6.87）、不锈钢或中心部分为铜的钎焊和焊接组件来组装，如图 6.89 所示。X 射线窗既可以像图 6.89 那样直接钎焊，也可以像图 6.87 那样焊接在钎焊的边框中。

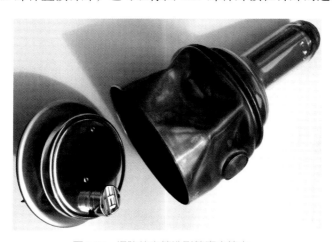

图 6.87　塌陷的血管造影管真空管壳。

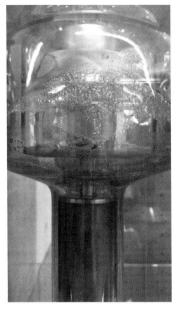

图 6.88　玻璃 X 射线管易碎，由钨和其他来自阴极和阳极的蒸气形成的内部镀层可能会破坏绝缘能力。背散射电子或真空放电的高电流可能会使脆的真空管壳局部过热，导致管壳破裂甚至挤压变形而导致 X 射线管失效。管壳中心部分使用金属的 X 射线管更加坚固。

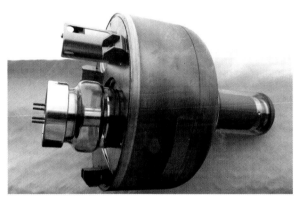

图 6.89　当立 CTR 2150 管铜管壳示例，中间环的接口和端口与玻璃焊接。

与玻璃的热膨胀系数相匹配的特种钢已被开发出来。图 6.77 显示了设计的细节。中间焊接环被氧化后，在玻璃熔化过程中与合适的玻璃接口进行紧密连接。这些玻璃通常不能提供最大热机械稳定性。换句话说，在高热辐射率的高温阳极附近，玻璃的机械热稳定性会降低。在这种情况下，必须在金属结构上安装石英玻璃和过渡玻璃。

真空密封性是必需的。管壳材料须在处理和整个工作寿命期间承受几百度的热循环而不产生泄漏。通常，轧制金属板用于金属结构管，其晶粒结构与表面平行，以避免沿晶界的毛细管道发生微泄漏，图 6.90 中的万睿视浇铸管壳是一个例外，管壳上焊接了 X 射线窗口以及背散射电子收集极，并带有精心设计的冷却通道。

除了承载子部件和维持超高真空状态，管壳还须有重要的安全保障功能。它是飞速旋转的阳极部件在破裂时的第一道防线。为保证设计符合安全要求，必须进行高温阳极和最高转速等极端情况下的安全试验。最后的保障是管套。两者通常有意地间隔几毫米。管壳旨在限制碎片，在变形过程中消耗动能，并防止外部管套出现机械过载（参见第 7.5 节和图 7.9）。

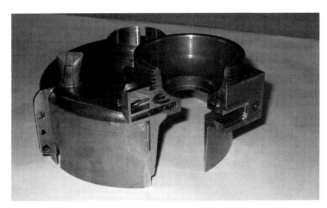

图 6.90　万睿视 MCS 管壳的剖切图，直接油冷的背散射电子收集极与管壳钎焊在一起。管壳切开用于检测，通道内的铜叶片增强了电子收集极向冷却液的热传导。

与玻璃管不同，金属管壳通常需要主动地"黑化"来吸收热辐射。通过电镀绿色或黑铬涂层，或者简单地通过喷砂使表面粗化可以提高热辐射系数。图 6.62 显示了通用电气公司 VCT 管壳内部的黑化状态。

由于管壳暴露在高强度电场中的表面积最大，因此管壳表面成分、洁净度和平滑度都是重要的质量因素。

6.4　真空保持

图 6.91 中，将医用 X 射线管从真空泵上切断需要精心准备。在某些方面，管内电子束取代了外部真空泵，因为它可以通过电离去除残余气体。阴极的电场可以有效地吸引这些离子。带负电材料是一个可靠的离子墓场。

化学吸气物质，如图 6.92 所示的可重复激活的结构紧密的吸气剂，是另一种广泛使用的保持良好真空的方法。这种多孔的碳化锆"海绵"或其他钡蒸发层，与残余气体分子发生化学反应，降低残余气体的基准水平。尽管如此，用于装配的子部件也必须非常干净，颗粒物污染、表面及基体的挥发性物质的脏污均需严格规避。康拉德·伦琴所用 X 射线管的气体压力比现代高性能 X 射线管的基准水平高 3 ~ 6 个数量级。第一个原因，当然是伦琴希望管内存留气体能够放电，但我们使用的是柯立芝钨制灯丝，需要避免气体放电。第二是一个具有两面性的深层原因。其一，有证据表明高电场中的场致发射电子可能会引发真空放电。场致发射对表面状态非常敏感。一个敏感点上几十个原子的重新排列组合就可能会触发 1000 A 的等离子放电。伦琴管的气体非常致密，以致大约每毫秒就有一个单分子层撞击内壁。而另一方面，我们希望数千次曝光后表面依旧稳定。还有一个相似的原因，钨和其他金属的逸出功，以及与之关联的电子发射特性，依赖于表面的化学和物理成分。通常情况下，诸如钨之类的金属发生化学反应，如果生成稳定化合物，会降低其逸出功。相反，小分子的物理吸附通常会提高逸出功。中等真空中的场致发射源看起来常被一层厚厚的分子覆盖。钨的碳化物不适用于这一规律，红热状态的钨与重碳氢化合物反应会导致碳化中毒，从而降低发射能力和 X 射线管寿命。也要避免产生介电层，因为腐蚀层可能会被极化。它们被电击穿可能触发真空放电。只有在清洗、表面处理和除气方面投入大量资金才能制造出可靠的 X 射线管。一个不该出现的指印都可能是灾难性的。

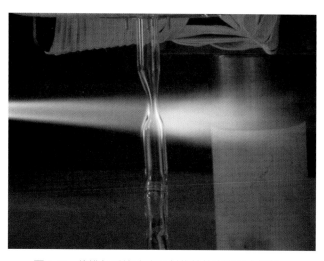

图 6.91 　将排气后的玻璃 X 射线管从真空泵上切断。

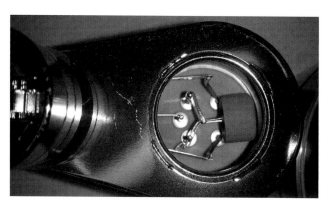

图 6.92 　锆致密型吸气剂（位于中心右侧的灰色柱体）。这个多孔海绵结构的碳化锆可以在剪管之前进行短时间的高温激活，然后其表面的污染会扩散到内部。一个大的干净的具有化学活性的表面被释放出来"吸收"残余气体。电子束通常在 X 射线管放线期间主导气体去除，吸气剂则在放线间隔时发挥作用。

在谨慎选择材料并进行机械加工之后的第一个生产步骤通常是超声清洗。图 6.93 描绘了一条用于去除灰尘和有害的化学工艺残留物的半自动清洗线。干燥后，大多数子部件在真空或者工艺气氛炉中进行加热，如图 6.94 所示。在某些情况下，这一步加热会与钎焊结合进行。即使在洁净间组装时，在层流气氛和其他预防措施下，各部分组件也会产生新的污染层，这些污染必须在剪管密封之前最终清除掉，图 6.95 展示了一系列的排气台，整个真空管在该设备上烘烤加热。图 6.96 展示了利用一排真空泵对烘烤后的玻璃管阴极头进行除气的情形。

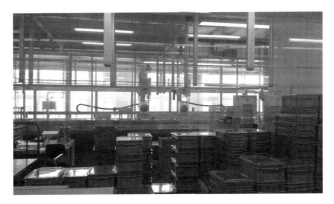

图 6.93   X 射线管部件的超声清洗线

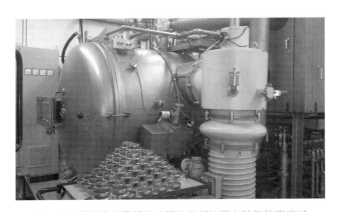

图 6.94   用于管壳子部件（图片前部位置）除气的真空炉

一些供应商跳过了真空台上的这些过程，并用钎焊步骤进行替代。真空管的最终装配是在真空钎焊炉的高温下完成的。这使得内部在冷却后保留了非常好的除气状态。剩余的残余气体可能是从基体扩散到表面的，就由前述的电子束和化学吸气剂去除。然而，这种简捷的解决方案不适用于带有轴承的真空 X 射线管，因为处理温度过高。

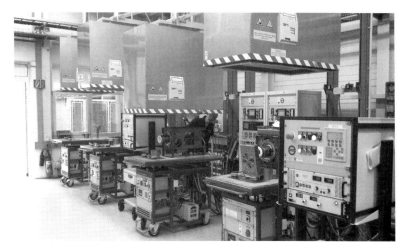

图 6.95　用于 X 射线管初次排气的烘烤台

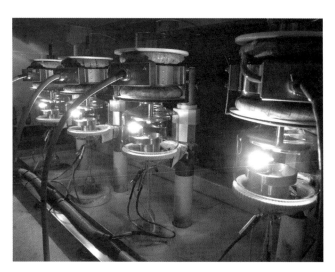

图 6.96　排气台内正在除气的 4 个 X 射线管阴极头

最后，两个过程监视器上显示的示例展示了一种排气工艺。它们显示在各自排气台的涡轮分子泵旁边测量的以 mbar（100 Pa）为单位的残余气体压力。X 射线管中的绝对压力比该值大约高两个数量级，图 6.97 显示了大约 1 h 时长的工艺中的真空压力变化，如曲线所示，从大气压力到大约它的千万分之一，压力迅速降低。然而，接下来气压降低会减慢，在阳极被电子轰击发热时甚至会升高。底部的曲线代表管电压。压力峰值的出现是由真空放电引起的，这会烧蚀阴极材料，并熔化正极表面材料。金属蒸气会立刻冷凝因而观测不到。然而，表面也明显含有挥发性气体，释放后一路来到真空泵。图 6.98 中的照片是在后面的处理步骤中拍摄的，时间标尺与上面的相同。随着管电压和管电流的升高，阳极温度达到最高。可以观察到一个较小的气体逸出现象。第三个红色的气体压力峰值仅比第一个稍小。阳极和其余的管组件也得到了尽可能充分的脱气。碳、氧和其他原子的扩散，以及表面的化学反应在加热时会产生一股永无止境的残余气体气流。通过自带的离子泵和吸气剂材料，X 射线管的真空状态在气体产生和消除的过程中达到了稳定。

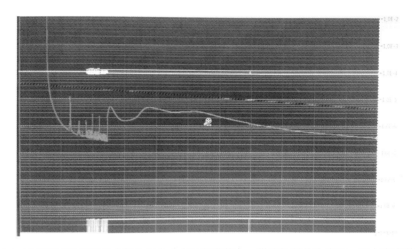

图 6.97　排气初始阶段的残余气体压力（中间的曲线）；纵坐标单位为毫巴。压力表安装在真空泵附近，相应的 X 射线管内的压力大约高出两个数量级。启动真空泵，压力急剧下降，由于电子轰击靶盘阳极温度升高，气压上升，最后由于排气而再次减少，顶部一对曲线指示阳极和阴极电流，底部曲线代表管电压，均为任意单位。压力曲线上的尖峰表明产生了真空放电。

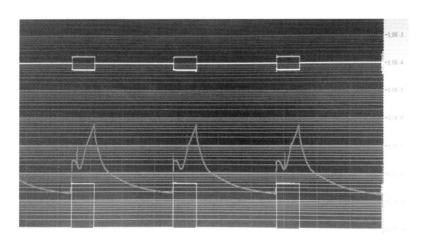

图 6.98　CT X 射线管排气后期的残余气体监测器图像。坐标轴含义与图 6.97 相同。

在过去，玻璃管内部气体压力是通过在玻璃管内产生高电场的火花感应线圈来进行无损检测的。气体放电产生的辉光指示真空泄漏。金属管芯双极性 X 射线管允许阳极作为一个离子收集器，这些离子是由阴极和中间金属部分间建立的小电流产生的。X 射线管的工作原理类似真空离子测量仪。但是由于光电效应产生的电流（电子轰击金属壁产生的光子被阳极收集）会叠加到离子电流上，大尺寸的阳极会收集电子撞击金属管壁产生的光子，因此灵敏度有限。

冷却后的基底气压通常为 10^{-6} Pa。高压物理专家可能会注意到图 6.97 中间曲线上显示的小尖峰，下一节将讨论它们的物理本质。

6.5　真空放电和高压稳定性

自首次尝试激发 X 射线以来，一种随机效应一直困扰着所有 X 射线管用户和生产厂商。例如在 CT 中，X 射线管打火放电时需要终止曝光，缺失的投影会导致图像质量恶化，甚至会损坏 X 射线管。打火放电的特点是，电子或离子被释放到具有不同电位的电极间的绝缘空间中，导致管电流或其他电流的增加。管电压越高，曝光时间越长，系统对"打火"的容忍度就越低。因此，X 射线管打火对 CT 的影响最大，对乳腺 X 射线摄影的影响最小。

图 6.99 给出了电压 – 电流关系的简单示意图。处于不同电位的电极之间的电流突然且不受控的增加，致使供电电路出现放电，且 X 射线管短路。绝大多数的 X 射线管都通过高压电缆连接，高压电缆中的电流波动以大约 10^8 m/s 的速度到达高压发生器，管电流 I_t 上升到

$$I_t = \frac{V_t}{R_{\text{cable}}}$$

其中，V_t 是指管电压，R_{cable} 是指高压线缆波阻抗，通常为 50 ~ 100Ω。很显然，在放电过程中，该电流约为 1000 A 数量级。此时，向 X 射线管中所释放的储能为

$$E_{\text{discharge}} = \frac{1}{2} C_{h/v} V_t^2$$

其中，$C_{h/v}$ 表示高压发生器和电缆的输出电容，对于介入系统中长达 30 m 的电缆，其输出电容可能超过 5 nF，包括滤波电容器。此时，总能量可达 25 J，这足以融化电极并击穿绝缘材料。在某些方面，双极 X 射线管的要求要低于单极 X 射线管。假设电缆的电容一样，相比于单极性 X 射线管的单根电缆，双极性 X 射线管使用了两根高压电缆，将高压和储存的能量降低了一半。更多细节请参见第 8.2 节。

如果高压发生器不限制电流，大部分的放电事件将会损坏 X 射线管。只有少部分的放电事件会自熄。因此必须设置限流措施。它们可以是无源的（例如电阻器或电感），也可以是有源的（例如继电器），最好是两者的组合。

如果对所有可能出现的情况都做分析，将会超出本书所涉及的范围，下面将就导致电气不稳定性的最主要原因进行举例说明。这样可以区分各种类型的真空放电情况。

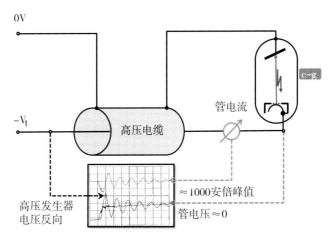

图 6.99　真空放电，电流 / 电压浪涌。假定这个阳极接地 X 射线管正在经受真空放电，因等离子体出现导致管芯短路，管芯电压在数微秒内降到几十伏特，因此导致高压电缆中的放电电流最高达 $V_t/R_{cable} \approx 1000$ A，其中，V_t 指管电压，R_{cable} 指高压电缆的波阻抗。因电流的急速上升和电压的下降而出现的浪涌开始以大约 10^8 m/s 的速度沿着电缆进行传播，由于高压发生器通常被认为是开路（输出电阻 $\gg R_{cable}$），来自电缆的电压浪涌被多次反射导致极性反转。该电压图示意性地描述了管电压和高压发生器电压的关系。

　　时间尺度最长的过程就是，阳极附近产生的离子回轰阴极，阴极释放出额外的电子使管电流增加并超过了规定的限值。如果焦点过热，并且焦点前方的致密蒸气云在电子束作用下部分电离，离子可能会撞击电子发射体，提高其温度，使其释放更多的电子。此外，周边空间的负电荷也会得到补偿，导致阴极发射电流上升。

　　另外一种机制主要是因有缺陷的 X 射线管真空泄漏所导致。1 Pa（10^{-2} mbar）以上的高蒸气和气体压力可能会引发帕申气体放电（Paschen，1889），这个过程与热电子发射器无关，类似于早期气体放电管的过程。点火后，离子云会发生电离，正离子撞击负极，释放的电子以一种以自维持的方式引发并增强负极表面的电子发射。在这个类似雪崩的过程中，电流会在微秒级的特征时间内增加几个数量级。真空泄露常常被油堵塞所掩盖。真空变差可以用低管电压老练 X 射线管来恢复。但是，闲置一段时间后，管内的残余气体压力可能会再次升高，导致放电现象再次发生。

　　除了上述具体发生在 X 射线管实际使用过程中的情况外，真空开关、高频放大器等真空电子器件中也经常出现类似现象。莱瑟姆（Latham，1995）对其他的这些真空放电机制做了更详细的解释。虽然，正如所讨论的，当受到来自稳定场致发射体（能承受高发射电流）的高电流密度电子撞击时，阳极可能会变得不稳定，但显然在大多数情况下，最主要的不稳定因素是阴极。自莱瑟姆在 1990 年中期进行的工作之后，表面科学在这方面提供了更多参考，负电极表面上薄的碳层及其对电子发射的影响也引起了人们的关注。很明显，阴极表面和上面不稳定的薄层起着决定性的作用。

在弗林（Flynn，1956）假设膨胀的等离子云会桥接真空间隙之后，弗西和其他人于 1967 年对爆炸性电子发射这一经常占主导地位的现象进行了定量解释，该现象会在管中留下特征痕迹（Fursey，1985，2003；Fursey 等，1997）。同样，在 1967 年，梅西亚特和同事证明，在洁净条件下，施加脉冲电压期间的发光现象首先从阴极开始发生（Bugaev 等，1968）。

下面基于图 6.100 揭示的现象，讨论电流在几微秒内突然从微安增加到千安的原因。图 6.100 所示的双极金属管芯 X 射线管在生命周期测试结束时出现严重的打火现象。黑化且接地的内壁上半部分相对于已被移除的阳极来说是阴极，下半部分则对着阴极。阴极上带负电的表面看起来布满了微坑，与之对应的"阳极"电极则看起来非常不同。这些微坑直径约为 5 mm，在金属中心部分黑色内壁的下半部分可见。爆炸电子发射理论解释了这一点。高达 1 000 A 的电流从爆炸状等离子云的前沿出现，该等离子云从阴极开始，发散并转移大约十几焦耳的能量到每个熔融区，直到管电压崩溃，此时等离子云已经连通了整个间隙区。蚀坑集中在阴极表面的高电场区域，显然该区域是等离子云的起源，但在变黑的管壁平坦表面上也可以看到小点。在管芯被拆除之前，它们正对阳极靶盘。这表明初始局域场致发射（图 6.16），这一被梅西亚特、弗西和其他人的爆炸电子发射学说引用为引发不稳定的原因，不仅仅是由宏观电场的增强引起。如上所述，场致电子释放也可能有其他原因，例如 Forbes 和 Xanthakis（2007）以及 Yafyaso 等（2014）最近讨论的含碳表面结构。贝林（Behling，2019）假设旋转阳极 X 射线管在真空和热条件下工作时，含碳场致发射结构在表面上生长。在对钼

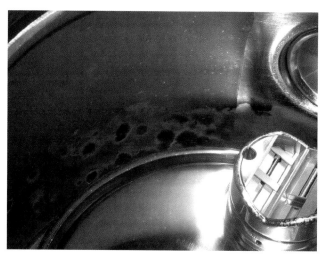

图 6.100　双极金属管壳 X 射线管中严重打火的结果（另请参见图 6.106）。图中阳极已移除。阴极上的每个可见微坑都代表一次放电事件（另请参见图 9.8f 中的特写图片）。在管芯内部变黑的接地壁上可以看到直径约 5 mm 的多个熔化区，在电缆放电过程中，管芯受到约 1 000 A 的电子流和十几焦耳的能量。蚀坑集中在高电场区域，但也可见黑化管壁平坦表面上的斑点，在拆卸前其正对阳极靶盘。

和铁基阴极进行彻底检查时无法识别此类结构。然而，高分辨率 SEM 观察表明打火坑的局部密度和纳米粒子之间存在相关性，并且与晶界处的外来夹杂物有很大关联。场致发射的一个可能来源是曾经熔化的靶材的凝固液滴、损坏绝缘体的残余物或经常出现的来自磨损的滚珠轴承的颗粒物污染，这些异物在撞击平坦表面后可能形成活跃的场致发射突起。滚珠轴承磨损产生的噪声和打火通常是相关的。

爆炸性电子发射理论假定微观尺寸的场致发射源会发射微安级的电流，并且电流密度很大。由于原子重新排列、表面吸附的气体层被离子轰击解吸，场致发射强度可能随机上升。电流导致的局部过热，或所谓的诺丁汉加热（Nottingham heating）则会导致增强的肖特基（Schottky）电子发射、蒸发和初始等离子体云的形成。当来自费米能级以下能量的电子被场致发射时，就会发生诺丁汉加热（Latham，1995）。此时，部分真空间隙被导通，电子发射增强，但仍受空间电荷的限制。此外，离子加热进一步提高了发射部位的温度。这两种效应将场致发射体附近变成了熔化区。在高电场压力下，液态金属被拉伸形成微突起，进一步促进电子产生。固体金属转化为热等离子体的过程如此之快，以至于等离子云产生的内部压力约为大气压力的 10^4 倍。等离子团以 $1 \times 10^4 \sim 3 \times 10^4$ m/s 的速度膨胀。只有电子空间电荷限制其前端平面的电子发射。在阳极也可能形成等离子云，并与阴极等离子团相遇。当整个间隙被桥接时，短路就完成了。从这一刻起，电源是唯一的限流器。在大多数情况下，具有特定波阻抗的高压电缆被连接到 X 射线管上。在放电过程中，管电压下降到维持等离子体电离状态所必需的几十伏。通常，真空间隙在两个方向上都是导电的。电流上升和电压下降形成的电涌进入高压电缆（图 6.99）并以大约 10^8 m/s 的速度向高压发生器行进。在大多数系统中，限流电阻安装在高压发生器中。电缆的波阻抗通常比那些电阻小得多。这导致电涌在电源端反射时发生电压反转。产生反向电压的电涌又返回 X 射线管中。由于等离子云在与电流相反的方向上也继续导电，因此放电过程继续进行，直到所有电容和电感中存储的能量都转化为热量。

在不太严重的打火中，可能在电爆炸的初始阶段就将场致发射抑制，从而避免真空间隙完全短路。这种局部放电使高压处于较高水平，以便电源可以很快恢复能量和管电压。否则，如果打火不停止，则必须主动停止供电，直到放电区熄灭，真空间隙恢复到绝缘状态。冷却通常需要几十微秒。在极端情况下，重新激活电压后会立即触发新的放电。带负电的表面可能会产生微凸起，放电时可能会形成松散的颗粒，绝缘体可能会损坏等，因此，建议在严重打火后降低高压电位，并逐步提高管电压。

当然也存在其他的放电原因。一些 X 射线管在管壳上表现出锐利的、有限的熔化区域，这表明在电压相对较低的区域存在相对稳定的高场致发射电流。阳极会开始放电，这个过程中可能牵扯到管壳蒸散到阳极的材料的电离。然而，在这些阳极引发放电的情况下，其最大电流通常不会达到电爆炸中所观察到的上千安培。

图 6.101 描绘了 CT X 射线管的镍 – 铁阴极上的散落放电蚀坑，表明在训管过程中出现了严重打火。坑的位置与晶粒、晶界和弥散夹杂物是明显相关的。这种结构似乎是一种缺陷，会导致电学不稳定性。该材料由 42% 的镍和 58% 的铁组成，并且在其表面含有氯化物的绝缘夹杂物，如深色光晕所示。

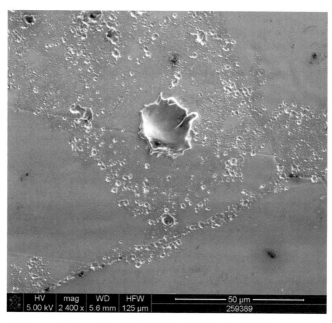

图 6.101　双极 CT 用 X 射线管中镍 - 铁阴极表面蚀坑的 SEM 图像

图 6.102 给出了场致发射的局部特性表征。双极性 CT 用 X 射线管原型以 160 kV 管电压对称加载。在阴极和接地管壳之间、接地管壳和阳极之间以及阴极和阳极之间可检测到场致发射电流。前两个过程产生的 X 射线被部分映射到对 X 射线敏感的胶片上，这些胶片被紧紧包裹在阴极周围的管壳上。场致发射电子源显然位于图 6.102a 中所示的阴极处，并且比图 6.102（b）中管壳上的点要小得多。实际上，这些点都是微米级的。当宏观场强大于 15 kV/mm 时可以从普通工艺的表面上检测到场致发射，对于良好表面需要的宏观场强约 30 kV/mm（Nefedtsev，2018；Onischenko 和 Nefedtsev，2018；Markov 等，2013；Rotshtei 等，2006）。另一方面，理想状态的金属释放电子的理论极限达到 3 000 kV/mm。很明显有物理过程削弱了表面性能。通过精心的材料选择、准备和处理，在场强超过 200 kV/mm 的情况下，击穿的几率可以小于 10^{-6} 次每 200 ns 脉冲（Wuensch，2018）。这似乎是金属电极在脉冲运行时，技术上可实现的场强等级。

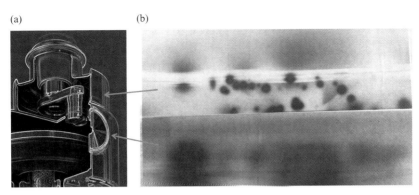

图 6.102　X 射线胶片缠绕在 CT X 射线管上并被场致发射电子产生的 X 射线曝光。（a）上半部分，来自阴极的场致发射，在距离薄膜约 3 mm 的管壳上产生的 X 射线（清晰的点）。（b）下半部分，来自金属管壳的场致发射，在大约 13 mm 距离的阳极上产生的 X 射线（漫射点）。胶片在 160 kV 管电压情况下被曝光了数分钟，场致发射电子产生了可见的 X 射线痕迹。

大多数的场致发射点都可以通过超出工作区的加载来消除，例如使用带有电流抑制的电源，将管电压升高到给定阈值以上并使之发生放电。图 6.103 是这类老练过程的工艺监控图片。通常，未老化的 X 射线管在标称管电压的 50% 左右开始放电。在最大管电压超过 10% 至 40% 并进行热循环后，几乎所有 X 射线管都可以在标称管电压和所有热条件下稳定运行。但是，少量打火随机的风险仍然存在。残留气体对电极微观结构、化学反应、粒子生成等方面的长期影响，以及后面将讨论的绝缘体，可能会破坏潜在场致发射电极的稳定性。

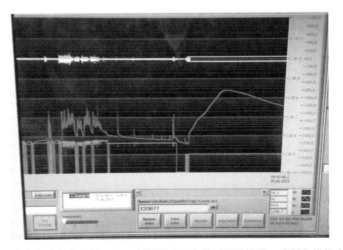

图 6.103　管壳中心部分为金属的双极 X 射线管高压老练过程监视器。底部曲线代表管电压随时间的变化，中间代表残余气体压力，顶部曲线代表阴阳极电流，如图 6.97 所示。管电压首先在具有低管电流的相邻脉冲中升高。从阈值来看，真空放电（"打火"）时电压和气压会出现短尖峰。气体在放电区释放并再次吸气。随着管电压的增加，打火几率和强度急剧上升，直到 X 射线管变得稳定。在较低电压下的最终脉冲中没有打火，该脉冲用于加热阳极以进行除气，并在阳极彻底除气之前气压会不断的回升。

与金属电极的真空间隙放电可以通过破坏场致发射点来修复不同，另一类放电通常会导致不可逆的损坏。图 6.104 展示了这样一个"致命"的案例。另一种不太严重的结果是形成导电路径和斑点，如图 6.105 所示。

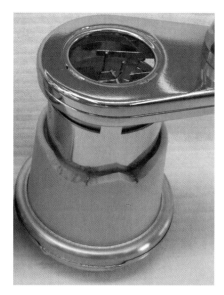

图 6.104　陶瓷击穿。绝缘体破坏，导致真空泄漏

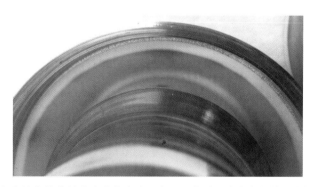

图 6.105　氧化铝陶瓷绝缘体放电产生的多个黑点。工作时，中心电极处于大约 +70 kV 的正电位，外环接地。真空放电发生在绝缘体附近（中间可见）并与其表面接触。大电流还原了氧化铝表面并留下了金属铝黑斑。可以看到一些其他斑点，这是 X 射线管频繁打火的痕迹。

绝缘体表面放电和体击穿理论很复杂，尚有待完善。安德森和布雷纳德（Anderson 和 Brainard，1980）基于散射电子倍增、随后的气体解吸和绝缘层击穿，对脉冲电压导致的击穿过程进行了描述。场致发射电子的初始源被假定为三相点，该处是陶瓷、阴极和真空的交界，并且由于真空和绝缘体的介电常数不匹配使电场增强。氧化铝表面的电子会获得超过十几千电子伏特结合能的能量而成为二次电子。一旦释放，被预先充电的带正电的绝缘体可能会再次吸引电子并导致进一步的电荷积累。经过雪崩式迅速发展，气体被释放并电离。因此，细心设计和屏蔽高电场的三相点至关重要。图 6.106 描绘了阴极周围电场的有限元仿真和放电现象。例如，简单锥形绝缘子的大直径处应位于负极，以使电子远离表面。三相点应始终处于相当低的电场环境中以避免电子发射。金属表面应能够承受足够高的电应力。如上所述，金属表面的异象可以通过 X 射线管老练工艺流程消除。图 6.106 还描绘了典型的放电类型。放电通常会造成直径约 10 μm 的小坑，还有一些痕迹，主要出现在真空放电后的负极上，正极上则覆盖着指甲大小的熔斑。

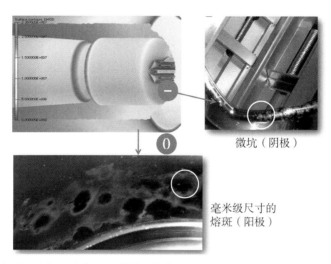

微坑（阴极）

毫米级尺寸的
熔斑（阳极）

图 6.106　阴极周围电场强度的 FEM 模拟。颜色代码表示金属边缘处的高场强（粉红色）和绝缘体截锥三相点附近的低场强（蓝色）。另外两幅图像展示了电场场强过大的结果：阴极上直径约为 10 μm 的微坑和接地管壳上 5 mm 宽的熔化区。

仍然有很多问题是难以解释的。一些打火的 X 射线管在陶瓷上呈现出不规则的痕迹，很难用简单的气体放电理论来解释。显然，来自光电离、离子碰撞或其他来源的电荷会改变陶瓷表面的电学状态。图 6.107 证明了绝缘体的高充 / 放电活性，即使在 X 射线管稳定运行时也是如此。

图中的玻璃管正处于排气工艺阶段，正要开始电子打靶流程。在接通高压的数秒钟之后，X 射线管内玻璃壳上出现荧光。散射的电子击中玻璃壁并对其充负电，并将残留的气体和玻璃壁解吸的气体电离。

离子中和负电荷，从而使后续的电子能够着陆，产生蓝色荧光，并在绝缘体上形成电流。在残余气体压力非常高的不利条件下，X 射线管可能会内爆。

打火可能会给用户和维修人员带来麻烦。表 6.6 总结了最为典型的原因和补救措施。

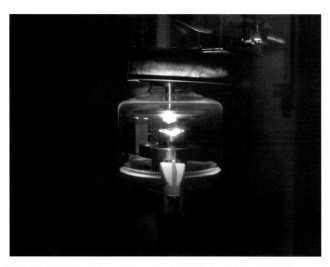

图 6.107　X 射线管的排气过程中电子轰击阳极时发光的内玻璃壳。散射电子和中和电子的离子碰撞管壁并达到动态平衡。电荷运动产生蓝色荧光，亮度与玻璃壁上的电流密度相关。残余气体压力和电流过高时，玻璃管芯可能会因温度过高或电击穿而内爆。为了通过最终检，管芯不应出现这种现象。尽管如此，静置一段时间后，该现象可能会再次出现。

表 6.6　常见的高压打火过程

打火类型	电流上升时间	原因	补救措施
发射电流失控	100 ms	焦点过热且钨蒸发。产生的离子碰撞阴极会加热灯丝，导致管电流增加。	遵循固定的功率限制。检查转子速度
帕申（Paschen）气体放电	ms	真空泄漏或阳极温度过高时放气	区分泄漏源和内部气体源。尝试在低管电压下运行，延长曝光时间和高电流使电子束电离气体并俘获离子。如果这不能解决问题，更换 X 射线管。可能是不可逆的漏气或漏油
表面因素导致的真空放电	10 ns	阴极上微观结构的场致发射导致电爆炸，进而变为电子雪崩 现象：正极上有毫米大小的熔化区，负极表面上有 100 µm 大小的微坑。部分放电过程可能会自行熄灭（通用电气术语：电火花；飞利浦术语：微放电）	通过工艺过程来摧毁潜在的场致发射源。在不同的温度和真空条件下运行 X 射线管，模拟工作中可能再次引起场致发射的离子轰击和扩散过程
微粒引起的真空放电	10 ns	由微粒形成的场致发射中心	避免管内的移动颗粒（例如，熔化的钨液滴、破损的绝缘体）。在运输、震动或位置改变后整修 X 射线管。是否能听到绝缘体破裂或零件松动造成的碎屑的声音？

打火类型	电流上升时间	原因	补救措施
绝缘体破损或内爆	ms	沿着绝缘薄弱的路径破坏绝缘体。可能是由电子或离子轰击或光电离引起的内部过度充电或外部结构不规则（H/V 插头、气泡等）引起的局部放电造成的。可能只发生在管芯内部而不会导致真空泄漏	更换 X 射线管。被破坏的绝缘体可能会短暂恢复，但会再次损坏
绝缘体表面放电和击穿	ns	电子雪崩对绝缘表面的破坏，通常从绝缘体、负极和真空接触的场强最高的三合点位置开始。并且电场最大。可能是由高气压下的离子轰击引起的。绝缘体表面被还原形成金属轨迹。有时会出现频率较低的周期性打火，可能与管电流和温度相关联。在速度最快的放电过程中，电浪涌可能会造成产品失效	很难补救。降低管电压使用，避免冷高压操作。可以通过调节去除场致发射中心，但绝缘体表面的金属轨迹是不可逆的

6.6　问题

1. 为阳极靶盘角度为 7° 的 CT 用 X 射线管设计一个由钨制成的足跟效应过滤器开发方案（厚度与在扇形束中的位置），计划所用于的 CT 系统在 4 cm 的等中心点处具有最大的物体覆盖范围。可以假设 X 射线管有一个光滑的阳极靶盘，其中，X 射线会产生于阳极靶面以下平均 3 μm 的位置。该系统将具有 2 倍的放大系数且 X 射线源与探测器距离 114 cm。过滤器应沿扇形光束中心平面的轴向完全均衡 X 射线强度。与没有过滤器的情况相比，有且只有足跟效应过滤器的主光束强度损失百分比是多少。

2. 说明用于医学成像的电能到 X 射线能量的转换效率数量级。讨论需要考虑的因素。

3. 讨论用于射线成像的配有玻璃旋转阳极管的常规医疗诊断 X 射线管组件的主要组成部分。哪些组件在真空中，哪些在油里，哪些在空气中？

4. 讨论带滚珠轴承的常规旋转阳极管的管壳组件中电机的主要部件。讨论扭矩传递到转子的物理过程。给定一个驱动电磁力，加速和减速时间如何随阳极靶盘直径的变化而变化，转子和轴承的摩擦的存在是否应该被忽略？说明当阳极靶盘直径从 90 mm 变到 130 mm 时，提供给阳极靶盘的机械能的变化。如果每分钟执行两个启停周期，那么必须有多少能量被用于驱动阳极？如果风冷管壳组件耗散功率为 250 W，那么每分钟允许几次启停周期？

5. 一位工程师提议使用非金属化陶瓷作为转子的材料。说明其好处和难点。

6. 讨论 X 射线管电机磁场气隙的重要性。讨论与阴极或阳极处于接地电位的单极管相比，双极管的优点和难点。其中定子被接地。

7. 在对转子中的热形变和应力进行仿真后，工程师建议采用狭缝结构。允许在哪个方向和位置采用狭缝结构能够保持驱动功能？

8. 讨论两相电机驱动相比于三相驱动的相关难点。对于给定的驱动频率，定子极数如何决定转速？

9. 给定一个用于典型旋转阳极 X 射线管的异步电动机：与磁悬浮轴承系统相比，液态金属轴承或者滚珠轴承谁的转差更大？

10. 磁悬浮轴承系统的优势和挑战是什么？

11. 不能使用皮带传动来旋转 X 射线管的阳极吗？另外还需要哪个组件？

12. 在 CT 中使用的 X 射线管真空环境下运行的滚珠轴承会遇到哪些难点？至少说明 5 个方面。

13. 解释动平衡的重要性。仅在阳极靶盘的周边钻孔做动平衡就足够了吗？会有什么风险？

14. 在讨论振动和固有共振效应时，必须考虑旋转阳极管的哪些组件？

15. 一个新的高转速 CT 系统应该有一个非常细且短的机架，以便为介入治疗提供良好的患者通道，并在头部扫描过程中可以有很大的倾斜角度从而能避开眼睛。一位系统工程师建议安装与以前不同的 X 射线管。他建议 X 射线管转子的轴线应位于旋转机架和探测器所跨越的平面内。分别从机械角度和结合 X 射线通量讨论这种提议的优势和难点。

16. 在 CT 应用中，讨论使用焦点位于圆柱面上的圆柱形阳极。通过轴向移动圆柱体，这种阳极的热容量会很高。为什么这种设计对于大多数通用的 CT 系统是不适用的？

17. 在双支撑轴承中，阳极的重心正好位于轴承的中间，这种设计的优势是什么？

18. 讨论液态金属轴承（SGB/LMB）各自的优势和难点？陈述至少三个优点和两个具有挑战性的方面。

19. 通过提高液态金属轴承的转子速度并保持其他几何结构和 X 射线光学数据不变，焦点的额定功率应增加一倍。说明高速情况下轴承中产生的热功率相对于初始情况的百分比。可以调整哪些轴承参数以至少解决部分难点？

20. 一位工程师建议为液态金属轴承使用油而不是液态金属，并通过一组通孔将轴承与热交换器的外部泵耦合来交换轴承内部的油。至少说明三个有问题的方面。

21. 液态金属轴承中如何设置推力载荷和径向载荷？

22. 金属管壳与玻璃管壳相比有哪些优点？

23. 将使用金属管壳制 X 射线管改为使用玻璃 / 金属混合制管壳方案时，必须考虑到哪些方面，至少说明四点。

24. 阐述冷却状态下经过良好预处理后的 X 射线管的典型真空度大小。在这种残余气压下，电子的平均自由程长度是多少？在室温下用单层一氧化碳分子覆盖干净的表面需要多长时间？将现代 X 射线管中的残余气体压力与伦琴使用的充气 X 射线管中的残余气体压力进行比较。充气 X 射线管适用的压力范围比较窄：请说明使用的最高和最低的典型关系。压力范围会随阳极 – 阴极间距改变而改变吗？这个因素是否也适用于现代 X 射线管？

25. 讨论旋转阳极 X 射线管中的气体平衡。剩余气体的来源是哪些，怎么定义排气？为什么经典的 X 射线管可以在没有外部真空泵的情况下正常运行？讨论管电流的重要性。

26. 为什么在使用典型超真空泵如涡轮分子泵，在真空泵速超过 40 L/s 的情况下，对 X 射线管进行排气要花很多个小时？

27. 在充气 X 射线管和现代 X 射线管当中，讨论第一和第二汤森系数对高压真空打火的重要性。

28. 一位工程师建议将带有热放电钨阴极灯丝 X 射线管的阳极 – 阴极间距加倍，以提高高压稳定性。讨论其利弊。

29. 比较 X 射线单元在单极和双极高压电容中能量的大小。

30. 双极高压发生器具有 1 kΩ 的串联输出电阻，用于正极和负电压电源。讨论一下当 X 射线管发生打火时，高压发生器终端电压的动态变化。如果高压电缆长 20 m，高压发生器是在何时何 "识别" 到该打火事件的？双极和单极系统的电缆表现是否不同？

31. 讨论 X 射线管电极上出现坑和指甲盖大小的斑点的原因。分别是被充正电还是负电。为什么我们经常发现多个坑点痕迹而不是单个？

32. 为什么在典型电场强度低于固体物理学中估计的电场致发射强度的情况下，还能在真空中光滑清洁的金属表面观测到电子场致发射？

33. 福勒 – 诺德海姆图中绘制了什么？应用简单的福勒 – 诺德海姆模型可以导出哪些参数？估算一下当电压提升 10% 时，电流提升多少？

34. 讨论至少两种类型的场致发射阴极。各种都有哪些优缺点。

35. 一位工程师建议，在阳极前面用一个足够大且能很好定义的 CNTs 覆盖阴极，讨论一下这种简单的 X 射线管的优缺点。

36. X 射线管的等瓦特点的特性是什么？高值或低值哪个更好？

37. 乳腺 X 射线管在 20 kV 下提供 100 mA 电流，电荷发射明显受到单纯空间电荷限制。如果管电压升高 10%，请问管电流会怎么变化？如果管电流只有 1 mA，不受空间电荷限制呢？管电流是如何变化的？

38. 当空间电荷很小时，哪个公式描述了阴极灯丝温度对管电流的影响。

39. 阴极灯丝用固定的加热电流进行预热，高压发生器对管电流的控制关闭，管电压开启。如果根据以下规范来对 X 射线管进行电压加载，阐述管电流是如何随时间变化的：

（a）极低管电压，（b）高管电压，和（c）过高焦点能量。

40. 在 50 kV 管电压下切断双极栅极切换，在实验室中测量血管造影管中电子束的栅极电压为 1 kV。如果要求该管也必须能够在 125 kV 管电压下关闭，则所需的截止电压是多少？讨论阳极接地单极性 X 射线管的种类及所会遇到的难点。

41. 对于 140 kV 管电压，用于偏转 CT X 射线管焦点的控制电极之间的偏置电压（差值）为 700 V。该 X 射线管将用于具有电压调制的双能 CT。粗略指定 80 kV 管电压为偏转电压（差值）并忽略空间电荷效应。

42. 钨的逸出功取决于晶体结构的取向。在生命周期测试期间观察到 X 射线管的突然变化，可能是什么原因？

43. 一位售后服务工程师观察到，在提供相同阴极加热电流和管电压时，X 射线管运行数月后，测量 X 射线管的电子发射功率会上升。高发射率似乎是一个好兆头，是这样吗？

44. 讨论平板发射极的优缺点。首先在乳腺 X 射线管中使用平板发射极的原因可能是什么？

45. 描述皮尔斯型阴极的功能。

46. 讨论操作多个焦点的选项和不同解决方案的价值：（a）线性和（b）叠加。在叠加的情况下会遇到哪些难点？

47. 讨论对于 X 射线管，使用单个四极磁铁聚焦电子束与多个四极磁铁的区别。将这项技术用于电压调制的双能 CT 会有什么困难？

48. 评估从钨靶背向散射的电子与主要通量的百分比。将入射角从法线（90°）更改为 30° 以减少焦点的热量输入是否是个好主意？

49. 双极金属中心截面管的铍窗受到背散射电子的影响并发热。讨论如果将阴极倾斜使主电子束有不同朝向是否是减少热负载的一种选择。

50. 典型的管壳组件阴极发射的电子束中，有效的额外焦点辐射占比是否取决于阴 - 阳极间的距离？

51. 在 X 射线管轴向方向上施加固定磁场会改变离焦辐射百分比吗？如果是，在哪个方向？如果没有，为什么？

52. 为什么铍是管窗的首选材料？

53. 一位工程师在计算铍窗口中的温度时发现，该铍窗对 X 射线过滤很小，建议将其厚度从 1 mm 增加到 2 cm，以避免 X 射线管中冷却油的碳化并改善冷却效果。从 X 射线物理学的角度讨论这个概念。

54. 脉冲式 X 射线束可能会影响患者剂量。为什么？哪种因素可避免额外剂量？

55. 当 X 射线管在阴极偏压下工作且焦点宽度减半时，焦点的脉冲负载能力如何变化？

56. 根据标准 IEC 60336 定义焦点，其物理尺寸为 0.6 mm 宽×6 mm 长，阳极角为 7°，你能定义其单位（mm）吗？如果可以，你会给它添加文字注解吗？

57. 标准 IEC 60336 是否定义了在中心光束以外的方向上投射的焦点尺寸？

58. 为什么确定焦点大小的阈值设置为最大限度的 15%？为什么不能是 1%？

59. 解释系统 MTF 的重要性及其对 X 射线源的作用？图像的空间分辨率通常以每厘米或毫米的光谱线对表示。怎么说明 MTF 是有效的呢？

60. 什么是虚焦半影？

61. 空间电荷可能会影响焦点尺寸。描述当空间电荷最大时在阴阳极空间的位置。当比较存在空间电荷和无空间电荷（当管电流为零时），该位置电位差是否也最大？

62. 为什么焦点大小可能取决于 X 射线管中的气体压力？

63. 解释决定传统无偏阴极中管电流调制动态的参数。可以做些什么来增强管电流调制动态和幅度以减少 CT 中的射线剂量？至少提到三个方面。

64. 什么限制了钨制阴极螺旋灯丝的寿命？

65. 某所医学院建议使用低管电压。这样的改变将会对 X 射线管寿命造成什么样的影响？

66. 为什么 X 射线管的发射器通常称为灯丝？

67. 医用 X 射线管中常用阴极灯丝温度的范围是多少？

68. 提及至少三种不同的电子发射机制，不包括热发射。

69. 解释参数逸出功对电子发射的重要性。为什么说自 1913 年以来，成本相对较高的钨仍然是主要材料？

70. 让电子束从没有大的电位差的空间发射通过时，说明不使用短的阴阳极间距而使用长的漂移路径所带来的困难（所谓的漂移空间，如在 EBCT 中）。

参考文献

Anderson, R. A. & Brainard, J. P. (1980). Mechanism of pulsed surface flashover involving electronstimulated desorption.pdf. Journal of Applied Physics, 51(3), 8.

Barmina, E. V., Serkov, A. A., Stratakis, E., Fotakis, C., Stolyarov, V. N., Stolyarov, I. N., & Shafeev, G. A. (2012). Nano-textured W shows improvement of thermionic emission properties. Applied Physics A, 106(1), 1–4. doi: 10.1007/s00339-011-6692-6.

Behling, R. (1990). The MRC 200: A new high-output X-ray tube. MedicaMundi, 35, 1.

Behling, R. (2019). Electric field enhancing artifacts as precursors for vacuum high-voltage breakdown. Instruments, 3(4), 64. doi: 10.3390/instruments3040064.

Behling, R. (2020). Cathodes of medical X-ray tubes. In G. Gaertner, W. Knapp, & R. G. Forbes (Eds.), Modern Developments in Vacuum Electron Sources (1st ed., p. XVIII, 599). Basel, Switzerland: Springer International Publishing AG. doi: 978-3-030-47290-0.

Belomestnykh, S. (2013). Progress in SRF guns. Accelconf.Web.Cern.Ch, April 2011. http://accelconf. web.cern.ch/AccelConf/fel2013/talks/tuicno01_talk.pdf.

Bouwers, A. (1933). An X-ray tube with rotating anode and an anode cooler. Fortschritte auf dem Gebiet der Röntgenstrahlen, 48(232). See also: An X-ray tube with a rotating anode and an anode cooler. In: X-ray research and development - A selection of the publications of the Philips X-ray Research laboratory from 1923-1933. Philips, Eindhoven, the Netherlands, 142–143.

Bouwers, A. & van der Tuuk, J. H. (1932). Secondary electrons in X-ray tubes. Physica, 12(274), 45–53.

Bugaev, S. P., Iskol'dskii, A. M., Mesyats, G. A., & Proskurovskii, D. I. (1968). Electron-optical observation of initiation and development of pulsed breakdown in a narrow vacuum gap. Soviet Physics: Technical Physics, 12, 1625.

Eberhard, B. (2008). Computer simulations for thorium doped tungsten crystals. Doctoral thesis, University of Augsburg, Germany.

Flynn, P. T. (1956). The discharge mechanism in the high-vacuum cold-cathode pulsed X-ray tube. Proceedings of the Royal Society, 69, 748–762.

Forbes, R. G. & Xanthakis, J. P. (2007). Field penetration into amorphous-carbon films: Consequences for field-induced electron emission. Surface and Interface Analysis, 39(2–3), 139–145. doi: 10.1002/sia.2477.

Fursey, G. N. (1985). Field emission and vacuum breakdown. IEEE Transactions on Electrical Insulation, EI-20(4), 659–670.

Fursey, G. N. (2003). Field emission in vacuum micro-electronics. Applied Surface Science, 215(1–4 SPEC.), 113–134. doi: 10.1016/S0169-4332(03)00315-5.

Fursey, G. N., Polyakov, M. A., Shirochin, L. A., & Novikov, D. V. (2005). Emission properties of carbon surface formed during the explosive emission process. 2005 International Vacuum Nanoelectronics Conference, Oxford, UK.

Fursey, G. N., Shirochin, L. A., & Baskin, L. M. (1997). Field-emission processes from a liquid-metal surface. Journal of Vacuum Science and Technology B, 15(2), 410–421.

Gaertner, G. (2018). Improvement directions of modern vacuum electron sources. ITG International Vacuum Electronics Workshop, 1–27.

Gaertner, G. (Ed.) (2020). Modern Developments in Vacuum Electron Sources. Basel, Switzerland:

Springer International Publishing AG.

Gaertner, G. & Barratt, D. (2005). Life-limiting mechanisms in Ba-oxide, Ba-dispenser and Ba-Scandale cathodes. Applied Surface Science, 251(1–4), 73–79. doi: 10.1016/j.apsusc.2005.03.213.

Gaertner, G. & Den Engelsen, D. (2005). Hundred years anniversary of the oxide cathode: A historical review. Applied Surface Science, 251(1–4), 24–30. doi: 10.1016/j.apsusc.2005.03.214.

Gaertner, G. & Koops, H. W. P. (2008). Vacuum electron sources and their materials and technologies. Vacuum Electronics: Components and Devices, 429–481. doi: 10.1007/978-3-540-71929-8_10.

Geittner, P., Gärtner, G., & Raasch, D. (2000). Low temperature properties of Ba-dispenser cathodes. Journal of Vacuum Science and Technology B: Microelectronics and Nanometer Structures, 18(2), 997. doi: 10.1116/1.591315.

Gidcumb, E., Gao, B., Shan, J., Inscoe, C., Lu, J., & Zhou, O. (2014). Carbon nanotube electron field emitters for x-ray imaging of human breast cancer. Nanotechnology, 25(24), 245704. doi: 10.1088/0957-4484/25/24/245704.

Glukhova, O. E., Gulyaev, U. V., Sinitsyn, N., & Torgashov, G. V. (2014). Carbon nanotubes-based the cold cathode for field emission electronic. Proceedings of the Tenth International Vacuum Electron Sources Conference (IVESC), Russia.

Grimes, J., Duan, X., Yu, L., Leng, S., & McCollough, C. H. (2015). Focal spot blooming and the influence of tube current on high contrast spatial resolution. SPIE Medical Imaging Conference, Physics of Medical Imaging (9412), Orlando, FL.

Hartl, W., Peter, D., & Reiber, K. (1983). A metal/ceramic diagnostic X-ray tube. Philips Technical Review, 41(4), 126–134.

Huebner, H. (1982). Calculations of three-dimensional distributions of temperatures, displacements, and stresses in rotating X-ray anodes with the finite element method. Philips Journal of Research, 37, 145.

IEC60336. (2005). IEC 60336 Electrical and Loading Characteristics of X-Ray Tube Assemblies for Medical Diagnosis. Geneva, Switzerland: International Electrotechnical Commission.

IEC60613. (2010). IEC60613 Electrical and Loading Characteristics of X-Ray Tube Assemblies for Medical Diagnosis (3rd ed.). Geneva, Switzerland: International Electrotechnical Commission.

Karyugin, D. I., Stolyarov, V. N., & Stolyarov, I. N. (2014). A method for evaluation of X-ray tube emitter service life. Biomedical Engineering, 47(5), 247–249. doi: 10.1007/s10527-014-9382-9.

Latham, R. (Ed.) (1995). High Voltage Vacuum Insulation. Cambridge, MA: Academic Press.

Lobanov, I. S., Stolyarov, V. N., & Stolyarov, I. N. (2012). Application of a vibration diagnosis method for monitoring quality of rotating anode X-ray tubes. Biomedical Enginergging, 46, 124.

Markov, A. B., Yakovlev, E. V., & Petrov, V. I. (2013). Formation of surface alloys with a low-energy high-current electron beam for improving high-voltage hold-off of copper electrodes. IEEE Transactions on Plasma Science, 41(8), 2177–2182. doi: 10.1109/TPS.2013.2254501.

Mingels, S., Porshyn, V., Lützenkirchen-Hecht, D., & Mueller, G. (2014). Spectroscopy of pulsed laser exited and field extracted electrons. Fourth ITG International Vacuum Electronics Workshop 2014, Bad Honnef, Germany.

Mulyukov, R. R., Bakhtizin, R. Z., & Yumaguzin, Y. M. (2006). Influence of nanocrystalline structure on work function of tungsten. 2006 19th International Vacuum Nanoelectronics Conference, 24(2), 259–259. doi: 10.1109/IVNC.2006.335457.

Nefedtsev, E. V. (2018). Improvement of electrical insulation in vacuum by comprehensive treatment of electrodes under plasma. 28th International Symposium on Discharges and Electrical Insulation in Vacuum (ISDEIV), 18, 97–100.

Onischenko, S. & Nefedtsev, E. (2018). Short-pulse pre-explosion electron emission in vacuum gap with titanium cathode. Proceedings: International Symposium on Discharges and Electrical Insulation in Vacuum, ISDEIV, 1, 43–46. doi: 10.1109/DEIV.2018.8537008.

Oosterkamp, W. J. (1948a). The heat dissipation in the anode of an X-ray tube: Part I - Introduction: Loads of short duration applied to stationary anodes. Philips Research Reports, 3, 49–59.

Oosterkamp, W. J. (1948b). The heat dissipation in the anode of an X-ray tube: Part II - Loads of short duration applied to rotating anodes. Philips Research Reports, 3(3), 161–173.

Oosterkamp, W. J. (1948c). The heat dissipation in the anode of an X-ray tube: Part III - Continuous loads. Philips Research Reports, 3, 161173.

Paschen, F. (1889). Ueber die zum Funkenübergang in Luft, Wasserstoff und Kohlensäure bei verschiedenen Drucken erforderliche Potentialdifferenz. Annalen Der Physik, 273(5), 69–96. doi: 10.1002/andp.18892730505.

Poludniowski, G. G. (2007). Calculation of x-ray spectra emerging from an x-ray tube: Part II - X-ray production and filtration in X-ray targets. Medical Physics, 34(6), 2175–2186. doi: 10.1118/1.2734726.

Poludniowski, G. G. & Evans, P. M. (2007). Calculation of x-ray spectra emerging from an x-ray tube: Part I - Electron penetration characteristics in x-ray targets. Medical Physics, 34(6), 2175– 2186. doi: 10.1118/1.2734726.

Reimer, L. (1998). Scanning Electron Microscopy (2nd ed., Vol. 45). Berlin Heidelberg: Springer. doi: 10.1007/978-3-540-38967-5.

Rotshtein, V., Ivanov, Y., & Markov, A. (2006). Surface treatment of materials with low-energy, highcurrent.

In Y. Pauleau (Ed.), Materials Surface Processing by Directed Energy Techniques (1st ed., p. 744). Amsterdam, Netherlands: Elsevier.

Schardt, P., Deuringer, J., Freudenberger, J., Hell, E., Knüpfer, W., Mattern, D., & Schild, M. (2004).

New x-ray tube performance in computed tomography by introducing the rotating envelope tube technology. Medical Physics, 31(9), 2699. doi: 10.1118/1.1783552.

Siegel, R. & Howell, J. R. (1972). Thermal Radiation Heat Transfer. Tokyo: McGraw-Hill Kogakusha.

Skotnicová, K., et al., (2010). Conference Proceedings, METAL 2010, Rožnov pod Radhoštěm (Czech, Republic), Tanger Ltd., Ostrava, Czech Republic, 782–785.

Speidel, M. A., Lowell, A. P., Heanue, J. A., & van Lysel, M. S. (2008). Frame-by-frame 3D catheter tracking methods for an inverse geometry cardiac interventional system. Proceedings of SPIE, 6913, San Diego, CA.

Speidel, M. A, Wilfley, B. P., Star-Lack, J. M., Heanue, J. A, & Van Lysel, M. S. (2006). Scanningbeam digital x-ray (SBDX) technology for interventional and diagnostic cardiac angiography.

Medical Physics, 33(2006), 2714–2727. doi: 10.1118/1.2208736.

Spindt, C. A. (1968). A thin-film field-emission cathode. Journal of Applied Physics, 39(7), 3504–3505. doi: 10.1063/1.1656810.

Spindt, C., Holland, C. E., & Schwoebel, P. R. (2010). 11.1: A reliable improved Spindt cathode design for high currents. 2010 IEEE International Vacuum Electronics Conference (IVEC), 201–202. doi: 10.1109/IVELEC.2010.5503534.

Szwarc, R., Plante, E. R., & Diamond, J. J. (1965). Vapor pressure and heat of sublimation of tungsten. Journal of Research of the National Bureau of Standards Section A: Physics and Chemistry, 69A(5), 417. doi: 10.6028/jres.069A.044.

Tomkowiak, M. T., Raval, A. N., Van Lysel, M. S., Funk, T., & Speidel, M. A. (2014). Calibration-free coronary artery measurements for interventional device sizing using inverse geometry x-ray fluoroscopy:

In vivo validation. Journal of Medical Imaging, 1(3), 033504. doi: 10.1117/1.JMI.1.3.033504.

VDI. (1984). VDI Wärmeatlas (VDI Heat Atlas), Berechnungsblätter für die Wärmeübertragung (4th ed.). Dusseldorf: VDI-Verlag.

Venselaar, J., Meigooni, A. S., Baltas, D., & Hoskin, P. J. (2012). Comprehensive brachytherapy. In J. Venselaar, A. S. Meigooni, D. Baltas, & P. J. Hoskin (Eds.), Comprehensive Brachytherapy. Boca Raton, FL: CRC Press. doi: 10.1201/b13075.

Waterton, F. (1950). X-ray apparatus (Patent No. US2493606).

Wen, Z., Pelc, N. J., Nelson, W. R., & Fahrig, R. (2007). Study of increased radiation when an x-ray tube is placed in a strong magnetic field. Medical Physics, 34(2), pp. 408–418. doi: 10.1118/1.2404618.

Whitaker, S. (1988). X-ray anode surface temperatures: the effect of volume heating. Proceedings of SPIE - The International Society for Optical Engineering, (914), 565–575.

Wuensch, W. (2018). Vacuum beakdown in high-gradient particle accelerators. 28th International Symposium on Discharges and Electrical Insulation in Vacuum (ISDEIV), Greifswald, Germany, 1–36.

Yafyasov, A. M., Bogevolnov, V. B., Fursey, G. N., & Pavlov, B. S. (2014). Modeling of the field electron emission from the low-dimensional carbon structure. Proceedings of the 2nd International Conference on Emission Electronics (ICEE), St. Petersburg.

第 7 章

管套、系统接口和辅助设备

安全第一

7.1 X 射线源组件

随着 1913 年柯立芝管的问世，早期由放射技师通过辉光放电来目视监测电子产生过程的离子管逐渐被淘汰。现代计算机断层扫描 X 射线管的大阳极靶盘发出的明亮黄色辉光可能会吓到患者，因此医用 X 射线源采用严格密封的防护装置来应对辐射泄漏以及内部破损的风险，并引入了复杂的机械和电气接口。如图 7.1 所示，X 射线管组件（根据国际电工委员会 IEC 标准）或管套组件（根据美国食品药物管理局法规）的概念已经出现，并成为标准化术语。X 射线源组件包括一个产生 X 射线的真空装置，通常称为"管芯"，以及一个可回收的保护性外壳，即"管套"。管套包括高压插座、其他供电端口和安全开关。对于一个 X 射线系统来说，管套也是一个把焦点固定在正确位置并提供精细的几何调节的机械接口。图 7.1 中显示了一个预调整的限束器接口和一个用于切向位置调整的管套固定环。一些基本的形状参数比如焦斑到射线窗固定平面的距离则是由厂家自行确定的。尽管自金属管芯问世以来，焦点的位置精度得到很大提升，但在管套装配过程中的精细微调仍是必不可少的。

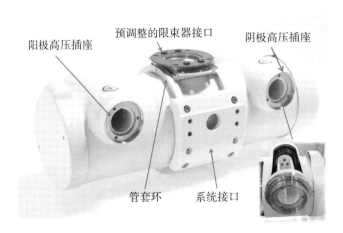

图 7.1　典型的没有限束器的采用空气对流散热的管组件（图片由飞利浦公司提供）

X 射线管管套也包含必要的标签，例如：制造商名称，生产日期，序列号，型号，焦点位置，最大管电压，焦点大小和线束质量等。辐射泄漏技术参数可以不标示在管套上，但是需要和最大连续热耗散这个指标一样，在必须提供的随机文件中有关安全和使用限制的章节中体现，并符合相关法规的要求。

图 7.2 显示了一个悬吊于天花板上的射线源组件（IEC 术语），它由一个包含了辐射屏蔽层的 X 射线管套组件和一个有时被误称为准直器的限束系统组成，后者限定了射线范围并消除不需要的辐射。在不够精确的表述中，"X 射线管"经常被看作这些复杂组件的一部分。

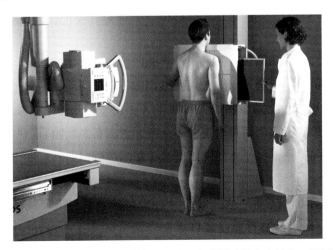

图 7.2　普放系统的射线源组件安装在天花板悬吊上，探测器安装在立柱上。辐射野通过有时被误称为准直器的限束器来限定。（图片由飞利浦公司提供）

7.2　辐射防护

对于患者和操作人员来说，不会被探测器检测到的 99% 的轫致辐射必须被屏蔽掉。布希伯格（2012）等全面研究了电离辐射带来的潜在有害生物效应。X 射线管本身及其子部件减少了一些不必要的辐射，其中阳极靶盘挡住了辐射发散约一半的空间角度，在焦点前方距离较近的阴极头也对减少辐射有所帮助。管壳中间部分是金属的 X 射线管，例如早期的荷兰飞利浦的 Bouwers Metalix 系列 X 射线管，其由铜和铁构成的管壳能显著地衰减 X 射线。然而影响辐射的因素非常复杂：背散射电子在其着陆点也会产生辐射，有些甚至位于阳极靶盘的背面；场致发射电子会在真空腔体内表面直接产生辐射；散射效应使得辐射从直线路径上偏离而变得分散；在高能辐射下材料可能会产生荧光辐射等。所有这些方面都通过一种专用辐射屏蔽层来解决，它也额外包含电气绝缘、冷却液的密封引流和系统机械接口等功能。图 7.3 中的射线窗剖视图详细地说明了这一点。

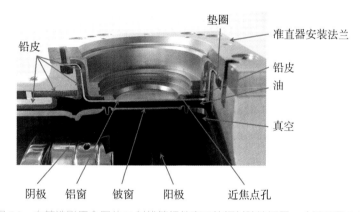

图 7.3　血管造影用金属芯 X 射线管组件窗口的辐射防护近景。（同见图 7.6）

通常情况下，防护性的管套可以与多种管芯适配，这些管芯只是在焦点尺寸和阳极角上略有不同。尽管外观相似，不同阳极角的 X 射线管对于窗口周围的辐射泄漏防护的需求是不同的。为了屏蔽散焦辐射，射线经过的第一个光栅应尽可能地放置在靠近 X 射线源点的位置（图 7.6），当阳极角改变时，这个光栅也得随之调整。X 射线管的替换以及其与准直器的匹配也涉及类似的问题，这类操作只能由具备资质的制造商来进行。

美国联邦法规第 21 章第 1020 部分（US 21 CFR Part 1020）（2005）把包含限束器的 X 射线管管套组件描述为诊断源组件。

当诊断源组件的 X 射线管在辐射泄漏工艺参数下运行时，在任意方向上一米距离处测到的辐射泄漏强度不得超过 0.88 mGy/h 空气比释动能（100 毫伦琴曝光）。

这个泄漏测量参数在前述法案中被描述为："额定最大峰值管电压和对应的额定最大连续管电流"，并需要在随机文件（特殊设备除外）中注明。

大多数制造商的管套和准直器具有相等的辐射泄漏防护作用。通常管套组件被设计为，当用铅板盖住射线窗时，1 h 内测量到的泄漏剂量最大不超过 440 μGy。当不遮盖射线窗时，1 h 内在准直器处可能额外增加 440 μGy 的泄漏辐射剂量，其主要来自散射辐射。1 h 内产生最大总电流 – 时间乘积或最大持续热耗散时所对应的电能输入（以两者中较小的为准）定义为最大规定输入电能。通常这个测试中的基准管电流是由最大持续热耗散功率除以标称管电压得到的。法规规定必须要标识出管电压和最大连续管电流这两个技术参数。当设备空闲且未处于负载状态时，对最大辐射泄漏的要求比上述规定要严格得多：与可触及表面相距 5 cm 的地方最大允许值仅为 20 μGy/h。这意味着，在实际中即使电子发射极处于非活动状态或阴极中用于抑制电子发射的栅极开关处于开启状态时，高压也应该被关闭以避免场致发射。

铅衬板的辐射屏蔽能力如图 7.4 所示。铅的厚度每增加 1 mm，其辐射衰减能力会增加大约一个数量级。标称管电压是需要考虑的一个重要技术指标，如果只考虑直接辐射，则从 150 kV 降低到 125 kV 时，其最大长期平均管电流可提高约 1/3。图 7.4 右侧的能谱表明了屏蔽层的材料特性的重要性，尤其是 K 缘特性。1 mm 铅层对单色辐射的透射率，从低于 88 keV K 缘的 12% 下降到更硬光子的 0.026%。因此，对于高于 88 kV 的管电压，能谱的上部部分几乎消失。当管电压接近 150 kV 时，除了主要的 88 kV 处的最大值外，在以 140 keV 为中心处出现了另一峰值。

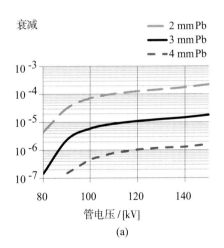
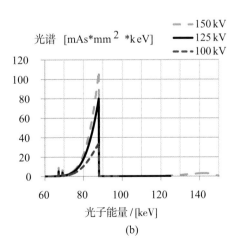

图 7.4　铅对辐射泄漏的衰减。（a）不同铅厚度下相对于空气比释动能的衰减系数（13° 钨靶盘以及 2.5 mm 铅板滤过）。（b）不同管电压下通过 3 mm 厚度铅的能谱图，对于 88 kV 以上的管电压，铅的 88 keV 的 K 边缘非常明显，当管电压接近 150 kV 时会出现第二个峰值。

具有大原子序数的材料，比如柔软且具有延展性的铅是辐射泄漏防护的材料首选。尽管由于有害物质限制 RoHS 指令的执行，铅被排除在大多数电子设备之外，但在医疗器械和设备（第 8 类）中铅的使用不受 RoHS 合规性约束，前提是这些材料在一个可被监管的企业间的回收系统闭环内被循环利用，详情可参见欧盟委员会法规（2011）。如第 9.5 节所述，对铅等有害物质的循环利用以及对环境影响的防护是值得特别关注的。不幸的是，有毒的铅目前仍然难以取代，尽管人们正在尝试用混合了钨、钼粉末乳液的聚合物或其他物质来替代。

考虑到荧光辐射的产生，防护结构的外壳应该由 K 值最低的材料制成，这样前面原子序数最高的材料的荧光辐射后续可以被很好地吸收。辐射泄漏是一个非常敏感的话题，高标准制造商会对其所有产品逐一测试，并有义务将其结果报告给相关的政府机构，例如美国食品和药品管理局的卫生和公共服务部。图 7.5 展示了一个典型的泄漏辐射测试仪。

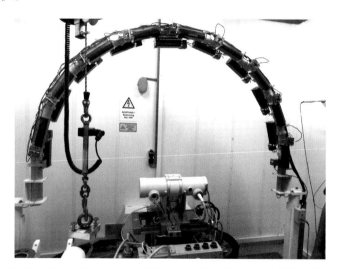

图 7.5 由探测器单元组成弧状结构，用于测量辐射泄漏，通过旋转和翻转管组件可以在各个方向上进行扫描测试

7.3 X 射线束质量

管套的另一个特性是它对 X 射线源组件所需的最小射线滤过的贡献。根据 IEC 60601-1-3 第二版的规定，该值至少应相当于 2.5 mm 铝当量的半价层。不可移除的永久滤过装置，如图 7.3 所示的窗口杯，其厚度不得小于 0.5 mm 铝当量。固定的附加过滤窗（只能用工具拆除）不应低于 1.5 mm 铝当量。为了使得辐射扇面可视化，限束器可采用玻璃镜面产生可见光场，它会产生额外的滤过效应，因此管组件本身的滤

过可能会低于 2.5 mm 铝当量的阈值。在这种情况下，组装人员必须确保采用适配的准直器单元并正确安装。为避免任何不确定性，一些制造商决定交付至少相当于总体 2.5 mm 铝当量的管组件，另外限束器可能会附加零点几毫米的铝当量，进一步衰减射线。为了患者的安全考虑，这样的光子通量损失是可以接受的。

7.4　限束

图 7.6 说明了通过光栅的可用 X 射线线束的定义。根据辐射野、射线源和探测器的距离及探测器的大小，自动或手动调节如图 7.2 所示限束器内额外的 X 射线吸收材料，能够使辐射野覆盖探测器或者更小范围。图 7.7 显示了一个诊断源组件的各组成部分和实际的用户界面。光源和探测器之间的距离可以从皮带尺上读出。由于影像增强器的敏感区是环状的，血管造影机的限束器通常是圆形对称的虹膜状多叶结构。对于普通摄影和 CT 来说，在使用中需要将直叶片或弯曲叶片移进或移出来调整线束，如图 5.34 中准直器底部所示。

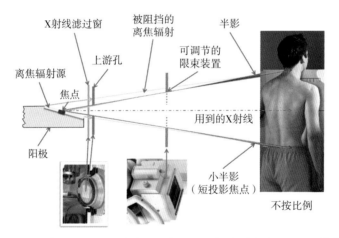

图 7.6　靠近焦斑的上游孔径和限束器产生的限束示意图（不按比例）。对于图像的大部分区域，上游孔径减少了不需要的离焦辐射，而限束器精确定义了只有一个小半影区的辐射野

如图 7.6 所示，限束器包括两个主要部分。其中接近焦斑的光栅位于固定的位置，它需要尽可能地靠近焦斑，但设置在真空壳之外以防止电子轰击并在其边缘产生轫致辐射。它可以保护主要部件免受离焦辐射的影响（离焦辐射可能来自背散射电子轰击阳极、X 射线窗口或其他部件，以及被 X 射线窗口散射的辐射）。该限束光栅安装在管组件上，然后它的小开口调整到适配阳极角，或者将它作为限束器的一部分。然而，上游孔径因为太靠近焦斑而无法准确限制整个辐射野。如果几何放大倍数是 25 倍，那么它在探测器上产生的半影区域会过大。例如，当标称焦点为 1.2（按 IEC 60336

标准），阳极靶角为 13° 时，图像阴极侧半影区可高达约 117 mm。因此，辐射野的最终和准确定义是由距焦斑较远（如 20 cm）的限束片提供的，这样可以更精确地将辐射野与有效探测器区域或所需的视野相匹配。

美国法规 21CFR Part 1020［参见 FDA 21 CFR Part 1020（DHHS），2005］规定如下：

当 X 射线辐射野被调节到覆盖图像接收器的选定区域时，其在图像接收器平面内的长度和宽度与所选区域的相应尺寸相差不得超过 SID（源到图像探测器距离）的 3%。

FDA 的法规也规定了牙科（10 和 18 cm）和移动（30 cm）X 射线设备的 X 射线源和患者皮肤之间的最小距离，这必须通过使用兼容的限束器来保证，如图 7.7 所示。

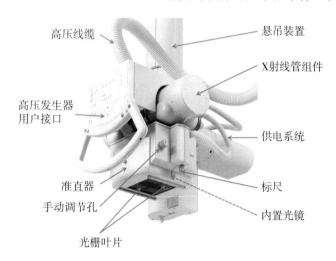

图 7.7　一个用于普放，包括 X 射线管组件和准直器的空气冷却 X 射线源组件。该装置朝下安装于天花板上（图片由飞利浦公司提供）

7.5　内爆和外爆的防护

旋转的阳极靶盘可能会因热过载或机械过载而脱层、破裂或以其他方式产生飞溅的碎屑。玻璃管可能会内爆，漏油后金属管芯甚至会爆炸。X 射线管管套和管壳应该保护使用者和患者免受所有这些潜在危险带来的伤害。型式检测应当在最高温度、转子最高机械能以及不利的飞溅部件形状等最恶劣的条件下进行，以确保在所有可想到的情况下保持管组件的完整性。管套一般采用高延展性的材料，管壳的金属中心部分一般也由高延展性的材料构成并采用洋葱状同心设计，以捕获飞溅出的碎片，同时自身可以发生变形以耗尽它们的动能（图 7.8）。

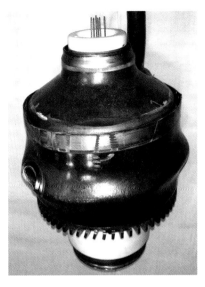

图 7.8　一个铜质金属中心管壳的旋转阳极 X 射线管在过高转子转速下靶盘破碎后的管壳外形。在较高的转速下，按照设计的那样，高延展性的铜外壳已经变形并捕获了所有的碎片，窗口随后破碎并被移除。

作为第二道也是最后一道防线的管套也可以变形，但不得破裂。一些制造商用额外的钢板"包裹"管芯，而一些制造商则依赖于高性能材料的延展性。只允许出现极少量的漏油。IEC 60601–1：2010 标准（IEC，2010）的附录 AA 提供了关于如何在现实的不利条件下进行爆炸测试的相关建议。制造商有义务说明所进行测试的合理性。基于这种方法，不同的使用条件就都被包含在内了。

7.6　冷却

X 射线的产生只是 X 射线源组件中的几个热源之一。如表 7.1 所示，电子轰击在整体热功率平衡中占主导地位，但转子驱动和灯丝供电也有明显的贡献。如前所述，对于普放用空气对流冷却的管组件，即使不放线，只打开预曝光开关也可将其加热到温度上限。

表 7.1　热源

源	典型长时间平均热输入功率（W）
X 射线产生	50 ~ 200（普放）
	200 ~ 1500（介入成像）
	500 ~ 6000（CT）
灯丝加热	20 ~ 80
转子驱动	20 ~ 100（启停，滚珠轴承）
	400 ~ 700（持续旋转，液态金属轴承）
内置泵组	50
辅助设备	50

实际中应用了多种散热方法。绝大多数将 X 射线机房作为热沉积池，有些会额外增加循环水冷系统。电子冷却方式，如采用帕尔贴元件，并不常见。除了成本原因外，这种方式的效率也非常有限。这类冷却系统适用于当管套的最高允许温度与环境温度的温差非常小的工况。

7.6.1　空气对流及其限制

图 7.7 中的组件所采用的直接空气对流冷却，至今仍是普放设备中最常用的冷却方式。即便在引入高效 X 射线探测器之后的繁忙的医疗站点也是如此。冷却油被密封在管套里并通过后者表面进行冷却。如图 7.9 所示的橡胶油囊可以容纳油的膨胀。在管套表面，油的内部对流散热转化为空气的外部对流散热。大多数 X 射线管组件，如图 7.10 所示都没有内部循环泵，因此油的重力循环对于获得较高的额定功率来说至关重要。在 X 射线管放置不当的情况下，例如阳极转子向上时，热油可能会积聚在顶部，而冷油一直待在组件底部，从而对整体冷却几乎没有贡献。这点在系统设计以及外壳的构造或使用时就需要考虑到。根据 IEC 60601-2-28: 2010（参见 IEC，2010）标准，在预期的使用过程中可能会被无意接触到的 X 射线管组件涂漆表面的温度不应超过 85℃。

上述标准适用于表面可触及的最热的点，但根据标准 IEC 60601-1: 2005［IEC（2005）］的要求，对于在预期使用过程中可能会被接触到或与患者 / 用户发生小面积长期接触的金属表面温度有更严格的限制。例如对于乳腺 X 射线摄影系统，患者可能会将她的手放在 X 射线管组件的顶部，或者例如手术应用中的组合机头可能会被放置在外科医生的腿边。法规要求接触时间超过 10 min 的情况下管组件温度不得超过 43℃，接触时间少于 1 s 的部件表面温度不得超过 74℃。系统会监控这些温度，并在达到限值时关闭系统。如前面所讨论的，即便在相当低的功率下，局部过热保护功能仍有可能会被意外启动。然而即使它会打乱工作流，但在任何情况下都不建议禁用这些安全设置。因此允许的输入功率在很大程度上取决于室温和外壳下的环境温度，它们决定了与温度上限的差异以及与之成比例的冷却速率。由此可知，外壳有助于屏蔽可触及的表面并提高管套的最高允许温度。图 7.8 也提醒我们，像高标准制造商设计的管组件的安全功能，是极为重要的。

7.6.2　强制冷却

包含较大比例透视应用的混用放射系统，由于采用了小的水冷散热器的混合冷却方式，与单纯空气对流冷却相比散热能力提高了一倍。管组件内的热交换表面由外部供水冷却，图 7.10 显示了一个用于通用电气公司的血管造影管组件的外部辅助热交换器。

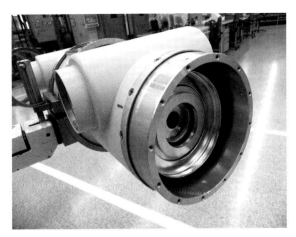

图 7.9　一个打开的管套的侧面图，管芯已经安装好，管套里已经注满经过干燥和过滤的绝缘油，可以看见一个用来平衡油的热膨胀的油囊，使得管芯始终处于一个大气压下。

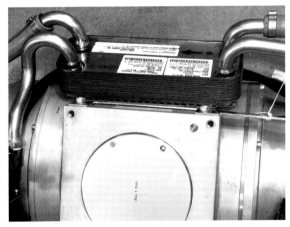

图 7.10　用于通用电气公司的血管造影 X 射线管的油 - 水热交换器，绝缘油在油泵的作用下在管套和外部水冷热交换器之间循环。冷却水是在几 bar 的压力下，由一个远程的水 - 空气热交换器通过几十米长的管道提供的。这一方法避免了油对真空管芯压力的增大并把油始终密封在洁净的管套内。这个方法的缺点是在管套和环境之间引入了一个额外的温差。西门子的血管造影 X 射线管也使用了这个方法。

　　图 5.1 表明，在介入性血管造影和 CT 应用中，每个患者所接收的能量会高出 1 ~ 2 个数量级。这些应用的平均热耗散功率高达 6 kW（表 7.1），所以必须采用增加空气接触面、强制对流换热以及提升内部油到金属的热传导效率等额外的散热措施。冷却油与金属的交界面是另一个需要关注的问题。高效散热器的管路都采用内部布线或者翅片设计，以最大限度降低温度差。此外诊断 X 射线管虽然有外接泵组，但是并不被看作是压力容器。当由受过训练的人员安装并按设定运行时，泄压阀和压力限制旁路系统可以保障系统的安全运行。

　　带有附加散热器的 CT 用 X 射线管如图 6.7 所示，表 7.2 给出诊断 X 射线管系统最典型的冷却速率概览。

表 7.2 不同冷却方式的性能

冷却方式	典型连续散热功率（W）
空气对流	100 ~ 300
强制空气对流（风扇）	350 ~ 450
远程热交换器（图 7.11）	500 ~ 3500
附加热交换器（图 7.12）	2500 ~ 6000

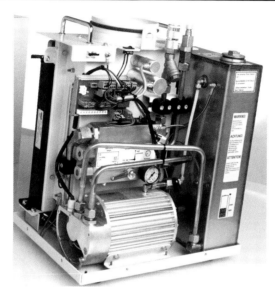

图 7.11 飞利浦的血管造影 X 射线管的远程静态油 - 空气热交换器。在油泵作用下，所有的绝缘油在管套和热交换器之间循环。尽管增加了油压及对管芯的压力，但整管的热性能却得以改善。（图片由飞利浦公司提供）

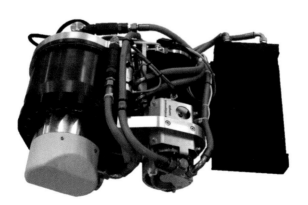

图 7.12 一个紧凑的 CT 管组件和它的油 - 空气热交换器，平均热耗散约为 6 kW，已准备好安装在 CT 系统中。（图片由飞利浦公司提供）

7.7 问题

1. 解释辐射源组件中孔径的功能。

2. 根据 IEC 标准解释以下术语："X 射线管""X 射线管组件"和"辐射源组件"。

3. 解释产生泄漏辐射效应的机制和部件？说明至少五个效应。既然旋转阳极对于 X 射线来说通常是不可穿透的，那么只在 X 射线管组件（包含双极性玻璃管）的阴极侧使用铅辐射屏蔽是否就足够了？

4. 为什么在提及漏辐射屏蔽时说明标称管电压很重要？

5. 高压发生器可能会产生相当大的电压纹波。一位工程师建议减少铅屏蔽以降低管组件的重量，以简化临床工作流。他认为在曝光时间内高压的平均值是最适合用来确定泄漏保护的。他进一步认为，这个求均值的方法已经被成功地用于计算管电流。你同意吗？

6. 当管电压从 90 kV 下降到 80 kV 时，通过 3 mm 厚铅层的泄漏辐射减少了一个数量级。当管电压从 150 kV 降低到 130 kV 时，它下降了多少（以百分比表示）？

7. 描述决定辐射源组件束流质量的部件以及相关的电气参数。

8. 如果您有设计的自由度（机械、电气和热），您会将光圈放在哪里以最大限度地降低离焦辐射？

9. 为什么限束器（准直器）中的叶片和焦斑之间有一个最小距离？

参考文献

Bushberg, J. T., Boone, J. M., Leidholdt, E. M., & Serbert, J. A. (2012). The Essential Physics of Medical Imaging. (3rd ed.). Philad elphia, PA: Lippincott Williams & Wilkins.

European Commission. (2011). The RoHS directive-2011/65/EU (RoHS 2). https://ec.europa.eu/environment/waste/rohs_eee/index_en.htm.

FDA 21 CFR Part 1020(DHHS). (2005). Electronic products; performance standard for diagnostic X-ray systems and their major components. Federal Register, 70(111), 33998-34042). Department of Health and Human Services, FDA, USA.

IEC (2005). IEC 60601-1:2005 - Medical equipment—Part 1: General requirements for basic safety and essential performance (3rd ed.).

IEC (2010). IEC 60601-2-28: 2010. Medical equipment: Part 2-28: Particular requirements for basic safety and essential performance of X-ray tube assemblies for medical diagnosis (2nd ed.).

第 8 章

电　源

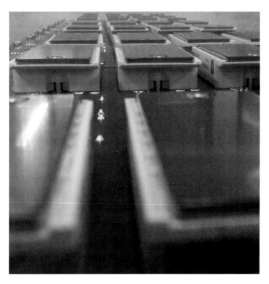

等待集成的半导体功率开关元件

对于高压发生器来说，有人认为它只是一个电源适配器，也有人称之为韧致辐射源的大脑。尽管由于历史的原因它曾经被称为高压发生器，但诊断用的高压控制单元本质上并不产生任何东西，只是将电能从交流电（AC）转换为高压直流电（DC），以及可能包含的对 X 射线管进行智能控制的功能。从业人员可能只是简单地将图 8.1 的典型用户界面与高压发生器术语联系起来，但是关于所涉及的功能和电子方面的知识还有很多需要去了解。例如，Rizk（2014）讨论了高压工程的技术，Krestel（1990）和 Rossi 等（1985）则讨论了医用高压发生器的背景。

8.1　X 射线高压发生器的基本功能

图 8.2 概述了一个诊断 X 射线高压发生器的总体功能，其主要作用是提供：

- 电压高达 150 kV，功率高达 120 kW 的直流电：
  - 单极输出或双极输出，从阴极或阳极输出高压。
  - 具有恒定或变化的管电压（即高压切换）。
  - 具有打火抑制和高压恢复功能。

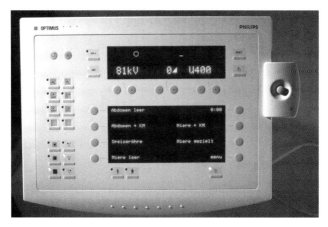

图 8.1　一个医疗影像用高压发生器的用户界面示例。第一步按下右边曝光按钮达到第一个阈值启动转子驱动以及灯丝加热电路。进一步按下开关后，高压产生，并同时产生 X 射线。针对特定应用的自动曝光控制选择预设置的技术参数。管电压、管电流和曝光时间均在屏幕上显示。（图片由飞利浦公司提供）

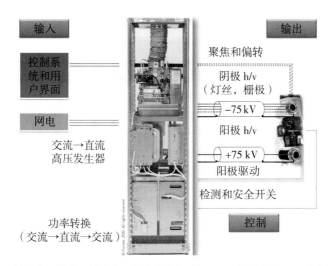

图 8.2　诊断 X 射线高压发生器的功能。输入端包括电源和系统控制信号；X 射线管和其他元件构成了输出端。示例描述的是用于高端医疗影像和介入血管造影的双极性高压发生器（当立公司，汉堡，德国）。它为阴极提供负高电势的灯丝加热电流，在必要时它还提供实现栅极切换、静电偏转和聚焦所需的电压。图中所示的磁聚焦和磁偏转功能需要额外的电流源。此外图中的高压发生器还包括了转子驱动和一些安全功能。（图中照片由当立公司提供）

- 灯丝加热电流
- 为实现以下功能的阴极电压源：
  - 栅极开关功能（对应带有栅极开关功能的 X 射线管）。
  - 静电电子束偏转功能。
- 为具有磁聚焦或焦点偏转功能的 X 射线管提供驱动磁四极或磁偶极元件的电流。
- 驱动旋转阳极管电机的定子电源。

此外，X 射线高压发生器的功能还包括：

- 接口：
  - 摄像设备与用户间的接口。
- X 射线管和 X 射线系统。
- 根据使用场景可能控制：
  - 总剂量和剂量率。
  - 管电流。
  - 管电压。
- 提供安全功能，比如：
  - X 射线管温度监测。
  - 打火时关断。
  - 电源保险丝。
  - 内部安全功能。
- 提供服务功能，包括：
  - （远程）错误记录和显示。
  - 应用程序日志。

8.2 高压链

图 8.3 的原理图展示了一个典型的串联谐振逆变高压发生器的功能框图。输入是频率为 50 Hz 或 60 Hz、电压为 380 ~ 480 V 的单相或三相交流电，输出为 40 ~ 150 kV 的直流或脉冲（毫秒级）管电压。为了清晰起见，此图省略了用于阳极转子驱动、散热器、电子束聚焦和偏转等的辅助电源。这些不同的电源输出的管理和分配通常是在一个配电单元中进行的。图 8.3 左侧显示的是一个可选的电源适配器（1），用来匹配本地市电，以满足高压发生器的功率转换单元和整个 X 射线系统的需求。接下来，一个由二极管和滤波电容构成的组合单元对输入的交流电进行整流，滤波，并产生一个通常介于 550 ~ 750 V 之间的直流干线电压。全桥开关［通常为金属－氧

化物半导体场效应晶体管（MOSFET）或绝缘栅双极型晶体管（IGBT）（2）]对干线电压进行斩波，再用交流电驱动包括高压变压器寄生电容和电感在内的谐振元件（3），所产生的中压交流电压加在变压器（4）初级绕组侧，在初级绕组及其围绕的铁芯所构成的激磁电感（Bushberg 等，2012）中产生大电流。在这个过程中这些半导体晶粒的冷却是非常重要的。这个铁芯的次级绕组具有更高的匝数，并被封装在绝缘结构中与地隔离。次级绕组感应电压与磁通量的时间变化率以及线圈的匝数成正比。铁芯的横截面积反映了在不饱和状态下最大的激磁电感。所需的激磁电感越小，磁芯就越小，而减少的电感可通过更高的频率来进行补偿，因此，提高开关频率是结构紧凑型设计的目标，其上限是由可获得的高速晶体管、高频无源元件和电磁兼容性决定的。图 8.5 说明了新一代高压发生器的设计开关频率从前一代的 18 kHz 提高到 100 kHz 以上时的优势。

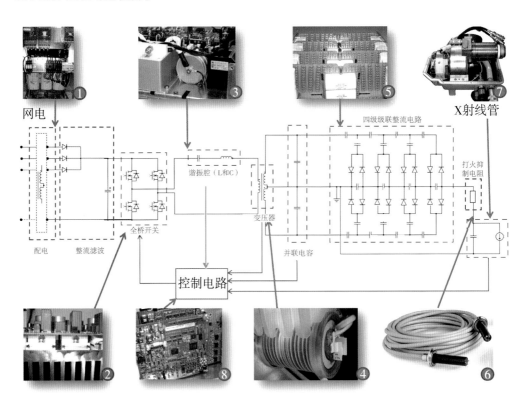

图 8.3　用于单极性 X 射线管的直流高压发生器的逆变器电路原理图及其硬件。为了简化，省略了一些附件单元。

　　CT 带来了一个新的技术挑战。在 CT 系统中，有几种方法可以将电能从静止部件传输给机架的旋转部分，其中最常见的方法是使用滑环和电刷来传输干线电压，然后由一个旋转的功率变换器将其转换为高频交流电。由于没有磨损，所以磁耦合是一种很有吸引力的替代方案，例如由安络杰公司提供，并由通用电气公司在行李检查领域率先推出，而后引入诊断成像系统中的解决方案。在这个解决方案里，干线电压在静止侧被斩波，产生的高频交流电由磁场传输并直接驱动高压变压器。

在过去采用的结构中，高压变压器的二次侧经常是和二极管电容器直接相连的，因此变压器必须设计得能够承受管电压。在由初级和次级绕组的匝数比所决定的感生电压的基础上，采用多级倍压电路将变压器的二次电压进一步升到管电压是一个较好的替代方案（5）（图 8.3）。馈电电容为各二极管 – 电容网络提供二次高频交流电，后者对其进行整流并构成多个菊花链式结构的直流电源。经过打火抑制电阻后，高压电缆（6）最终将高压发生器和 X 射线管（7）连接起来。上述打火抑制元件的电阻通常比高压电缆的 50 Ω 左右的特征阻抗高得多，例如千欧姆量级。

从这个意义上来说，当电压浪涌在一次不希望的真空打火后以随机方式从 X 射线管处到来，高压发生器可以被看作电压浪涌的 "开路端"，如图 6.99 所示。这种不匹配会导致高压发生器的内部产生行波，电压在高压插头处发生反转，并以特征脉冲传播时间在电缆中振荡。高压发生器的电路必须具备足够的鲁棒性以承受这种电压反转，以及由此产生的电流和电磁干扰。

图 8.3 的子图（8）展示了一个复杂的控制功能的一部分，其功能由现场可编程门阵列、数字信号处理器和中央处理器单元（CPU）等实现。

除了对管电压脉冲及其稳定性、管电流调节、转子转动和热电子发射温度等进行控制外，现代高压装置还控制着对 X 射线管打火的反应。高端的高压发生器试图"穿越"不同程度的真空打火。如第 6 章所述，某些点燃的等离子体通道可能在 X 射线管电极之间构成持续的通路；另一些可能在几微秒后消失，并在负极上留下痕迹，如图 6.101 所示。在 X 射线管侧的打火被感知为负电压浪涌或到达高压发生器输出端的过电流尖峰。在持续供电的情况下，当高压下降到最低电压水平以下或出现浪涌且其时间变化率超过阈值时，高压发生器会产生相应事件的信号并判断发生了打火，控制单元会关闭所有功率管。它将暂停并冷却约几百微秒量级的时间，以消除 X 射线管中的气体和蒸气的爆发，并试图恢复电压。如果恢复成功，用户将很难察觉这些中断。打火穿越对于 CT 来说尤为重要。有些设计在由 X 射线强度不足而导致的扫描终止前允许每秒发生几十个故障。这样，某些不良的 X 射线管，当连接到智能高压发生器上时，可以表现出看起来还算合理的性能。如欧洲专利 EP592164B1 所述，更简单的系统会使用无源元件，如电阻、二极管和电容 – 电感组合件。

在这种情况下，高压电缆的长度是非常重要的，因为它的介电电容和电感有助于储存电能（用符号 $E_{放电}$ 来表示）。在单极性情况下，其在完全放电过程中释放的能量等于：

$$E_{放电} = \frac{1}{2} V_t^2 C_{h/v}$$

其中 V_t 为管电压，$C_{h/v}$ 为高压回路总等效电容。这个电容包括容值为 nF 量级的高压发生器的滤波电容，大约每米 150 pF 的电缆电容，以及典型值为 200 pF 左右的 X 射线管组件电容。如上文所述，打火抑制元件的目的是切断高压发生器内部的滤波电容与 X 射线管和电缆电容的连接，后者的容值通常较低。

这样，在短暂的真空放电（有时称为真空发射）期间，电极所承受的能量是有限的。在双极性系统中，由于管电压被分成了两部分，每部分存储的能量只有上式的 1/4，所以在一次真空放电中所能释放的、存储在 X 射线管及靠近它的电缆的电容上的"本地"能量，只是上面所提到的能量的一半。因此，尽管单极性系统对电极质量和电涌活动的要求更高，但是对于包括打火抑制电阻前的滤波电容的总能量来说，即在由打火抑制电阻乘以滤波电容容值所决定的时间常数内所获得的能量，单极或双极性高压发生器是基本相等的。这是因为双极性系统中的滤波电容采用菊花链式结构，为了达到同样的纹波水平，双极性系统中每个支路的滤波电容容值必须比单极性系统增加一倍。

虽然 CT 系统中用到的电缆很短，其长度为 0.5 ~ 2 m，而在一些介入性混合系统的安装中，电缆长度超过 40 m 是非常常见的。除了灯丝和电机驱动之外，长电缆的需求对系统的高压稳定性也是一个特别的挑战。长电缆的放电可能导致电极或 X 射线管内的绝缘被破坏，如产生凝固液滴和其他松散的颗粒。提高现代高压发生器的开关频率有助于减少滤波电容的容值。

图 8.4 是 1990 年代开发的用于介入诊断的双极性高压发生器的高压油箱的固定机构。在左图的前面，高压变压器周围有两个集成了打火抑制元件和电阻分压器的棒状结构，它们为控制电路提供实际的高压值。右图中心是在负高电位上传送交流电的灯丝加热变压器。图 8.5 的右侧图是整个装置被封装并浸入绝缘冷却油后的样子，其更紧凑的后续版本在左侧，明显能看出高开关频率的巨大优势。

8.3　管电压和电流的检测

虽然 X 射线能谱法可用来测量管电压，但电阻测量法仍是首选。图 8.4 中的两个电阻式高压分压器是电容平衡的，以实现几百 kHz 范围的带宽，并向控制单元提供高保真的信号。在图 8.6 中，（1）和（2）展示了基本电气原理图，高带宽是高频高压发生器快速控制管电压和检测真空放电所必需的。由于管电压会直接影响输出给患者的剂量，因此要求其能够被高精度地控制。管电流是第二重要的技术参数，可以用

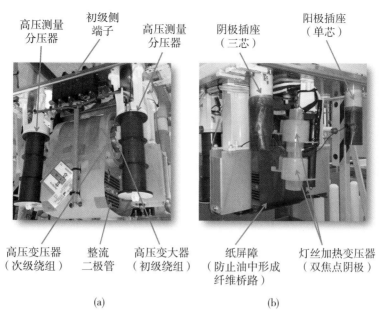

高压测量
分压器　　　初级侧　　　高压测量　　　　阴极插座　　　阳极插座
端子　　　　分压器　　　　（三芯）　　　（单芯）

高压变压器　　整流　　　高压变大器　　　纸屏障　　　灯丝加热变压器
（次级绕组）　二极管　　（初级绕组）　（防止油中形成　（双焦点阴极）
　　　　　　　　　　　　　　　　　　　纤维桥路）

(a)　　　　　　　　　　　　　　　(b)

图 8.4　用于介入应用的双极高压油箱的内部结构。图（a）是在组件浸油前，在其一侧拍摄的。图（b）是组件浸油后取出，在其对侧拍摄的。高压变压器周围是整流二极管、电阻式电压测量分压器、阴极和阳极插座以及灯丝加热变压器，灯丝加热变压器负责将加热电流传输到负高电位的阴极。组装好的单元如图 8.5 中右侧所示。

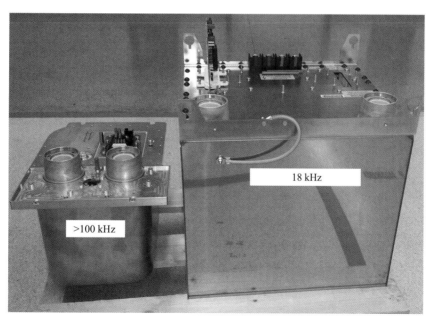

18 kHz

>100 kHz

图 8.5　用于介入影像设备、额定功率相等的两代高压油箱。左边的采用了开关频率超过 100 kHz 的更先进方案，右边的工作频率为 18 kHz。

较低的精度和带宽来对其进行监测。在大多数情况下，管电流等于阴极电流。在最高的管电压下（图 6.42），从阴极到阳极或从阴极到地的场致发射电流通常远远小于 100 μA，并且会随着管电压显著下降。对于典型的 10 mA 或以上的管电流范围，这个误差通常不超过 1%。管电流中产生 X 射线部分的比例通常是被高估的。在具有场致发射的阴极和类似类型的采用静电场进行电流控制的 X 射线管中，引出电极可能会从阴极电流中分走一部分电流，在这种情况下，管电流检测电路必须做出相应的调整。通常情况下，当使用热发射控制时，所有从阴极发射的电子会首先轰击阳极而产生 X 射线，在第一次冲击后，这些粒子中的 40% ~ 60% 会产生背向散射，它们部分落在管壳上，部分落在焦斑外的阳极区域上。这样，管电流全部通过负高压源的接地端返回。不像电压信号只受几个百分点的纹波影响，电流信号中还包括所有为高压电缆电容，管组件和寄生电容的充电电流。

电流信号必须从大多数电"噪声"中提取出来，提取时需要考虑管电压的变化，并用低通滤波器进行平均以提供稳定的电流读数。此外，必须考虑测量分压器电流及其动态特性，后者需要补偿电缆电容。通常，它的动态特性范围必须涵盖管电流四个数量级的变化范围。在实际中，电流测量电路是相当复杂的，图 8.6 提供了一个简化的示意图。

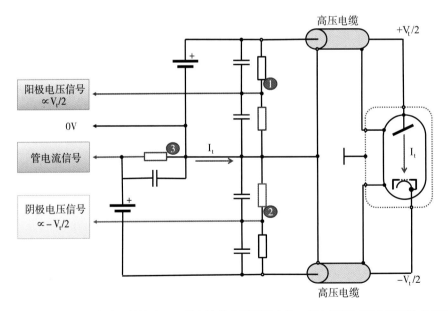

图 8.6　双极性高压发生器的管电压和管电流的典型测量电路。管电压通过阻容匹配的分压器（1）和（2）在阳极支路和阴极支路中进行测量。管电流通过阴极支路中的分流电阻（3）产生等比例电压信号。为提取管电流信号，需要使用低通滤波器（并联电容）将电缆充电电流过滤掉。

8.4 能量量子化

图 8.3 所示的全桥电路中的 MOSFET 或 IGBT 采用开关方式运行，利用电压的过零特性可以避免半导体过热。在较高的管电压下关断高电流会导致功率半导体过载，它们的温度限制了高压发生器的性能。由于高压变压器是在磁饱和状态下工作的，为了避免非零偏置电流和尽量减少高次谐波带来的电磁兼容性问题，具有半桥或全桥开关的串联谐振变换器方案被证明是最有效的。对于这样的架构，最小的能量供应周期等于功率逆变电路谐振周期的一半。从高压发生器的一次侧传送到二次侧的最小能量被暂时储存在谐振元件中。因此，任何传递到 X 射线管的能量都是离散化的，可以通过脉冲宽度，频率等几个自由度来控制管电压。如果 X 射线管在低功率下运行，或要调制开关频率时，高压发生器可以关闭若干谐振周期。此时，纹波的含量也会相应的发生变化。

在脉宽调制的情况下，纹波会随功率一同降低。图 8.7c 右下角所示的管电压纹波波形类似于一个典型的低频锯齿波，这些将在下一节中讨论。

关于开关频率这一术语可能存在一些混淆。图 8.3 的方案中高压交流电源的两个半波都会用到。因此，在商业文件中经常提到的高压纹波频率相当于开关频率的两倍。在比较高压发生器数据手册时应考虑到这一点。

8.5 电压纹波

标准 IEC61676 将电压纹波定义为电压波动的峰–峰值与电压最大值的比值。特意将电压最大值作为参考是因为它决定了光束穿过患者到达探测器时的 X 射线强度。康拉德·伦琴的 X 射线脉冲频率通常为 10 Hz，由他使用的机械斩波器决定。其用电压峰–峰值除以管电压得到的纹波约为 200%。在过去，X 射线仅在电压周期的一半时间内，当阳极电位接近其正最大值时产生。图 8.7 显示了对管电压和 X 射线强度的一些简单仿真结果。根据柴尔德–朗缪尔定律，假设该 X 射线管为受空间电荷效应限制的柯立芝型 X 射线管，$I_t \propto V_t^{3/2}$，式中 I_t 为管电流，V_t 为管电压。据推测，康拉德·伦琴的 X 射线管遵循类似的电压–电流关系。从图 8.7a 可知他的单相电源的整体强度很低。根据 $I \propto I_t \cdot V_t^2 \propto V_t^{7/2}$，虽然管电压波动很大，但大部分辐射强度 I 是在最大电压 V_t 附近产生的。因此其所决定的光谱还不算太糟。但是，从强度和辐射安全的角度来看，管电压应该采用直流。以前在所谓的六脉冲发生器（Krestel，1990）上使用过的三相电源的两个半波在整流后都可以加以利用。如图 8.7b 所示，虽然已经过时，但由此产生的波形很好地说明了一个现象，即尽管六脉冲发生器产生的电压的纹波只有 13%，照射患者后 X 射线强度的波动却超过 50%。一个 300 mm 水当量的患者对 X 射线的滤过效应相当于引入另一个 $\propto V_t^2$ 的因子，导致在 X 射线管受空间电荷效应限制的情况下，总比例为 $I \propto V_t^{11/2}$，如图 8.7b 曲线 $V_t^{5.5}$ 所示。在高管电压和电子发射饱和时，指数降低到大约 4 次方的水平。

如图 8.7（c）所示，用于 CT 的现代高频高压发生器产生的纹波只有 4% 或更少。这种波形通常类似于锯齿形，具有急剧的上升斜率和较长的拖尾，并可能包含由开关动作引起的短尖峰。具体波形细节很大程度上取决于功率控制方案、滤波手段和实际电压与电流。四极管高压发生器由于成本原因已不再被使用。与 X 射线管连接的有源真空四极管（Krestel，1990，图 7.62），在技术上实现了远远小于 1% 的电压纹波。Bhat 等（2014）从临床角度讨论了纹波对实际技术因素的依赖性，他们发现在用过的高压发生器上产生低管电流时有一个小波纹。由于滤波电容的能量缓冲作用，这是非常合理的。然而现代高频高压发生器的控制方案却使情况变得更复杂了，由于能量传递的离散化，现代高频高压发生器通常具有相反的特性。

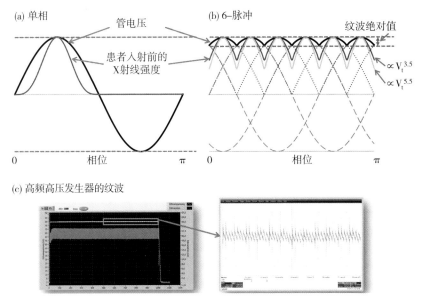

图 8.7　用网电直接驱动的高压发生器产生轫致辐射 [（a）和（b）] 时的电压和 X 射线剂量纹波。横轴表示交流电压相位。纵坐标表示相对电压或相对 X 射线强度。（a）表示没有整流和滤波的单相系统。X 射线管的管电流 I_t 的上限会受空间电荷效应限制，I_t 是和管电压 V_t 相关的，$I_t \propto V_t^{\frac{3}{2}}$。X 射线强度大约与 $V_t^{1.5} \cdot V_t^2 = V_t^{3.5}$ 成正比。（b）展示了一个由三相整流供电的六脉冲发生器。一个 300 mm 水当量的患者接收到的 X 射线强度预计与 $V_t^{3.5}$ 成正比。因此，电压下降 13% 会导致探测器接收到的剂量下降超过 50%。（c）展示了现代高频高压发生器的纹波。

8.6 双能（双色 X 射线）成像

如第 5.1.6 节所述，以通用电气公司的实现方式为例，采用管电压快速调制方式的能谱成像，需要高压发生器在电压上升过程中给滤波电容和电缆电容充电，然后在随后的下降过程中（通常通过 X 射线管）对其放电，这一过程取决于选择的管电流，功率链的电流传输方式和高压发生器所采用的其他放电手段，这个转换时间可以低至几百微秒。当管电流接近或达到空间电荷效应区时，管电流随着管电压的降低而减小，因此需要采取额外的措施来引导阴极的发射以平衡这种影响。图 6.32 描述了这样的阴极，其电极的偏置与变化的管电压同步，以便充分利用焦点的热性能。

8.7 灯丝加热和发射控制

除了一些用于乳腺摄影的 X 射线管外，大多数诊断 X 射线管的阴极都是在负电位下工作的，阴极的电位是管电压的一半（双极性情况）或全部（单极性情况）。因此，阴极控制电压和灯丝加热功率必须被转换到阴极负高电位上。图 8.4 右边的图片显示了用于电子发射极的加热变压器，它将交流功率从低电位变换到高电位，如图 8.4 所示，由于大多数 X 射线管有两个灯丝，因此该变压器通常有两套独立的次级线圈。阴极高压电缆的引线将加热电流传输至 X 射线管的阴极插座，而通常加热电路是由电流控制的，以避免接触电阻、导线发热等问题的影响，并允许使用不同长度的电缆。为了结构紧凑，加热电路的工作频率被提高到几十千赫兹，其必须遵守制造商所规定的由发射极机械共振所决定的频率限值，否则阴极可能会产生严重噪声甚至被损坏。

闭环控制在给定的管电压下会根据所需的管电流来控制灯丝加热电流。在 X 射线管校正过程中，高压发生器会 "学习"如何适当地控制一个具有独特发射特性的新 X 射线管。如图 6.18 所示的 X 射线管发射曲线的精确度和个性化程度是不够的，这是因为阴极和阳极的温度会发生波动，电缆与插头的电阻也有容差等。系统在安装过程中，会对所配备的 X 射线管和电缆特性进行扫描，并存储在查找表中，随着 X 射线管及相关设备的老化，根据个体容差状况，可能有必要进行重新校正。

如第 6.2.1.5 节所述，通常热电子钨发射极在环境温度下的电阻率很低，在准备曝光时，从环境温度开始加热灯丝将花费宝贵的时间，因此当系统处于待机状态时，通常用几安培的电流把灯丝或平板发射极预热到略低于电子发射的温度，这种预热也减少了机械 – 热扰动（例如由阴极温度变化引起的聚焦几何变形）。电子发射极的加热变压器通常是独立使用的，但也可以同时驱动两个发射极，如第 4.2.4 节所述，飞利浦的 VarioFocus® 就提供了这个功能。

8.8 栅极和静电偏转电源

如图 6.33 所示，通过对 X 射线源的管电流而不是管电压进行斩波，可以很好地保持能谱的完整性。图 6.34 描述了飞利浦用于介入血管造影的高性能 X 射线管的栅极切换电源及其基本原理图，该装置被集成在 X 射线管组件中。其他制造商将类似的电子装置放置在高压发生器的高压箱体中或额外的中间单元中，并通过阴极电缆的额外引线提供控制电压。如前所述，这种电极还可以用于控制电子发射，例如在基于射线源的能谱成像中，在改变管电压的同时还能够保持电子发射的平衡。

在 CT 系统中，用于具备静电聚焦功能的 X 射线管的栅极控制单元通常放置在高压油箱中。图 8.8 展示了一个高压插头，通过两个引脚为隔离的灯丝线圈提供电流，同时另外两个引脚为相邻的两个电极提供控制电压。

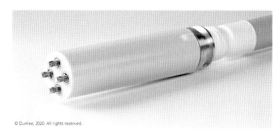

图 8.8　为偏转电极供电的四芯（O4）高压电缆插头。（图片由当立公司提供）

8.9 多支 X 射线管供电

高压发生器可以给不止一个 X 射线管供电。图 8.9 显示了一个传统的高压开关，它准备为两个 X 射线管供电。

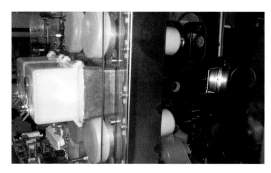

图 8.9　传统双 X 射线管高压开关内部结构。

8.10 其他附件

现代高压发生器还必须为其他感性和容性负载提供电能，如阳极驱动和磁聚焦。这些功能面临的挑战包括电磁兼容性、紧凑性和能效。阳极驱动应与所连接的 X 射线管良好配合，由于阳极的转动惯量、转子电感、轴承摩擦和定子电感的不同，阳极驱动控制的不合理设计可能会导致 X 射线管过热，这对具有流体动力且高摩擦的液态金属轴承的 X 射线管尤为重要。虽然除了必须安全地克服粘着摩擦外，这类轴承的启动特性不如带滚珠轴承的 X 射线管重要，但必须以最小的功率保持其连续旋转。图 8.10（a）展示了这样的例子。

磁聚焦和束流偏转的驱动电路在用于诊断的高压发生器领域是比较新的技术，如今绝大多数医用 X 射线管是通过阴极中电极的适当形状来进行静电聚焦的，在某些情况下这些电极会加上偏置电压。图 8.10（b）展示了一组磁四极聚焦和磁偶极偏转线圈的驱动单元的控制部分，由于感性负载和 X 射线管壳中产生的涡流限制了偏转速度，这种装置输出电压的能力对于补偿感生的瞬态过程是特别重要的。

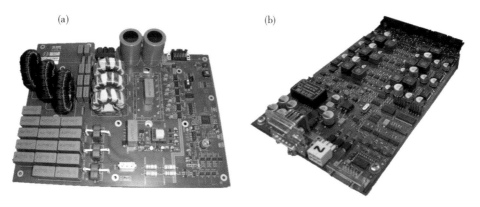

图 8.10 高压发生器的辅助电路。（a）阳极转子驱动板。（b）用于磁四极电子束聚焦和磁偶极电子束偏转的驱动器控制板。采用开关电源使热耗最小化。电感滤波器则保证了电磁兼容性。

8.11 X 射线管温度监测

关于热能的建模和监控功能一般会分配给高压发生器或 X 射线系统。过去，西门子用 LoadiX 系统提供阳极热辐射的监测（Krestel，1990），同时其算力和数值模拟算法允许在线监测，无需直接测量。飞利浦和其他制造商则采用在大多数高压发生器上实现的多层有限元算法，这些模型对温度进行预测以发现潜在的热过载。对于

CT 来说，由于系统会预先设定负荷方案，温度预测是比较简单的，但对于介入性手术来说，预测则比较复杂。X 射线透视检查的时间由用户来决定，因此很难准确地预测温度，在极端情况下，温度监测或不能完全防止 X 射线管或高压发生器被损坏，这在某些应用中是可能的，这时则由管套上的温控或压力开关来保证 X 射线管组件不会过热。它们与故障安全电路相连接，在紧急情况下，这些电路将不可避免地切断电源。

8.12　剂量调制

　　X 射线透视检查需要自动、及时地调整 X 射线强度，这一般是通过 X 射线控制系统或者高压发生器来实现的。这项任务分配在哪里，通常既是一个工程专业问题也是一个历史问题，图 8.2 中所示的高压发生器包含了这个功能，这需要大量的软件开发工作。一般剂量信号由系统的图像接收器发出，它可能是平板探测器、真空图像增强器或者是电离室。为了在最小的患者剂量下获得优化的对比度，系统从相对较低的管电压和预先设定的管电流开始，在一个或两个脉冲后，高压发生器根据一个预定义的策略在 X 射线管的限制范围内调整技术参数。脉冲宽度需要保持在 10 ms 这一针对心脏的临界水平以内，以避免运动带来的图像伪影。只有当管电流和脉冲宽度达到程序设定的最大值时，才提高管电压以避免光子饥饿伪影。控制策略要与应用相匹配，X 射线管寿命、控制速度、图像效果和探测器性能等方面也都要加以考虑。

　　在 1990 年代，飞利浦为装备了光电二极管图像增强器的系统推出了一种脉冲内控制的高压发生器方案。单幅图像可以通过独立控制 X 射线管的栅极来曝光获得，这种带栅极控制的 X 射线透视检查选项提供了前所未有的图像质量和最低剂量。

8.13　高压发生器与 X 射线管的匹配

　　研读商业的系统规格书通常对读者和决策者的帮助不大。"高压发生器功率"远不足以描述其预期的性能。管电流的输送能力、动态特性、运行范围内的纹波、电磁兼容性、辅助功能、安全、备份和服务功能、危险预防、打火抑制以及那些可作为系统架构一部分的任务等都应该被包括在内。除了提供优化的结果外，将高性能高压发生器和 X 射线管的开发与销售统一来安排显然是有益的。图 8.12 中的 CT 功率模块就是在这样的组织框架下开发的。随着时间的推移，两个组件之间接口的复杂性也在增加，真空放电的智能管理、磁聚焦、束流偏转和热管理只是需要考虑的问题当中的一部分，许多安全问题只有将两者结合起来才能妥善处理。一站式采购高压发生器和

X 射线管可以避免用户失望 – 厂商补救的循环。

当然，高压发生器与 X 射线管在额定功率和电流能力方面也必须匹配。X 射线管的性能主要受限于焦斑轨道的热平衡、阳极的冷却速率和阴极的空间电荷效应。高压发生器的特性略有不同，它的功率和额定电流由其元件的损耗和二极管的载流能力来定义。变压器磁芯的饱和是另一个要考虑的问题，同时还要考虑长期加热和承受暂态电压与电流的余量。简化的额定功率图通常说明了高压发生器的最大电流和输出功率，图 8.11 展示了这些良好与糟糕的匹配组合示例。

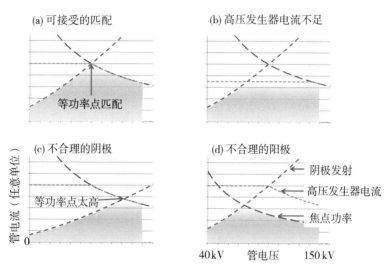

图 8.11　匹配和不匹配的 X 射线管与高压发生器特性。虽然（a）（c）中的 X 射线管和高压发生器功率相等，但是（a）是唯一可接受的组合。其随管电压变化的最大阴极管电流是适和高压发生器最大电流的。所有其他组合都存在缺陷。情况（d）有可能会引起不同意见，当 CT 系统的规格表中只有对高压发生器功率的说明，但重要的标准参数——X 射线管功率缺失的时候这种情况就有可能发生。横坐标表示相应的管电压，纵坐标表示任意单位的管电流。灰色区域表示允许的操作范围。受限于阴极，所示的等瓦特点是为达到所述功率所必须施加的最低电压。

8.14　组合机头

当高压发生器的高压部分和 X 射线管被放置在同一个管套内时，高压电缆和高压发生器的外壳就可以去掉了。图 8.12 展示了一个典型的移动 C 形臂系统的标准解决方案的内部结构，包括一个固定或旋转阳极管（图 5.31）。高频交流电由外部的功率逆变器提供，X 射线管隐藏在底部靠近盖板的金属圆筒中。在这张图片里，X 射线窗口是向下且不可见的，中心左右的白色圆柱状线圈构成阳极（左）和阴极（右）高压变压器，整流二极管和滤波电容被泡沫橡胶所覆盖，从左到右连接整个单元。在中心的泵实现冷却绝缘油的循环以减少热梯度，在 X 射线管的左边可以看到定子线圈。
X 射线管的右下方是两个灯丝变压器中的一个，每个灯丝都会配备一个灯丝变压器。

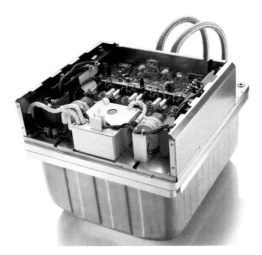

图 8.12　与图 1.20 所示 X 射线管高度匹配且一起开发的用于 CT 的高性能功率模块。〔图片由飞利浦公司提供〕

如图 8.13 所示，CT、乳腺放射系统以及移动 X 射线设备中也可以看到组合机头。由于散热空间和表面积有限，其峰值功率和持续散热能力受到限制。而且与标准配置相比，在进行维修时需准备额外的材料。

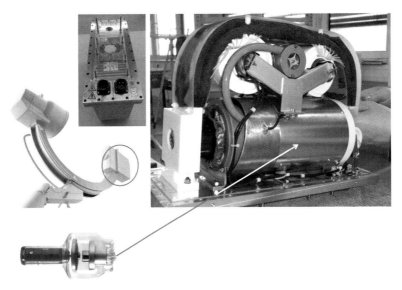

图 8.13　右侧高频 X 射线组合机头是外科 C 形臂系统的一部分〔圆圈所圈出的〕。旋转阳极玻璃 X 射线管和高压发生器的高压部分共用一个外壳。X 射线管被藏在一个圆柱形的铅罩里。在左下方，只能看到定子的铜绕组。阳极高压和阴极高压由两个独立的变压器产生，变压器由外部的高频功率逆变器供电。辐射窗向下指向辐射孔。

8.15 问题

1. 用于诊断成像（包括乳腺摄影、CT 和普放系统）的高电压范围是多少？

2. 说明提供给诊断 X 射线设备的 X 射线管的功率范围，区分用于乳腺摄影、CT、血管造影和普放的 X 射线影像。

3. 描述典型的现代 X 射线高压发生器的高压链的组成部分。

4. 单极性与双极性高压链的优点和挑战是什么？

5. 说明在血管造影应用中典型的脉宽大小。

6. 提高变换器给高压变压器的频率有什么好处？

7. 增加变换器频率的挑战是什么？

8. 描述 IGBT 和 MOSFET 的区别。

9. 网电输入电压可能会波动。您建议采取什么措施来确保稳定的高压和功率输出？

10. 给定管电压为 150 kV，高压发生器输出电容为 1 nF，电缆长度为 20 m，每米电容为 150 pF，终端与地之间的 X 射线管内部电容为 200 pF，有哪些能量存储在（a）单极性和（b）双极性高压电路中。

11. 阐述管电流测量的挑战，至少陈述三个方面。

12. 描述真空打火对高压发生器和高压电缆的影响。从这个角度来看，高压发生器的输出电阻取多少最佳？为什么实现具有挑战性？

13. 经过 300 mm 的水模后，电压纹波是如何转化为 X 射线强度纹波的？给出六脉冲高压发生器的近似公式。

14. 切换 CT 管电压的挑战是什么？电气开发工程师必须考虑哪些相互矛盾的需求？

15. 阐述双极性和阳极接地高压发生器阴极电源的挑战。

16. 阐述液态金属轴承 X 射线管阳极驱动的挑战。

17. 讨论 X 射线管与高压发生器匹配不良带来的问题。

参考文献

Bushberg, J.T., Boone, J.M., Leidholdt, E.M., & Seibert, J.A. (2012). The Essential Physics of Medical Imaging,Third Edition. (3rd ed.). Lippincott Williams & Wilkins.

Bhat, M., Pattison, J., Bibbo, G., Caon, M., & Bibbo, G. (2014). Diagnostic x-ray spectra: A of spectra generated by different computational methods with a measured : A comparison of spectra generated by different s with a measured spectrum. Medical Physics, 114(1998), 114-120. doi: 10.1118/1.598170.

Krestel, E. (1990). Imaging Systems for Medical Diagnosis. Munich, Germany: Siemens-AG.

Rizk, F.A.M. (2014). High Voltage Engineering. Boca Raton, FL: CRC Press-Taylor & Francis.

Rossi, R.P., Lin, P. J. P., Rauch, P. L., & Strauss, K.J.(1985). Performance specifications and acceptance testing for X-ray generators and automatic exposure control. AAPM Report no.14.

第 9 章

制造、维修和 X 射线管的更换

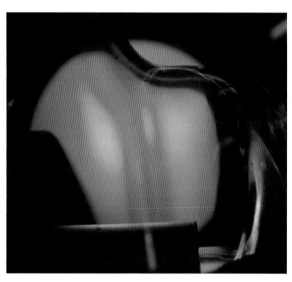

通过偏振仪用色码表示的 X 射线管玻壳中的残余应力

9.1 前言

由于进入这一市场的门槛很高，优质的医学成像设备制造商的数量有限。国家法律规定了相关产品的最低性能、稳定性测试规范、风险管理规范、良好制造规范以及质保规范，国际标准则为其提供了相关的性能指标。有关详情，读者可以参阅相关的出版物（例如，由位于马里兰州银泉市的美国食品药品管理局，或者由位于瑞士日内瓦的国际电工委员会所编写的材料）。X 射线源的制造需要广泛的技能和具有丰富经验且训练有素的员工。

由于公众对电离辐射剂量的关注度日益提高，医疗实践中的事故、预防失效的进步、法律义务的履行，以及生产质量控制等自千禧年以来已经变得空前重要。在过去的 20 年里，确保合规性的措施，以及对产品和生产工艺进行验证和确认方面所做的努力有了巨大增长。这些工作在产品开发过程中会消耗掉相当大比例的时间，在系统开发中甚至经常超过一半。能够遵守这些严格规定的医用 X 射线源供应商数量非常有限。此外，技术挑战也增加了其复杂度，尤其是真空电子学已经不再是工业技术的主流发展方向之一。本章简要地介绍了制造 X 射线管的工艺过程、失效零部件的更换、关于统计、保修和环境方面的基本问题，以及节省资源的方法。

9.2　X 射线管的制造

9.2.1　洁净度

对零部件进行仔细地清洁是使 X 射线管获得可接受的高压稳定性、长轴承寿命、稳定的电子发射性能和高总体良品率的先决条件。一个被烧印上的指纹可能会破坏掉一个电极表面。人体的皮屑经过高温处理后会留下碳的痕迹。这个痕迹会引起电子的场致发射，并在高电场的作用下破坏电极表面的电稳定性。颗粒物最终可能会进入滚珠轴承的轨道中，并使金属涂层产生凹痕或磨损。因此，高标准制造商均已投资建造如图 9.1 所示的无尘装配室。虽然微粒的浓度不一定要像半导体生产那样低，但必须最小化到有充分证据支持的水平。在典型的高标准环境中，管芯是在来自天花板的层流下面或在层流箱中装配的。零部件通过互锁的传递通道来进行转运，并以此来分隔洁净和非洁净区域。从缓存库中取出的零部件在经过额外的清洗后被送入洁净区域。

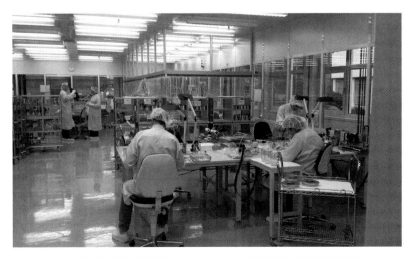

图 9.1　堪称典范的飞利浦公司德国汉堡工厂的宽敞且安静的洁净间。

在进行最终装配之前，X 射线管的零部件要经过多重机械、化学、电和热处理。

所有这些过程的兼容性是决定质量的关键因素。每个供应商都拥有一套专有"配方"，反映多年来各种成功、失败的经验教训和科学分析。X 射线管的零部件供应商经常会收到"奇怪"的需求。重要零部件的供应链通常是由少数几个而不是大量不同的供应商组成的。X 射线管的零部件通常不是一般商品。

9.2.2　基本流程

图 9.2 展示了一种生产工艺和物流的几个基本步骤。例如，左上角的第一张图片展示了在外部供应商处对阳极靶盘的金属基体进行的锻造。大部分预处理工作，包括在真空或惰性气体环境中的清洁或除气，都可以在外部供应商那里完成。虽然 X 射线管的制造商可以直接使用外购的阳极，但是通常有必要对其进行额外的除气，以去除因工厂内部操作过程而产生的痕迹（如图 9.2 顶部的第 2 张图片所示）。

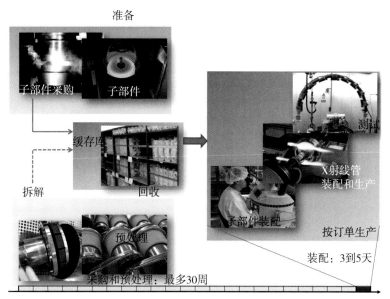

图 9.2　管组件组装和测试的主要步骤。在现代 X 射线管工厂中，大多数零部件，例如如图所示的典型的阳极靶盘，通常从外部供应商处采购，然后在内部做进一步的处理（例如，在真空环境或在气体环境下进行加热和除气）。采购和预处理时间较长的物品会被储存在一个缓存库内。虽然采购和预处理过程可能需要长达 30 周的时间，但最后的组装和测试通常在几天内就可以完成。制造商通过在替换管中重复使用零部件来减少其对环境的影响和降低生产成本。一些制造商还将回收和翻新的零部件用于全新的 X 射线管组件，以进一步降低对环境的影响。

X 射线管的现代制造方案采用的是看板需求拉动原则，并用缓存库将零部件准备与最终装配解耦。采购、包含多个工序的制造和运输（例如，转子轴承或阳极）的周期可能需要数周，而 X 射线管的客户会在短时间内下订单。（X 射线管的）很大一部分价值是在最后的组装过程中增加的。因此，通过缩短总装配、测试和装运的时间，可以将库存物料的总体价值和生产滞销品的风险降到最低。在现代 X 射线管产线上，从缓存库中取回零部件到装配发运的允许时间为 35 天。

9.2.3　生产线

图 9.3 和图 9.4 展示了玻璃管芯和金属陶瓷管芯生产线上的生产工序。组装完成后，通过对整支管芯进行烘烤以及对零部件（如阴极和阳极）进行单独加热除气，强加热到超过临床实用的运行极限，使残余气体压力为 10^{-7} Pa 左右（冷却到室温后测量）。超过其临床使用时的温度上限。在排气管被剪断后，真空管芯会被放入铅屏蔽中，然后注满经过脱气和干燥处理的油。此时，组装的管芯的电性能仍然是不稳定的。当管电压超过其标称值的一半时，管芯内可能还会产生真空放电。因此，要对管芯进行高压训练以去除引起真空放电的电极微结构，并进一步减少残余气体的含量。训管电压最终要超过最高电压的 20%。在训管过程中，焦斑和管芯的其他部分的最高电压和最高温度也都应超过其临床使用极限，以确保 X 射线管在实际使用中可以如承诺的那样运行。

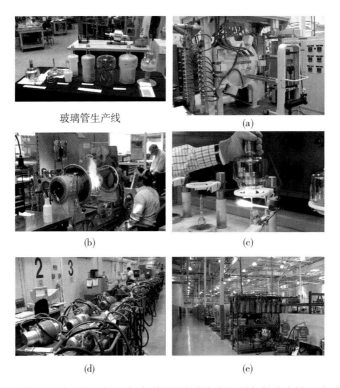

图 9.3　玻璃 X 射线管产线上的景象：（a）给零部件做钎焊和除气的真空炉，（b）用来对管芯进行最终封管的玻璃吹制台，（c）排气后的剪管，（d）排队等待老练和最终测试的 X 射线管组件，以及（e）当立（位于伊利诺伊州奥罗拉市，现在的克罗诺斯影像）制造大厅的景象。

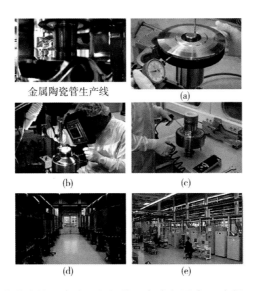

图 9.4 典型的金属陶瓷管产线：（a）阳极组装，（b）氩弧（TIG）焊，（c）用质谱仪检测气体泄漏，（d）工位上已降下罩壳的排气台，和（e）在铅柜中进行高压老练和最终测试。

9.2.4 最终测试

通常在做最终测试时，所有对质量至关重要的参数都是在最恶劣的情况下测试的。这些参数包括焦点的大小和位置、焦点的偏转特性、栅极开关的功能、发射特性和轴承的噪声等。此外，在这个阶段，也可能会填写与高压发生器和系统调节有关的查找正表。辐射泄漏值得特别关注，高标准制造商要对管组件进行 100% 且全方位无死角的检测。

9.3 工艺导向与装配导向的生产

真空放电等效应仍然被认为是"随机的"，尽管这种效应很罕见，但却是不可预测的。这一事实表明，人们对 X 射线管的各零部件的复杂物理及它们相互依赖的机制还没有完全理解。尽管近年来人们在这一知识领域取得了重大进展，但正如关于所有相关表面的原子微观结构的知识一样，电子场致发射的理论仍然是不完整的。对轴承来说，情况也是类似的。原材料不可避免的质量波动增加了这种不确定性。在这种条件下，只有让熟练的技术人员精准重复良好说明的工艺，以及警惕地跟踪关键性能指标，并立即纠正偏差才能保证可接受的 X 射线管质量。制造商使用了各种方法来维护和改进产品质量，如精益框架、统计工程、六西格玛法以及其他公司特定的制造策略等。优秀的员工激励机制、积极参与和开放的沟通、对工艺的自豪感以及效率等都是至关重要的。以上内容不仅适用于组装厂供应商，也同样适用于组装厂。

因此，X 射线管的生产是以工艺为导向的。而另一方面，高压发生器的主要价值则是通过对良好规定的零部件进行装配来增加的。不过具有复杂的电气相互作用的高压油箱可以看作是这一规则的例外。高压发生器的生产质量主要是通过许多零部件的参数达标来保证的，它们的数量比 X 射线管的零部件数量要高出几个数量级。图 9.5 展示了一系列用于介入性血管应用的高压发生器正在排队等待最后的测试。

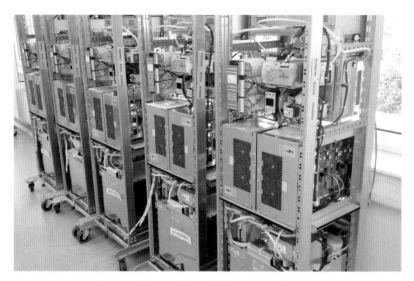

图 9.5   已准备好进行最终测试的高压发生器。

9.4   良品率

在其他因素中是否成功制造高质量的 X 射线管还取决于员工的经验和记忆力、运营管理、制造工艺的复杂度、需要维护的平台数量以及工具和其他设备等。经过数十年的学习改进，使得在最优良的产线上，即使是对于复杂的顶级性能 X 射线管，其良品率也能超过 97%。在 1980 年代，通常情况下 X 射线管的报废率要比现在高出一个数量级，甚至偶尔达到 100% 的峰值。尽管自动化程度已经很高了，但如图 9.6 所示的手工操作对每一个制造商来说仍然是（保证 X 射线管质量的）关键因素。

首次良品率通常会低于整个生产周期的良品率。一些 X 射线管需要不停地在正常生产和内部返修中往复（例如，未能通过最后的高压测试）。高的工厂良品率通常代表着 X 射线管在使用现场具有良好的初始性能。

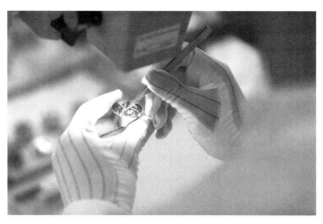

图 9.6 尽管自动化和先进的工艺使手工劳动的附加值在不断减少，但熟练的手工操作仍然是管芯装配的基础。

9.5 安装和服务

9.5.1 训管

即使 X 射线管在到达客户现场时没有可见的机械损伤，存储和运输过程也有可能降低其高压稳定性。随着时间的推移，绝缘件会放电并去极化。在运行过程中可以保护绝缘件的三相点不发生场致发射的负电荷会逐渐消失，本底电场也会发生变化。气体分子可能从隐藏的气体空穴中扩散到真空腔内，并被已清洁过的电极表面所吸附。如图 9.7 所示，搬运和安装过程，或者由于静电吸附作用的丧失，都有可能导致松散的颗粒发生脱落。在施加高压时，它们可能会形成场致发射中心，或者在电极之间做弹跳运动。

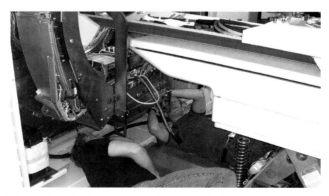

图 9.7 负责任的服务和高质量的部件，尤其是 X 射线管，对确保可靠的诊断至关重要。

因此，建议在开始运行新安装的 X 射线源时就要小心，并从只有标称电压一半左右的低水平开始慢慢提升管电压。电子束可以像离子泵一样被用来降低本底气体压力并净化阳极。否则，第一次曝光可能会使焦点轨道上的全部气体在一瞬间就被释放。高气压和由此产生的重离子轰击可能会损伤绝缘件。玻璃管甚至可能内爆。随附的安装手册提供了厂家建议的重新训管程序，这些程序可以手动或者由系统自动运行。经验表明，在中等功率水平下连续运行的 X 射线管具有最佳的性能。

出现上述高压稳定性恶化的特征周期并不明确，可能是几天到几年。根据经验，一支 X 射线管在存放约半年后就应该被送回到制造商那里重新进行训管。特殊的阻尼高压电源装置将被用来对返回的 X 射线管进行重新训练。对于存放时间较短的 X 射线管来说，通常可以在使用现场用 X 射线系统所安装的高压发生器来修复其高压不稳定性。

9.5.2 预热

现有结果表明，对钨钼合金的阳极进行预热可以提高其延展性，并有助于防止其产生裂纹。为提高阳极的热稳定性，现代阳极在热力学稳定性方面的改进，特别是狭缝分割的方式，减少了阳极产生裂纹的风险。预热对其他方面也有帮助。通常在运行暂停数小时后就应该对 X 射线管进行短暂的预热和训管以加热整个管体，使其接近初始校准时的热状态。因为电子发射除了阴极温度之外还会受到残余气体压力的影响，高压发生器和 X 射线管的联调也应该在后者已被预热的条件下进行。

9.6 X 射线管的更换和回收

9.6.1 X 射线管的平均寿命

平均而言，一个医用放射系统在其使用寿命期内通常会消耗掉 1~10 支 X 射线管。平均更换频率取决于系统类型、运行频次和模式、X 射线管和现场服务的质量，以及环境条件。图 9.8 显示了一种典型的 X 射线管故障。图 9.9 显示的是一个被烧坏的高压发生器内的变压器，其可能导致 X 射线管随后发生失效（例如，当双极性 X 射线管两端的电压供应不对称时）。

有三个主要的原因导致了 X 射线管的消耗量增加：现场的高使用频率、X 射线管个体寿命的不确定性，以及现场特定的运行模式。第一个因素如图 9.10 所示，它显示了一款由飞利浦在 1990 年代后期为 Tomoscan AV-E1 单排 CT 系统生产的 X 射线管 MRC 201 CT 的典型使用频率分布。原始数据来自现场返回的 X 射线管，而且为

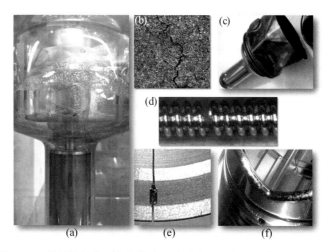

图 9.8 返厂的医用 X 射线管的典型失效模式：（a）长期运行后，金属蒸气在玻壳内表面上的沉积最终导致高电流击穿并对玻壳造成破坏；（b）长期使用后，靶盘轨道受到侵蚀；（c）阳极在静止状态下被电子束轰击，使旋转阳极破裂并释放内部应力；（d）灯丝损耗和最终熔化后产生的熔点；（e）热交换器中的油泵发生故障，进而导致管壳由于过热而塌陷；（f）真空放电使阴极头上产生了多个蚀坑，表明 X 射线管的电场不稳定。

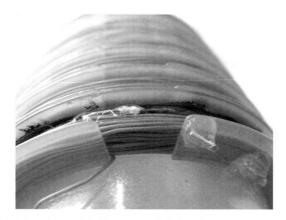

图 9.9 已烧毁的高压变压器次级线圈，最初的击穿是由引线之间过高的电场引起的。

了纠正其中低使用频率场地数量比例过低的问题，在假设从每个场地返回的 X 射线管平均数量和其使用频率之间是成正比的条件下重新调整了分布。这种型号 X 射线管的寿命已被证明与其使用频率无关，而对其他类型的 X 射线管来说却不总是如此。在某些其他情况下，长时间闲置的 X 射线管比频繁使用的有更大几率因产生真空放电而被损坏。图 9.10 展示了上述类型 X 射线管的不同使用频率的场地占比，频率的间隔单位是 5000 层扫描 / 月。对于相应类型的系统来说，获得一层扫描图像的平均时间为 1.35 秒，这使得人们可以将扫描时间的计量方式由层数改为即将流行的扫描秒。显然，在 1990 年代末期，使用率低的场地和使用率高的场地在患者频次上相差了一个数量级。从那时起，控制成本的措施导致闲置 CT 数量的减少和 CT 平均使用率的提高。

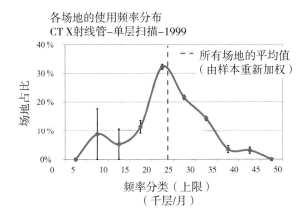

图 9.10　1999 年飞利浦的一款用于单层 CT 系统的 X 射线管在现场的使用频率分布。以 5000 层 / 月为间隔给使用频率分类，显示了各类使用频率的场地占比。

X 射线管在生命周期中失效风险的典型分布如图 9.11 所示，其中对两批次摄影用 X 射线管的结果进行了分析。深灰色谱柱显示了存在某个潜在的因素导致第一批次 X 射线管在运行的第二年到第四年这段时间内失效数量增加。浅灰色谱柱代表的第 2 批次 X 射线管是在改进（完成）两年后生产的。条形图代表失效密度函数（即任一批次的任一 X 射线管在给定年份内发生失效的风险）。上方的曲线描述了与分布函数相对应的存活率，其数值见右边的纵坐标。底部的曲线代表还在运行的单个 X 射线管在一年的使用期限内发生失效的风险。假设在临床使用中 X 射线管的平均使用频率和方式在这段时间内都是不变的，那么至少在 X 射线管运行的前 5 年内，改进后的 X 射线管年失效风险是明显持平的。可以推测，这种情况将持续下去，直到系统使用寿命结束时，预计仍有大多数 X 射线管可以运行。假设每支投入使用的 X 射线管的平均故障率不变，则改进后该管型的平均失效时间为 6.2 年。在包含 X 射线管的服务合同中，这个数字是估算成本的一个关键参数。X 射线管服务合同包括按年支付的更换 X 射线管的费用，无论更换次数有多频繁。如果忽略了运行时间比系统更长的 X 射线管，则供应商的成本对失效分布的细节并不敏感。

通常情况下，如果不存在主流的失效模式，那么 X 射线管会有一些广谱的失效模式。图 9.12 展示了采用不同技术的 X 射线管失效原因的典型帕累托分布。

关于这一节内容的第三方公开数据很少。Erdi（2013）报道了 10 台通用电气公司 LightSpeed® 和 3 台 Light Speed VCT® 扫描仪的共计 50 个 X 射线管的替换情况，发现了 X 射线管的平均寿命分布非常广泛。根据他的报道，用于第一种 CT 的

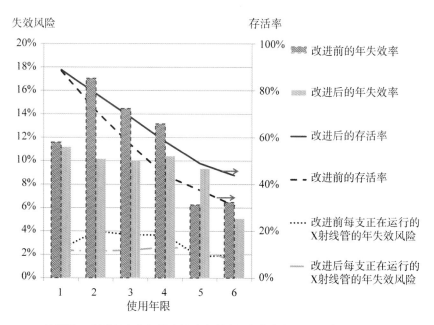

图 9.11　一款医用 X 射线管在修复潜在缺陷之前（深灰色条）和之后（浅灰色条）的存活率和失效风险图。条形图表示的是两批 X 射线管的年失效风险，底部的线条表示的是仍在运行的 X 射线管的年失效风险（数值都以左侧的纵坐标为参考）。存活率的数值以右侧的纵坐标为参考。经过改进后，每支 X 射线管的失效风险在头五年的每一年里基本上是持平的。注意此图表仅适用于某特定型号的 X 射线管。

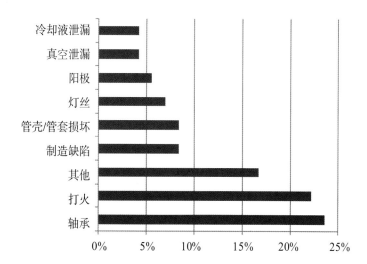

图 9.12　已寿命终结的计算机断层扫描仪用 X 射线管（包括滚珠轴承和液态金属轴承 X 射线管）各失效模式的典型帕累托分布。打火和轴承故障引起的失效占主要部分，并可能彼此存在着关联，因为滚珠轴承释放的颗粒可能会导致 X 射线管的电场不稳定。

GE Performix Ultra®X 射线管的平均寿命为（1.6 ± 1）年，Performix Pro®X 射线管的平均寿命为（1.9 ± 0.8）年。Performix Ultra 系列好的和差的 X 射线管在使用期间的电荷传导差异超过了一个数量级，即 16.7 ~ 239.9 kAs，平均值为（81 ± 45.4）kAs。Performix Pro X 射线管的电荷传导在 18.5 ~ 61.4 kAs 这一范围内，平均值为（44.6 ± 25.8）kAs。一些 Performix Ultra X 射线管在保修期内失效。

9.6.2　质保和成本

如前文所述，医用 X 射线管的故障时间密度函数是偏半的，这点与白炽灯不同，后者的故障时间密度函数类似于 delta 函数。因此，使用医用 X 射线管是有商业风险的，需要通过由供应商提供的质保或包含 X 射线管服务的合同来对冲风险。由于历史原因，这些合同有时也被称作"全透明式的承包"合同。

大多数保修条款都同时包括时间性条款和使用性条款。后者表示 X 射线管所承受的工作负荷。通常在它们之间会有一个优先级，可以表述为"先到先算"。使用性部分的计量单位随着时间的推移已经有所变化，并且对于不同的供应商来说也有所不同，这使得它们之间的比较并不容易。不同于单层 CT 扫描仪，多层 CT 扫描仪不再计算扫描层数。取而代之的是计算以扫描秒为单位的扫描时间，或以千安培－秒为单位的通过 X 射线管的总电荷量，或以兆焦耳为单位的累计加到 X 射线管上的能量。虽然扫描时间是以时间而不是以运行方式来衡量的，并且对使用具有大覆盖范围探测器的快速系统的用户来说是有利的，但是后两个计量方式鼓励人们使用节电程序。对应用于介入性放射摄影的 X 射线管进行计量的方式更为复杂，但可以被简单地称为负载单元。高压发生器中的计时器监测着低要求的透视时间和更具挑战性的摄影模式时间等，并将它们加权整合为一个数字。不同供应商提供的系统之间没有简单的转换方案。

即使合同的全额保修部分按规定的那样结束，随着时间的推移，后续按比例保修的方式还是减少了能从供应商处获得的潜在退款，或以某种使用单位计算的可追加使用的数量。图 9.13 展示了相对于初始 X 射线管价值的退款比例，以评估运行一段时间后的退款。客户应仔细预测待购置的新系统的工作负荷，因为如果保修条款中的使用上限较低的话，一旦其使用频率超过了当初预测的水平，新系统的实际花费可能会变得更多。

保修条件是客户和供应商之间达成的商业协议的一部分，而不是用来预测 X 射线管寿命的指标。Erdi（2013）报道某个型号的 X 射线管在其保修期内每 40 支中就有 7 支会失效，这表明供应商承担了部分风险。如果所有的 X 射线管都在一个很长的按比例保修的保修期内失效，那么保修合同就类似于以租赁的形式在运作。

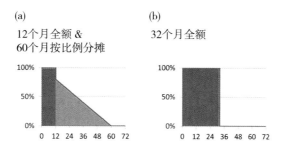

图 9.13　按比例保修（a）和全额保修（b）的系数（仅针对保修合同中时间性条款的部分）。纵坐标上的系数表示运行一段时间（用横坐标表示时间后）从供应商处获得的退款占 X 射线管初始价值的比例。对于使用性条款来说，与工作量有关的计量单位如扫描时间、通过的电荷量或输入的能量等都可以用来代替时间进行计量。总的保修通常由首次触发的因素来决定（"先到先算"）。

9.7　回收

由于 X 射线管是消耗品并且使用了昂贵的原材料，从 X 射线诊断出现起，对降低其生态和商业影响的探索就一直存在。在"重装"医用 X 射线源以进行替换时，循环利用 X 射线管组件的主要零部件——管套，已经成为通行的做法。在该文中，"重装"指的是翻新并回用 X 射线管的管套，并给它装上一个新的管芯。这些管套是客户为了从供应商处获得金额减免并安装新的真空管而退回的。经过消毒和检查后，管套的主要零部件可以保持原样（例如：金属壳体，支撑架和窗口部件）。有些零部件，例如定子线圈，将先对其进行电气测试，并在出现可疑问题时对其进行更换。从金属陶瓷管，以及使用了长寿命的液态金属轴承的金属陶瓷管出现的早期，西门子和飞利浦等制造商就一直在小心翼翼地将回收的零部件用于新的设备以保护环境和节约成本。飞利浦开创了这种模式，但在刚开始时，这种模式也引起了一些争议并存在一些不确定性。然而，最近客户和监管机构都对这一环保举动表示了赞赏。经验证明，只要严格遵守对零件的拆卸和检查过程进行良好记录的原则，X 射线管的性能和预期寿命都不会受到影响。让 X 射线管在真空环境中和高温下运行多年，对阳极来说是一种最好的除气方式。一种新的钨涂层可以被用来修复已经损耗的 X 射线产生层，并使这件阳极可以被重新使用。如果没有应力（例如，通过分割），阳极就像新的一样好，且不会消耗珍贵的钼矿。一旦绝缘体在高压下已经稳定存在了数百个小时，那么其由于内部缺陷而被击穿的风险就很小了。使用滚珠轴承的玻璃管的回收率比较低，因为其玻璃壳的绝缘性能经常会因真空侧的金属物沉积而受到不可逆转的破坏，其后果如图 9.8（a）所示。电极可能会被轴承的磨损而产生的碎片所污染，而轴承是必须要报废的。

回收再利用是 X 射线管制造过程中零部件的主要来源之一。这些回收部件由从现场返回和从内部返修的 X 射线管提供。生产链的回收分支如图 9.2 所示。通常，新的和回收的材料都会存放在一个缓存库中。从这里，X 射线管的零部件被取出并被传递到装配室。

我们需要大量的知识以保持一直开发和生产高性能和高可靠性的 X 射线管，并将对环境造成的影响降到最低。X 射线管的制造并不是炼金术，但它仍需要复杂且稳定的生产工艺。

9.8　问题

1. 阐述 X 射线管从开始到管套装配的生产过程要经过哪些阶段。

2. X 射线管为什么要在洁净的环境下装配？

3. 为什么在真空环境中运行的零部件在装配之前必须要在炉子里加热？请注意后续还有一道排气工序，有排气工序通常还不够吗？

4. 一个客户抱怨说回收的零部件的质量比新的零部件的质量差，在什么情况下你会不同意他的观点？

5. 说出滚珠轴承 CT X 射线管的两种主要失效模式。

6. 解释以工艺为导向的生产和以装配为导向的生产有何不同。

7. 解释什么是比例保修条款。

8. 解释一种 X 射线管的寿命图。

9. 在良好控制的主电压下，典型的白炽灯有一个明确定义的寿命。描述一下它们的寿命曲线的特征，并将其与典型的一批 X 射线管进行比较。

10. 一位工程师想计算 X 射线管的平均寿命，以评估未来更换 X 射线管的需求。他计算了一批返回的 X 射线管的扫描次数平均值，他犯了哪个错误？

11. 一家医院用新型的 X 射线管升级了 10 台 CT 系统，运行 2 年后，医院抱怨有 2 支 X 射线管的平均寿命只有 2 年而必须被更换掉。

a. 作为制造商，你会如何回应医院提出的 X 射线管寿命明显是 2 年这一结论？

b. 保修条款为全额保修 12 个月，并按比例保修 60 个月。医院的替换费用占首次购买价格的百分比是多少？

参考文献

Erdi, Y. E. (2013). Computed tomography x-ray tube life analysis: A multiyear study. Radiologic Technology, 84(6), 567-570. http://www.ncbi.nlm.nih.gov/pubmed/23861516.

第 10 章

医学成像 X 射线源的发展

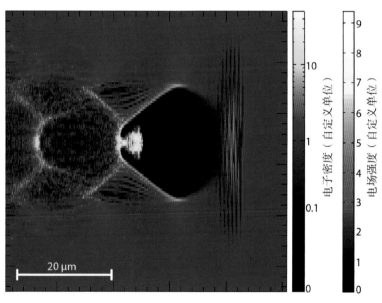

在非线性气泡区域进行的激光尾场电子加速器模拟，其中激光脉冲的强度分布用红色表示，电子密度则用蓝色表示。（摘自 Popp，2011）

临床需求的更新、新型探测器性能的提升、重建算法和降噪算法的改进，正在不断改变对医用 X 射线源的性能要求。考虑到医疗费用等因素，供应商也在性能和全生命周期成本之间进行新的权衡。轫致辐射仍然是一个可行的概念吗？至今为止尝试了些什么？在这最后一章中将集中讨论诊断 X 射线源的未来。本章概述了主要"玩家"是如何开发、创建新型 X 射线源的，其中也涉及部分不成功的技术尝试，探讨可能的未来发展方向，以及成本这一重要话题。

10.1 医用 X 射线源发展的应用趋势

尽管超声、磁共振以及磁粒子成像这样的新技术已经取得了巨大的进展，但在可预见的将来，凭借其强大的性能以及易于使用的特性，医用 X 射线成像仍将是医学诊断的支柱手段。X 射线成像也经常为其他影像诊断手段提供辅助数据。总的来看，医用 X 射线源发展的主要趋势是减少电离辐射、减少系统停机时间、提高图像分析处理的自动化程度、更好地观察小病灶、降低成本的同时进一步提高常规图像质量。每种 X 射线模态都以各自特有的特性为不断变化的需求作出贡献。

10.1.1　CT 的发展趋势

CT 技术自发明以来，便成为了最具活力的 X 射线成像方法（Hsieh，2015；Kalender，2011；Pelc，2014）。佩尔茨在 2014 年的论文中回顾了 CT 的主要成就和趋势的同时也预期了其在采集速度、空间分辨率和剂量率等方面的进一步提高，相关的具体内容请参见第 5 章。CT 大覆盖范围探测器的不断发展、先进的图像去噪算法、以及使用迭代重建技术引入的噪声降低技术极大提高了光子效率。平均每位患者承受的剂量也大幅降低。与此同时 CT 的检查成本也在不断下降。另一方面，患者的平均体形和 CT 采集速度也不断上升。对时间分辨率的提升，以及能谱 CT 的射线硬化校正要求和更优越的组织区分能力，对 X 射线源提出了更高要求。不论是基于探测器的形式还是基于射线源的形式，不论是使用管电压切换、双源还是双光谱方案，能谱 CT 将继续延伸扩大其应用。在平衡上述需求和趋势后，预计未来 X 射线源的额定瞬时功率将基本保持不变，离心力会随着扫描速度的增加而增加。轴向飞焦技术已经成熟并将应用到中端扫描设备中，其他参数如焦点特性也将应用到各类新型扫描设备。

10.1.2　介入 X 射线及普通放射成像的发展趋势

介入 X 射线技术在降噪算法方面已经取得了巨大进展，这些工作提高了图像质量，并降低了工作人员和患者承受的剂量。然而临床应用对 X 射线管功率的需求却没有降低，为了改进光子效率反而需要通过附加滤过来锐化光谱。此外，介入设备中的三维成像在诸如介入肿瘤学的应用中变得越来越重要，因此对 X 射线管的需求正在从数字电影（二维）和透视（二维）转向三维应用。

普通放射成像设备的发展趋势是提高设备的利用率，尤其是在特定的地区降低成本、加强医疗服务的可及性以及增加设备的可移动性。然而和 CT 或介入 X 射线设备比起来，在降低图像噪声以及降低 X 射线管功率方面则似乎比较有限。

上述提及的一些发展趋势几十年来一直在推动着技术创新，把新的和旧的发展成果放在一起对比可能是最能说明问题的，以下章节将简要介绍这一部分内容。

10.2　至今末市场化的部分研发成果

10.2.1　高通量旋转管壳 X 射线管

在西门子 2003 年首度推出旋转管壳 X 射线管 Straton® 之前，当立公司（当时位于美国伊利诺伊州奥罗拉）就曾经研究过旋转管壳 X 射线管的概念，他们预想的阳极比西门子的更大。与传统采用的电子束磁偏转不同，阴极由旋转管壳内的滚珠轴承支撑，并通过磁铁使阳极上的焦点在磁场中保持静止，X 射线管的整体结构相当复杂。在世纪之交，随着当立的新母公司飞利浦推出了螺旋槽轴承技术，该项目被放弃，取而代之的是飞利浦的 iMRC® 系列 X 射线管。

10.2.2　第四代 CT 的环面结构

当立及其前母公司匹克为所谓的第四代 CT 系统研制了一种非旋转圆形 X 射线管，旨在和当时的电子束 CT 系统竞争（图 1.44）。该系统中的探测器是一个围绕着患者的固定圆环结构，而 X 射线管也类似地由一个环形真空壳体中的大阳极环构成。一个快速移动的磁悬浮阴极，在真空室内围绕着患者旋转。最终放弃该项目的原因之一是无法避免的散射辐射所造成的图像噪声严重污染了覆盖范围不断扩大的探测器，且无法通过任何算法手段消除，这需要患者接受额外的剂量来重建可接受的信噪比。从 CT 发展的早期直到 1990 年代末，CT 探测器都非常窄，仅约 1 cm 宽，可以在没有防散射滤线栅的情况下工作。然而，自千禧年以来，覆盖更广的多排探测器系统已经使聚焦栅极和在第四代 CT 中移动栅极成为必需，这与完全静止的概念相矛盾。另一个问题则是 Z 方向大覆盖范围的多层探测器的定位。它必须放置在偏离环形源平面的轴向上，因为至少要覆盖探测器扇形角加上 180° 所形成的投影角。因此，X 射线不会垂直于中心轴穿过患者，锥束伪影也会变得更加严重。

10.2.3　场致发射碳纳米管静态 CT X 射线管

到了 2011 年，西门子和奥托·周领衔的北卡罗莱纳大学的研究小组（教堂山分校）以及辛泰克公司（美国北卡罗莱纳州莫里斯威尔）合作研究了一款使用圆周形 X 射线管的静态 CT 系统。不同于上文中旋转阴极的方式，该技术基于将快速开关的场致发射阴极阵列在环绕患者的多个固定靶上产生 X 射线。打印技术有助于用廉价碳纳米管（CNT）电子发射器覆盖大面积阴极区域。图 10.1（a）展示了其中一个预想的 X 射线管的局部。这种用于人体诊断的全静态扫描机概念最终还是被放弃了，如同匹克/当立公司的第四代 CT 那样。

由于 X 射线的剂量对物料检查来说并不重要，因此快速静态 CT 方案仍然在机场行李的快速扫描中应用。新雷（美国北卡罗莱纳州达勒姆）公司使用了两个多源 X 射线管阵列，该 X 射线管包含 L 形分布的开关 CNT 场电子发射器，L 形分布的探测器阵列放置在与 X 射线管相同平面的正对面。由于探测器和 X 射线管阵列不重叠，因此无法从整个半圆加上扇形角获得精确重建所必需的投影。由于视野受限，就只能使用近似值（Gonzales 等，2014），这在非医学应用中还是一个可行的选项。

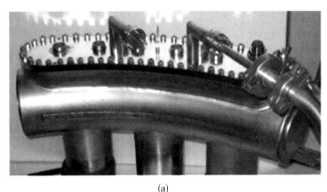
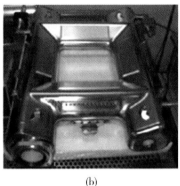

（a）　　　　　　　　　　　　　　　（b）

图 10.1　（a）带有环形固定 X 射线源的 CT 用 X 射线管的一部分。（b）用于三维图像引导的外束放疗断层融合图像的方形 X 射线管，由四行组成，每行包含 13 个 X 射线源发射点（Maltz 等，2009）。每个焦点都由可开关的碳纳米管场致发射阴极的电子束激发。（由美国北卡罗莱纳州达勒姆新雷提供）

10.2.4　其他类三维成像专用 X 射线源

基于早期的三维成像思路，Thomson（1896）在伦琴发现 X 射线后不久就提出了多焦点技术的应用。高性能 CT 普及前，西门子和东芝采用相关技术的商业 X 射线管在 1990 年前后的市场上出现过一段时间。

本书在 5.5 节中已经讨论了乳腺 X 射线摄影的断层融合原理，如图 6.41 所示，辛泰克公司作为断层融合专用 X 射线管供应商之一，与北卡罗莱纳大学合作，基于 CNTs（见 6.2.1.11.2 章节）的电子场致发射，采用一种全电子型多源 X 射线管方案取代了常规的机械运动型 X 射线管。在该技术中，为了使整个发射面上的电场均匀化，在发射面前端设置了一个上拉栅极，大约 40% 的发射电子被这个栅极捕获。脉冲模式下每个场致发射区的等效净电流密度约为 0.08 A/cm²，相似的技术还可以参见图 6.40。速度的限制要求每次投影的曝光时间较长而电子束在单个子靶上停留时间的下限必须比典型的旋转阳极乳腺摄影 X 射线管大 3 个数量级左右，至少是几十毫秒的量级。这导致了焦点的适用功率受到限制。尽管是以脉冲方式工作，但这类管子的功率输出却很有限，类似固定阳极管。所以该类 X 射线管专用于断层融合，但不太适用于全视野乳腺摄影。

10.2.5　逆几何 X 射线源

为了改善在整个视场中对 X 射线通量的控制且均匀探测器上的光子通量，有几个研究小组设计了一些逆几何解决方案。与传统的单一源系统不同，一个大型空间可切换的多发射源和相对较小的探测器相结合，使患者能够接收多个发射源的曝光。

通用电气公司和加州斯坦福大学共同开发了一款逆几何 CT（IGCT）原型机，该系统具有 8 个独立可切换的固定阳极 X 射线源（Baek 等，2014；Hsieh 等，2013）。

在第 6.2.2.1 节也简要讨论过，斯皮德尔等（2008）为介入式 X 射线应用提出的另一种基于透明靶和扫描电子束的逆几何概念。

逆几何概念的最常见挑战是光子效率。因此截至本书撰写时间，上述 X 射线源解决方案仍然未进入临床实践。多焦点类型解决方案，是否能够在医学上证明其可用性仍然值得商榷。

10.3　下一代韧致辐射候选源

10.3.1　辉度增强：液态金属阳极

为了减少 X 射线管冷却的等待时间并简化 CT 用大功率 X 射线管设计，飞利浦在 1990 年代末开发了一种液态靶盘。图 10.2 展示了这一概念，图 10.3 则展示了一个历史上出现过的原型 X 射线管。被加速的电子穿过一个一微米厚且对电子透明的金刚石窗口后从真空进入加压流动的液态镓合金。液态金属与电子束相互作用，在几微米深的位置产生 X 射线，并在外部循环冷却。拥有相对较高速度的液体使金刚石薄膜受到了强大的伯努利力，可是由于控制液体的压力是异常困难的，即使将金刚石薄膜替换成钨薄膜并在薄膜内产生 X 射线，可实现的功率密度仍然远远不足。

另一个团队则凭借着类似的理念在商业上取得了成功，瑞典斯德哥尔摩的埃克斯勒姆公司的液态金属射流避免了伯努利力的问题，支持了液体的高速流动，他们的 X 射线靶和冷却剂不接触任何 X 射线或电子窗口，完全保持在真空中。该液态金属 X 射线源由高辉度 LaB_6 电子发射极供能，产生了超高辉度的 X 射线，尤其适用于 X 射线衍射和基于传输的相衬成像。

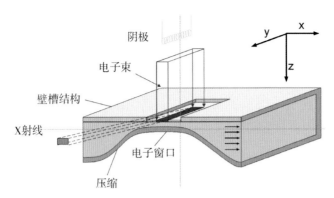

图 10.2　带有金刚石电子窗口液态金属靶 X 射线管示意图。液态镓 - 铟 - 锡合金在流过微米级金刚石窗口下面的过程中不断被挤压。来自顶部的加速电子穿过金刚石窗口，在液态金属中产生 X 射线。（飞利浦提供）

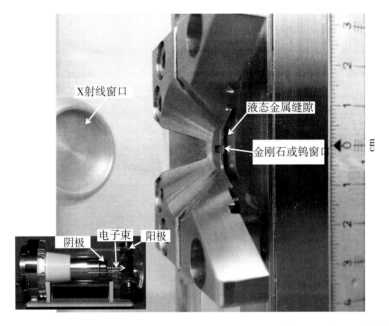

图 10.3　带有液态金属靶和金刚石电子窗的原型 X 射线管。流体压力导致窗口频繁破裂，因此方案最终无法实现。此外，与钨相比，由于液态金属材料的平均原子序数和密度较低，尽管可以获得较高的额定功率，但也不能平衡 X 射线转换效率的降低。（飞利浦提供）

10.3.2　非传统的高压发生器

沿着另一个方向，不少团队正在探索通过其他物理原理如摩擦学、压电或热电的方法而不是磁感应来产生高电压。柯林斯等（Collins，2013）通过铅层在聚氯乙烯带上滚动，成功产生了高达 45 keV 的 X 射线光子。布龙斯坦（Bronstein，2005）对压电变压器进行了处理，将其应用于低功率电子集成电路中，但未能成功产生 X 射线。

安普特克提供了一种使用热释电晶体、场致发射电子源以及透明靶的电池驱动型微型 X 射线源。基于这个原理，特拉维什等（Travish，2012）提出了一种可寻址多焦点平板 X 射线源。

上述基于轫致辐射的概念众所周知的缺点是电能到 X 射线能量的低转化效率，相比于高压发生器，这个缺点对 X 射线管阳极提出了更高的挑战。此外，它们还增加了一种固有的、不必要的、"传统意义上的" 管电流和管电压的对应关系：管电流随着管电压的增加而增加。在 "前柯立芝" 时代，早期离子 X 射线管的医学成像饱受这种缺点困扰。相反，管电压和管电流呈反相关的关系才能充分利用阳极的热容量。除了特定应用外，这些概念预计不会通过高能效变压器与现代高频开关对电子管电压和电流进行精确和独立控制，取代低剂量精密医学成像。

高达 MeV 的光子能量的轫致辐射也能通过激光生成的等离子体中的大量热电子而产生（Chen 等，2004；Ciulietti 和 Gizzi，1998；Murnane 等，1994；Rossall，2011；Weisshaupt 等，2014）。

与单能电子激发及克雷默法则相比，热电子的麦克斯韦 – 玻尔兹曼分布使光子能量分布的峰值在光谱较软部分的远端。如图 10.4 所示，硬光子的尾部延伸到了高光子能量区。从剂量观点看这并不利于医学成像。与传统的轫致辐射源相比，由于存在等离子体的热损失，从电能到 X 射线能的能量转换率进一步减少了。该方法的优点是：与激发激光及微米焦点同步的纳秒级短 X 射线脉冲时间模式可以被利用起来，例如细胞膜的动力学研究（Nicolas 等，2014）。由于上述的光谱缺点、昂贵的亿瓦级激光源需求、医学诊断中超小焦点的用途有限、阳极的损耗等，该方法尚未用于诊断成像。

10.3.3　微加工介电激光电子加速器

佩拉尔塔等（2013）成功实现了在微加工介电激光加速器（DLA）中用高梯度场（> 250 MeV/m）对电子进行加速。该小组报告了相对论电子（60 MeV）的产生，其能量经过一种由 800 nm 的钛宝石激光器进行供能的熔融石英光栅结构，进行了超过 563 个光学周期的调制。DLA 的场强梯度超过了线性加速器（图 2.18）中的传统射频腔一个数量级。该技术获得的光通量是否足以替代临床实践中的常规技术仍未可知。佩拉尔塔等（2013）也提到了其他相关的竞争技术。

10.4　梦想和现实：轫致辐射源的缺陷

高速电子在原子核上的非弹性散射（非极端相对论情形下）被证明是诊断 X 射

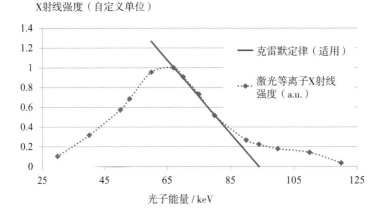

图 10.4　激光产生的等离子体中典型的 X 射线强度谱（在 0.08 μm 厚塑料靶中，由功率密度为 5×10⁷ W/cm² 的 150 fs 激光脉冲激发）与根据克雷默规则对厚电子轰击靶拟合的曲线进行比较，图中忽略了自吸收和 X 射线滤过。来自麦克斯韦热能分布的热电子硬 X 射线的尾部清晰可见。［数据来源于 Giulientti 和 Gizzi（1998），图 5.25］

线的主要来源。然而这类制动辐射有一系列缺点：

1. 电能转化为 X 射线能的转换系数大约只有万分之几。

2. 由于焦点必须承受极高的电子功率密度、可用的阳极材料的热性能限制且这两个因素的影响难以克服，热问题限制了成像系统的空间分辨率和采集速度。

3. X 射线的通量会进一步受到阴极空间电荷的限制。

4. 韧致辐射是多色谱的，因此患者接受的剂量与图像对比度分辨率之比不够理想。

5. 尽管多色性对基于探测器的能谱成像技术区分物体必不可少，但在韧致辐射源的光谱发生变化时多色性反而阻碍了光谱的区分。改变光谱需要改变管电压，需要的充电时间超过快速 CT 摄影的时间。

6. 与典型的患者解剖结构空间频率相比，在单个扇形光束内的局部 X 射线通量只能以较低的空间频率进行调制。为了均匀化探测器上的光子通量以减少患者剂量，需要更加精细化的空间调制，例如通过笔形射束扫描。

7. 对于具有相应能量的光子来说，缺乏具有足够宽捕获角的合适透镜限制了其应用，同时也是 X 射线产生的总体效率低的原因之一。传统光源有限的亮度限制了可实现的空间图像分辨率。此外，图像分辨率还取决于系统的放大率，即患者的位置。患者皮肤剂量在锥形 X 射线束入口处较高，因此需要一个最小距离。

8. 普通 X 射线靶产生的韧致辐射在各个方向都会出现，需要使用厚重的铅屏蔽来控制辐射泄漏。

9. 除了电离辐射外，必须注意处理在患者和工作人员附近潜在的致命高电压、可能泄露的电气能量、可能发生危险的机械碰撞以及可能泄露的高热能。

10. 普通 X 射线管的轫致辐射基本上是不相干的，尽管有可能，但相衬成像和暗场成像很难实现。

11. 反射靶的 X 射线管的轫致辐射，由于靶内电子的角扩散而成为非偏振的，物体偏振与去偏振分析中的潜在信息是不存在的。

12. 使用当前技术（例如栅极开关和高速探测器）的轫致辐射的时间分辨是有限的，例如不支持通过时差法来区分直接光子和散射光子。

13. X 射线管失效后，单独更换 X 射线管相对于系统整体来说所占的成本过大。

这种情况可以改善吗？在其他光源领域，改变游戏规则的替代品正在迅速取代其他光源，例如发光二极管中的氮化镓半导体取代了白炽灯中的碳纤维和柯立芝钨丝。对于大范围医学成像来说，有这样的轫致辐射替代品可用吗？本节简要介绍已得到应用和正在开发中的 X 射线替代源以抛砖引玉。

10.5　成像用非轫致辐射 X 射线源

10.5.1　同步辐射

在生物学的蛋白组学研究中，同步加速器是最重要的非轫致辐射源，同样已经被应用于医学成像（Pechkova 和 Riekel，2011）。同步加速器要么提供连续光谱的同步辐射，要么在相对论电子通过扭摆器或波荡器时提供单色辐射。Moeckli 等（2000）讨论了通过单色性和狭缝技术实现的乳腺 X 射线摄影图像质量和辐射剂量的改进关系，避免了散射噪声对探测器信号的不利影响。该技术无需患者与探测器之间的准直器，但带来的好处还是非常有限的。某些超常特性，例如，其辐射的短脉冲特性、偏振和光源的高辉度可能有助于一些应用，但对移动相对缓慢的人体器官的低剂量阴影成像并没有太大好处。考虑到在 GeV 范围内控制电子能量的困难以及居高不下的成本，同步加速器产生的同步辐射预计无法大规模应用于人体成像。

10.5.2　自由电子激光

得益于对分子动力学的深入研究，我们已经建造了能量可以达到人体器官成像下限的相干 X 射线源。而基于直线加速器的自由电子激光器也在建造中，其光子能量可达几万电子伏特。同样，对于这些 X 射线源来说，极端复杂的结构和高昂的维护成本阻碍了其大规模的临床应用。

10.5.3   激光尾场 X 射线源

作为一种更紧凑的替代方案，采用激光尾场加速电子至高达几 GeV 的技术在世纪之交已经出现（Karsch 等，2007；Wang 等，2013）。这一技术不需要巨大的储存环，使建造高相对论电子的紧凑电子源成为可能，并可以多种方式产生 X 射线。如图 10.5 所示，电子可以通过波荡器产生 X 辐射；或者如图 10.6 所示，在汤姆逊散射或逆康普顿散射实验中与激光束中的光子发生碰撞。Maier 等（2012）已经提议将激光尾场加速技术推广应用到自由电子激光器中。

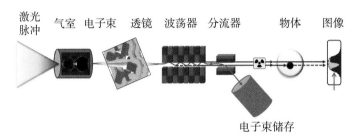

出处：Mueller(2012) - A laser-driven undulator x-ray source - simulation of image.pdf
And Popp(2011) - Laser-Wakefield accelerator - Dissertation.pdf

图 10.5   基于波荡器的激光尾场 X 射线产生过程。强而短暂的激光脉冲从左边进入并聚焦在一个几毫米长的气室中。在合适的条件下，电子由磁四极透镜聚焦，通过波荡器传送，以几百兆电子伏的能量从气室的另一侧排出。这些成组永磁体产生的空间交变磁场形成了电子的交变加速度。该技术能在飞秒时间内，产生一束非常窄、近乎单色的可调谐 X 射线笔形线束，其光谱的主峰中包含着典型的 18 keV 光子。（Mueller 等，2011）

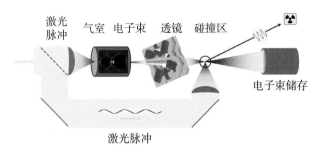

出处：Doyuran(2004) - Study of X-ray harmonics of - inverse Compton scattering - UCLA

图 10.6   基于逆康普顿散射的激光尾场 X 射线产生过程。如图 10.5 所示，一束强而短的激光脉冲从左侧进入。与图 10.5 中基于波荡器生成 X 射线不同，激发激光束的部分光子与来自气室的电子发生碰撞，产生一束非常窄、几乎单色的可调谐 X 射线束。由于使用光脉冲代替了具有高空间频率的波荡器，因此这种方式产生的电子能量可能低于波荡器产生的能够发射 100keV 光子的电子能量

　　尽管需要高达几百太瓦功率的昂贵飞秒激光源，人们依然对这种技术充满兴趣。它符合人们将激光系统用于质子治疗、X 射线成像等多用途的设想（Mueller 等，

2011），并且虽然激光系统很昂贵，但相对质子加速器仍旧算是成本较低的。然而在撰写本书时，可获得的质子能量仍然太小。即便使用最高的可用激光功率，光子通量仍然不稳定且处于需求范围的最低底线附近。但是随着时间的推移，激光器成本曲线正在缓慢但稳定地下降，一些研究小组也正在研究这一技术。一部分人员研究蛋白质组学，而另一些学者则正在研究荧光成像（Mueller 等，2013）。本章的开头图像展示了在 Popp（2011）的博士论文中提出的激光激发等离子体的所谓非线性气泡区域的模拟结果，显示了驱使电子离开等离子体的过程。如果激光脉冲前沿以波前倾斜的形式进入气室，X 射线可能以等离子体通道中的电子摆动生成多色电子回旋辐射的形式直接产生。

10.5.4　X 射线产生的其他特定物理过程

类似如图 10.6 所示，Bazzani 等（2020）综述了基于逆康普顿散射的成本缩减准单色 X 射线源方案。该团队正在博洛尼亚的紧凑型 X 射线源（BoCXS）项目中研究昂贵的同步加速器下一代的替代产品。其中一种替代方案来自加利福尼亚帕洛阿尔托的林奇科技公司设计的紧凑型光源（CLS），该光源作为 MuCLS 系统安装在慕尼黑工业大学内（Burger 等，2020；Hornberger 等，2019）。CLS 可获得能量 8 ~ 42 keV 的光子，35 keV 时通量高达 3×10^{11} 光子 /s 的技术也正在研究中。在 35keV 能量下，22 ~ 35keV 之间的光谱是连续的，Bruni 等（2011）、Dupraz 和 Amoudry（2019）及 Favier 等（2017）希望利用法国奥塞直线加速器实验室的 ThomX 源将通量提高到 10^{13} 光子 /s，且最大光子能量达到 90 keV。

Behling 和 Gruner（2017）将此类光源的光子通量及辉度和现有用于 CT 的医学诊断 X 射线源进行了比较。除了微分相衬成像、荧光成像或 K 缘成像外，对诊断成像来说辉度并不是主要的性能指标，而光子通量则是重要的高性能旋转阳极 X 射线管在阳极输入功率达到 120 kW，管电压 140 kV 情况下每秒输出约 2×10^{16} 个光子（在 4 s 的扫描时间中，光束在经过 0.6 mm 钛滤过片后进入焦点上方半球空间）。这种情况下焦点尺寸通常是 1.4 mm 宽、1.6 mm 长（按最大强度的 15% 处的实际测量值）。根据系统的几何结构和探测器覆盖范围的不同，实际使用的 X 射线束中的光子数约为 10^{14} ~ 10^{15} 光子 /s 的数量级。

对电子路径的电磁扭摆方案的探索开启了轨道辐射研究：一束相对论电子被引导至平行于合适材料如金刚石的晶面，原子核库仑电场的周期性使晶体成为波荡器。Bondarenko 和 Polozov（2014）建议在血管造影中使用碘检测原理，并给出了将调谐到 21 和 23 MeV 通过 55 μm 厚的金刚石的电子引导的实验数据。通过细管集束 X 射线光学法，他们成功分离了在碘对比剂 33 keV K 缘附近的韧致辐射和单色通道辐射。

最后，还需要提及一下通过激光激发非线性介质产生真空紫外线和软 X 射线的方法。这个高次谐波产生过程会从入射的可见光光子中产生相干光，具有与激光激发中的同步发射类似的特殊特性。但是，可获得的光子能量从本质上讲还是太有限，无法用于医学成像（Lewenstein 等，1994）。

而放射性伽马射线源，例如 Am^{241}（以 60、26、18 及 14 keV 光子为主）或 Co^{57}（136、122 及 14 keV 光子）是肯定不会被考虑用于日常成像应用中的。相反，在任何有可能的地方，应用于放射治疗中的放射性核素，正被真空轫致辐射源的 "电子近距离放射治疗" 替代。

10.6 新兴 X 射线源的工业发展

10.6.1 技术革新还是颠覆者？

传统医学中轫致辐射成像的替代品并不是那么容易找到的。上述的其他 X 射线放射源面临的共同问题是工作流程的限制。目前看来，诊断 X 射线源领域的趋势应是基于真空电子技术逐渐发展的，而不是出现颠覆性的技术。将轫致辐射源扩展到类似相衬成像这样的新成像技术也有不错的前景。

那么，这种进化开发过程在行业中是如何实现的呢？

10.6.2 开发过程

所有供应商都为创新过程和决策支持应用时间阶段结构，通常来说，在基础研究、先进技术预研和新产品开发中遵循着不同的流程。供应商一般在全面开始研发项目之前需要先进行可行性研究，例如飞利浦的液态金属轴承技术的开发是在荷兰埃因霍温实验室启动的，同时也在进行着计算机硬盘驱动器的开发，十多年后，第一个 X 射线管在经过多次研发迭代后发货。在解决了主要技术关键点后，主流 X 射线管供应商通常需要 4 ~ 6 年的时间来开发一个新型的 X 射线管平台。这里的平台通常理解为一系列 X 射线管的通用基本结构以及理解其物理功能所需的一整套理论知识。和常规一样，从真空电子学角度上说，X 射线管内的子部件间与高压发生器之间始终存在着复杂的相互作用关系，第 9.2 节已讨论了以工艺为导向的生产相对于以装配为导向的生产的特点。

一旦一个新平台可用，平台内各个 X 射线管型号的特性（如焦点尺寸或外部接口）可能会有所不同，工程师在同一个平台内，比如改变焦点大小这种微小的调整，所需要的精力能够显著减小。在这种情况下，在电子的磁聚焦技术（参见 6.2.1.10 节）

的帮助下甚至可以只简单地更改内部校正表和文档。反而纸质文档更新工作花费的时间和精力更多。

由于一个平台的使用时间可能会超过 20 年，并且维护一个平台需要专业的知识，供应商试图将数量保持尽可能的少，此外维护一个平台期间所积累的经验却并不一定适用于另一个平台。

图 10.7 展示了一种新型 X 射线管平台的典型开发过程和交付周期。对项目最基础、最昂贵部件进行制造、工具原型装配、测试、运行校正、验证等主要工作前，临床趋势分析、竞品基准研究、战略路线规划及新技术选择探索等工作需要同步进行。大量实践经验证明，将基础研究、先进技术预研与主要产品研发工作区分开来是避免后期进行复杂且高成本纠错程序的最佳方法。主流供应商为此会专门安排"先进技术预研"小组进行此项工作。

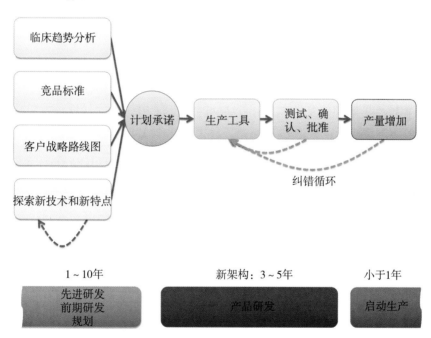

图 10.7　新型 X 射线管架构的典型开发过程。为了最大限度减少纠错循环且简化大型核心开发团队工作，主流供应商将基础研究/先进预研工作区分开来。图中也显示了一个新型 X 射线管平台的研发周期。

伦琴开发的第一支 X 射线管与高压发生器的接口仅由两根线缆组成，在当时由于缺乏质量和法规的规范要求，开发周期只有几周。在今天，现代 X 射线管的接口规范已经发展成了数百页的文档。严格的风险管理、检测、验证、校正医学设备的法规，和 ISO 操作标准、IEC 产品标准及额外的国家规范都是法律强制规定的。风险管理、验证、校正工作几乎要占用大约一半的研发预算。

涉及到真空和电子技术的复杂开发项目是另一个重要方向，兼容的高压发生器及 X 射线管平台应该作为整合部分而非单独的部件进行合并开发。高端技术诸如单一故障备份、磁电子束聚焦 / 偏转、智能转子驱动、打火穿越、失效预警、X 射线管曝光统计等，只能在紧密的同步研发中才能实现。因此，先进的供应商在进行 X 射线管和高压发生器研发规划时往往会采用唯一负责人制度。这样更有助于培养团队精神，促进物理学、电磁学等各专业人员之间的相互学习理解，而不是在出问题时互相指责。

一种新型 X 射线管上市时往往已经花费了数百万美元，甚至可能达到千万美元级别。随着新型 X 射线管平台不断地出现，最近的一些行业展会也证明了新型 X 射线管研发中的持续创新动力，如本章所述，研发竞赛还将持续。

10.6.3　价值工程

在过去的一个世纪，性能要求主导了 X 射线源的开发方向，因为这些性能是临床工作流程和诊断准确性的瓶颈。而今天医疗成本负担已经成为开发 X 射线管需要考虑的关键因素之一。应当提供一些通用示范性数据，以便系统设计师和临床专家了解系统需求规范可能对产品成本造成的影响。

图 10.8 显示了典型的平均 CT 用高端旋转阳极 X 射线管的材料成本结构分析。数据参考了采用螺旋沟槽轴承和滚珠轴承技术的多个 X 射线管的平均值，图中显示了阳极尺寸的重要性，这也是其他模态中的主导参数。而旋转管壳 X 射线管由于尺寸较小则是一个例外。

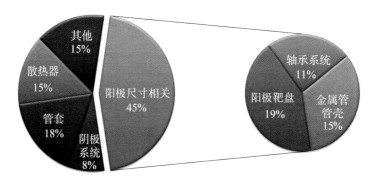

图 10.8　典型的 CT 用金属陶瓷旋转阳极 X 射线管的成本结构分析。阳极是最昂贵的子部件，阳极尺寸决定了阳极靶盘、支撑阳极质量和转子的轴承系统及其管壳的成本，这些数据取自不同轴承方案选择的多种 X 射线管的平均值。

如果要为 CT 应用设计一款新型旋转阳极 X 射线管，工作须从其临床应用及探测器覆盖范围定义开始，探测器覆盖范围确定了通过每个患者的能量（图 5.1 和 5.48）。首次确定技术方向后，需要仿真 X 射线管的预期性能（图 6.68）。但是 X 射线管需求通常是变化的，由于 X 射线管的开发过程需要数年时间和极大投资，而且一种 X 射线管平台应当至少 5 年才能销售到新系统中，因此预测 X 射线管未来发展趋势至关重要，如图 5.1 所示。尤其对于 CT 系统来说，更是如此。过去的经验表明图像去噪算法的改进、探测器覆盖范围的增加以及其他节能趋势甚至使主流公司迷失了最初的方向，导致其生产了许多大型且过于昂贵的 X 射线管。

　　应用专家和系统开发人员应该非常谨慎地调整他们的需求，以防所选用的 X 射线管平台达到其极限。在特定情况下，X 射线管功率已到达上限时能否降低机架转速？是否可接受以增加准直器和探测器的覆盖范围，以节省能量、降低阳极成本？更大的焦点是否可以接受更好地适应更大的功率密度？这些问题都需要不断讨论来解决。

　　对于应用在普通放射成像领域的 X 射线管也有类似的情况，图 10.9 以举例的方式说明了临床应用对 X 射线管价格的大致影响。尽管备用移动系统一天可能只使用几次，平均热耗散仅十分之几瓦，常规系统却可能每 2 ~ 5 分钟就需要面对一名新患者，就像 6.2.3.2 节所述，对普通 X 射线管来说阳极靶也并不是越大越好，90 mm 直径的阳极似乎是最佳方案，因为图像处理系统已经改进，能够确保在实现所有基本曝光条件下，将启动时间和驱动功率降至最低。在极少数情况下，如果用户必须运行高强度透视应用协议，那么才建议使用更大的阳极。对于普通成像用的不同的 X 射线管，其成本差异可达一个数量级。

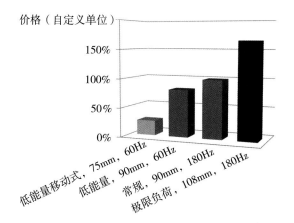

图 10.9　普放 X 射线管性能与价格间的关系。性能标签中显示了阳极直径（mm 为单位）以及转速（Hz 为单位），参考了如图 6.2 所示的空气对流冷却 X 射线管结构，适用于所有单次曝光及透视应用（100%）。

　　图 10.10 展示了为实现特定附加功能所需的额外成本。用于提高工作效率的附加散热器和用于摄影 / 透视模式（R/F）的降低剂量用栅控开关，分别需要在 X 射线管基础成本上再加 20%。

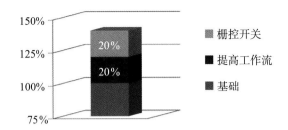

图 10.10　对摄影和透视的 X 射线管增加额外功能所需的相对成本。图中显示了增加额外水冷功能和额外栅控开关功能，可以分别提高患者通量及减少透视模式中患者剂量。图中增加的成本只是示例，在实际应用中各有不同。

　　最后，足够长的 X 射线管寿命是医疗系统可靠性的关键组成部分。售后维护成本可能很容易就达到最初购买的成本，图 10.11 展示了 X 射线管寿命对于 X 射线管整体的价值。X 射线管的总客户价值 $V_{\text{X 射线管}}$ 大致可以根据下式评估：

$$V_{\text{X 射线管}} = V_{\text{功能}} \cdot V_{\text{X 射线管寿命}}$$

　　其中 $V_{\text{功能}}$ 代表附加功能的价值，例如提升工作效率、更好的图像质量带来的易诊断性、设备的多功能性从而吸引到更多的患者等等；$V_{\text{X 射线管寿命}}$ 代表售后维护成本的倒数。与某一类 X 射线管平均寿命相关联的客户价值因子 $V_{\text{X 射线管寿命}}$，基本上和平均 X 射线管寿命成正比。而如果 X 射线管和系统一起报废，除非 X 射线管再被出售到灰色售后市场，否则超过平均系统寿命 $\tau_{\text{系统}}$ 的 X 射线管寿命对系统所有者来说没有任何价值。因此极低的 X 射线管平均寿命往往由保修条款来得到缓冲以保证最低限度的客户价值。对于 CT 系统的各种类型 X 射线管，不同供应商都会提供其实际应用中在平均患者数量情况下的平均寿命宣称。（参见 9.5.1 节和图 9.10）。金属管芯 X 射线管通常遵循 $\tau_{\text{系统}} \propto 1/f_{\text{患者}}$ 的比例，其中 $f_{\text{患者}}$ 是患者频率，图 10.11 展示了一个平均情况。患者频率越高曲线越陡，频率越低曲线越平缓，因此对于大多数处于闲置状态的设备来说，即使 X 射线管状态不佳，该设备在商业上依然是可用的。但是有一点非常清楚，成本压力及对患者安全性和可靠性的要求将进一步提升高质量和高性能 X 射线管的客户价值。

10.7　问题

1. 解释第四代 CT 的概念。

2. 对比分析电子束 CT（EBCT）方案和第四代 CT 方案。

3. 解释逆几何成像：

　　a. 大致讨论利弊。

　　b. 描述一个用于 CT 的例子。

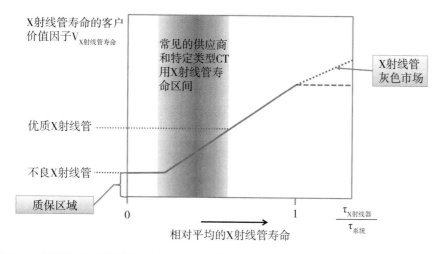

图 10.11　某型 X 射线管时间 - 实物服务合同的价值因子 $V_{X 射线管寿命曲线}$，横轴为平均 X 射线管寿命 $\tau_{X 射线管}$ 除以系统平均寿命 $\tau_{系统}$。

　　c. 描述一个用于血管造影 / 心脏造影的例子。

4. 讨论液态金属阳极的优缺点：

　　a. 描述一个商业化的解决方案。

　　b. 解释为什么另一个方案失败了。

5. 说明至少四种不同的高压发生器方案。

6. 讨论激光驱动等离子体 X 射线源的优缺点。

7. 描述激光尾场加速器的功能。

8. 对比激光尾场加速器系统和同步加速器系统产生的 X 射线实现了哪些共同特性？

9. 描述由逆汤姆逊散射或逆康普顿散射产生的 X 射线。

10. 描述介质激光电子加速器的功能并讨论利弊。

11. 讨论轫致辐射在诊断成像中的主要缺点，应至少提到 10 个方面。

12. 讨论轫致辐射在诊断成像中的主要优点，应至少提到 3 个方面。

13. 有一位发明者提议用高电荷电极系统取代原子核来产生轫致辐射，电子将在地电位和带正电中心栅极形成的窄间隙中畅通无阻的加速，并在中心栅极和地之间的下游减速。为了避免真空放电，栅极的充电时间小于微秒级（例如纳秒），考虑可实现的场强，计算电子能转换到 X 射线强度的可实现转换率。

14. 比较康拉德·伦琴时代和现代新 X 射线管架构的标准开发交付周期，为什么增加了几个数量级？

参考文献

Baek, J., De Man, B., Uribe, J., Longtin, R., Harrison, D., Reynolds, J., Neculaes, B., Frutschy, K., Inzinna, L., Caiafa, A., Senzig, R., & Pelc, N. J. (2014). A multi-source inverse-geometry CT system: Initial results with an 8 spot x-ray source array. Physics in Medicine and Biology, 59(5), 1189-1202. doi:10.1088/0031-9155/59/5/1189.

Bazzani, A., Cardarelli, P., Paterno, G., Placidi, M., Taibi, A., & Turchetti, G. (2020). BoCXS: compact multidisciplinary X-ray source. Physics Open, 5, 100036. doi: 10.1016/j.physo.2020.100036.

Behling, R. & Griiner, F. (2017). Diagnostic X-ray sources: Present and future. Nuclear Instruments and Methods in Physics Research, A, in press. doi: 10.1016/j.nima.2017.05.038.

Bondarenko, T. V. & Polozov, S. M. (2014). X-ray radiation source for low dose angiography based on channeling radiation. IPAC 2014: Proceedings of the 5th International Particle Accelerator Conference, Dresden, Germany, Figure 2, 2186-2188. http://www.scopus.com/inward/record. url?eid=2-s2.0-84928321521&partnerID=tZOtx3y1.

Bronstein, S. (2005). Piezoelectric Transformers in Power Electronics. Beer-Sheva, Israel: Ben-Gurion University of the Negev.

Bruni, C., Artemiev, N., Roux, R., Variola, A., Zomer, F., & Loulergue, A. (2011). ThomX: A high flux compact X ray source. UVX 2010-10e Colloque Sur Les Sources Coherentes et Incoherentes UV, VUV et X; Applications et Developpements Recents, 49-55. doi: 10.1051/uvx/2011007.

Burger, K., Urban, T., Dombrowsky, A. C., Dierolf, M., Gunther, B., Bartzsch, S., Achterhold, K., Combs, S. E., Schmid, T. E., Wilkens, J. J., & Pfeiffer, F. (2020). Technical and dosimetric realization of in vivo x-ray microbeam irradiations at the Munich Compact Light Source. Medical Physics, 47(10), 5183-5193. doi: 10.1002/mp.14433.

Chen, L. M., Forget, P., Fourmaux, S., Kieffer, J.C., Krol, A., Chamberlain, C. C., Hou, B. X., Nees, J, & Mourou, G. (2004). Study of hard x-ray emission from intense femtosecond Ti: sapphire laser-solid target interactions. Physics of Plasmas, 11(9), 4439-4445. doi: 10.1063/1.1781625.

Collins, A. L., Camara, C. G., Naranjo, B. B., Putterman, S. J., & Hird, J. R. (2013). Charge localization on a polymer surface measured by triboelectrically induced x-ray emission. Physical Review B, 88(6), 064202. doi: 10.1103/PhysRevB.88.064202.

Dupraz, K. & Amoudry, L. (2019). ThomX project: A future intense lab-size compton x-ray source: Status and expected performances (conference presentation). In A. Murokh & D. Spiga (Eds.), Advances in Laboratory-Based X-Ray Sources, Optics, and Applications VII (p.3). Bellingham, WA: SPIE. doi: 10.1117/12.2530995.

Favier, P., Amoudry, L., Cassou, K., Dupraz, K., Martens, A., Monard, H., & Zomer, F. (2017). The compact x-ray source ThomX. In G. Pareschi & A. M. Khounsary (Eds.), Advances in Laboratory-Based X-Ray Sources, Optics, and Applications VI (p. 17). Bellingham, WA: SPIE. doi: 10.1117/12.2280921.

Giulietti, D. & Gizzi, L. A. (1998), X-ray emission from laser produced plasmas. Rivista Del Nuovo Cimento, 21(1), 1-93.

Gonzales, B., Spronk, D., Cheng, Y., Tucker, A. W., Beckman, M., Zhou, O., & Jianping, L. (2014). Rectangular fixed-gantry CT prototype: Combining CNT X-ray sources and accelerated compressed sensing-based reconstruction. IEEE Access, 2, 971-981. doi: 10.1109/ACCESS.2014.2351751.

Hornberger, B., Kasahara, J., Gifford, M., Ruth, R., & Loewen, R. (2019). A compact light source providing high-flux, quasi-monochromatic, tunable X-rays in the laboratory. In A. Murokh & D. Spiga (Eds.), Advances in Laboratory-Based X-Ray Sources, Optics, and Applications VII (p. 2). Bellingham, WA: SPIE. doi: 10.1117/12.2527356.

Hsieh, J. (2015). Computed Tomography: Principles, Design, Artifacts, and Recent Advances. Bellingham, WA: SPIE.

Hsieh, S. S., Heanue, J. A., Funk, T., Hinshaw, W. S., Wilfley, B. P., Solomon, E. G., & Pelc, N. J. (2013). The feasibility of an inverse geometry CT system with stationary source arrays. Medical Physics, 40(3), 031904. doi:10.1118/1.4789918.

Kalender, W. A. (2011). Computed Tomography: Fundamentals, System Technology, Image Quality, Applications (3rd ed.). Hoboken, NJ: John Wiley & Sons. http://eu.wiley.com/WileyTitle/productCd-389578317X.html.

Karsch, S., Osterhoff, J., Popp, A., Rowlands-Rees, T. P., Major, Z., Fuchs, M., Marx, B., Horlein, R., Schmid, K., Veisz, L., Becker, S., Schramm, U., Hidding, B., Pretzler, G., Habs, D., Gruner, F., Krausz, F., & Hooker, S. M. (2007). GeV-scale electron acceleration in a gas-filled capillary discharge waveguide. New Journal of Physics, 9(11), 415-415. doi:10.1088/1367-2630/9/11/415.

Lewenstein, M., Balcou, P., Ivanov, M. Y., L'Huillier, A., & Corkum, P. B. (1994). Theory of high-harmonic generation by low-frequency laser fields. Physical Review A, 49(3), 2117-2132. doi: 10.1103/PhysRevA.49.2117.

Maier, A. R., Meseck, A., Reiche, S., Schroeder, C. B., Seggebrock, T., & Gruner, F. (2012). Demonstration scheme for a laser-plasma-driven free-electron laser. Physical Review X, 2(3), 031019. doi: 10.1103/.2.031019.

Maltz, J. S., Sprenger, F., Fuerst, J., Paidi, A., Fadler, F., & Bani-Hashemi, A. R. (2009). Fixed gantry tomosynthesis system for radiation therapy image guidance based on a multiple source x-ray tube with carbon nanotube cathodes. Medical Physics, 36(5), 1624-1636. doi: 10.1118/1.3110067.

Moeckli, R., Verdun, F. R., Fiedler, S., Pachoud, M., Schnyder, P., & Valley, J.-F. (2000). Objective comparison of image quality and dose between conventional and synchrotron radiation mammography. Physics in Medicine and Biology, 45(12), 3509-3523. doi: 10.1088/0031-9155/45/12/301.

Mueller, B. H., Hoeschen, C., Gruner, F., Arkadiev, V. A., & Johnson, T. R. C. (2013). Molecular imaging based on x-ray fluorescent high-Z tracers. Physics in Medicine and Biology, 58(22), 8063-8076. doi: 10.1088/0031-9155/58/22/8063.

Mueller, B., Schlattl, H., Güner, F., & Hoeschen, C. (2011). A laser-driven undulator x-ray source: Simulation of image. Medical Imaging, 796106-796116. doi: 10.1117/12.877851.

Murnane, M. M., Kapteyn, H. C., Gordon, S. P., & Falcone, R. W. (1994). Ultrashort X-ray pulses. Applied Physics B Laser and Optics, 58(3), 261-266. doi: 10.1007/BF01081318.

Nicolas, J.-D., Reusch, T., Osterhoff, M., Sprung, M., Schülein, F. J. R., Krenner, H. J., Wixforth, A., & Salditt, T. (2014). Time-resolved coherent X-ray diffraction imaging of surface acoustic waves. Journal of Applied Crystallography, 47(5), 1596-1605. doi: 10.1107/S1600576714016896.

Pechkova, E. & Riekel, C. (Eds.) (2011). Synchrotron Radiation and Structural Proteomics. Singapore: Pan Stanford Publishing Pte. Ltd. doi: 10.4032/9789814267939.

Pelc, N. J. (2014). Recent and future directions in CT imaging. Annals of Biomedical Engineering, 42(2), 260-268. doi: 10.1007/s10439-014-0974-z.

Peralta, E. A., Soong, K., England, R. J., Colby, E. R., Wu, Z., Montazeri, B., McGuinness, C., McNeur, J., Leedle, K. J., Walz, D., Sozer, E. B., Cowan, B., Schwartz, B., Travish, G., & Byer, R. L. (2013). Demonstration of electron acceleration in a laser-driven dielectric microstructure. Nature, 503(V), 91-94. doi: 10.1038/nature12664.

Popp, A. (2011). Dynamics of electron-acceleration in laser-driven wakefields: Acceleration limits and asymmetric plasma waves. 162. http://edoc.ub.uni-muenchen.de/13815/1/Popp_Antonia.pdf.

Rossall, A. (2011). Characterisation and measurement of laser produced plasma emission and applications in opacity experiments. May. http://etheses.whiterose.ac.uk/1655/.

Speidel, M. A., Lowell, A. P., Heanue, J. A., & van Lysel, M. S. (2008). Frame-by-frame 3D catheter tracking methods for an inverse geometry cardiac interventional system. Proceedings of SPIE MI, San Diego, CA, USA, 6913.

Thomson, E. (1896). Stereoscopic roentgen pictures. The Electrical Engineer, 21, 256.

Travish, G., Rangel, F. J., Evans, M. A., Hollister, B., & Schmiedehausen, K. (2012). Advances in X-ray/ EUV optics and components VII. In: S. Goto, C. Morawe, & A. M. Khounsary (Eds.), Addressable Flat-Panel X-Ray Sources for Medical, Security, and Industrial Applications (p. 85020L). doi: 10.1117/12.929354.

Wang, X., Zgadzaj, R., Fazel, N., Li, Z., Yi, S. A., Zhang, X., Henderson, W., Chang, Y.-Y. Y.-Y., Korzekwa, R., Tsai, H.-E. H.-E., Pai, C.-H. C.-H., Quevedo, H., Dyer, G., Gaul, E., Martinez, M., Bernstein, A. C., Borger, T., Spinks, M., Donovan, M., … Downer, M. C. (2013). Quasimonoenergetic laser-plasma acceleration of electrons to 2 GeV. Nature Communications, 4(May), 1988. doi: 10.1038/ncomms2988.

Weisshaupt, J., Juvé, V., Holtz, M., Ku, S., Woerner, M., Elsaesser, T., Ališauskas, S., Pugžlys, A., & Baltuška, A. (2014). High-brightness table-top hard X-ray source driven by sub-100-femtosecond mid-infrared pulses. Nature Photonics, 8(12), 927-930. doi: 10.1038/nphoton.2014.256.

中文索引

H

I

J